普通高等教育"十一五"国家级规划教材

新世纪全国中医药高职高专规划教材

中　药　学

（供中医类专业用）

主　编　陶忠增（山东中医药高等专科学校）

副主编　马　红（南京中医药大学）

文登福（绵阳医科学校）

杜瀛琨（云南中医学院）

黄　斌（北京中医药大学）

中国中医药出版社

·北　京·

图书在版编目（CIP）数据

中药学/陶忠增主编．—北京：中国中医药出版社，2006.5（2015.5 重印）
普通高等教育“十一五”国家级规划教材
ISBN 978-7-80156-925-7

Ⅰ. 中…　Ⅱ. 陶…　Ⅲ. 中药学－高等学校：技术学校－教材
Ⅳ. R28

中国版本图书馆 CIP 数据核字（2006）第 019825 号

中国中医药出版社出版
北京市朝阳区北三环东路 28 号易亨大厦 16 层
邮政编码：100013
传真：64405750
北京市卫顺印刷厂印刷
各地新华书店经销
*
开本 787×1092　1/16　印张 33　字数 626 千字
2006 年 5 月第 1 版　　2015 年 5 月第12次印刷
书　号　ISBN 978-7-80156-925-7
*
定价：40.00 元
网址　www.cptcm.com

社长热线　010 64405720
读者服务部电话：010 64065415　010 84042153
书店网址： csln.net/qksd/

全国高等中医药教材建设
专家指导委员会

前言

随着我国经济和社会的迅速发展，人民生活水平的普遍提高，对中医药的需求也不断增长，社会需要更多的实用技术型中医药人才。因此，适应社会需求的中医药高职高专教育在全国蓬勃开展，并呈不断扩大之势，专业的划分也越来越细。但到目前为止，还没有一套真正适应中医药高职高专教育的系列教材。因此，全国各开展中医药高职高专教育的院校对组织编写中医药高职高专规划教材的呼声愈来愈强烈。规划教材是推动中医药高职高专教育发展的重要因素和保证教学质量的基础已成为大家的共识。

“新世纪全国中医药高职高专规划教材”正是在上述背景下，依据国务院《关于大力推进职业教育改革与发展的决定》要求：“积极推进课程和教材改革，开发和编写反映新知识、新技术、新工艺和新方法，具有职业教育特色的课程和教材”，在国家中医药管理局的规划指导下，采用了“政府指导、学会主办、院校联办、出版社协办”的运作机制，由全国中医药高等教育学会组织、全国开展中医药高职高专教育的院校联合编写、中国中医药出版社出版的中医药高职高专系列第一套国家级规划教材。

本系列教材立足改革，更新观念，以教育部《全国高职高专指导性专业目录》以及目前全国中医药高职高专教育的实际情况为依据，注重体现中医药高职高专教育的特色。

在对全国开展中医药高职高专教育的院校进行大量细致的调研工作的基础上，国家中医药管理局科教司委托全国高等中医药教材建设研究会于2004年6月在北京召开了“全国中医药高职高专教育与教材建设研讨会”，该会议确定了“新世纪全国中医药高职高专规划教材”所涉及的中医、西医两个基础以及10个专业共计100门课程的教材目录。会后全国各有关院校积极踊跃地参与了主编、副主编、编委申报、推荐工作。最后由国家中医药管理局组织全国高等中医药教材建设专家指导委员会确定了10个专业共90门课程教材的主编。并在教材的组织编写过程中引入了竞争机制，实行主编负责制，以保证教材的质量。

本系列教材编写实施“精品战略”，从教材规划到教材编写、专家审稿、编辑加工、出版，都有计划、有步骤地实施，层层把关，步步强化，使“精品意识”、“质量意识”始终贯穿全过程。每种教材的教学大纲、编写大纲、样稿、全稿都经专家指导委员会审定，都经历了编写启动会、审稿会、定稿会的反复论证，不断完善，重点提高内在质量。并根据中医药高职高专教育的特点，在理论与实践、继承与创新等方面进行了重点论证；在写作方法上，大胆创新，使教材内容更为科学化、合理化，更便于实际教学，注重学生实际工作能力的培养，充分体现职业教育的特色，为学生知识、能力、素质协调发展创造条件。

在出版方面，出版社严格树立“精品意识”、“质量意识”，从编辑加工、版面设计、装帧等各个环节都精心组织、严格把关，力争出版高水平的精品教材，使中医药高职高专教材的出版质量上一个新台阶。

在“新世纪全国中医药高职高专规划教材”的组织编写工作中，始终得到了国家中医药管理局的具体精心指导，并得到全国各开展中医药高职高专教育院校的大力支持，各门教材主编、副主编以及所有参编人员均为保证教材的质量付出了辛勤的努力，在此一并表示诚挚的谢意！同时，我们要对全国高等中医药教材建设专家指导委员会的所有专家对本套教材的关心和指导表示衷心的感谢！

由于“新世纪全国中医药高职高专规划教材”是我国第一套针对中医药高职高专教育的系统全面的规划教材，涉及面较广，是一项全新的、复杂的系统工程，有相当一部分课程是创新和探索，因此难免有不足甚至错漏之处，敬请各教学单位、各位教学人员在使用中发现问题，及时提出宝贵意见，以便重印或再版时予以修改，使教材质量不断提高，并真正地促进我国中医药高职高专教育的持续发展。

全国中医药高等教育学会

全国高等中医药教材建设研究会

2006 年 4 月

普通高等教育“十一五”国家级规划教材

新世纪全国中医药高职高专规划教材

《中药学》编委会

主　编　陶忠增（山东中医药高等专科学校）

副主编　（按姓氏笔画为序）

马　红（南京中医药大学）

文登福（绵阳医科学校）

杜瀛琨（云南中医学院）

黄　斌（北京中医药大学）

编　者　（按姓氏笔画为序）

马　红（南京中医药大学）

王洪权（沈阳市中医药学校）

王满恩（山西生物应用技术学院）

文登福（绵阳医科学校）

杜瀛琨（云南中医学院）

杨卫平（贵阳中医学院）

杨小欣（张仲景国医学院）

李春巧（山东中医药高等专科学校）

宋永刚（山东中医药高等专科学校）

武荣芳（邢台医学高等专科学校）

范　缨（天津中医药大学）

胡　浩（新疆医科大学中医学院）

陶忠增（山东中医药高等专科学校）

黄　斌（北京中医药大学）

魏修华（曲阜中医药学校）

编写说明

本教材以新世纪全国中医药高职高专规划教材《中药学》教学大纲为依据编写而成，供全国中医药高职高专三年制或五年制中医专业、针灸专业学生使用，对其他从事中医药教学、医疗、科研、生产及管理工作者亦有参考和使用价值。

本教材的编写，力求体现“专科特色、技能特点、时代特征”的要求，坚持以培养目标为导向、职业岗位为前提、全面素质为基础、动手能力为根本的原则，注重基本理论、基本知识和基本技能的培养。

本教材包括总论和各论两部分。

总论部分较系统地介绍了中药学的基本理论和基本知识，包括中药与中药学的概念；中药的起源与发展，着重阐述各历史时期中药学的代表著作及其学术价值；中药的产地、采集、炮制，及其对中药功效的影响；较为详细地阐述了中药的药性理论，如四气、五味、升降浮沉、归经、毒性等；对于中药的配伍、用药禁忌、剂量、用法等也作了较为详细的介绍。各论部分收载全国各地常用中药466味，其中附药60味。每章先列概说，介绍该章药物的概念、药性特点、功效、适应范围、分类、配伍原则、使用注意等内容。每味药以名称、来源、处方用名、性味归经、功效、应用、用法用量、使用注意、参考资料（包括古籍摘要、化学成分、药理作用、现代运用）及附药进行论述。

本教材的特点有：①所选编的中药，涵盖了2005年国家执业医师资格考试大纲的全部内容。②增加了处方用名一项。每味中药的不同处方用名，就代表着其不同入药部位或者不同炮制方法，其功效、应用也就各有所偏。③增加了参考资料一项，包括古籍摘要、化学成分、药理研究、现代运用等四项。④为了便于学生对每章药物的概括性认识与学习，每章之后增设小结一项，并对功用相类似的药物进行对比分析。⑤每章之后均有复习思考题，便于学生有重点地掌握和学习。

本书总论部分由陶忠增编写。各论部分中，第一章解表药由李春巧编写，第二章清热药由马红、文登福编写，第三章泻下药、第八章理气药由杜瀛琨编写，第四章祛风湿药由黄斌编写，第五章化湿药、第六章利水渗湿药由王洪权编写，第七章温里药、第九章消食药和第十章驱虫药由王满恩编写，第十一章止血药、第十四章安神药由武荣芳编写，第十二章活血祛瘀药由范缨编写，第十三章化痰止咳平喘药由杨小欣编写，第十五章平肝息风药、第十九章涌吐药和第二十一章拔毒生肌药由杨卫平同志编写，第十六章开窍药则由魏修华编写，第十七章补虚药由宋永刚、魏修华编写，第十八章收涩药、第二十章杀虫止痒药由胡浩同志编写。

由于编者水平有限，书中仍有不足之处，恳切希望各院校同仁在使用过程中提出宝贵意见，以便进一步修订提高。

《中药学》编委会

2006.4

目 录

总 论

各 论

总论

第一章　中药的起源与中药学的发展

中药的起源和发展，有着悠久的历史。在我国广阔的疆域中，分布着丰富的天然药材资源。几千年来，中药作为防治疾病的主要武器，对于保障人民健康和民族的繁衍昌盛起到了重要作用。

中药是在中医药理论指导下应用的药物，也是人们对我国传统药物的总称。对中药的认识和使用是以中医学理论为基础的，从而形成了中药独特的理论体系和应用形式，充分反映了我国历史、文化、自然资源等方面的特点。由于中药的来源以植物类药材居多，使用也最为普遍，所以古人把中药称为“本草”。此外，还有“草药”一词，系指在正规医院或较大范围内没有普遍应用，只在某一地区流传，或为民间医生所习用，且加工炮制尚欠规范的部分中药。又有“中草药”一词，是指中药与草约的合称。

自古以来人们习惯把中药称为“本草”，自然也就把这一学科的理论研究称为“本草学”。及至近代，随着西方医药学在我国的传播，“本草学”逐渐改称为“中药学”。中药学就是指专门研究中药的基本理论和各种中药的来源、产地、采集、炮制、性能、功效、临床应用等知识的一门学科。中药学是中医院校的骨干课程，是中医药学宝库中的一个重要组成部分。

第一节　中药的起源

在原始时代，我们的祖先靠采食植物维持生存。人们在寻找食物的过程中，经常因为食用了某些植物而发生药效反应或引起中毒现象，甚至导致死亡，从而使人们懂得了在觅食时要有所辨别和选择。当然，有时也会因为偶然吃了某些食物，使原有的疾病或症状减轻甚至消除，从而使人们发现并认识到这些植物具有治疗疾病的作用。所以说，人们是在长期生活实践中发现了医药，因此我国有“医食同源”、“药食同源”之说。古人在发现并逐渐熟悉了某些自然产物的性能后，为了同疾病作斗争，又开始有意识地进行口尝身受，实际体验，逐步积累并丰富了药物知识，这就是早期植物药的发现。如古籍《淮南子·修务训》中就有“神农尝百草……一日而遇七十毒”的记载，生动而形象地记录了药物知识萌芽和经验积累的实践过程。

随着劳动工具的相继发明，人们进入了狩猎和捕渔时代。通过长期的生活实践，形成了早期的动物药。随着生产力的发展和医药学的不断进步，人们对药物的认识和使用与日俱增，药物来源也由野生逐渐发展到人工栽培或驯养。由于社会工业生产的发展，如采矿、冶炼的兴起，又相继发现了矿物药。随着历史的递嬗，生产技术的不断进步，则由天然药物发展到若干人工制品类药物。通过中外交流，又引进了外来药。记录和传播这些药物知识的方式也随着文字的产生，由最初的“师学相承”、“口耳相传”发展到文字记载，并逐步形成了药学专著，中医药学的理论也就初具雏形。

中药学起源和发展的历史，有文字记载的可以追溯到数千年前。考古表明，在商代金文中已有“药”字出现。西周时期的宫廷已设有专业的“医师”，“掌医之政令，聚毒药以供医事”（《周礼·天官冢宰下》）。《诗经》虽是西周时代的文学作品，但书中记载的植物和动物达300多种，其中不少是后世本草学著作中收载的药物。《山海经》虽是中国最早的旅游地理文学著作，但也记载了126种药物。出土于1973年长沙马王堆汉墓的帛书《五十二病方》，大约成书于战国时期，涉及药物达240余种。说明最迟到秦汉之际，本草学的发展已具相当规模了。

第二节　中药学的发展概况

中药学是在发现和应用药物的过程中逐渐形成的，是上升到理论阶段的中药知识和经验的总结，同时它又不断地促进了中药知识的发展。

秦汉时期，本草学已初具规模。这一时期的代表作是《神农本草经》（简称《本经》），是我国现存最早的本草专著。一般认为该书约成书于西汉末年至东汉初年（公元前1世纪~公元1世纪）；一说是该书成书于东汉末年（公元2世纪）。原书早佚，现存各种版本均系后人考订、整理、辑复而成。书中记载药物

365种，按药物功效的不同而分为上、中、下三品，简要论述了中药的四气五味、有毒无毒、配伍法度、服药方法、剂型选择等基本原则。该书系统地总结了汉以前的药学成就，为中药学的发展奠定了理论基础，产生了极为深远的影响。

魏晋南北朝时期，医药学有了进一步的发展，药物种类日渐增多，代表性本草著作首推梁·陶弘景所著《本草经集注》，书中记载药物730种，首创按药物的自然属性进行分类，将所载药物分为玉石、草木、虫兽、果、菜、米食、有名未用七类。该书系统而全面地整理、补充了《本经》的内容，对此前的药学发展作了全面的总结，反映了魏晋南北朝时期的主要药学成就。南朝刘宋时期，雷敩撰写的《雷公炮炙论》，是我国第一部炮制学专著，该书收录了300种药物的炮制方法，提出药物经过炮制可以提高疗效，降低毒性，便于贮存、调剂、制剂等。该书对后世中药炮制的发展有着十分重要的意义。

隋唐时期，随着社会生产力的不断进步，经济文化的日渐繁荣，医药方面也有很大发展。唐显庆四年（公元659年），政府颁布了由长孙无忌、李勣领衔，苏敬实际负责，23人参加编写完成的《新修本草》（又称《唐本草》），它是我国历史上的第一部药典，也是世界上最早的药典。原书共54卷，记载药物844种，增加了药物图谱，并附以文字说明，开创了用图文对照方法编撰药学著作的先河。它全面总结了唐以前的本草学成就，不仅对我国后世中药学的发展，而且对世界医药学的发展都产生了巨大影响，公元731年即传入日本，并广为流传。唐开元年间（公元713～741年），陈藏器编著《本草拾遗》，此书增补了大量民间药物，极大地丰富了本草学的内容。书中按药物的功效，分为宣、通、补、泻、轻、重、滑、涩、燥、湿十种，为后世方药按功效分类方法的发展奠定了基础。

宋代的经济、文化和科学技术发展很快。活字印刷术的发明，为本草学的发展提供了有利条件，出版的中药学著作也较多。其中，最具代表性的首推唐慎微编写的《经史证类备急本草》（简称《证类本草》），全书33卷，载药1558种，附方3000余首。书中收集整理了大量经史文献中有关药学的资料，内容丰富，并以图文对照、方药并收、医药结合的方法编写，集宋以前本草学之大成，具有极高的文献价值。

金元时期，学术的争鸣、医学流派的崛起，极大地推动了中医药学理论的发展。医家著述颇丰，如刘完素著《素问药注》《本草论》，张元素著《珍珠囊》《脏腑标本寒热虚实用药式》，李杲著《药类法象》《用药心法》，朱震亨著《本草衍义补遗》等。这些著作发展了医学经典中有关升降浮沉、归经等药性理论，又注重药物奏效原理的探讨，具有明显的临床药物学特征。元代忽思慧所著《饮膳正要》，是饮食疗法的专门著作，至今仍有较高的参考价值。

明代伟大的医药学家李时珍（1518～1593年）穷毕生精力，实地考察，广收博采，以《证类本草》为蓝本，“岁历三十稔，书考八百余家，稿凡三易”（《本草纲目·序》），于1578年编成了《本草纲目》这一科学巨著。全书52卷，载药1892种（一说1897种），并按药物的自然属性分为16部60类，附图1100多幅，附方11000多首。该书对16世纪以前的本草学成就进行了全面总结，而且还广泛介绍了植物学、动物学、矿物学、冶金学等多学科的知识，其影响远远超出了本草学的范畴，是我国科技史上极其辉煌的硕果。

清代研究本草之风盛行，出版的本草学著作众多。医药学家赵学敏收集了大量疗效确切的民间药和外来药，编著了《本草纲目拾遗》（成书于1765年）。全书共10卷，载药921种，其中新增药物716种，对《本草纲目》作了重要的补充和订正，总结了我国16～18世纪本草学发展的新成就，保存了大量已经散佚的方药书籍的内容，具有重要的文献价值。

辛亥革命以后，西方医药学传入我国，对传统的医药学逐渐有了“中医”、“中药”的称呼。虽然当时的国民政府对中医药采取了歧视政策，但中医药学以其卓著的临床疗效和科学底蕴，在仁人志士的努力下，仍有新的发展。中药辞典类工具书的编纂，是民国时期中药学发展的重要成就，其中影响最大的，首推陈存仁主编的《中国药学大辞典》（1935年），全书约200万字，收录词目约4300条，既广罗古籍，又博采新说，资料丰富，查阅方便，虽有不少错讹，仍不失为一部具有重要影响的大型药学辞书。

建国以来，在党的中医政策指导下，中医药事业获得了前所未有的迅猛发展。不但陆续影印、重刊和校点评注了数十种古代本草专著，还出版了数量众多、门类齐全的中药新书。1977年出版的《中药大辞典》，由江苏新医学院编写，载药5767种，对此前的中药学成就进行了综合与整理，使之成为一部实用的中药学工具书。国家药典委员会迄今已先后出版了8版《中华人民共和国药典》，以法典的形式确立了中药在当代医药卫生事业中的地位。国家中医药管理局《中华本草》编委会编写，1999年出版的《中华本草》，载药8980种，总结了我国2000多年来的中药学成就，几乎涵盖了中药学的全部内容，在全面继承传统本草学成就的基础上，增加了化学成分、药理、制剂、药材鉴定和临床报道等内容，是一部反映20世纪中药学发展水平的综合性中药学巨著。

我国的中药学典籍和文献资料十分丰富，记录了我国人民发明和发展医药学的智慧创造和卓越贡献，是中华民族优秀文化宝库中的一个重要组成部分。近年来，由于世界上“绿色食品”、“天然药物”的兴起，中医中药备受青睐。中医运用传统理论，使用天然药物，讲究养生之道，注重保健方法，推崇康复理念，逐渐为世界各地的民族所接受。可以预见，中医中药必然会日渐昌盛，走向世界，为全世界人民的健康做出更大的贡献。

复习思考题

1. 简述中药学研究的内容。

2. 试述《神农本草经》《新修本草》《经史证类备急本草》《本草纲目》《本草纲目拾遗》的作者、成书年代和学术价值。

第二章 中药的产地与采集

中药以植物药为主，还包括部分动物药、矿物药和少量的人工制品。不同产地的药材，其有效成分的含量有明显差异；不合理的采集，直接影响到药材中有效成分的含量，也会损害药材资源。所以，中药的产地与采集是否适宜，是影响药材质量的重要因素，也是保护药源和保证药物疗效的重要科研课题。

第一节 中药的产地

天然药材的分布和生长，都离不开一定的自然条件。我国的疆域纵横万里，自然地理状况十分复杂，水土、气候、日照、生物分布等生态环境各不相同，甚至差异很大，因而形成了天然中药材生长及其质量的地域性。中药的产地与其质量有着密切关系，即使是分布较广的药材，也由于产地不同而有明显的质量优劣，所以逐渐形成了“道地药材”的概念。所谓“道地药材”，也称为“地道药材”，是优质药材的专用名词，专指某一产地出产或采用特定工艺技术生产、临床疗效突出、货真质优、炮制考究、带有地域性特点的药材，它是中药领域中控制药材质量的一项独具特色的综合判别标准。如四川的黄连、川芎；东北的人参、细辛；河南的地黄；山东的阿胶等，都是著名的道地药材。在医疗实践中，重视道地药材的使用，对于提高临床疗效有着十分重要的作用，所以道地药材被历代医家推崇备至。

道地药材是在特定的自然环境条件下形成的，但并不是一成不变的。生态环境的变化使上党人参绝灭，人们遂贵东北人参；北沙参原产于山东即墨丁字港的半岛上，但目前已被山东莱阳胡城村的沙参所代替，因而现在推崇“莱阳沙参”；三七原产于广西，称为广三七、田七，云南后来居上，所产三七称为滇三七，也成为三七的道地产区。

重视道地药材的生产和使用，对于保证药材质量、提高临床疗效，起着十分重要的作用。然而，由于道地药材的产量有限，加上有的药材生产周期长，所以道地药材显然不能满足需求。在这种情况下，进行药材的引种栽培以及药用动物的驯养，成为解决道地药材不足的重要途径。我国很早就进行了这方面的工作，在现代技术条件下，对名贵或短缺药材进行异地引种和动物驯养，取得了一定的成绩。如原依靠进口的西洋参在我国东北、华北等地大量引种成功；天麻原产于贵州、四川，而今在山东、陕西等地也大面积种植；人工培育牛黄、人工养鹿取茸、人工养麝及活麝取香等，都已获得成功的经验。为了进一步发展优质药材的生产，我国自 2002 年 6 月 1 日起颁行了《中药材生产质量管理规范（试行）》(GAP)，许多地区正在按照规范标准建立中药材的生产基地，如河南宛西山茱萸生产基地、广州白云山穿心莲生产基地等，这对于促进中药资源的开发利用，提高中药材的质量以及对生态环境的保护，都有着重要意义。

第二节　中药的采集

中药材所含的有效成分是药物防治疾病的物质基础，而其有效成分的含量与中药材的采集时间和方法，有着十分密切的关系。药材的采集，原则上应该在有效成分含量最多的时候进行，以保证药材质量，确保临床疗效。除矿物类药材可随时采集外，植物、动物类药材都有最佳的采集时节。

一、植物类药材的采集

植物类药材的根、茎、叶、花、果实、种子等各器官的生长成熟期有明显的周期性和季节性，其采收时节和方法应该以入药部位的生长特性为依据，在有效成分含量最高时进行采集最佳。如甘草中的有效成分，生长三四年者的含量比生长一年者的含量几乎高出 1 倍；人参皂苷的含量，以生长 6 ~ 7 年者最高。植物类药材在一年的生长过程中，有效成分的含量也各有不同，如丹参的有效成分含量最高是 7 月份，此时采收最为适宜。还有的植物在一天中的有效成分含量也不相同，如金银花以上午 9 时采摘最好，否则会因花蕾开放而降低质量。但是，迄今为止，对多数药用植物中有效成分含量多少的规律尚未完全清楚，大多停留在依据经验的阶段。今后应加强研究，依据科学手段，根据含量测定和分析的结果，选择采集的最佳时节和方法。

根据植物类药材入药部位及有效成分含量的不同，通常在其根、茎、叶、花、实等各个入药部位生长旺盛或成熟的时节采集为佳，但也有不同的情况。结合前人长期的实践经验，植物类药材的采集按药用部位大致归纳如下：

1. 全草类 全草入药的植物，通常在其充分成长、枝叶茂盛的花前期或刚开花时采集。地上部分入药的，则从根以上割取地上部分，如益母草、香薷、荆芥等。全草入药的，则连根拔起全株，如车前草、蒲公英、小蓟等。

2. 叶类 叶类药材通常在花蕾即将开放或正在盛开的时候进行采集，此时正值植物生长茂盛的阶段，性味完壮，药力雄厚，最适宜采集，如大青叶、枇杷叶、艾叶等。但有些特定的品种，则应在特定的时节里采集，如桑叶须在深秋经霜后采集。以茎叶同时入药的藤本植物，也应在生长旺盛时割取，如首乌藤、忍冬藤等。

3. 花类 花类药材的采收一般在花正开放时进行，如果花朵次第开放，则要分次采摘。采摘时间很重要，若采摘过迟，则易致花瓣脱落和变色，使气味散失，影响质量，如旋覆花、菊花等。有些花则要求在含苞欲放时采摘花蕾，如金银花、槐花、辛夷等；有的在刚开放时采摘最好，如月季花；而红花则宜于花冠由黄色变为橙红色时采摘；至于蒲黄之类以花粉入药的，则应在花朵盛开时采摘。

4. 果实和种子类 多数果实类药材，应在果实成熟或即将成熟时采收，如瓜蒌、栀子、山楂等。有的在成熟经霜后采摘为佳，如山茱萸经霜变红，川楝子经霜变黄时采收。少数品种还应当采收未成熟的幼果，如枳实、青皮等。如果成熟期不一致，要随熟随采，过早则肉薄产量较低，过迟则果肉松泡，影响质量，如木瓜等。容易变质的浆果，在略熟时于清晨或傍晚采收为好，如枸杞子、女贞子等。以种子入药的，如果同一果序的果实成熟期相近，可以割取整个果序，悬挂于干燥通风处，待果实全部成熟，然后进行脱粒。有些干果成熟后很快脱落，或果壳裂开，种子散失，最好在刚成熟时适时采收，如小茴香、豆蔻、牵牛子等。

5. 根和根茎类 古时以二、八月采集为佳，因为初春“津润始萌，未充枝叶，势力淳浓”，“至秋枝叶干枯，津润归流于下”，并要求“春宁宜早，秋宁宜晚”（《本草纲目》），这是古人的经验总结。药理研究也证明早春及深秋时，植物的根或根茎中有效成分含量最高，此时采集则产量和质量都很高，如苍术、葛根、大黄等。天麻在冬季茎枯时采挖者名“冬麻”，体坚色亮，质量上乘；春季发芽时采挖者名“春麻”，体轻色暗，质量较差。也有少数例外的，如半夏、延胡索等则以夏季采收为宜，否则因其地上部分枯萎而难以发现。

6. 树皮和根皮类 树皮类药材通常在清明至夏至之间采收，此时植物生长旺盛，树木枝干内浆液充足，容易剥离，且有效成分含量较高，如黄柏、厚朴、杜仲等，但肉桂应在10月油多时采收。木本植物生长周期长，应尽量避免伐树取皮或环剥树皮等简单方法，以保护药源。根皮类药材通常在秋后挖根后剥取，或趁鲜抽去木心，如五加皮、牡丹皮等。

二、动物类药材的采集

动物、昆虫类药材因品种不同，生活习性的差别，采集方法各异，其具体时间以保证药效及容易捕获为原则。如鹿茸应在清明后45～60天截取，过时则角化；驴皮应在冬至后剥取，此时皮厚质佳；潜藏在地下的虫类药材，如全蝎、土鳖虫等，大都在夏末秋初时容易捕捉；桑螵蛸应在秋、冬季采收，并用开水煮烫以杀死虫卵；小昆虫类药物，应在夏秋季节数量较多的活动期捕获。

复习思考题

1. 试述你对道地药材的理解。
2. 植物类药材的不同入药部位，其采收时间有什么不同？

第三章 中药的炮制

中药的炮制，是指药物在应用前或制成各种剂型以前必需的加工处理过程，包括对原药材进行一般的修治整理和对部分药材的特殊处理。古代又称炮炙、修事、修治等。由于中药材大都是生药，种类繁多，成分复杂，必须经过炮制之后方能入药。中药的炮制必须以中医药理论为指导，根据临床用药的需要和药物自身的特性，以及调剂、制剂等不同要求，进行加工处理。中药的炮制直接关系到药物的疗效，对于毒性药物或烈性药物，通过炮制可消除或降低它们的毒烈之性，这对于临床实践有着极为重要的意义。

第一节 炮制的目的

不同的药物，其炮制目的不同；即使同一药物，不同的炮制方法，其炮制目的亦不同。但一般来讲，炮制的目的大致可以归纳为以下六个方面：

一、增强药物功能，提高临床疗效

在炮制过程中，有的药物需要加入一些辅助药料拌和，能起到协同作用而增强疗效。如蜜炙百部、蜜炙紫菀能增强润肺止咳作用，酒炒川芎能增强活血作用，醋炙延胡索能增强止痛作用等。有的药物不加辅料进行炮制，也能增强药物的功效，如白矾煅为枯矾，能增强燥湿、收敛作用；槐花经炒制后，能增强止血作用。

二、降低或消除药物的毒副作用，保证用药安全

有毒副作用的药物，经过炮制则可明显降低甚至消除其毒性或副作用，从而确保用药安全。如川乌经水浸泡后，再煮至口尝无麻辣味时，毒性大为降低；巴豆泻下作用剧烈，宜去油制霜用；厚朴生品辛辣峻烈，对咽喉有刺激性，姜制后

则可消除其副作用。

三、改变药物的性能，使之更加适合病情的需要

有些药物经过炮制处理，能在一定程度上改变其性能，扩大应用范围，使之更加适应病情的需要。如地黄生用凉血，若制成熟地黄，则其性微温而以补血见长；何首乌生用能泻下通便，用黑豆汁蒸后则失去泻下作用而专补肝肾；天南星性温，能燥湿化痰，胆汁制后性寒，而有清热化痰之功。

四、使药材纯净，保证用量准确

一般药材都要除去杂质，洗去泥沙，除去非药用部分，使药材纯净，才能用量准确。如根茎类药材要洗净，枇杷叶要刷去毛，巴戟天去心，蛤蚧去头足鳞片等。

五、矫除不良气味，便于服用

某些药物具有令人不适的气味，难以口服或服后出现恶心呕吐等不良反应。这些药物通过漂洗、酒制、醋制等方法处理后，能消除腥臭和怪味，利于服用。如水漂昆布、酒制乌梢蛇、醋制五灵脂等。

六、改变药物的某些性状，便于贮存和制剂

药物在加工炮制过程中都要经过干燥处理，使其含水量降低，并能杀死霉菌，防止霉变，有利于贮存、制剂等。有些药材还要经过特殊处理，如秋季采集的肉苁蓉，其肉质茎富含汁液，需投入盐水中，加工为盐苁蓉，方可避免腐烂变质；桑螵蛸必须蒸后晒干，杀死虫卵，以防止贮存过程中因虫卵孵化而失效；矿物、动物甲壳、贝壳类药物要经过粉碎处理，才能使有效成分易于溶出，便于制剂。

第二节　炮制的方法

中药炮制有着悠久的历史，其方法是经过历代不断总结、发展而充实起来的，现代的炮制方法在古代炮制经验的基础上又有了很大的发展和改进。综合起来，中药炮制方法可分为五大类型。

一、修制

修制为药材的初步处理方法，包括净制、粉碎、切制三种。

1. 净制处理 采用挑、拣、簸、筛、刮、刷等方法，除去灰屑、杂质及非药用部分，使药材纯净。如拣去合欢花中的枝叶；刷除枇杷叶、石韦叶背面的绒毛；刮去厚朴、肉桂的粗皮等。再如通过挑选，可以区别天麻、冬虫夏草的药材等级，以示不同的质量。

2. 粉碎处理 采用捣、碾、研、磨等方法，使药物粉碎至一定程度，以符合制剂和其他炮制法的要求。如牡蛎、龙骨捣碎便于有效成分的煎出；川贝母研粉便于吞服。现代多用药碾、粉碎机直接将药物研磨成粉末，以供其他炮制或服用。

3. 切制处理 采用切、铡、刨、劈等方法，把药物切制成一定的规格，使药物有效成分易于溶出，便于进行其他炮制，也有利于干燥、贮藏和调剂时称量。根据药材的性质和医疗需要，切制有很多规格，如天麻、槟榔宜切薄片；泽泻、白术宜切厚片；黄芪、鸡血藤宜切斜片；桑白皮、枇杷叶宜切丝；茯苓、葛根宜切成块；白茅根、麻黄则宜铡成段；羚羊角镑成薄片或锉成粉末；檀香刨成片；苏木劈成块等。

二、水制

用水或其他液体辅料处理药物的方法称为水制法。水制的目的主要是清洁药物、除去杂质、软化药材、便于切制、调整药性等。常用的方法有洗、淋、泡、润、漂、水飞等。

1. 洗 将药材放入清水中，快速洗涤，除去上浮的杂物及下沉的脏物，使其清洁和软化。如将丹参、芦根洗去泥沙等。

2. 淋 将质地疏松的药材，用少量清水浇洒喷淋，使其清洁和软化。如喷淋薄荷、荆芥等。

3. 泡 将质地坚硬的药材，在保证药效的原则下，放入水中浸泡一段时间，使其变软。如泡白术、槟榔等。

4. 润 使清水或其他液体辅料徐徐浸入药物内部，在不损失或少损失药效的前提下，使药材软化，便于切制饮片。根据药材质地的软硬，加工时的气温、工具，分为浸润、伏润（闷润）、盖润等多种方法，如当归用酒浸润，槟榔泡后伏润，荆芥淋后盖润等。

5. 漂 将药物置宽水或长流水中浸渍一段时间，并反复换水，以去掉腥味、盐分及毒性成分的方法。如将昆布、海藻、盐附子漂去盐分，紫河车漂去腥味等。

6. 水飞　是借药物的粗细粉末在水中悬浮性的不同，将不溶于水的矿物、贝壳类药物，经反复研磨，制备成极细粉末的方法。药材粉碎后置乳钵或碾槽内加水共研，若大量生产则用球磨机研磨，再加入多量的水搅拌，较粗的粉粒即下沉，细粉混悬于水中，倾出后，粗粒再研再飞，倾出的混悬液沉淀后将水除净，干燥后即成极细粉末。此法所制粉末极细，并能减少研磨中粉末的飞扬损失，常用于矿物类、贝壳类药物的制粉，如飞朱砂、飞炉甘石、飞雄黄等。

三、火制

火制是指用火加热处理药物的方法。这是使用最为广泛的炮制方法，常用的火制法有炒、炙、煅、煨、烘焙等。

1. 炒　分为清炒法与加辅料炒法两大类。炒法的目的是增强疗效，缓和或改变药性，降低毒性或减少刺激作用，矫臭矫味，便于贮存和制剂等。

清炒法是指不加辅料的炒法，分为炒黄、炒焦、炒炭三种。用文火或中火炒至药物表面呈黄色或较原色稍深，或发泡鼓起，或爆裂，并逸出药物固有气味的方法，称为炒黄，如炒紫苏子、炒莱菔子等；用中火炒至药物表面呈焦黄或焦褐色，内部颜色加深，并具有焦香气味，称为炒焦，如焦山楂、焦栀子等；用武火或中火炒至药物表面焦黑色，部分炭化，内部焦黄或焦褐色，但保留有药材的固有气味，即"炒炭存性"，称为炒炭，如地榆炭、荆芥炭等。

加辅料炒法是指与固体辅料同炒的方法。根据所用辅料的不同，分为土炒、麸炒、米炒、砂炒等。如土炒白术、麸炒枳壳、米炒斑蝥等。与砂、滑石粉或蛤粉同炒又称为烫，可使药物受热均匀酥脆，易于煎出有效成分或便于服用，如砂烫穿山甲、滑石粉烫水蛭、蛤粉烫阿胶等。

2. 炙　是将药材与液体辅料拌炒，使辅料逐渐渗入药材内部的方法。炙法可以改变药性，增强疗效或减少副作用。通常使用的液体辅料有蜂蜜、黄酒、米醋、姜汁、盐水等。如蜜炙百部、款冬花可增强润肺止咳作用；酒炙川芎、当归可增强活血作用；醋炙香附、柴胡可增强疏肝止痛作用；醋炙芫花、甘遂可降低毒性；姜炙半夏可增强止呕作用；盐水炙杜仲可引药入肾，并增强补肾作用。

3. 煅　是将药物直接放于无烟炉火中或适宜的耐火容器内煅烧的方法。药物经煅制后，可使其质地松脆，易于粉碎，便于有效成分的煎出。药物煅制时，不隔绝空气的方法称为明煅，此法多用于矿物药或贝壳类药物，如煅石膏、煅牡蛎等；药物在高温缺氧条件下煅烧成炭的方法称为密闭煅或闷煅，此法适用于质地疏松，炒炭时易灰化的药物，如煅血余炭、煅棕榈炭等。

4. 煨　将药物用湿面皮或湿纸包裹，置于加热的滑石粉中加热，或将药物用麦麸同置热锅内加热，或将药物与吸油纸分层隔放加热，或将药物直接置于加热的滑石粉中加热的方法，统称为煨法。其中，以面皮包裹者，称为面裹煨；以湿纸包裹者，称为纸裹煨；以麦麸同置热锅内加热，称为麦麸煨；以草纸分层隔放加热，称为烘煨或隔纸煨；将药物直接置于加热的滑石粉中，称为直接煨。煨用的目的是除去药物中的刺激性成分，以缓和药性，降低副作用，增强疗效等，如煨肉豆蔻、煨葛根、煨生姜等。

5. 烘焙 是将药物用文火直接或间接加热，使之充分干燥的方法。焙后可降低毒性，消除腥臭气味，且便于粉碎，如焙蜈蚣、焙虻虫等。

四、水火共制

有些药物的炮制需要水火共制，其方法主要包括蒸、煮、𬇙、淬等。

1. 蒸 是将净选或切制后的药物加辅料或不加辅料装入蒸制容器内隔水加热至规定程度的方法。其中，不加辅料者为清蒸法；加辅料者为加辅料蒸法；直接利用流通蒸气蒸制者为直接蒸法；置密闭容器内，隔水蒸制者为间接蒸法，又称为炖法。蒸法的时间，视炮制目的而定。如要改变药物的性味功效，宜久蒸或反复蒸晒，如蒸制熟地黄、何首乌；为使药材软化，以便于切制，则以蒸至变软透心为度，如蒸黄芩、木瓜；为便于干燥或杀死虫卵，以利于保存者，则加热蒸至“圆气”，即可取出晒干，如蒸桑螵蛸。

2. 煮 是将净选的药物加辅料（固体辅料需先捣碎）或不加辅料放入锅内，加适量清水同煮的方法。煮法可降低药物的毒性或烈性，增强药物的疗效，如清水煮草乌、醋煮芫花等。

3. 𬇙 是将药物置沸水中浸煮短暂时间，立即取出的方法。常用于种子类药物除去非药用的部分，如𬇙杏仁、桃仁以去皮；或者用于分离不同的药用部位，如白扁豆𬇙后，分离为扁豆仁和扁豆衣。

4. 淬 是将药物煅烧红后，迅速投入冷水或液体辅料中，使其酥脆的方法。淬后不仅易于粉碎，且辅料被其吸收，可发挥预期疗效，如醋淬自然铜、鳖甲等。

五、其他制法

常用的有发芽、发酵、制霜等。其目的在于改变药物原有的性能，增加新的疗效，减少毒性或副作用等。如谷芽、麦芽的制备；发酵法制取神曲、淡豆豉；巴豆的去油制霜；西瓜的加工制霜等。

复习思考题

1. 炮制的目的有哪些？
2. 常用的炮制方法有哪五大类？
3. 解释下列名词：炙法、煨法、渰法、淬法。

第四章 中药的性能

中药的性能，是中药基本性质与功能的概括，简称药性。研究药性形成的机制及其临床运用规律的理论，称为药性理论。其内容主要包括四气、五味、升降浮沉、归经、毒性等。

中医认为，一切疾病的发生和发展过程都是由于致病因素作用于人体，引起机体阴阳偏盛偏衰，脏腑经络功能活动失常的结果。中药治疗疾病的基本原理，就是扶正祛邪，消除病因，恢复脏腑功能的协调，纠正阴阳偏盛偏衰的病理状态。药物之所以有这些基本功效，是由于其各自具有一定的特性和作用，前人称之为偏性。以药物的偏性纠正疾病所表现出的偏盛偏衰，即所谓“以偏纠偏”。这一理论，是我国历代医家在长期医疗实践中，以阴阳、脏腑、经络学说为依据，根据药物的各种性质及其表现出来的治疗作用总结出来的用药规律，它是中医学理论体系中的一个重要组成部分，是学习、研究、运用中药所必须掌握的基本理论知识。

第一节 四 气

四气，又称四性，是指药物的寒、热、温、凉四种药性。“药有寒热温凉四气”，最早是由《神农本草经》概括出来的，宋代寇宗奭为了避免与药物的香臭之气相混淆，主张将“四气”改为“四性”。但不论称为四气还是四性，涵义都是一样的，而四气的称谓沿用至今。

此外，有的药物温凉之性不明显，作用和缓，称为平性。虽曰平性，但实质上仍有偏温偏凉的不同，只是偏性不明显而已，绝对的平性是没有的。所以药性虽然有五种，但没有超出四性的范畴，故仍称为四性或四气。

四种药性中，温次于热，凉次于寒。温热与寒凉分属于两类不同的性质，即温热属阳，寒凉属阴。温与热或寒与凉，没有本质区别，只是程度轻重不同。所以从四性的本质而言，实际上只有寒热两种性质的区分。此外，有些药物还标有大热、大寒、微温、微寒等，这也是说明药性程度轻重的不同。

药物的四性，是从药物作用于机体所发生的反应概括出来的，是与所治疾病的寒热性质相对而言的。凡能够减轻或消除热证的药物，一般属于凉性或寒性，如石膏、黄连等对于高热口渴、汗出烦躁等热证，有清热泻火的功效，表明这两种药物具有寒凉之性；反之，能够减轻或消除寒证的药物，一般属于温性或热性，如附子、肉桂等对于四肢厥冷、脉沉无力等寒证，有助阳散寒的功效，表明这两种药物具有热性。

一般来说，寒凉药多具有清热泻火、凉血解毒等功效，适用于热证、阳证。温热约多具有温里散寒、补火助阳等功效，适用于寒证、阴证。要正确掌握药物的功效，还必须认识到，药性寒热只是从药物对机体阴阳盛衰、寒热变化的影响这一特定角度来概括药物的性能，只是药物功效的抽象概括，并不说明药物的具体功效，所以掌握药性寒热，不能脱离药物的具体功效，正如徐灵胎所说："同一热药，而附子之热与干姜之热迥乎不同；同一寒药，而石膏之寒与黄连之寒迥乎不同。"

中药的四气，对于临床治病用药具有重要的指导意义。一是要根据病证的寒热，选择相应的药物。治疗热性疾病用寒凉药物，治疗寒性疾病用温热药物，这是临床必须遵循的用药原则。反之，如果阴寒证用寒凉药，阳热证用温热药，必然会造成以寒增寒、以热益热的不良后果。二是要根据病证寒热程度的差别，分别选用相应的药物。如当用热药而用温药、或当用寒药而用凉药，则病重药轻达不到治愈疾病的目的；反之，当用温药而用热药则反伤其阴，当用凉药而用寒药则易伤其阳，都与治疗不利。三是对于寒热错杂之证，当寒药与热药并用，以寒热并除。四是对于真寒假热之证，当以热药治本，必要时反佐以寒药；若真热假寒之证，当用寒药以治本，必要时反佐以热药。

药性的寒热并不能全面决定药物的功效，也不能概括药物性能的所有方面。因此，药性必须与药物的其他性能相结合，方能全面认识和掌握药物的功效和应用范围。

第二节　五　味

药物的味即药味，主要有辛、甘、酸、苦、咸五种，称为五味。但药味中还有"淡"、"涩"两种，就是说药味实际上有七种。而古人认为淡味附于甘味，如元代医家王好古在《汤液本草》中说："淡附于甘"；又认为涩味与酸味的作用相似，如清代医家徐灵胎说："盖五味中无涩，涩则酸之变味，涩味收涩，亦与酸同。"因此，虽有七种药味，但没有超出五味的范畴，故仍然称为五味。

五味的确定，最初是依据药物的真实滋味，即与口尝味道相同，如生姜之辛、甘草之甘、山楂之酸、黄连之苦、芒硝之咸等。随着药性理论的发展，大多数药物的"味"是从其疗效中高度概括出来的，即以药物的功效确定其"味"。如葛根、皂角刺口尝并无辛味，但因葛根能解肌退热、透疹，可用治表证；皂角刺能消痈散结，可用治疮疡初起或脓成不溃。这两种药的功效都与"辛能散、能行"有关，故认定二者皆有辛味。所以说，药味既包含药物的真实滋味，又超出其真实滋味的范畴，尤以后者构成了五味理论的主要内容。

五味的功效在《素问·脏气法时论》中记载为："辛散、酸收、甘缓、苦坚、咸软。"后世医家在此基础上，通过长期的临床实践，不断地加以补充、发展，形成了系统的五味理论。现将五味所代表的药物作用及主治病证归纳如下：

辛："能散、能行"，即具有发散、行气、活血等功效，分别适用于表证、气滞、血瘀等证。如生姜味辛能发汗解表，陈皮味辛能行气除胀，川芎味辛能活血化瘀等。此外，辛味还有开窍、化湿的作用，分别用于窍闭证、湿阻中焦证。

甘："能补、能和、能缓"，即具有补益、和中、调和药性、缓急止痛等功效，分别适用于虚证、脾胃不和、拘急疼痛等证。如人参味甘能大补元气，大枣味甘能调和脾胃，甘草味甘能调和药性，又能缓急止痛等。

酸："能收、能涩"，即具有收敛固涩的功效，适用于虚汗、久泻、遗精、遗尿、肺虚久咳等各种耗散滑脱之证。如酸枣仁味酸能够敛汗，五倍子味酸能止泻，金樱子涩精，覆盆子缩尿，乌梅敛肺止咳等。此外，酸味尚有生津作用，如五味子、乌梅均能生津止渴。

苦："能泄、能燥"，"泄"有通泄、降泄、清泄之分。通泄是指泻下通便，如大黄味苦，用治热结便秘；降泄是指降泄肺气，如杏仁味苦，用治咳嗽气喘；清泄是指清热泻火，如黄芩味苦，用治肺热咳喘。"燥"指燥湿，用治湿证。温性的苦味药，如苍术苦温，可用治寒湿证；寒性的苦味药，如黄连苦寒，可用治湿热证。

咸："能软、能下"，即具有软坚散结或泻下的功效。有软坚散结功效的咸味药，可用治瘰疬、痞块等，如海藻、昆布味咸能消散瘰疬；有泻下功效的咸味药，可用治燥热便秘，如芒硝味咸能泻下通便等。

淡："能渗、能利"，即具有渗湿利尿的功效，适用于水湿内停或小便不利之证。如茯苓、猪苓等具有淡味的药物，都能渗利小便。

涩：能收敛固涩，与酸味的功效相似。如均具有涩味的龙骨、牡蛎能涩精，赤石脂、禹余粮能涩肠止泻，莲子能固精止带，海螵蛸能收敛止血等。

中药有四种药性，五种药味，所以，常把药物的性味合称为“四气五味”，也称为“四性五味”。

每一种药物都有气和味两方面的性能，分别从不同角度说明药物的功效。理解药物的功效，不能单凭药性，也不能只凭药味，只有二者合参才能指导对药物功效的全面认识。例如黄连、浮萍都是寒性，均能清解热邪，但黄连苦寒，能清热燥湿；而浮萍辛寒，则能发散风热。说明药物的性同而味不同，则功效不同。又如紫苏、薄荷都有辛味，均能发散表邪，但紫苏辛温，能发散风寒；而薄荷辛凉，则能发散风热。说明药物的味同性不同，功效也不同。一种药物只有一种药性，但可以有一种或多种药味。一般而言，气味相同，则功能相近；气味相异，则功能不同；味越多，其功效也就越多。

药物的气和味只是反映药物性能的两个因素，并不是决定药物功效的唯一因素。只有把药物性味与其他性能结合起来，才能全面而准确地认识药物的功效。

第三节　升降浮沉

升降浮沉是指药物在机体内的作用趋向，也是药物的性能之一。

气机升降出入是人体生命活动的基础，一旦气机活动发生障碍，机体便处于疾病状态，产生不同的病势趋向。病势趋向常常分别表现为向下（如泄泻、脱肛）、向上（如呕吐、咳喘）、向内（如表证不解、疮毒内陷）、向外（如自汗、盗汗）的趋势，能够针对病情，改善或消除这些病势趋向的药物，也就分别具有向上、向下、向外、向内的作用趋向。药物的这些作用趋向，分别用升（向上）、降（向下）、浮（向外）、沉（向内）来表示。也就是说，药物的升降浮沉与四气、五味一样，也是通过药物作用于机体所产生的疗效而概括出来的药性理论。药物的升降浮沉性能，可以纠正机体功能的失调，使之恢复正常，或因势利导，有助于祛邪外出。

升是上升、升提，浮是发散、外行，其作用趋向类似，主上行向外，统称为升浮药。如荆芥能够发表透疹、柴胡能升阳举陷，均属于升浮药。沉是泄利、下行，降是下降、降逆，其作用趋向类似，主下行向内，统称为沉降药。如半夏能够降逆止呕、牡蛎能够收敛止汗，均属于沉降药。按阴阳属性区分，升浮药属阳，沉降药属阴。升浮药大多具有升阳、解表、催吐、开窍等功效，适用于中气下陷、表证、痰涎壅盛、窍闭神昏等证；沉降药大多具有清热泻火、泻下通便、降逆止呕、止咳平喘、利水渗湿等功效，适用于里热证、实热便秘、呕吐呃逆、咳喘、水肿等证。

大多数药物升浮或沉降的作用趋势是单一的，但有些药物却具有升浮和沉降两方面的作用，如麻黄既能发汗（升浮作用），又能平喘、利水（沉降作用）；川芎既能上行头目（升浮作用），又能下行血海（沉降作用）。说明这些药物的作用存在着双向性，既能升浮又能沉降，这是部分药物的特点。另外，还有一部分药物升降浮沉作用趋势不明显，如南瓜子的杀虫功效，就不能用升降浮沉来准确地区分。

药物的升浮与沉降性能与药物的性味、质地有着密切的联系。一般而言，升浮药的药性大多温、热，药味大多辛、甘；沉降药的药性大多寒、凉，药味大多酸、苦、咸。凡质轻的植物花、叶、皮、枝类药物，大多属升浮药；质重的种子、果实、矿物、贝壳类药物，大多属沉降药。但这只是一般规律，如古人说："诸花皆升，旋覆独降"；"诸子皆降，蔓荆独升"；"芫花沉降，苍耳升浮"等，均属例外。所以说，药物的性味、质地与其升浮沉降的特性虽然有着一定的联系，但并非是决定因素。

影响药物升降浮沉的主要因素是炮制和配伍。炮制可以影响或转变药物升降浮沉的性能，例如：酒炒则性升，姜汁炒则性散，醋炒则收敛，盐水炒则下行。配伍也可以影响药物的升降浮沉性能，升浮药与较多较强的沉降药配伍，则其升浮之性受到制约，整体表现为沉降的趋势；沉降药与较多较强的升浮药配伍，则其沉降之性受到制约，并随之升浮。这说明药物升浮沉降的性能，在一定条件下可以相互转化，并不是一成不变的，故李时珍说："升降在物，亦在人也。"

临床运用药物升降浮沉的性能，可以调整脏腑功能，恢复阴阳平衡，或使药物作用于机体的不同病变部位，因势利导，驱邪外出，从而达到治愈疾病的目的。一般而言，药物的作用趋势与所治疾病的病位相同，而与所治疾病的病势相反，即"同病位，逆病势"。病变部位在上在表者，宜升浮而不宜沉降，如治疗外感风热则应选用薄荷、菊花等升浮药以疏散表邪；病变部位在下在里者，宜沉降而不宜升浮，如治疗热结便秘则应选用大黄、芒硝等沉降药以泻热通便；病势上逆者，宜降而不宜升，如肝阳上亢则应选用赭石、龙骨等沉降药以镇潜肝阳；病势下陷者，宜升而不宜降，如气虚下陷之久泻脱肛则应选用黄芪、升麻等升浮药以升阳举陷。所以临床治疗疾病时，必须针对病变部位的上、下、里、外等不同，以及病势上逆、下陷等区别，根据药物升降浮沉的不同特性，恰当地选用药物，这是临床用药必须遵循的原则之一。但是，对于病情复杂的病证，还可以采用升降浮沉并用的用药方法，能够起到相反相成的治疗效果。如治疗表邪未解，邪热壅肺之表寒里热证，常用沉降之石膏清泄肺火，肃降肺气，配伍升浮之麻黄解表散寒，宣肺平喘。二药配伍，降肺与宣肺相合，一清一宣，升降并用，以调肺气之宣降。又如血府逐瘀汤中配伍桔梗、枳壳，桔梗为升浮药，枳壳为沉降药，二药配伍，一升一降，宽胸利气，使气行则血行。可见升降并用是适应复杂病机，调节脏腑功能紊乱的有效用药方法。

第四节　归　经

归经是指药物对人体某部分的选择性作用，即表示药物的作用部位或适应范围，用以说明一种药物对某经或某几经起治疗作用，而对其他经的作用较小，甚至没有作用。

归经理论的形成是在中医基本理论指导下，以脏腑、经络理论为基础，以药物所治具体病证为依据，将药物对人体的治疗作用进行归纳，从临床疗效中总结出来的药性理论。如咳喘胸闷是肺经病变，杏仁能治咳喘胸闷，就认定其归肺经；心悸属于心经的病变，酸枣仁能养心安神治心悸，就认定其归心经。药物的归经不同，其治疗作用也不同。如黄芩、黄柏同属寒性药，都有清热作用，但黄芩偏于清肺热，黄柏偏于泻肾火，就是由于其归经不同；同属补益药，但有补肺、补脾、补肾等不同，也是由于归经不同。药物的归经越多则作用越广泛，归经少则作用局限。如山药归肺、脾、肾经，可治疗三经病变；而桔梗只归肺经，则其应用范围就小。

中药的归经，有按十二脏腑经络法表述的，将不同药物分别记载为归心、肝、脾、肺、肾、胃、大肠、小肠、膀胱、胆、心包、三焦经等；有按六经用药法表述的，将不同药物分别记载为归少阴、太阴、厥阴、少阳、太阳、阳明经等。经络与脏腑有着密切联系，但又各成系统，故有经络辨证与脏腑辨证等的不同。由于经络辨证体系的形成早于脏腑辨证，因而历史上不同时代、不同医家对药物的归经有着不同的看法，或侧重于脏腑，或侧重于经络，造成了药物的归经相同而功效却不同的现象。如泽泻、羌活都归膀胱经，但因其“膀胱经”的概念不同，所以两药的功效和主治证候是不同的。泽泻归膀胱经，是指膀胱之府，因膀胱主水液的代谢，泽泻能利水渗湿，主治水肿、小便不利等，是依据脏腑辨证；羌活归膀胱经，是指膀胱之经，因足太阳膀胱经主表，为机体之藩篱，羌活能解表散寒，祛风胜湿，主治外感风寒湿邪所致的头痛身痛、肢体关节酸楚等，是依据经络辨证。虽然两药都归膀胱经，但泽泻为利水药，羌活为解表药，二者的涵义是不同的。

掌握归经理论，有助于提高临床用药的准确性，使用药更为合理。首先，要根据疾病的临床表现，通过辨证审因，诊断出病变所在脏腑经络的部位，再按照归经学说选用归该经的药物。如治肺热咳喘，则选用归肺经而善清肺热的黄芩、桑白皮等，以泻肺平喘；若胃火牙痛，则选用归胃经而善清胃热的石膏、黄连等，以清泻胃火。其次，因为脏腑、经络在生理上相互联系，在病理上相互影响，所以治疗某一脏腑或经络的病变时，除选用归该经的药物外，还要根据脏腑病变的传变规律，以归经理论作指导，恰当选择归相关经的药物进行治疗。如治疗肺气不足的病证，除应用补肺气的药物外，又经常配伍补脾的药物，在治法上称为“培土生金”；肝阳上亢之证多因肾阴不足所致，治疗时每以平肝潜阳药与滋补肾阴药同用，此为“滋水涵木”法。若忽视脏腑经络之间的关系，而拘泥于见肺治肺、见肝治肝的单纯分经用药的方法，则必然会影响疗效。

掌握归经理论还有助于区别功效相似的药物，指导我们对相似药物进行鉴别，从而指导临床选用药物。如羌活、白芷、柴胡、吴茱萸、细辛均可用治头痛，但由于归经不同，各药所治头痛的类型是不同的。羌活善治太阳经头痛，白芷善治阳明经头痛，柴胡善治少阳经头痛，吴茱萸善治厥阴经头痛，细辛善治少阴经头痛。

归经理论只有与四气、五味、升降浮沉等药性理论结合起来，才能指导我们更全面地理解药物的功效。如同归肺经的黄芩、干姜，由于药性的不同，其作用也不同。黄芩性寒能清肺泻火；干姜性热能温肺化饮。同归肺经的麻黄、人参、乌梅、黄芩、蛤蚧，由于药味不同，其作用也不同。麻黄味辛，能解表散寒；人参味甘，能补肺益气；乌梅味酸，能敛肺止咳；黄芩味苦，能清热燥湿；蛤蚧味咸，能纳气平喘。同归肺经的桔梗、紫苏子，由于升降浮沉不同，其作用也不同。桔梗药性升浮，功能宣肺；紫苏子药性沉降，功能降肺。所以说，归经只是药物性能的一个方面，在应用药物的时候，必须把药物的归经与其四气五味、升降浮沉等性能结合起来，才能指导我们正确掌握药物的功效。

此外，还要注意不能把中医的脏腑经络定位与现代医学的解剖部位混为一谈，因为两者的理论体系、认知方法及涵义都不相同。更重要的是，归经理论所依据的是用药后机体所发生的药效反应，而不单纯是指药物成分在体内的分布情况。

第五节　毒　性

中药的有毒与无毒是中药药性理论的重要组成部分，古籍本草均有记载，历代医家对药物毒性的认识不尽一致，概括起来，药物的毒性大致有两方面的含义：一是指药物的偏性。就此而论，毒药即是药物的总称，如“掌医之政令，聚毒药以供医事”（《周礼》）和“药以治病，因毒为能，所谓毒药，是以气味之有偏也”(《类经》)二句中所言“毒药”均泛指药物。二是指药物毒副作用大小的标志。如《素问·五常政大论》云:“大毒治病,十去其六;常毒治病,十去其七;小毒治病,十去其八,无毒治病,十去其九;谷肉果菜食养尽之,无使过之伤其正也。”此处所言“大毒”、“常毒”、“小毒”、“无毒”即是标明药物毒副作用的大小。

现代中药毒性的概念,是指药物对机体所产生的不良影响和损害性,有毒药物中的毒性成分进入机体后,能发生化学反应或产生物理作用,破坏体内组织结构和生理功能,引起功能障碍,导致疾病甚至死亡。所以,对有毒药物的应用要十分慎重。

中药毒性的大小,历史上没有统一的区分标准,近代也缺乏毒性分级的试验数据,目前采用的是《中华人民共和国药典·2005 年版》(简称《中国药典》)记载的大毒、有毒、小毒的三级分类方法。掌握药物毒性的大小,就可认识其作用的峻急和缓,以便根据体质的强弱、病情的轻重,恰当地选择药物并确定用量,做到中病即止,以防止过量中毒或蓄积中毒。

产生中药中毒的原因,除药物本身的毒性外,还与剂量过大、服用时间过长、炮制不当、配伍失宜、煎服法错误、药不对证、个体差异等多种因素有关。

临床应用有毒的药物要特别慎重,应注意做到:①用药要合理,杜绝乱用滥投。根据病情,在保证用药安全的情况下,既可采用“以毒攻毒”的治法,又可根据病情和药物的毒性,避免盲目使用有毒的药物。②配伍要适宜,注意配伍禁忌。凡两药合用能产生毒副作用的,要禁止配伍应用。③用量要适当,应采用小量渐增法。有毒药物的治疗剂量与中毒剂量比较接近或相当,因而在治疗用药时安全度小,应从小量开始,逐渐加量,切忌初服时即给足量,以免引起中毒。无毒的药物安全度较大,但并非绝对不会引起中毒反应。如人参、艾叶等无毒药物也有产生中毒反应的报道,这与剂量过大或服用时间过长等有密切关系,并不是因为这些药物有毒所致。④选用适宜的炮制、制剂等方法降低或消除其毒性。如乌头、甘遂等药物一般都要经过炮制后才能应用。而附子的毒性,经过久煎,也可大大降低。生半夏有毒,但与姜汁同炒,其毒性则可减弱或消失,或者半夏与生姜配伍应用,也能减轻半夏的毒性。雄黄、硫黄有毒,只入丸散剂服用,而不入汤剂。⑤识别过敏者。有些药物并无毒性,但由于个体差异而可能产生过敏反应,对人体造成伤害,所以应密切观察,一旦发生,要及早予以治疗。

中药的副作用有别于毒性,副作用是指在常用剂量即治疗剂量时出现与治疗需要无关的不适反应,一般比较轻微,对机体危害不大,停药后可逐渐消失。副作用的产生,与药物的特性、患者的体质等因素有关。其临床表现多为服用某些中药引起恶心、呕吐、胃痛腹泻等不适反应,以及皮肤瘙痒等过敏反应。中药副作用的产生，还包括一定的相对性，因为一味中药往往有多种作用，治疗时只能利用其中一种或一部分作用，其他作用便成为副作用。如大黄有清热泻火、泻下攻积等作用，对于热结便秘之证，这两项作用都为治疗作用；而用治寒积便秘之证，泻下攻积为治疗作用，而清热泻火便成为副作用，可造成寒凉遏伏阳气等不良后果。此时可将大黄与温中散寒的附子、细辛同用，即可使大黄的寒性去而泻下之性得存。所以，中药副作用还包括一定的相对性，可以通过配伍、炮制、制剂等方法，尽量地减少甚至避免。

复习思考题

1. 简述四气的含义、作用。
2. 论述五味的作用。
3. 试述升降浮沉的含义，影响药物升降浮沉的因素有哪些？
4. 试述归经的含义及其理论基础。
5. 试述药物毒性的含义，掌握药物的毒性对临床用药有何指导意义？

第五章　中药的配伍

根据病情需要和药性特点，按照用药法度，将两种或两种以上药物配合应用，称为配伍。经过合理的配伍，可以增强药物的治疗作用，扩大适用范围，适应复杂的病情，减少药物的不良反应。

药物经过配伍后，药物与药物之间就会产生相互作用，或提高疗效，或降低不良反应，或产生毒副作用，所以药物配伍之后，其原有性能会有所改变，从而产生不同的作用。因此，药物配伍应用时，就必须有所选择，这就产生了配伍关系。古代医家把单味药的应用与药物的配伍关系总结为七个方面，称为药物的“七情”。七情的最早记载见于《神农本草经》：“药……有单行者，有相须者，有相使者，有相畏者，有相恶者，有相反者，有相杀者，凡此七情，合和视之。”“七情”之中的单行，是指用单味药治病，即对于病情单纯者，只用一味针对性强的药物即能获得疗效。如清金散，单用黄芩治疗轻度的肺热咳嗽；都梁丸单用白芷治疗头风头痛等。除单行外，其余六种都是指药物的配伍应用，综合前人的经验，分述如下。

一、相须

即两种以上功效类似的药物配合应用，能明显增强其原有的疗效。如石膏配伍知母，能明显地增强清热泻火的作用；大黄配伍芒硝，能明显地增强泻下通便的作用。相须配伍一般是同类药物合用，它构成了复方用药的配伍核心，是中药配伍应用的主要形式之一。

二、相使

即功效方面有某种共性的药物，分主辅合用后，能提高主药的疗效。如黄芪配茯苓治疗脾虚水肿，黄芪为补气利水的主药，茯苓通过利水健脾，能增强黄芪补气利水的功效；大黄配厚朴治疗热结便秘，大黄为泻热通便的主药，厚朴能下气除满，可推动积滞下行，增强大黄的攻下作用。相使配伍不必是同类药物，一主一辅，相辅相成，这是中药配伍的常用形式。

三、相畏

即一种药物的毒性反应或副作用，能被另一种药物减轻或消除。如生半夏和生天南星的毒性能被生姜减轻或消除，也就是指生半夏和生天南星畏生姜；甘遂畏大枣，是因为大枣能抑制甘遂峻下逐水，损伤正气的毒副作用。这是临床应用有毒、作用峻猛或有副作用的药物时常用的配伍方法。

四、相杀

即一种药物能减轻或消除另一种药物的毒性反应或副作用。如生姜能减轻或消除生半夏和生天南星的毒性或副作用，所以称生姜能杀生半夏和生天南星的毒性。相杀与相畏实际上是对同一配伍关系从两个不同角度的叙述，是药物配伍之间相互对应而言的。

五、相恶

即两种药物合用后，各自的性能相互牵制而使原有的疗效降低甚至丧失。如干姜与黄芩相恶，是因为干姜的温肺、温胃功效与黄芩的清肺、清胃功效能相互牵制而降低疗效；人参恶莱菔子，是因莱菔子能削弱人参的补气作用。

六、相反

即两种药物合用后，能产生毒性反应或副作用。如第六章用药禁忌中讲述的“十八反”、“十九畏”的相关药物。此属配伍禁忌，原则上不能同用。

上述六种配伍关系，可以概括为四个方面：一是相须与相使，能使药物产生协同作用而提高疗效，是临床用药时应充分利用的配伍关系；二是相畏与相杀，能减轻或消除药物的毒性或副作用，是在应用毒性药或烈性药时必须考虑选用的配伍关系；三是相恶，能相互拮抗而削弱或抵消原有功效，是用药时应注意避免的配伍关系；四是相反，能使药物产生毒性或增加副作用，属于配伍禁忌，原则上应避免配用。

药物的配伍应用是中医用药的主要形式，是历代医家经验的总结，是通过长期的实践积累起来的。进一步研究药物的配伍，对开展方剂的研究有着重要的意义。

复习思考题

1. 什么是配伍？药物配伍的意义有哪些？

2. 解释下列名词：相须、相使、相畏、相杀、相恶、相反。

3. 什么是药物的“七情”？

第六章 用药禁忌

用药禁忌是指用药时应避免的诸多事项。掌握好用药禁忌对于确保疗效，安全用药，避免毒副作用的产生，有着重要的意义。其内容主要包括配伍禁忌、妊娠用药禁忌、服药时的饮食禁忌等。

一、配伍禁忌

配伍禁忌是因某些药物合用后会产生毒副作用，所以应该避免配合应用。对于配伍禁忌的认识，各种医籍中的说法不尽一致，目前普遍认可的配伍禁忌是“十八反”和“十九畏”。

1. 十八反 “十八反”歌诀最早见于张子和的《儒门事亲》：“本草明言十八反，半蒌贝蔹及攻乌，藻戟遂芫俱战草，诸参辛芍叛藜芦。”共记载18种相反药物，即：乌头反半夏、瓜蒌、贝母、白蔹、白及；甘草反海藻、大戟、甘遂、芫花；藜芦反人参、沙参、丹参、玄参、细辛、芍药。

2. 十九畏 十九畏之“畏”，是指相反的意思，不同于“药物的七情”中的“相畏”。

“十九畏”歌诀首见于明代刘纯《医经小学》：“硫黄原是火中精，朴硝一见便相争，水银莫与砒霜见，狼毒最怕密陀僧，巴豆性烈最为上，偏与牵牛不顺情，丁香莫与郁金见，牙硝难合荆三棱，川乌草乌不顺犀，人参最怕五灵脂，官桂善能调冷气，若逢石脂便相欺，大凡修合看顺逆，炮爁炙煿莫相依。”共记载19种药物相畏，即：硫黄畏朴硝，水银畏砒霜，狼毒畏密陀僧，巴豆畏牵牛子，丁香畏郁金，牙硝畏三棱，川乌、草乌畏犀角，人参畏五灵脂，官桂畏赤石脂。

十八反、十九畏记载的药物都为配伍禁忌，这是前人在长期的医疗实践中发现并总结出来的。但是，历代医家的看法却不尽一致，至今也不能完全定论，在学术上一直存在着争鸣。一为数量问题：有学者认为瓜蒌应分为瓜蒌实、瓜蒌根；贝母分为川贝母、浙贝母；乌头分为川乌头、草乌头、附子；“诸参”还应包括党参、西洋参、太子参、苦参等；芍药分为白芍、赤芍等。如果包含这些药物，则相反的药物数量就超出了18种，而且历代本草学书籍记载的相反药物也各不相同。二为概念混乱："十九畏"中"畏"的涵义与"七情"中"相畏"的涵义并不相同，尤其是宋代以后，畏、恶、反名称使用较为混乱。三为是否相反的问题：有人认为十八反、十九畏中某些药物合用并非绝对禁忌，因为古方中就有把十八反、十九畏的某些药物同用，现在临床上也有同用的报道。还有的学者认为，相反药同用，能起到相反相成的作用，运用得当，可愈沉疴痼疾。四为实验结果不同：在现代的药理实验研究中，各地的实验条件和方法存在着差别，使实验结果也存在很大差异，甚至出现相互矛盾的结果。

由此可见，对十八反与十九畏的研究目前虽有较多的争论，但对于十八反、十九畏的药对，若无充分的根据和应用经验，一般不宜盲目配用。

二、妊娠用药禁忌

妊娠用药禁忌，是因为某些药物有损害胎元以致堕胎的副作用，所以在妊娠期间除终止妊娠和引产外，此类药应禁止或慎重使用。根据药物对胎元损害程度的不同，一般分为禁用和慎用两类。禁用的药物，多为毒性较强或药性峻烈之品，如砒霜、雄黄、麝香、川乌、草乌、巴豆、甘遂、水蛭、三棱、莪术等。慎用的药物，主要包括具有较强的祛瘀通经、行气、攻下、辛热、滑利之品，如牛膝、桃仁、红花、枳实、大黄、芒硝、附子、肉桂等。

凡属禁用的药物，一般都应该避免使用，以防发生意外。如果孕妇患有严重疾病，可酌情使用慎用药，但必须辨证准确，掌握好剂量与疗程，选择恰当的炮制和配伍，以确保用药安全。如明代的吴又可治孕妇时疫，大便秘结，腹满胀痛的阳明腑实证，仍用大承气汤攻下，且屡治屡验，并无堕胎损胎现象发生，此即《内经》所云"有故无殒亦无殒也"的用药范例。

三、服药时的饮食禁忌

服药时的饮食禁忌就是指服药期间不宜食用的食物，简称食忌，也是通常所说的忌口。一般而言，在服药期间，都应忌食生冷、辛热、油腻、腥膻及有刺激性的食物。从病证方面而言，热证、阳证应忌食辛辣、油腻、煎炸等助热伤阴的食物；寒证、阴证应忌食生冷等寒凉伤阳的食物；胸痹患者应忌食肥肉、动物内脏及烟、酒；肝阳上亢之头晕目眩、烦躁易怒等应忌食胡椒、辣椒、大蒜、酒等辛热助阳之品；胃肠虚弱及高热者应忌食油炸黏腻、寒冷固硬、不易消化的食物；疮痈肿毒者应忌食羊肉、蟹、虾等腥膻发物及辛辣刺激性食品。另外，根据古籍记载，常山忌葱；地黄、何首乌忌葱、蒜、萝卜；薄荷忌鳖肉；茯苓忌醋；鳖甲忌苋菜；蜜反生葱等，也应作为服药禁忌的参考。

复习思考题

1. 简述用药禁忌的主要内容。
2. 回答十八反、十九畏的具体内容。
3. 妊娠禁用药和慎用药分别包括哪几类药物？

第七章 中药的剂量

剂量，一般是指单味药的成人1日内服用量。本书所标注的药物用量，除特别注明以外，都是指干燥后的生药在汤剂中的成人1日内服量。在方剂中是指各药之间的比较用量，即相对用量。

中药的计量单位，古代有重量（铢、两、钱、斤）、度量（尺、寸）、容量（斗、升、合）等多种计量方法，还有“刀圭”、“方寸匕”、“撮”、“枚”等粗略的计量方法。明清以来，普遍采用斤、两、钱、分等计量单位，即1斤=16两=160钱。现在我国统一采用公制计量单位，即1kg=1000g。运用古方时，按照1斤=500g进行换算，为计算方便，并规定采用近似值进行换算，即：1两（16进位制）=30g，1钱=3g，1分=0.3g。

用药剂量是否得当，是确保用药安全、有效的重要因素。临床上主要依据所用药物的性质、给药方法、患者的情况、气候地域等多方面的因素来确定药物的用量。一般规律如下：

一、药物方面

1. 药材质量　质优者药力充足，用量不宜过大；质次者药力不足，用量可适当加大。

2. 药材质地　质地较轻的花、叶类无毒药物，用量宜轻，一般为3~10g；质地较重的矿物、贝壳类无毒药物，用量宜重，一般为10~30g；同一药材，干品用量宜小，鲜品用量宜大。

3. 药物性味　性味淡薄、作用缓和的药物，用量可稍重；性味浓厚、作用峻猛的药物，用量则宜轻。

4. 有毒无毒　有毒的药物用量宜小，并严格控制在安全范围之内。由于不同人体对药物耐受量的不同，用药应从小量开始，逐渐增加用量，病势减退即可减量或停药；无毒的药物，用量变化的幅度可稍大，可以适当增加用量。

二、应用方面

1. 配伍 单味药应用时，用量宜大；在复方中应用时，用量宜小；同一药物在复方中做主药时用量稍大，做辅药时用量可稍小。

2. 剂型 针对同一病情，同一药物，入汤剂时用量宜大；入丸、散剂时用量宜小。

3. 用药目的 由于用药目的不同，同一药物的用量可不同。如槟榔，用以消积行气利水时，常用量为3～9g；而用以驱杀姜片虫、绦虫时，常用量为30～60g。

三、患者方面

1. 年龄 由于小儿身体发育尚未健全，老年人气血渐衰，对药物的耐受力均较弱，故用量应适当低于青壮年的用药量。特别是作用峻猛，容易损伤正气的药物，更应该注意用量。一般而言，5岁以内的小儿，通常用成人量的四分之一，6岁以上可按成人量减半应用。老年人应根据年龄、体质等情况，酌减用量。

2. 体质 体质强壮者，用量宜重；体质虚弱者，用量宜轻，即使是使用补益药也应从小剂量开始，以免虚不受补。

3. 病程 一般来说，新病患者正气损伤较小，用量宜重；久病患者正气损伤较大，用量宜轻。

4. 病势 病重势急者用量宜重，可力挫病势；病轻势缓者用量宜轻，即可治愈。

5. 性别 一般来说，男女用量区别不大，但妇女在月经期、妊娠期，使用活血化瘀药时，用量不宜过大。

四、因时因地制宜

确定药物的剂量，应注意季节、地域及居处等自然环境方面的因素，做到因时、因地而适当增减药量。此外，还应考虑到患者职业、生活习惯等方面的差异。如体力劳动者与脑力劳动者相比，腠理一般较致密，在使用发汗解表药时，对体力劳动者的用量较脑力劳动者可稍重一些；用辛热药治病时，对于平素不食辛辣者，用量宜小，反之可重用。

复习思考题

1. 试述剂量的含义。
2. 确定药物剂量的依据有哪些?
3. 如何根据患者的年龄来确定剂量?

第八章 中药的用法

中药用法的内容十分丰富，本章主要介绍中药汤剂内服时的煎法与服法。

一、煎药方法

汤剂是中药常用的剂型，煎服方法得当与否，与临床疗效、药物的毒性等有着直接的关系。徐灵胎在《医学源流论》中说："煎药之法，最宜深讲，药之效不效，全在乎此。"

1. 一般煎法与过程

（1）煎药器具：以砂锅最为常用，因其性质稳定，不易与药物发生化学反应。也可使用搪瓷器皿或不锈钢锅，不宜用铜、铁、铝锅等金属器皿，因金属元素容易与某些中药成分发生化学反应，可能降低疗效，甚至产生毒副作用。

（2）煎药用水：以水质纯净为原则，凡人们在生活中可作饮用的水都可用来煎煮中药。用水量应根据药物质地、煎药时间、患者病情等情况而定。从理论上推算，加水量应为所需药液量、饮片吸水量、煎煮过程中蒸发量三者的总和，但实际操作时加水量很难做到十分精确。一般用水量为饮片浸泡后并适当按压，以淹没过饮片约2cm为宜。质地坚硬、黏稠或应久煎的药物加水量应适当多一些；质地疏松或有效成分容易挥发，煎煮时间较短的药物，加水量则可适当少一些。

（3）煎前浸泡：为了使中药的有效成分充分溶出，中药煎煮前要用冷水浸泡，一般药物为30分钟左右，种子、果实等药物可浸泡1小时，总以泡透为原则，然后煎煮。

（4）煎药火候及时间：大多数药物都应该先武后文，即开始用武火，煮沸后改用文火，以免药汁溢出或过快熬干。解表药及芳香类药物，一般用武火急煎，煎药时间宜短，以免药效挥发，降低疗效；有效成分不易煎出的补益药及矿物、贝壳类药物煮沸后宜文火久煎，可使有效成分充分溶出；有毒药物也应文火久煎，以降低毒性。在煎煮过程中，若煎煳则弃之，切勿加水再煎。

（5）滤取药液：按上法煎煮后，煎得药液50～100ml，滤出。再加水适量，一般为第一煎的1/3～1/2，并重复煎煮，仍得药液50～100ml时滤出。一般药物可煎2次，应该久煎的药物可煎3次。煎煮完毕之后，应压榨取汁，否则会造成有效成分的损失和浪费。

2. 特殊煎法　有些药物由于性味、质地或应用等的不同，应作特殊处理。这些药物的特殊处理法，必须在处方中注明。

（1）先煎：介壳类、矿物类药物，因质地坚硬，有效成分难以煎出，应打碎先煎，待煎煮30分钟后，再加入其他经浸泡后的药物同煎，如石膏、鳖甲等。对于毒副作用较强的药物，如川乌、附子等，则应先煎45～60分钟，再加入其他经浸泡后的药物同煎，以降低毒性。

（2）后下：凡气味芳香借挥发油取效的药物，宜在一般药物即将煎好前加入，同煎5分钟左右即可，以防有效成分散失，如砂仁、木香、沉香、青蒿等。

（3）包煎：是指用纱布将药物包好，再放入锅内煎煮。须包煎的药物包括：花粉类、细小种子类药物，因其质地过轻，易漂浮在水面上不利煎煮，也不易滤过，如蒲黄、海金沙等；研细粉的药物，煎煮时易使药液浑浊或成糊状，不利于服用，如滑石粉等；带有绒毛的药物，混入药液中则刺激咽喉和消化道引起呕吐，如辛夷、旋覆花等；含黏液质较多的药物易沉于锅底，加热时引起黏锅煳化、焦化，如车前子等。

（4）另炖：某些贵重药物，为了更好地煎出药物的有效成分，并减少同煎时有效成分被其他药物吸收，单独放入加盖盅内，隔水炖2～3小时，或单独煎煮。煎液可以另服，也可以与其他药液混合服用，如人参、西洋参、鹿茸等。

（5）烊化：凡属胶质、黏性大而且易溶化的药物，为防止煎煮时黏锅煮焦或黏附他药，用水或煎好的药液加热化开后服用，如阿胶、鹿角胶等胶类药物。

（6）冲服：指用温开水或其他药物煎液冲开服用。需冲服的药物包括：贵重类药物，如牛黄、麝香等；有效成分难溶于水的药物，如鹤草芽、琥珀等；遇高温容易被破坏药效的药物，如雷丸等；遇高热易产生或增强毒性的药物，如朱砂等；入水即化的药物，如芒硝；汁液性药物，如竹沥、姜汁等。根据病情需要，为提高疗效，也常将有些药物制成散剂冲服，如用于止血的三七、白及等；用于息风止痉的蜈蚣、全蝎等；用于制酸止痛的海螵蛸、瓦楞子等。

（7）泡服：又称焗服。是指有效成分易溶于水或久煎容易破坏药效的药物，可用开水加盖浸泡后服用，如胖大海、番泻叶等。

二、服药方法

服药方法是根据病情和药性决定的，服药方法是否得当，对疗效有着直接影响。

1. 服药时间 适时服药是合理用药的重要方面，是充分发挥药效的重要因素。服药时间一般分为：

（1）空腹服：指清晨时服药，此时胃肠内没有食物，可避免所服药物与食物混合，因而能迅速发挥药效。如驱虫药、峻下逐水药等，均宜空腹服用。

（2）饭前服：指吃饭之前服药，此时胃中也没有食物，有利于药物的消化吸收。如补益药及治疗胃肠道疾病的药物，均宜饭前服用。

（3）饭后服：指吃饭之后服药，此时胃中存有食物，药物与食物混合，可减轻药物对胃肠道的刺激。故健胃药和对胃肠道有刺激性的药物，均应在饭后服用。

无论饭前或饭后服，服药与进食都应间隔0.5～1小时，以免食物与药物互相影响，妨碍药效的发挥。

（4）睡前服：为了顺应人体生理节律而充分发挥药效，有些药物宜在睡前服。如安神药用于安眠时宜在睡前半小时服，以便于安眠；涩精止遗药宜在睡前服，以便治疗梦遗滑精；缓下剂宜在睡前服，以便翌日清晨排便。

（5）定时服：有些疾病定时而发，只有在发病前服药才能发挥药效。如治疟药应在疟疾发作前1～2小时服用。

（6）不拘时服：病情急险，则当不拘时服，可力挫病势，以救危急。

2. 服药次数 一般疾病服用汤剂时，多为每日1剂，分2～3次服。病情急重者，可每隔4小时服药1次，昼夜不停，使药力持续，顿挫病势。病情轻缓者，可2日1剂或煎汤代茶饮用，以图缓治。发汗、泻下药，则以得汗、泻为度，不必尽剂，以免汗、下太过，损伤正气。治疗呕吐的药物宜小量频服，小量既可减少对胃的刺激，又避免量大再致呕吐。

3. 服药冷热 一般而言，汤剂宜温服。治热证用寒药宜冷服，治寒证用热药宜热服，这样的服法可以增加药效。对于用辛温解表药治疗风寒表实证，不仅宜热服，服后还需温覆取汗，以助解表。对于热在胃肠，患者欲饮冷者可凉服；而热在其他脏腑，患者不欲饮冷者，仍以温服为宜。但应用从治法时，则应热药冷服或凉药热服，机体易于接受。此外，服用丸、散等固体药剂，除特别规定外，一般都宜用温开水送服。

三、中药的外用法

汤剂外用，多用于熏洗疮痈、痒疹和赤眼等；散剂多用于外敷湿疮、溃疡、外伤出血等；软膏药多用于外涂疮肿；酒剂多用于外擦风湿痹痛、跌打损伤。以上药物的用量，一般都是每日2～3次。硬膏药多用于外贴风湿痹痛、跌打伤痛和疮痈，在加热变软后趁热贴敷，但应避免烫伤，一般数日1次。

复习思考题

1. 简述中药的一般煎法和特殊煎法。
2. 简述中药内服的时间、次数和服药冷热。
3. 需包煎的药物主要包括哪几类?

各论

第一章 解表药

凡以发散表邪为主要功效，治疗表证的药物，称为解表药。

本类药物大多辛散轻扬，主入肺、膀胱经，能促使机体发汗，使表邪随汗出而解，具有发汗解表的作用。主要适用于表证，症见恶寒、发热、头痛、身痛、无汗或有汗不畅、脉浮等。部分解表药还兼有利尿消肿、止咳平喘、透疹、止痛、消疮等作用，可用治水肿、咳喘、麻疹、风疹、风湿痹痛、疮疡初起等兼有表证者。

根据解表药的不同性能特点和适应证的不同，相应分为发散风寒药和发散风热药。

使用解表药时，应针对外感风寒、风热表邪的不同，相应选择发散风寒药或发散风热药。还要根据四时气候的不同，分别配伍相应的药物。如冬季多风寒，春季多风热，夏季多夹暑湿，秋季燥邪偏盛，需相应地配伍温里药、清热药、祛暑化湿药、润燥药等。若虚人外感，正虚邪实，则应根据辨证，分别与补气、温阳、滋阴、养血等补益药配伍，以扶正祛邪。温病初起，邪在卫分，常配伍清热解毒药。

使用本类药物时，对于多汗、热病伤津、久患疮痈、失血及阴虚发热等病证，虽有表证，也应慎用，以免劫伤阴血。解表药的用量应因时因地因人而异，春夏季节、南方地区及体弱者用量均宜轻，秋冬季节、北方地区及体壮者用量均宜重；发汗力强者，用量不宜过大，以免发汗太过，伤阴耗气。本类药大多含挥发油，故不宜久煎，以免有效成分挥发而降低疗效。

第一节　发散风寒药

本类药物多为辛温之品，以发散风寒为主要功效，其发散之力较强。适用于外感风寒表证，症见恶寒发热、无汗或汗出不畅、头痛身痛、口不渴、舌苔薄白、脉浮等。部分药物还可用于治疗咳喘、水肿、痹证、疮疡初起等兼有风寒表证者。

麻黄(《神农本草经》)

为麻黄科植物草麻黄 *Ephedra sinica* Stapf、中麻黄 *Ephedra intermedia* Schrenk et C. A. Mey. 或木贼麻黄 *Ephedra equisetina* Bge. 的干燥草质茎。主产于河北、山西、内蒙古、甘肃等地，习惯以山西产者质量最佳。秋季采割绿色的草质茎，晒干。切段，生用或蜜炙用。

【处方用名】 麻黄（生用，长于发汗解表）；蜜麻黄（蜜炙，发汗力减弱，长于润肺平喘）。

【性味归经】 辛、微苦，温。归肺、膀胱经。

【功效】 发汗解表，宣肺平喘，利水消肿。

【应用】

1. 用于风寒表实证 本品味辛发散，性温散寒，善于开腠理，透毛窍而发汗，为辛温解表之峻剂。用治外感风寒，腠理密闭所致的恶寒、发热、头身疼痛、无汗、脉浮紧等风寒表实证，常与桂枝相须为用，以增强解表散寒之功，如麻黄汤(《伤寒论》)。

2. 用于咳喘实证 本品主入肺经，辛开苦降，能够宣降肺气，以宣为主，善散邪宣肺以止咳平喘，凡肺气壅遏所致的咳嗽气喘，无论寒、热、痰、饮以及有无表证，均可应用，尤其适宜于风寒外束，肺气壅遏之咳喘。用治：①风寒束表，肺气失宣之咳喘，常与杏仁、甘草配伍，即三拗汤(《太平惠民和剂局方》，简称《和剂局方》)；②外寒内饮之咳喘、痰多清稀等，常配干姜、半夏等，如小青龙汤(《伤寒论》)；③热邪壅肺之高热、喘促，可与石膏、杏仁、甘草配伍，即麻杏石甘汤(《伤寒论》)。

3. 用于风水水肿 本品既能宣散湿邪，又能上开肺气，通调水道，下输膀胱而利尿消肿。治疗风邪袭表，肺失宣降之水肿、小便不利而兼有表证的风水证，常配石膏、生姜等，如越婢加术汤(《金匮要略》)。

此外，取本品散寒通滞之功，可用治风寒痹证、阴疽、痰核等证。

【用法用量】 煎服，2～9g。

【使用注意】 本品发汗力强，凡表虚自汗、阴虚盗汗、虚喘等均当慎用。

【参考资料】

1. 古籍摘要

《神农本草经》：“主中风，伤寒头痛，温疟。发表出汗，去邪热气，止咳逆上气，除寒热，破癥坚积聚。”

《名医别录》：“通腠理，解肌。”

《本草纲目》：“麻黄乃肺经专药，故治肺病多用之。张仲景治伤寒，无汗用麻黄，有汗用桂枝。”

2. 化学成分　本品的主要成分为多种生物碱，如麻黄碱、伪麻黄碱、麻黄次碱等，另含挥发油、黄酮类化合物等。

3. 药理作用　本品所含麻黄碱能使处于高温环境中的人的汗腺分泌增多增快；能兴奋心脏，收缩血管，升高血压；对中枢神经系统有明显的兴奋作用；麻黄碱和伪麻黄碱均有缓解支气管平滑肌痉挛的作用；伪麻黄碱有明显的利尿作用；挥发油有发汗、解热作用。

4. 现代运用　现代常以本品为主，随证配伍，可治疗偏头痛、老年性皮肤瘙痒、冻疮、过敏性鼻炎、睡眠呼吸暂停综合征，以及窦性心动过缓、呃逆、上消化道出血、肾衰、腰扭伤、坐骨神经痛、雷诺病、感染性化脓性炎症、慢性咽炎、牙痛等。

桂枝（《神农本草经》）

为樟科植物肉桂 *Cinnamomum cassia* Presl 的干燥嫩枝。主产于广东、广西、云南等地。春夏二季采收，除去叶，晒干，或切片晒干。生用。

【性味归经】辛、甘，温。归心、肺、膀胱经。

【功效】发汗解肌，温通经脉，助阳化气。

【应用】

1. 用于风寒表证　本品味辛性温，能发汗解肌，味甘而缓，其发汗之力较麻黄温和，凡外感风寒，无论表实、表虚均可应用。用治：①外感风寒表实证，常与麻黄相须为用，以增强发散风寒之力，如麻黄汤(《伤寒论》)；②外感风寒表虚证之有汗、脉浮缓等，常与白芍配伍，以调和营卫，发汗解肌，如桂枝汤(《伤寒论》)。

2. 用于寒凝血滞诸痛证　本品辛温，能温通经脉，散寒止痛。用治：①风寒湿痹之肩臂关节疼痛，常与附子、生姜等配伍，如桂枝附子汤(《伤寒论》)；②中焦虚寒之脘腹冷痛，常配伍白芍、饴糖、甘草等，如小建中汤(《金匮要略》)；③寒凝血瘀之经闭腹痛或痛经，常配伍当归、川芎等，如温经汤(《金匮要略》)；④胸阳不振，心脉瘀阻之胸痹心痛，常配枳实、薤白等，如枳实薤白桂枝汤(《金匮要略》)；⑤伤寒心动悸、脉结代，常配炙甘草、人参等，如炙甘草汤(《伤寒论》)。

3. 用于痰饮、蓄水证　本品甘温而能运脾化湿，又入膀胱经而能温阳化气，以行水湿痰饮之邪。用治：①脾阳不运之痰饮证，常与茯苓、白术、甘草同用，即苓桂术甘汤(《金匮要略》)；②膀胱蓄水证之水肿、小便不利，常与茯苓、猪苓、泽泻等同用，如五苓散(《伤寒论》)。

【用法用量】 煎服，3～9g。

【使用注意】 本品辛温助热，易伤阴动血，凡外感热病、阴虚阳盛、血热妄行等均当忌用；孕妇及月经过多者慎用。

【参考资料】

1. 古籍摘要

《神农本草经》："主上气咳逆，结气，喉痹，吐吸，利关节，补中益气。"

《珍珠囊》："去伤风头痛，开腠理，解表发汗，去皮肤风湿。"

《本草备要》："温经通脉，发汗解肌。"

2. 化学成分 本品含桂皮醛、桂皮酸等挥发油，还含有酚类、有机酸、苷类、香豆精等成分。

3. 药理作用 本品煎剂有降温、解热作用；煎剂及醇浸液对金黄色葡萄球菌、伤寒杆菌、流感病毒等均有抑制作用；所含挥发油能刺激汗腺、扩张血管，还能利尿、强心、止咳、祛痰等；所含桂皮醛有镇痛、镇静、抗惊厥作用。

4. 现代运用 现代临床以本品配伍他药，可治疗妇女子宫肌瘤等妇科疾病、前列腺炎、脑梗死、肺心病、冻疮、坐骨神经痛、过敏性鼻炎等多种疾病。

紫苏叶(《名医别录》)

为唇形科植物紫苏 *Perilla frutescens*（L.）Britt. 的干燥叶（或带嫩枝）。全国各地均产。夏季枝叶茂盛时采收，晒干。切段，生用。

【性味归经】 辛，温。归肺、脾经。

【功效】 解表散寒，行气宽中，解鱼蟹毒。

【应用】

1. 用于外感风寒，咳嗽痰多 本品质轻辛温发散，但发汗作用不及麻黄、桂枝，故以治疗外感风寒轻证为宜；又略兼化痰止咳之功，故风寒表证而兼气滞胸闷、痰多者较为适宜。用治：①外感风寒兼有气滞者，常与香附、陈皮等同用，如香苏散(《和剂局方》)；②外感凉燥，肺气不宣之咳嗽、吐痰等，配伍前胡、杏仁等，如杏苏散(《温病条辨》)。

2. 用于脾胃气滞，胸闷呕吐及妊娠恶阻 本品能行气宽中，和胃止呕，兼有理气安胎之功，可治疗多种呕吐。用治：①胃寒呕吐，常与生姜、半夏、砂仁等配伍；②胃热呕吐，常与黄连同用，即苏叶黄连汤(《温热经纬》)；③妊娠恶阻之呕吐，常与砂仁、陈皮等同用；④痰凝气滞之梅核气，配伍半夏、厚朴、生姜等，如半夏厚朴汤(《金匮要略》)。

3. 用于进食鱼蟹中毒，吐泻腹痛　本品能解鱼蟹毒。用治上述诸症，可大量单用或配伍生姜、大蒜等煎服。

【用法用量】煎服，5～9g，不宜久煎。

【参考资料】

1. 古籍摘要

《名医别录》：“主下气，除寒中。”

《本草纲目》：“行气宽中，消痰利肺，和血，温中，止痛，定喘，安胎。”

2. 化学成分　本品含紫苏醛、左旋柠檬烯等挥发油，还含精氨酸、苷类、微量元素等成分。

3. 药理作用　本品煎剂有缓和的解热作用；有促进消化液分泌，增进胃肠蠕动的作用；能减少支气管分泌并缓解痉挛；能抑制子宫收缩而安胎；对大肠杆菌、痢疾杆菌、葡萄球菌等均有抑制作用；尚有抗过敏作用。

4. 现代运用　现代临床以本品配伍他药，可治疗咳嗽、消化不良、风寒感冒、腹泻、呕吐、子宫出血、鞘膜积液、寻常疣、食鱼蟹中毒等。

附：紫苏梗

为紫苏的干燥茎。性味辛、甘，微温。归肺、脾、胃经。功能宽胸利膈，理气安胎。适用于胸腹气滞、痞满作胀及胎动不安、胸胁胀痛等。煎服，5～9g，不宜久煎。

香薷(《名医别录》)

为唇形科植物石香薷 *Mosla chinensis* Maxim 或江香薷 *Mosla chinensis* ‘Jiang xiang ru’ 的干燥地上部分。前者习称“青香薷”，后者习称“江香薷”。主产于江西、安徽、河南等地。夏季茎叶茂盛、花盛时择晴天采割，除去杂质，阴干。切段，生用。

【性味归经】辛，微温。归肺、胃、脾经。

【功效】发汗解表，化湿和中，利水消肿。

【应用】

1. 用于阴暑证　本品辛温发散，外能散寒，内能化湿；既入肺经解表散寒，又入胃经化湿和中，善治阴暑证。用治夏月乘凉饮冷，外感风寒，内伤暑湿之阴暑证，症见恶寒发热、头痛无汗、呕吐腹泻等，常与厚朴、白扁豆同用，即香薷散(《和剂局方》)。

2. 用于水肿、脚气　本品辛散温通，既能发散水湿，又能利水消肿。用治水肿、小便不利及脚气浮肿，可单用，或配伍白术以健脾利水，即薷术丸(《外台秘要》)。

【用法用量】煎服，3～9g，不宜久煎；利水消肿须浓煎。

【使用注意】本品辛温发汗之力较强，表虚有汗及阳暑证忌用。

【参考资料】

1. 古籍摘要

《名医别录》："主霍乱腹痛，吐下，散水肿。"

《本草纲目》："香薷乃夏月解表之药，如冬月之用麻黄。"

2. 化学成分　本品含香荆芥酚、百里香酚、对聚伞花素等挥发油，另含甾醇、黄酮苷等成分。

3. 药理作用　本品所含挥发油有发汗、解热、镇静、镇痛、抗菌、抗病毒等作用，并能刺激消化腺分泌及胃肠蠕动；煎剂有抗病毒作用；酊剂能刺激肾血管而使肾小球充血，滤过性增大而有利尿作用。

4. 现代运用　现代临床以本品配伍厚朴、白扁豆等可治疗小儿夏季热、夏季胃肠型感冒、小儿疱疹性咽炎等疾病。

荆芥(《神农本草经》)

为唇形科植物荆芥 *Schizonepeta tenuifolia* Briq. 的干燥地上部分。主产于江苏、浙江、江西、河北等地。夏、秋二季花开到顶、穗绿时采收，阴干。切段，生用或炒炭用。

【处方用名】荆芥（生用，辛散力强）；荆芥穗（单用穗，发散力更强，尤擅疏散头面之风）；荆芥炭、芥穗炭（分别炒炭用，长于收涩止血）。

【性味归经】辛，微温。归肺、肝经。

【功效】祛风解表，透疹，消疮，止血。

【应用】

1. 用于外感表证　本品味辛微温，作用平和，既能散风寒，又能疏风热，故不论风寒、风热表证均可应用。用治：①风寒表证，配伍防风、羌活等，如荆防败毒散(《摄生众妙方》)；②风热表证，可配伍金银花、连翘等，如银翘散(《温病条辨》)。

2. 用于麻疹不透，风疹瘙痒　本品轻扬透散，能祛风止痒，宣散疹毒。用治：①表邪外束，麻疹不透，可配伍蝉蜕、薄荷等；②风疹瘙痒，配伍防风、苍术、蝉蜕等，如消风散(《外科正宗》)。

3. 用于疮疡初起兼有表证　本品既能解表，又能消疮，故可治疗疮疡初起兼有表证者。用治疮疡初起，偏于风寒者，配伍川芎、独活等；偏于风热者，多与金银花、连翘等同用，如银翘败毒散(《医方集解》)。

4. 用于出血证 本品炒炭长于收涩止血，可用治多种出血证。用治：①血热吐、衄，常与地黄、白茅根等同用；②便血、痔血，常与地榆、槐花等同用；③崩漏下血，则宜配伍棕榈、血余炭等收涩之品。

【用法用量】 煎服，4.5～9g，不宜久煎。

【参考资料】

1. 古籍摘要

《神农本草经》："主寒热，鼠瘘，瘰疬生疮，破结聚气，下瘀血，除湿痹。"

《本草纲目》："散风热，清头目，利咽喉，消疮肿……吐血、衄血、下血、崩中、痔漏。"

2. 化学成分 本品含右旋薄荷酮、消旋薄荷酮、右旋柠檬烯等挥发油，还含荆芥苷、荆芥醇、黄酮类化合物等成分。

3. 药理作用 本品煎剂能促进皮肤血液循环，增加汗腺分泌，有微弱的解热作用；对金黄色葡萄球菌、白喉杆菌、伤寒杆菌、痢疾杆菌、绿脓杆菌等均有一定的抑制作用；炒炭后，能使出血时间和凝血时间缩短。

4. 现代运用 现代临床以本品配伍他药，可治疗扁平疣、感冒、小儿咳嗽、鼻窦炎、偏头痛、糜烂性口腔溃疡等。

防风(《神农本草经》)

为伞形科植物防风 *Saposhnikovia divaricata* (Turcz.) Schischk. 的干燥根。主产于东北、内蒙古、河北、山东等地。春、秋二季采挖未抽花茎植株的根，晒干。切片，生用。

【性味归经】 辛、甘，微温。归膀胱、肝、脾经。

【功效】 祛风解表，胜湿止痛，止痉。

【应用】

1. 用于外感表证 本品微温而不燥，甘缓而不峻，有"风药中之润剂"之称，治疗表证，不论风寒、风热均可应用。用治：①风寒表证，常与荆芥、羌活等发散风寒药同用，如荆防败毒散(《摄生众妙方》)；②风热表证，可与薄荷、连翘等发散风热药同用；③外感风湿之头痛如裹、身重肢痛，配伍羌活、藁本等，如羌活胜湿汤(《内外伤辨惑论》)；④风疹瘙痒，多与苦参、蝉蜕等同用，如消风散(《外科正宗》)。

2. 用于风湿痹痛 本品既能祛风散寒，又能胜湿止痛，可用于风湿痹痛。用治风寒湿痹，常配伍独活、羌活、桂枝等，如蠲痹汤(《医学心悟》)。

3. 用于破伤风 本品入肝经，有祛风、解痉之效。用治破伤风之角弓反张、痉挛抽搐，常配伍天麻、天南星等，如玉真散(《外科正宗》)。

【用法用量】煎服，4.5～9g。

【参考资料】

1. 古籍摘要

《神农本草经》："主大风头眩痛，恶风，风邪，目盲无所见，风行周身，骨节疼痛，烦满。"

《药类法象》："治风通用。泻肺实，散头目中滞气，除上焦风邪。"

2. 化学成分 本品含挥发油、β－谷甾醇、甘露醇、酚类、多糖类、有机酸等成分。

3. 药理作用 本品有解热、抗炎、镇痛、抗惊厥、抗过敏等作用；对绿脓杆菌、金黄色葡萄球菌等多种细菌有抑制作用。

4. 现代运用 现代临床以本品配伍他药，可治疗偏头痛、牙痛、多种皮肤病等疾病。

白芷（《神农本草经》）

为伞形科植物白芷 *Angelica dahurica*（Fisch. ex Hoffm.）Benth. et Hook. f. 或杭白芷 *Angelica dahurica*（Fisch. ex Hoffm.）Benth. et Hook. f. var. *formosana*（Boiss.）Shan et Yuan 的干燥根。主产于四川、浙江、河南、河北等地，习惯以产于四川者为道地药材。夏、秋间叶黄时采挖，晒干或低温干燥。切片，生用。

【性味归经】辛，温。归胃、大肠、肺经。

【功效】解表散寒，通窍止痛，燥湿止带，消肿排脓。

【应用】

1. 用于风寒表证 本品辛温，既能祛风散寒，又能燥湿，尤宜于外感风寒夹湿之证。用治外感风寒夹湿之恶寒、发热、头痛、头重、肢体酸楚等，常与防风、羌活等同用，如九味羌活汤(《此事难知》)。

2. 用于阳明头痛，牙痛，鼻渊，风湿痹痛 本品芳香上达，善入阳明经，为治疗前额头痛、眉棱骨痛、鼻渊头痛之要药。用治：①风寒外感之前额头痛、眉棱骨痛，可单用，即都梁丸(《百一选方》)；②外感风热之前额头痛，可与薄荷、菊花等同用；③鼻渊头痛，配伍苍耳子、辛夷等，如苍耳散(《济生方》)；④风冷牙痛，配伍细辛；⑤风火牙痛，配伍石膏、黄连等；⑥风寒湿痹，常与苍术、川芎等同用，如神仙飞步丹(《袖珍方》)。

3. 用于带下过多 本品善除阳明经湿邪而能燥湿止带。用治：①寒湿带下之色白清稀，配伍白术、山药、苍术等；②湿热带下之色黄黏稠，常与车前子、黄柏等同用。

4. 用于疮疡肿痛 本品辛散温通，对于疮疡，未溃者能促使消散，成脓者能促进排脓，为外科常用药。用治：①疮疡初起肿痛，常配伍金银花、天花粉、穿山甲等，如仙方活命饮(《校注妇人良方》)；②对于已成脓不易溃破者，可与黄芪、当归等同用，如托里透脓散(《医宗金鉴》)。

此外，本品又能祛风止痒，可用治皮肤瘙痒。

【用法用量】 煎服，3~9g。

【参考资料】

1. 古籍摘要

《神农本草经》："主妇人漏下赤白，血闭阴肿，寒热、风头侵目泪出，长肌肤，润泽。"

《本草纲目》："色白味辛，行手阳明；性温气厚，行足阳明；芳香上达，入手太阴肺经。"

2. 化学成分　本品主要含挥发油及香豆素类成分。

3. 药理作用　本品煎剂有解热、镇痛、抗炎等作用；对大肠杆菌、痢疾杆菌、伤寒杆菌、绿脓杆菌、变形杆菌等均有一定的抑制作用；所含白芷毒素小量即有兴奋中枢神经、升高血压作用；本品能对抗蛇毒所致的中枢神经系统抑制；比克白芷素对冠状血管有扩张作用，醚溶性成分对家兔耳血管有显著扩张作用，而水溶性成分有血管收缩作用。

4. 现代运用　现代临床常以本品随证配伍，可治疗鼻炎、白癜风、偏头痛、乳腺炎等疾病。

细辛(《神农本草经》)

为马兜铃科植物北细辛 *Asarum beterotropoides* Fr. Schmidt var. *mandshuricum* (Maxim.) Kitag.、汉城细辛 *Asarum sieboldii* Miq. var. *seoulense* Nakai 或华细辛 *Asarum sieboldii* Miq. 的干燥根及根茎。前两种习称"辽细辛"，主产于辽宁、吉林、黑龙江等地；后一种主产于陕西等地。产于东北三省的"北细辛"，为道地药材。夏季果熟期或初秋采挖，阴干。切段，生用。

【性味归经】 辛，温；有小毒。归肺、肾、心经。

【功效】 祛风散寒，通窍止痛，温肺化饮。

【应用】

1. 用于风寒感冒及阳虚外感　本品辛温，既入肺经，发散在表之风寒；又入肾经，温散在里之寒邪。用治：①外感风寒头痛明显者，常与羌活、防风等配伍，如九味羌活汤(《此事难知》)；②阳虚外感之恶寒发热、无汗脉沉，与附子、麻黄配伍，即麻黄附子细辛汤(《伤寒论》)。

2. 用于头痛，鼻渊，牙痛，痹痛　本品辛香走窜，有较好的祛风散寒，宣通鼻窍，止痛作用。用治：①外感风邪头痛，常配伍川芎、白芷等，如川芎茶调散(《和剂局方》)；②风邪犯肺之鼻渊头痛、鼻塞流涕，常与辛夷、白芷等同用；③风冷牙痛，可单用，或与白芷煎汤含漱；④胃火牙痛，可与石膏、黄连等泻火药同用；⑤风湿痹痛，常配伍独活、桑寄生等，如独活寄生汤(《备急千金要方》)。

3. 用于肺寒痰饮 本品味辛而温，既能宣肺，又能温肺，以化痰消饮而止喘咳。用治：①素有痰饮而外感风寒，常配伍麻黄、桂枝、半夏等，如小青龙汤(《伤寒论》)；②外无表邪而寒痰内停于肺之气逆喘咳，配伍茯苓、干姜、甘草等，如苓甘五味姜辛汤(《金匮要略》)。

此外，可用治中恶或痰厥所致的猝然口噤、昏不知人、牙关紧闭之闭证，常与皂荚共研细末，吹鼻取嚏，如通关散(《丹溪心法附余》)。

【用法用量】 煎服，1～3g；外用适量。

【使用注意】 阴虚阳亢头痛、阴虚肺热干咳等忌用；不宜与藜芦同用。

【参考资料】

1. 古籍摘要

《神农本草经》：“治咳逆，头痛，百节拘挛，风湿痹痛，死肌。久服明目，利九窍。”

《本草别说》：“细辛，若单用末，不可过钱匕，多则气闷塞，不通者死。”

2. 化学成分 本品含挥发油，其主要成分有甲基丁香油酚、黄樟醚、消旋去甲乌药碱等。

3. 药理作用 本品所含挥发油、水及醇提物具有解热、抗炎、镇静、抗惊厥及局部麻醉作用，故有较强的止痛作用；大剂量挥发油可使中枢神经系统先兴奋后抑制；醇浸液及挥发油体外实验有抑菌作用；所含消旋去甲乌药碱有强心、扩张血管、松弛平滑肌、升高血糖等作用；所含黄樟醚毒性较强，系致癌物质，高温易被破坏。

4. 现代运用 现代临床以本品配伍他药，可治疗头痛、牙痛、风湿痛等多种疼痛；用麻黄附子细辛汤治疗高血压、低血压、病态窦房结综合征等疾病。

羌活(《神农本草经》)

为伞形科植物羌活 *Notopterygium incisum* Ting ex H. T. Chang 或宽叶羌活 *Notopterygium forbesii* Boiss. 的干燥根茎及根。主产于四川、甘肃、云南等地。春秋二季采挖，除去须根及泥沙，晒干。切片，生用。

【性味归经】 辛、苦，温。归膀胱、肾经。

【功效】 解表散寒，胜湿止痛。

【应用】

1. 用于外感风寒表证　本品味辛能散，味苦能燥，温能祛寒，既能散寒解表，又能胜湿止痛。用治：①外感风寒夹湿之恶寒发热、头痛项强、肢体酸痛等，常与防风、细辛等配伍，如九味羌活汤(《此事难知》)；②若寒湿偏重，头痛身重者，则配独活、藁本等，如羌活胜湿汤(《内外伤辨惑论》)。

2. 用于风湿痹痛　本品辛苦而温，能祛风散寒除湿止痛，善治风寒湿痹，而以肩背肢节疼痛者尤为适宜。用治风湿痹痛，多配伍防风、姜黄等，如蠲痹汤(《百一选方》)。

【用法用量】煎服，3～9g。

【使用注意】本品燥烈，阴血亏虚者慎用；用量过多，易致呕吐，脾胃虚弱者不宜用。

【参考资料】

1. 古籍摘要

《神农本草经》："治风寒所击，金疮，止痛，奔豚，痫痓，女子疝瘕。"

《本草汇言》："羌活功能条达肢体，通畅血脉，功彻邪气，发散风寒风湿。"

《珍珠囊》："太阳经头痛，去诸骨节疼痛。"

2. 化学成分　本品含挥发油、β－谷甾醇、香豆素类化合物、酚类化合物、有机酸及生物碱等成分。

3. 药理作用　本品对皮肤真菌、布氏杆菌有抑制作用；所含挥发油能兴奋汗腺而有解热、镇痛、抗炎、抗过敏、抗休克、抗心律失常等作用；能扩张脑血管、增加脑血流量。

4. 现代运用　现代临床以本品配伍他药，可治疗偏头痛、牙痛、寒湿型腰背痛、痛经、痛风性关节炎等多种疼痛性疾病。

藁本(《神农本草经》)

为伞形科植物藁本 *Ligusticum sinense* Oliv. 和辽藁本 *Ligusticum jeholense* Nakai et Kitag. 的干燥根茎及根。主产于湖南、四川、辽宁、河北等地。秋季茎叶枯萎或次春出苗时采挖，除去泥沙，晒干或烘干。切片，生用。

【性味归经】辛，温。归膀胱经。

【功效】祛风散寒，胜湿止痛。

【应用】

1. 用于风寒感冒，巅顶疼痛　本品辛温香燥，以发散太阳经风寒湿邪见长，善达巅顶而治头痛。用治：①外感风寒之头痛鼻塞、巅顶痛甚者，常与羌活、苍术等同用，如神术散(《和剂局方》)；②外感风寒湿邪，一身尽痛，常配伍防风、独活等，如羌活胜湿汤(《内外伤辨惑论》)。

2. 用于风寒湿痹 本品以其辛散温通香燥之性，能祛除肌肉、经络、筋骨间寒湿之邪，以祛风散寒除湿，蠲痹止痛。用治风寒湿痹，常与羌活、防风等同用，如除风湿羌活汤(《内外伤辨惑论》)。

【用法用量】 煎服，3～9g。

【参考资料】

1. 古籍摘要

《神农本草经》："主妇人疝瘕，阴中寒，肿痛，腹中急，除风头痛。"

《珍珠囊》："治太阳头痛，颠顶痛，大寒犯脑，痛连齿颊。"

《本草正义》："味辛气温，上行升散，专主太阳太阴之寒风寒湿，而能疏达厥阴郁滞，功用与细辛、川芎、羌活近似。"

2. 化学成分 本品含3－丁基苯肽、蛇床肽内酯等挥发油，还含生物碱等成分。

3. 药理作用 本品所含挥发油有镇静、镇痛、解热及抗炎作用，对平滑肌有解痉作用，能增加组织耐缺氧能力；醇提物有降压、扩张冠状动脉、增加冠脉血流量、改善心肌缺血等作用；煎剂对多种皮肤真菌有抑制作用。

4. 现代运用 现代临床以本品配伍他药，可治疗感冒、头痛、痛经等疾病。

生姜(《名医别录》)

为姜科植物姜 *Zingiber officinale* Rosc. 的新鲜根茎。主产于四川、贵州、广东、广西等地。秋冬季采挖，除去须根及泥沙。切片，生用或煨用。

【处方用名】 生姜（生用，发散力较强）；煨生姜（煨用，长于温中降逆）。

【性味归经】 辛，微温。归肺、脾、胃经。

【功效】 发汗解表，温中止呕，温肺止咳。

【应用】

1. 用于风寒感冒 本品能发散风寒，但作用较弱，故适用于风寒感冒轻证，可单用或与葱白同用。常加入其他辛温解表剂中作辅助药使用，以增强发汗解表之力，如桂枝汤(《伤寒论》)、大青龙汤(《伤寒论》)等方剂中均含本品。

2. 用于胃寒呕吐 本品善于温胃散寒，和中降逆，其止呕作用优良，故有"呕家圣药"之称，随证配伍可用治多种呕吐，因其性温，故尤宜于胃寒呕吐。用治：①胃寒呕吐，常与半夏配伍，即小半夏汤(《金匮要略》)；②胃热呕吐，常与黄连、竹茹等同用。

3. 用于风寒咳嗽 本品辛温，能温肺散寒，化痰止咳。用治：①风寒咳嗽，可与麻黄、杏仁、甘草同用，即三拗汤(《和剂局方》)；②外无表邪而痰多咳嗽，配伍陈皮、半夏、茯苓等，如二陈汤(《和剂局方》)。

此外，本品能解半夏、天南星及鱼蟹毒。

【用法用量】煎服，3～9g。

【参考资料】

1. 古籍摘要

《名医别录》："主伤寒头痛鼻塞，咳逆上气，止呕吐。"

《药性论》："主痰水气满，下气；生与干并治嗽，疗时疾，止呕吐不下食。"

《本草纲目》："生用发散，熟用和中。"

2. 化学成分　本品含姜醇、姜烯、柠檬烯等挥发油，尚含姜辣素等成分。

3. 药理作用　本品能促进消化液分泌，增进饮食；有止呕、镇痛、抗炎消肿作用；煎剂对胃黏膜有保护作用；醇提物能兴奋血管运动中枢、呼吸中枢，有升高血压作用；对伤寒杆菌、霍乱杆菌、阴道滴虫等均有不同程度的抑杀作用。

4. 现代运用　现代临床内服本品可治疗感冒、消化系统疾病等多种疾病，而多作为辅助用药；外用本品可治疗顽固性呃逆、肌注所致硬结、斑秃、妊娠呕吐、腮腺炎等疾病。

附：生姜皮、生姜汁

1. 生姜皮　为生姜的外表皮。性味辛，微温。归脾、胃经。能够利水消肿。主要用于水肿、小便不利等。煎服，3～9g。

2. 生姜汁　用生姜取汁入药。性味辛，温。归脾、胃经。能够温中止呕，止泻。主要用于脾胃虚寒之腹痛、呕吐、泄泻等。煎服，3～9g。

苍耳子(《神农本草经》)

为菊科植物苍耳 *Xanthium sibiricum* Patr. 的干燥成熟带总苞的果实。全国各地均有野生。秋季果实成熟时采收，晒干。炒去硬刺，生用。

【性味归经】辛、苦，温；有小毒。归肺经。

【功效】发散风寒，宣通鼻窍，除湿止痛。

【应用】

1. 用于鼻渊，风寒表证　本品辛温，归肺经，能够发散风寒，宣通鼻窍，为治鼻渊要药。用治：①风寒犯肺所致鼻渊头痛、时流浊涕、不闻香臭，常与辛夷、白芷等同用，如苍耳散(《济生方》)；②肺有郁热之鼻渊，常配伍黄芩、石膏等清热药；③外感风寒之头痛鼻塞，可与白芷、防风等同用。

2. 用于风寒湿痹　本品有祛风除湿，通络止痛之功。用治：①风寒湿痹之周身痛重、四肢拘挛，可单用，或与威灵仙、羌活等同用；②风湿热痹，可与秦艽、海风藤等同用。

【用法用量】 煎服，3～10g。

【使用注意】 血虚头痛忌用；过量服用易致中毒。

【参考资料】

1. 古籍摘要

《神农本草经》：“主风头寒痛，风湿周痹，四肢拘挛痛，恶肉死肌。”

《本草备要》：“善发汗，散风湿，上通脑顶，下行足膝，外达皮肤。治头痛，目暗，齿痛，鼻渊。”

2. 化学成分 本品含苍耳子苷、苍耳醇、异苍耳醇、生物碱、蛋白质等。

3. 药理作用 本品所含苷类有降血糖、镇咳作用；对心脏有抑制作用，使心率减慢，收缩力减弱；煎剂对部分细菌及真菌有抑制作用。

4. 现代运用 现代临床以本品配伍他药，可治疗各种急慢性鼻炎、鼻窦炎、副鼻窦炎等多种鼻部疾患。

附：苍耳草

为菊科植物苍耳的茎叶。性味苦、辛，微寒；有小毒。功效：祛风，清热，解毒。主要用于风湿痹痛，还可用于疔毒、皮肤瘙痒等。用法用量：煎服，5～10g；外用适量。本品有毒，内服宜慎。

辛夷(《神农本草经》)

为木兰科植物望春花 *Magnolia biodnii* Pamp.、玉兰 *Magnolia denudata* Desr. 或武当玉兰 *Magnolia sprengeri* Pamp. 的干燥花蕾。主产于山东、河南、安徽、四川等地。冬末春初花未开放时采收，阴干。生用。

【性味归经】 辛，温。归肺、胃经。

【功效】 散风寒，通鼻窍。

【应用】

1. 用于外感风寒表证 本品辛温，有发散风寒，宣通鼻窍之功，用治风寒表证，以头痛鼻塞明显者最为适宜。治疗上述诸症，常配伍细辛、白芷、防风等。

2. 用于鼻渊头痛 本品辛温发散，芳香通窍，其性上达，为治鼻渊头痛之要药。用治：①鼻渊偏风寒者，多与白芷、细辛等同用，如辛夷散(《济生方》)；②偏风热者，多与薄荷、黄芩等同用；③风湿热邪凝滞于鼻而发为鼻痔，多与栀子、黄芩等同用；④肺热郁结发为鼻疮者，常与连翘、黄连等同用。

【用法用量】 煎服，3～9g，宜包煎；外用适量。

【使用注意】 阴虚火旺者忌服。

【参考资料】

1. 古籍摘要

《神农本草经》:“主五脏身体寒热风，头脑痛。”

《本草纲目》:“辛夷之辛温，走气而入肺，能助胃中清阳上行通于头，所以能温中，治头面目鼻之病。”

2. 化学成分　本品含挥发油、黄酮类、生物碱及木脂素等。望春花花蕾的挥发油中含枸橼醛、丁香油粉等；玉兰花花蕾的挥发油中含柠檬醛、丁香油酚等。

3. 药理作用　本品挥发油有收缩鼻黏膜血管作用，并能促进黏膜分泌物的吸收，减轻炎症；有良好的抗过敏、平喘、镇痛、镇静等作用；煎剂能兴奋子宫平滑肌、肠道平滑肌；水及醇提取物有降压作用。

4. 现代运用　现代临床以本品配伍他药，内服或外用，可治疗各种急、慢性鼻炎、鼻窦炎等疾病。

第二节　发散风热药

本类药物性味多辛凉，辛以发散，凉以清热，故以发散风热为主要功效，发汗力比较和缓。主要适用于外感风热或温病初起，症见发热、微恶风寒、咽干口渴、头痛目赤、舌苔薄黄、脉浮数等。某些药物还可用治风热所致的目赤多泪、咽喉肿痛、麻疹不透以及风热咳嗽等。

薄荷(《新修本草》)

为唇形科植物薄荷 *Mentha haplocalyx* Briq. 的干燥地上部分。我国南北均产，传统以江苏太仓所产者质量最佳。夏、秋季节茎叶茂盛或花开至三轮时，选晴天分次采割，晒干或阴干。切段，生用。

【性味归经】辛，凉。归肺、肝经。

【功效】疏散风热，清头目，利咽喉，透疹毒，疏肝解郁。

【应用】

1. 用于外感风热及温病初起　本品辛散凉清，发散之力较强，有一定的发汗作用，为疏散风热所常用。张锡纯称之为“温病宜汗解者之要药”,“温病发汗用薄荷，犹伤寒发汗用麻黄也。”用治外感风热或温病初起之发热、微恶风寒、头痛、咽痛等，常与金银花、牛蒡子、连翘等配伍，如银翘散(《温病条辨》)。

2. 用于风热上攻之头痛目赤，咽喉肿痛 本品质轻上浮，芳香通窍，功善疏散而能清头目、利咽喉。用治：①风热上攻之头痛目赤，常配伍桑叶、菊花等；②风热上攻之咽喉肿痛，常与桔梗、甘草、牛蒡子等同用。

3. 用于麻疹不透，风疹瘙痒 本品辛凉宣散，能疏散风热，透疹止痒。用治：①风热束表，麻疹不透，常配蝉蜕、牛蒡子等，如竹叶柳蒡汤(《先醒斋医学广笔记》)；②风疹瘙痒，多与苦参、白鲜皮、地肤子等同用。

4. 用于肝郁气滞证 本品味辛行气，入肝经，能疏肝解郁，但药力较弱，一般不作主药。治疗肝郁气滞证，常与柴胡、当归等配伍，如逍遥散(《和剂局方》)。

【用法用量】 煎服，3~6g。用于疏散、清利、透疹宜后下。

【使用注意】 因其发汗耗气，故体虚多汗者不宜用。

【参考资料】

1. 古籍摘要

《新修本草》："主贼风伤寒，发汗，恶气腹胀满，霍乱，宿食不消，下气。"

《本草纲目》："利咽喉，口齿诸病。治瘰疬，疮疥，风瘙隐疹。"

2. 化学成分 本品含薄荷醇、薄荷酮、薄荷脑等挥发油，另含异端叶灵、薄荷糖苷及多种游离氨基酸等成分。

3. 药理作用 本品所含薄荷醇、薄荷酮局部外用有抗炎、镇痛、止痒作用；挥发油有解除胃肠痉挛的作用；煎剂对单纯性疱疹病毒、森林病毒、流行性腮腺炎病毒及葡萄球菌、链球菌等多种细菌有抑制作用；薄荷脑有祛痰、止咳作用。

4. 现代运用 现代临床应用本品或制剂，可治疗感冒、扁桃体炎、急慢性咽炎、瘙痒性皮肤病、急性结膜炎、口腔溃疡、带状疱疹后疼痛、高血压等多种疾病。

牛蒡子(《名医别录》)

为菊科植物牛蒡 *Arctium lappa* L. 的干燥成熟果实。主产于东北、浙江等地。秋季果实成熟时采收果序，晒干，打下果实，除去杂质，再晒干。生用或炒用。

【处方用名】 牛蒡子（生用，长于疏散风热，解毒散肿）；炒牛蒡子（炒黄，降低苦寒及滑肠之性）。

【性味归经】 辛、苦，寒。归肺、胃经。

【功效】 疏散风热，利咽透疹，解毒散肿。

【应用】

1. 用于外感风热，咽喉肿痛 本品辛散苦降，性寒清热，其发散之力虽不及薄荷，但长于解毒利咽，最适宜于风热感冒而见咽喉红肿疼痛者。用治风热感冒或温病初起之发热、头痛、咽痛音哑，常与薄荷、连翘等同用，如银翘散（《温病条辨》）。

2. 用于麻疹不透　本品清泄透散，能够透疹止痒。用治：①麻疹不透或透发不畅，常与薄荷、竹叶等同用，如竹叶柳蒡汤（《先醒斋医学广笔记》）；②风湿浸淫所致的疮疥瘙痒，常与荆芥、蝉蜕等配伍，如消风散（《外科正宗》）。

3. 用于痈肿疮毒，痄腮喉痹　本品辛苦性寒，既能外散风热，又能内泄热毒。用治：①热毒痈肿疮毒，兼有便秘者，常与大黄、栀子等同用；②乳痈肿痛，尚未成脓，常配伍瓜蒌、连翘等，如瓜蒌牛蒡汤（《医宗金鉴》）；③瘟毒发颐，痄腮喉痹，常配伍玄参、黄芩等，如普济消毒饮（《东垣试效方》）。

【用法用量】煎服，6～12g。

【使用注意】本品性寒滑肠，气虚便溏者慎用。

【参考资料】

1. 古籍摘要

《名医别录》："主明目，补中，除风伤。根茎，治伤寒、寒热、汗出、中风、面肿。"

《药性论》："除诸风，利腰脚，又散诸结节筋骨烦热毒。"

《药品化义》："牛蒡子能升能降，力解热毒。味苦能清火，带辛能疏风。主治上部风痰，面目浮肿。凡肺经郁火，肺经风热，悉宜用此。"

2. 化学成分　本品含牛蒡子苷、脂肪油、维生素A、生物碱等成分。

3. 药理作用　本品煎剂对肺炎链球菌有显著抗菌作用；水浸剂对多种皮肤真菌有不同程度的抑制作用；有解热、利尿、降低血糖、抗肿瘤作用；牛蒡子苷有抗肾病变作用，对实验性肾病大鼠可抑制尿蛋白排泄，并能改善血清生化指标；牛蒡子苷对离体心脏、子宫、肠管、骨骼肌等有麻痹作用。

4. 现代运用　现代临床以本品配伍他药，可治疗急性咽炎、糖尿病肾病、慢性鼻窦炎、老年打鼾、乳腺炎、扁平疣等疾病；用复方牛蒡子油外治寻常型银屑病等。

蝉蜕（《名医别录》）

为蝉科昆虫黑蚱 *Cryptotympana pustulata* Fabricius 的若虫羽化时脱落的皮壳。主产于山东、河北、河南、江苏等地。夏秋二季采收，除去泥沙，晒干。生用。

【性味归经】甘，寒。归肺、肝经。

【功效】疏散风热，利咽，透疹止痒，明目退翳，息风止痉。

【应用】

1. 用于外感风热或温病初起　本品甘寒清热，质轻上浮，长于疏散肺经风热以宣肺利咽，开音疗哑，对于外感风热或温病初起，声音嘶哑或咽喉肿痛者，尤为适宜。用治：①风热感冒或温病初起，常与薄荷、连翘等同用；②风热火毒上攻之咽喉肿痛、声音嘶哑，常与山豆根、牛蒡子、胖大海等同用。

2. 用于麻疹不透或风疹瘙痒 本品质轻宣散，善于透疹止痒。用治：①麻疹初起或疹出不畅，常配伍竹叶、牛蒡子、柽柳等，如竹叶柳蒡汤(《先醒斋医学广笔记》)；②风疹湿疹，皮肤瘙痒，常与荆芥、防风等配伍，如消风散(《外科正宗》)。

3. 用于目赤翳障 本品入肝经，善于疏散肝经风热而有明目退翳之功。用治风热上攻或肝火上炎之目赤肿痛、翳膜遮睛，常配伍菊花、决明子等，如蝉花散(《银海精微》)。

4. 用于急慢惊风，破伤风 本品甘寒，入肝经，能凉肝息风止痉。用治：①小儿急惊风，配伍天竺黄、僵蚕等，如天竺黄散(《幼科释迷》)；②小儿慢惊风，可与全蝎、天南星等同用，如蝉蝎散(《幼科释迷》)；③破伤风之角弓反张、四肢抽搐，常配伍天麻、僵蚕等。

【用法用量】煎服，3~6g；止痉则需大量。

【参考资料】

1. 古籍摘要

《名医别录》："主小儿痫，灰服之主久痢。"

《本草衍义》："治目昏翳。又水煎壳汁，治小儿疮疹出不快。"

《本草纲目》："治头风眩运，皮肤风热，痘疹作痒，破伤风及疔肿毒疮，大人失音，小儿噤风天吊，惊哭夜啼，阴肿。"

2. 化学成分 本品含大量甲壳质、蛋白质、多种氨基酸、有机酸、酚类化合物、多种微量元素等成分。

3. 药理作用 本品有抗惊厥、镇静、解热、抗过敏、免疫抑制及镇痛作用；体外能选择性抑制癌细胞生长。

4. 现代运用 现代临床以本品配伍他药，可治疗急、慢性扁桃体炎、咳嗽、小儿夜啼、小儿阴茎水肿、荨麻疹、多种皮肤瘙痒等疾病。

桑叶(《神农本草经》)

为桑科植物桑 *Morus alba* L. 的干燥叶。全国大部分地区均产。初霜后采收，晒干。生用或蜜炙用。

【处方用名】桑叶（生用，长于疏散风热，清肝明目）；蜜桑叶（蜜炙，长于润肺燥）。

【性味归经】苦、甘，寒。归肺、肝经。

【功效】疏散风热，清肺润燥，清肝明目。

【应用】

1. 用于外感风热或温病初起　本品甘寒质润，轻清走表，长于疏散风热，但作用较为缓和。用治外感风热或温病初起，常与菊花相须为用，并配连翘、桔梗等，如桑菊饮(《温病条辨》)。

2. 用于肺热咳嗽或燥热咳嗽　本品甘寒而能清肺热、润肺燥。用治肺热或燥热伤肺，咳嗽痰少、色黄而黏稠，或干咳少痰、咽痒等。轻者配杏仁、沙参等，如桑杏汤(《温病条辨》)；重者配石膏、麦冬等，如清燥救肺汤(《医门法律》)。

3. 用于肝阳上亢眩晕及目赤昏花　本品既能清泄肝热，又能甘润益阴以明目。用治：①肝阳上亢之头痛、眩晕，常配菊花、石决明等；②风热上攻或肝火上炎之目赤涩痛，常配伍菊花、夏枯草等清肝明目之品；③肝肾不足之眼目昏花，常与滋补精血之黑芝麻配伍，即桑麻丸(《医级》)。

此外，本品尚能凉血止血，可用于血热妄行之咳血、吐血、衄血等，宜与地黄、小蓟、白茅根等凉血止血之品同用。

【用法用量】煎服，5～9g。

【参考资料】

1. 古籍摘要

《神农本草经》："除寒热，出汗。"

《本草纲目》："治劳热咳嗽，明目，长发。"

《本草从新》："滋燥，凉血，止血。"

2. 化学成分　本品含脱皮固醇、芸香苷、桑苷、槲皮素、异槲皮素、东莨菪素、生物碱、有机酸等成分。

3. 药理作用　本品煎剂体外实验对金黄色葡萄球菌、乙型溶血性链球菌等多种致病菌及钩端螺旋体都有抑制作用；对多种原因引起的动物高血糖均有降糖作用；所含脱皮激素有降血脂作用。

4. 现代运用　现代临床单用本品制成片剂可治疗乳糜尿；配伍他药可治疗糖尿病、咳嗽、盗汗等多种疾病。

菊花(《神农本草经》)

为菊科植物菊 *Chrysanthemum morifolium* Ramat. 的干燥头状花序。主产于浙江、安徽、山东等地。产于安徽亳县、涡阳及河南商丘者，习称"亳菊"；产于安徽滁县者，习称"滁菊"；产于安徽歙县、浙江德清者，习称"贡菊"；产于浙江嘉兴、桐乡、吴兴者多系"茶菊"；产于浙江海宁者多系"黄菊"，"茶菊"

与“黄菊”又统称为“杭菊”。大多数菊花均以产区命名，以亳菊和滁菊品质最优。9～11月花盛开时分批采收，阴干或焙干，或熏、蒸后晒干。生用。

【性味归经】 辛、甘、苦，微寒。归肺、肝经。

【功效】 疏散风热，平抑肝阳，清肝明目，清热解毒。

【应用】

1. 用于外感风热或温病初起 本品味辛疏散，体轻达表，微寒清热，长于疏散风热。用治外感风热或温病初起，常与桑叶相须为用，并配伍薄荷、连翘等，如桑菊饮(《温病条辨》)。

2. 用于肝阳上亢之头痛眩晕 本品甘寒，归肝经，能清肝热而平肝阳。用治：①肝阳上亢，常与石决明、牛膝等同用；②肝阳化风，配伍钩藤、白芍等，如羚角钩藤汤(《通俗伤寒论》)。

3. 用于目赤昏花 本品既能疏散风热，又能清肝明目。用治：①风热或肝火上攻之目赤肿痛、多泪等，常与桑叶、夏枯草等同用；②肝肾阴虚，目失所养之眼目昏花，可配伍枸杞子、山茱萸等，如杞菊地黄丸(《医级》)。

4. 用于热毒疮肿 本品能够清热解毒，善治疔疮。用治热毒疮疡，常配伍金银花、甘草等，如甘菊汤(《揣摩有得集》)。

【用法用量】 煎服，5～9g。疏散风热、清热解毒多用黄菊花（杭菊），平抑肝阳、清肝明目多用白菊花（滁菊、亳菊、贡菊）。

【参考资料】

1. 古籍摘要

《神农本草经》：“主诸风头眩、肿痛，目欲脱，泪出，皮肤死肌，恶风湿痹，利血气。”

《用药心法》：“去翳膜，明目。”

《本草纲目拾遗》：“专入阳分。治诸风头眩，解酒毒疔肿。”

2. 化学成分 本品含挥发油、菊苷、腺嘌呤、胆碱、黄酮类、有机酸、氨基酸等成分。

3. 药理作用 本品煎剂能显著扩张冠状动脉，增加冠脉血流量，提高心肌耗氧量；有明显的解热、降压、抗炎等作用；对流感病毒、钩端螺旋体及多种致病菌、皮肤真菌有抑制作用。

4. 现代运用 现代临床以本品配伍他药，可治疗冠心病心绞痛、脑梗死、慢性肾功能衰竭、溃疡性结肠炎、慢性肝炎、神经官能症、高脂血症、顽固性荨麻疹、扁平疣等疾病。

蔓荆子(《神农本草经》)

为马鞭草科植物单叶蔓荆 *Vitex trifolia* L. var. *simplicifolia* Cham. 或蔓荆 *Vitex trifolia L.* 的干燥成熟果实。主产于山东、江西、浙江、福建等地。秋季果实成熟时采收，除去杂质，晒干。生用或炒用。

【处方用名】 蔓荆子（生用，辛散力强，长于疏散风热）；炒蔓荆子（炒用，辛散之性缓和）。

【性味归经】 辛、苦，微寒。归膀胱、肝、胃经。

【功效】 疏散风热，清利头目。

【应用】

1. 用于风热感冒，头昏头痛　本品辛散疏风，微寒清热，其解表之力较弱，偏于清利头目。用治：①外感风热之头痛头晕，常与菊花、薄荷等同用；②头风头痛，常与川芎、防风、细辛等同用。

2. 用于目赤肿痛，目昏多泪　本品能疏散风热，清利头目。用治：①风热上攻之目赤肿痛、目昏多泪，常与菊花、蝉蜕等同用；②清阳不升，目生翳障、耳鸣耳聋，可与人参、黄芪等补气升阳药同用，如益气聪明汤(《证治准绳》)。

此外，本品又能祛风止痛，可用治风湿痹痛，肢体挛急，常配伍羌活、防风等，如羌活胜湿汤(《内外伤辨惑论》)。

【用法用量】 煎服，5～9g。

【参考资料】

1. 古籍摘要

《神农本草经》：“主筋骨间寒热，湿痹拘挛，明目，坚齿，利九窍，去白浊。”

《名医别录》：“主风头痛，脑鸣，目泪出。益气，令人光泽脂致。”

2. 化学成分　本品含莰烯、蒎烯等挥发油，还含蔓荆子黄素、脂肪酸、生物碱、维生素 A 等成分。

3. 药理作用　本品有一定的镇静、止痛、解热作用；蔓荆子黄素有抗菌、抗病毒作用；蔓荆叶蒸馏提取物具有增进外周和内脏微循环的作用。

4. 现代运用　现代临床用本品配伍他药，可治疗坐骨神经痛、急性乳腺炎、头痛、鼻炎、眶上神经痛等疾病。

葛根(《神农本草经》)

为豆科植物野葛 *Pueraria lobata* (Willd.) Ohwi 的干燥根。习称野葛。我国南北各地均产。秋、冬二季采挖，趁鲜切成厚片或小块，干燥。生用或煨用。

【处方用名】葛根（生用，长于解肌退热，生津止渴，透疹）；煨葛根（煨用，长于升阳止泻）。

【性味归经】甘、辛，凉。归脾、胃经。

【功效】解肌退热，透发麻疹，生津止渴，升阳止泻。

【应用】

1. 用于外感表证而有项背强痛者 本品甘辛性凉，归脾胃经，故有解肌退热之功，既可用于表证发热，又可用于项背强痛挛急。用治：①风寒表证，邪郁化热之发热重、恶寒轻、头痛无汗等，常配柴胡、黄芩等，如柴葛解肌汤(《伤寒六书》)；②外感风寒之无汗、项背强痛，常与麻黄、桂枝等配伍，如葛根汤(《伤寒论》)；③外感风邪之汗出、恶风、项背强痛，常与桂枝、白芍等配伍，如桂枝加葛根汤(《伤寒论》)。

2. 用于麻疹不透 本品辛凉宣散，能够发散表邪，透疹外出。用治麻疹初起或透发不畅，常与升麻、芍药、甘草配伍，即升麻葛根汤(《阎氏小儿方论》)。

3. 用于热病口渴，阴虚消渴 本品甘凉，能够升清阳，生津液，止口渴。用治：①热病口渴，常配芦根、天花粉等；②消渴，常配山药、黄芪等，如玉液汤(《医学衷中参西录》)。

4. 用于湿热泻痢，脾虚腹泻 本品煨用能升发脾胃清阳而止泻痢。用治：①湿热泻痢，常与黄芩、黄连、甘草同用，即葛根黄芩黄连汤(《伤寒论》)；②脾虚腹泻，配伍人参、白术等，如七味白术散(《小儿药证直诀》)。

【用法用量】煎服，9～15g。

【参考资料】

1. 古籍摘要

《神农本草经》："主消渴，身大热，呕吐，诸痹，起阴气，解诸毒。"

《名医别录》："疗伤寒中风头痛，解肌发表，出汗，开腠理，疗金疮，止痛，胁风痛。""生根汁，疗消渴，伤寒壮热。"

《药性论》："开胃下食，主解酒毒，止烦渴。"

2. 化学成分 本品的化学成分主要为黄酮类和苷类化合物，如大豆素、大豆苷、葛根素等，其他尚含有香豆素类、2－烯丁内酯类、甾醇类等成分。

3. 药理作用 本品所含总黄酮能扩张冠脉血管和脑血管，增加血流量，降低心肌耗氧量，抗心率失常，有明显的降压作用；醇浸剂能直接扩张血管，降低外周血管阻力，并有明显的解热作用；葛根素能抑制血小板凝集；对胃肠平滑肌有松弛作用；有轻微降血糖作用。

4. 现代运用 现代临床应用葛根素注射液治疗心、脑血管系统疾病；配伍他药可治疗糖尿病、颈椎病、心脑血管系统疾病、腹泻等多种疾病。

附：葛花

为野葛的未开放的花蕾。性味甘，平。归脾、胃经。功能解酒毒，醒脾和胃。主要用于饮酒过度，头痛头昏、烦渴、呕吐、胸膈饱胀等。用法用量：煎服，3～15g。

柴胡(《神农本草经》)

为伞形科植物柴胡 *Bupleurum chinense* DC. 或狭叶柴胡 *Bupleurum scorzonerifolium* Willd. 的干燥根。按性状不同，分别习称“北柴胡”及“南柴胡”。前者主产于辽宁、甘肃、河北、河南等地；后者主产于湖北、江苏、四川等地。春秋二季采挖，除去茎叶及泥沙，干燥。切段，生用或醋炙用。

【处方用名】柴胡（生用，长于和解退热）；北柴胡、南柴胡（习惯认为北柴胡和解退热作用较好，南柴胡疏肝解郁作用较强）；醋柴胡（醋炙，长于疏肝解郁）。

【性味归经】苦、辛，微寒。归肝、胆经。

【功效】和解退热，疏肝解郁，升阳举陷。

【应用】

1. 用于伤寒少阳证及外感发热 本品辛散苦泄，微寒清热，长于疏解半表半里之邪，为治疗少阳证的要药。用治：①少阳证之寒热往来、胸胁苦满等，常配伍黄芩以和解少阳，如小柴胡汤(《伤寒论》)；②外感发热，常与葛根、黄芩等配伍，如柴葛解肌汤(《伤寒六书》)；③疟疾寒热，常与黄芩、常山、槟榔等同用，如柴胡截疟饮(《医宗金鉴》)。

2. 用于肝气郁滞 本品味辛而入肝胆经，善条达肝气，具有良好的疏肝解郁作用，为治疗肝气郁滞证的要药。用治肝郁气滞之胁肋或少腹疼痛、月经失调等，常配伍香附、川芎等，如柴胡疏肝散(《景岳全书》)，或配伍当归、白芍、白术等，如逍遥散(《和剂局方》)。

3. 用于气虚下陷 本品能够升举阳气，善治中气不足，清阳下陷之内脏脱垂。用治气虚下陷之食少便溏、久泻脱肛、子宫脱垂、胃下垂等，常配升麻、黄芪等以增强补气升提之功，如补中益气汤(《脾胃论》)。

【用法用量】煎服，3～9g。

【使用注意】本品性能升散，故阴虚火旺、肝阳上亢及气机上逆者忌用。

【参考资料】

1. 古籍摘要

《神农本草经》：“主心腹肠胃结气，饮食积聚，寒热邪气，推陈致新。”

《药性论》：“治热劳骨节烦疼，热气，肩背疼痛。”

《本草纲目》："治阳气下陷，平肝、胆、三焦、包络相火，及头痛，眩晕，目昏、赤痛障翳，耳聋鸣，诸疟，及肥气寒热，妇人热入血室，经水不调，小儿痘疹余热，五疳羸热。"

2. 化学成分 本品含柴胡皂苷 a、c、d、柴胡多糖、挥发油等成分。

3. 药理作用 本品具有明显的镇静、镇痛、解热、镇咳等广泛的中枢抑制作用；所含皂苷有抗炎作用，能降低血浆胆固醇；有较好的抗脂肪肝、抗肝损伤、利胆、降低转氨酶等作用；所含挥发油能抗流感病毒，增强机体免疫功能；煎剂对结核杆菌有抑制作用；粗皂苷能使大鼠血压下降、心率减慢。

4. 现代运用 现代临床以本品配伍他药，可治疗急、慢性肝炎、脂肪肝、急性胰腺炎、胆汁反流性胃炎、消化性溃疡、慢性支气管炎急性发作、心脏神经官能症、急性卡他性中耳炎、乳腺增生病等多种疾病；应用柴胡注射液可治疗外感发热。

升麻(《神农本草经》)

为毛茛科植物大三叶升麻 *Cimicifuga heracleifolia* Kom.、兴安升麻 *Cimicifuga dahurica* (Turcz.) Maxim. 或升麻 *Cimicifuga foetida* L. 的干燥根茎。大三叶升麻主产于东北各地；兴安升麻主产于黑龙江、河北、山西等地；升麻主产于四川、陕西、青海等地，依次称为"关升麻"、"北升麻"、"西升麻"。古时以四川产者为佳，称"川升麻"，为道地药材。秋季采挖，除去泥沙，晒至须根干时，燎去或除去须根，晒干。切片，生用或蜜炙用。

【处方用名】 升麻（生用，长于发表透疹，清热解毒）；蜜升麻（蜜炙，长于升举阳气）。

【性味归经】 辛、微甘，微寒。归肺、脾、胃、大肠经。

【功效】 发表透疹，清热解毒，升举阳气。

【应用】

1. 用于外感表证，麻疹不透 本品升散之性较强，能发散表邪，透疹外出。用治：①外感风热或温病初起，可配桑叶、菊花、连翘等；②外感风寒表证，常配伍麻黄、紫苏、白芷等，如十神汤(《和剂局方》)；③麻疹透发不畅，常与葛根、白芍、甘草同用，即升麻葛根汤(《阎氏小儿方论》)。

2. 用于齿痛口疮，咽喉肿痛，温病发斑 本品微寒，能够清热解毒，可用治多种热毒证，尤善清解阳明经热毒。用治：①胃火上攻之头痛、齿龈肿痛、口舌生疮等，常配石膏、黄连等，如清胃散(《脾胃论》)；②风热疫毒上攻之头面红肿、咽喉肿痛，常与黄芩、黄连等配伍，如普济消毒饮(《东垣试效方》)；③温病发斑，常与石膏、大青叶等同用；④热毒疮疡，常与蒲公英、金银花等配伍。

3. 用于气虚下陷　本品入脾胃经，善引脾胃清阳之气上升，而为升阳举陷常用之品。用治：①气虚下陷之久泻、脱肛、胃及子宫下垂，配伍柴胡、黄芪、人参等，如补中益气汤(《脾胃论》)；②气虚不摄之崩漏下血，配伍人参、白术等，如举元煎(《景岳全书》)；③胸中大气下陷，气短不足以息、神疲等，常与柴胡、黄芪、桔梗等同用，如升陷汤(《医学衷中参西录》)。

【用法用量】煎服，3 ~9g。

【使用注意】本品升浮之性较强，对于阴虚火旺、肝阳上亢者均当忌用。

【参考资料】

1. 古籍摘要

《神农本草经》："主解百毒，辟温疫、瘴邪蛊毒。"

《名医别录》："主中恶腹痛，时气毒疠，头痛寒热，风肿诸毒，喉痛口疮。"

《本草纲目》："消斑疹，行瘀血，治阳陷眩晕，胸胁虚痛，久泄，下痢后重，遗浊，带下，崩中，血淋，下血，阴痿足寒。"

2. 化学成分　升麻含升麻碱、水杨酸、咖啡酸、阿魏酸、鞣质等；大三叶升麻含生物碱等；兴安升麻含升麻素、升麻苦味素、皂苷等。

3. 药理作用　本品提取物具有解热、抗炎、解痉作用；煎剂有镇痛、镇静、抗惊厥等作用，具有减缓心率和降压作用；生药及炭药均能缩短凝血时间；对结核杆菌、金黄色葡萄球菌、白色葡萄球菌和卡他球菌有中度抗菌作用。

4. 现代运用　临床报道用升麻葛根汤加味可治疗感冒后副鼻窦炎、婴幼儿秋季腹泻等；用升麻辛芷汤治疗牙痛；用升麻连苡汤治疗多型红斑；配伍柴胡、黄芪等治疗内脏脱垂等。

淡豆豉(《名医别录》)

为豆科植物大豆 *Glycine max*（L.）Merr. 的成熟种子的发酵加工品。全国各地均产。晒干，生用。

【性味归经】苦、辛，凉。归肺、胃经。

【功效】解表，除烦，宣发郁热。

【应用】

1. 用于外感表证　本品辛散轻浮，能疏散表邪，发汗解表之力平和，无论风寒、风热表证均可应用。用治：①外感风热或温病初起，常与金银花、连翘等同用，如银翘散(《温病条辨》)；②风寒表证，恶寒发热、无汗头痛等，常与葱白同用，即葱豉汤(《肘后备急方》)。

2. 用于热病虚烦　本品辛散苦泄，性凉清热，既能透散外邪，又能宣散邪热。用治邪热内郁胸中，烦热不眠，每与栀子同用，即栀子豉汤(《伤寒论》)。

【用法用量】煎服，6～12g。

【参考资料】

1. 古籍摘要

《名医别录》："主伤寒头痛，寒热，瘴气恶毒，烦躁满闷，虚劳喘急，两脚疼冷。"

《珍珠囊》："去心中懊侬，伤寒头痛，烦躁。"

《本草纲目》："下气，调中。治伤寒温毒发斑，呕逆。"

2. 化学成分 本品含蛋白质、脂肪、酶类等成分。

3. 药理作用 本品发汗力较弱；还有健胃、助消化作用。

4. 现代运用 现代以本品配伍葛根等可治疗小儿泄泻。

浮萍（《神农本草经》）

为浮萍科植物紫萍 *Spirodela polyrrhiza*（L.）Schleid. 的干燥全草。全国各地池沼均产，以湖北、江苏、浙江、福建等省产量大。6～9 月采收，洗净，除去杂质，晒干。生用。

【性味归经】辛，寒。归肺、膀胱经。

【功效】发汗解表，透疹止痒，利水消肿。

【应用】

1. 用于外感风热表证 本品辛寒，质轻透散，有发汗解表之功。用治：①风热表证，可与薄荷、蝉蜕、连翘等同用；②风寒表证，可与麻黄、香薷等发散风寒药同用。

2. 用于麻疹，风疹 本品有疏散风热，透疹止痒之功。用治：①麻疹初起或透发不畅，可与蝉蜕、葛根等同用；②风疹瘙痒，可与荆芥、蝉蜕、地肤子等同用，以增强透疹止痒之功。

3. 用于水肿，小便不利 本品能宣上利下，有利水消肿之功。用治水肿、小便不利兼表证者，可单用，或配伍麻黄、冬瓜皮等，以增强利水消肿作用。

【用法用量】煎服，3～9g。

【参考资料】

1. 古籍摘要

《神农本草经》："主暴热身痒，下水气，胜酒，长须发，止消渴。"

《本草图经》："治时行热病，亦堪发汗。"

《本草从新》："发汗去风，利尿消肿。"

2. 化学成分 本品含黄酮类化合物、芹菜素、木樨草素及多种微量元素等成分。

3. 药理作用 本品有解热、利尿、强心等作用。

4. 现代运用 现代临床以本品配伍他药，可治疗鹅掌风、痤疮、荨麻疹等疾病。

木贼(《嘉祐本草》)

为木贼科植物木贼 *Equisetum hiemale* L. 的干燥地上部分。夏、秋二季采割，除去杂质，晒干或阴干。切段，生用。

【性味归经】 甘、苦，平。归肺、肝经。

【功效】 疏散风热，明目退翳。

【应用】

用于风热目赤，翳障多泪 本品质轻而能疏散风热，归肝经而有明目之功。用治：①风热上扰之目赤翳障、多泪，可配伍蝉蜕、谷精草、菊花等；②肝火目赤，可配伍决明子、夏枯草、菊花等清肝明目之品。

此外，本品尚有止血之功，常与其他止血药同用，治疗便血、痔血等出血证。

【用法用量】 煎服，3 ~9g。

【参考资料】

1. 古籍摘要

《嘉祐本草》："主目疾，退翳膜。又消积块，益肝胆，明目，疗肠风，止痢及妇人月水不断。"

《本草纲目》："解肌，止泪，止血，去风湿，疝痛，大肠肛脱。"

《本草逢原》："专主眼目风热，暴翳，止泪，取发散肝肺风邪也。"

2. 化学成分 本品含菸碱、山柰酚、槲皮素、阿魏酸、香草酸等成分。

3. 药理作用 本品醇取物有较明显的扩张血管、降压作用；能增加冠状动脉血流量，减慢心率；还有抑制中枢神经、抗炎、利尿等作用。

4. 现代运用 现代临床以本品制成外用制剂或内服本品治疗尖锐湿疣、扁平疣等；用本品配伍他药治疗鼻出血、功能性子宫出血、小儿肾病综合征等疾病。

小 结

本类药物具有发汗解表作用，适用于外感表证。根据其性能特点及主治病证的不同，分为发散风寒药和发散风热药两类。

一、发散风寒药

本类药物均有发散风寒之功，主治外感风寒表证。其中：

1. 麻黄、桂枝 均能发汗解表，用治风寒表证。但麻黄发汗力强，专治风寒表实证；而桂枝发汗力弱，风寒表实、表虚证均可应用。麻黄又能宣肺平喘，利水消肿，用治咳喘实证及水肿兼表证者；桂枝又能温通经脉，助阳化气，用治寒凝血滞诸痛证及痰饮、蓄水证等。

2. 紫苏叶、生姜 均能发汗解表，用于外感风寒表证。又均可用治呕吐，但紫苏叶能行气宽中，适宜于脾胃气滞之呕吐；而生姜善温胃散寒，为“呕家圣药”，适宜于多种呕吐，尤宜于胃寒呕吐。二药都兼能解毒，用于鱼蟹中毒；但生姜又能解生半夏、天南星之毒。

3. 香薷 辛而微温，归肺、胃、脾经。能够发汗解表，和中化湿，利水消肿，有“夏月麻黄”之称，主治阴暑、水肿及小便不利。

4. 荆芥、防风 均微温而不燥，长于祛风解表，对于外感表证，无论风寒、风热，均可配伍应用；二者又均能祛风止痒，可用治风疹瘙痒。但荆芥质轻，发汗力较强，又能透疹、消疮、止血，可用治麻疹透发不畅、疮疡初起、吐衄下血等；防风质松而润，祛风力优，又能胜湿、止痛、止痉，可用治外感风湿、风湿痹痛、破伤风等。

5. 羌活、藁本 均能散太阳经风寒湿邪，具有解表散寒，胜湿止痛之功，治疗风寒表证或表证夹湿、风寒湿痹及头风头痛等。然羌活苦燥胜湿，通利关节止痛力强，善治上半身风寒湿痹；而藁本虽亦散太阳经风寒湿邪，但兼入肝经而善治巅顶头痛。

6. 白芷、细辛、苍耳子、辛夷 同为辛温发散、芳香通窍之剂，均有散风寒、通鼻窍之功，为治疗风寒表证或鼻渊头痛的常用药。然白芷主入阳明经而善治眉棱骨痛、牙痛；还善燥湿止带，消肿排脓，常用于风寒湿痹、带下过多、疮疡肿痛等。而细辛则性温走窜，归肺肾经，祛风止痛力强，善治少阴头痛、牙痛及阳虚外感、风湿痹痛等；还能温肺化饮，治疗寒饮咳喘。苍耳子兼有祛风除湿，通络止痛之功，可用治风湿痹痛。辛夷虽有发散风寒之力，但功善宣通鼻窍，为治鼻渊头痛之要药。

二、发散风热药

本类药物均有发散风热之功，主治外感风热表证。其中：

1. 薄荷、牛蒡子、蝉蜕 均能发散风热，利咽，透疹，治疗外感风热或温病初起、咽喉肿痛、麻疹不透、风疹瘙痒等。其中，薄荷芳香辛凉，善散上焦风热而清利头目，发汗力强，且有较弱的疏肝作用。牛蒡子辛苦而寒，清降之力较强，长于清热解毒消肿，用治热毒疮肿、痄腮等。蝉蜕甘寒质轻，发汗之力不及薄荷，清热之力不及牛蒡子，但长于凉肝息风止痉，用治急慢惊风、破伤风等，又兼明目退翳之功，用治目赤翳障。

2. 桑叶、菊花 均能疏散风热，清肝明目，用治外感风热或温病初起，肝阳上亢之眩晕，风热上攻或肝火上炎之目赤肿痛，以及肝肾不足之目暗昏花等。但桑叶疏散风热之力较强，又能清润肺燥，略兼凉血止血之功；菊花平肝清肝之力较强，兼能清热解毒。

3. 蔓荆子 辛苦微寒，能够疏散风热，清利头目，用于风热感冒之头昏头痛，风热上攻之目赤肿痛、目昏多泪；又能祛风止痛，可用治风湿痹痛、肢体挛急。

4. 葛根、柴胡、升麻 均能发散风热，升举阳气，但性能主治有别。就发表而言，葛根甘辛性凉，入脾胃而善发表解肌，主治外感表证而兼项背强痛；柴胡苦辛微寒，入肝胆经而散少阳半表半里之邪，又善疏散退热，主治少阳寒热往来及外感高热；升麻性寒而清，功善清散，主治风热上攻，阳明头痛等。就升阳而言，葛根功善鼓舞脾胃清阳而止泻痢，用治湿热泻痢及脾虚腹泻；柴胡、升麻均能升阳举陷，治疗中气下陷之内脏脱垂。此外，升麻、葛根又均能透疹，治疗麻疹不透。葛根又兼生津之功，用治津伤口渴及消渴；柴胡又兼疏肝解郁之功，治疗肝郁气滞诸证；升麻又兼清热解毒之力，治疗多种热毒证。

5. 淡豆豉 辛散轻浮，能疏散表邪，解表之力平和，又能宣散郁热而除烦，用治热病虚烦。

复习思考题

1. 简述解表约的含义、作用、适应证、分类、使用注意。

2. 简述下列药物的功效及主要应用：麻黄、桂枝、细辛、薄荷、葛根、柴胡。

3. 分析比较下列各组药物功用的异同点：麻黄与桂枝、荆芥与防风、桑叶与菊花、柴胡与升麻。

4. 简述麻黄、细辛、薄荷的用法用量及使用注意。

第二章 清热药

凡以清解里热为主要作用，治疗里热证的药物，称为清热药。

本类药物药性寒凉，分别具有泻实火、清湿热、解热毒、凉血热、清虚热等作用。主要适用于温热病热邪炽盛、湿热证、热毒疮疡及阴虚发热等里热证。根据清热药作用的不同，可将其分为以下五类：

清热泻火药——功能清气分热，主治气分实热证及脏腑火热证

清热燥湿药——功能清热燥湿，主治湿热证

清热解毒药——功能清解热毒，主治热毒证

清热凉血药——功能清解血分热邪，主治血分实热证

清退虚热药——功能清虚热，主治阴虚发热证

应用清热药，应明确热证的虚实，辨清邪热所在的部位，选择相应的清热药，并根据不同的兼证进行配伍。如实热证有气分热、营血分热及气血两燔之别，应分别治以清热泻火、清营凉血、气血两清；虚热证又有温病热伤阴津之夜热早凉和肝肾阴虚潮热之异，故须清热生津透热或养阴退热除蒸；若里热兼有表证，治宜先解表后清里，或与解表药同用，以求表里双解；若兼实热积滞，宜配伍泻下药；见高热神昏窍闭者，配伍开窍药；若热盛动风抽搐者，配伍息风药；热伤气津者，适当配伍益气养阴生津之品。

本类药物均为寒凉之品，易伤脾胃阳气，故脾胃气虚、食少便溏者慎用；苦寒性燥之品，易化燥伤阴，热盛伤阴或阴虚津伤者慎用；对于阴盛格阳或真寒假热之证，则禁用清热药。

第一节 清热泻火药

本类药物性味多苦寒或甘寒，清热力强，以清泄气分邪热为主。适用于热病邪入气分，症见高热、口渴、汗出、烦躁、神昏、谵语、舌红苔黄、脉数而实

等；亦用于肺热、心火、肝火、胃热等脏腑火热证。

石膏(《神农本草经》)

为硫酸盐类矿物硬石膏族石膏，主含含水硫酸钙（$CaSO_4 \cdot 2H_2O$）。主产于湖北、河南、西藏、安徽等地，以湖北应城产者品质最佳，为道地药材。全年均可采挖，除去泥沙及杂石。研细，生用或煅用。

【处方用名】石膏（生用，长于清热泻火）；煅石膏（煅后外用，长于收敛生肌）。

【性味归经】甘、辛，大寒。归肺、胃经。

【功效】清热泻火，除烦止渴，收敛生肌。

【应用】

1. 用于温热病气分实热证　本品生用辛甘大寒，性寒清热泻火，辛寒解肌退热，甘寒清解烦渴，为清泻肺胃气分实热之要药。用治：①温热病气分实热证，症见壮热、烦渴、汗出、脉洪大，常与知母相须为用，如白虎汤(《伤寒论》)；②气血两燔，症见神昏谵语、肌肤发斑等，宜与清热凉血之地黄、玄参等配伍，如化斑汤(《温病条辨》)。

2. 用于肺热咳喘　本品辛寒入肺，具有清泄肺热之功。用治邪热壅肺之咳嗽、气喘等，常与麻黄、苦杏仁、甘草配伍，即麻黄杏仁甘草石膏汤(《伤寒论》)。

3. 用于胃火牙痛，消渴　本品善清胃火而止烦渴。用治：①胃火上炎之牙龈肿痛、头痛等，常配黄连、升麻等，如清胃散(《脾胃论》)；②胃热阴虚之消渴，常配熟地黄、麦冬等，如玉女煎(《景岳全书》)。

4. 用于溃疡不敛，湿疹，水火烫伤　本品煅后性涩，外用有生肌敛疮、收湿止血之效。用治：①溃疡不敛、湿疹、水火烫伤等，常与黄连、青黛等配伍，撒敷患处；②溃疡腐肉不去，常配升药以祛腐生肌，即九一丹(《医宗金鉴》)。

【用法用量】煎服，15～60g，先煎；煅石膏适量外用，研末撒敷患处。

【使用注意】脾胃虚寒者忌用。

【参考资料】

1. 古籍摘要

《神农本草经》："主中风寒热，心下逆气，惊喘，口干舌焦，不能息，腹中坚痛，产乳，金疮。"

《名医别录》："除时气头痛身热，三焦大热，皮肤热，肠胃中膈热，解肌发汗；止消渴烦逆，腹胀暴气喘息，咽热。"

2. 化学成分　本品的主要成分为含水硫酸钙（$CaSO_4 \cdot 2H_2O$），其含量不少于95%。

3. 药理作用 本品煎剂有解热作用，该作用与其所含的钙有关；能增强巨噬细胞对白色葡萄球菌及胶体金的吞噬能力，并能促进吞噬细胞成熟；还有利尿、利胆等作用。

4. 现代运用 现代以本品为主，随证配伍，可治疗外感发热、急性肺炎、支气管炎、支气管周围炎、流行性出血热、乙型脑炎、流感、慢性溃疡性结肠炎、小儿暑热泄泻、糖尿病、麻风神经反应、烧伤、阑尾脓肿等。

知母(《神农本草经》)

为百合科植物知母 *Anemarrhena asphodeloides* Bge. 的干燥根茎。主产于河北、山西、陕西、内蒙古等地。春、秋二季采挖，除去须根及泥沙，晒干，习称“毛知母”；或除去外皮，晒干。切片，生用或盐水炙用。

【处方用名】 知母（生用，长于清热泻火，生津润燥）；盐知母（盐水炙用，长于泻肾火）。

【性味归经】 苦、甘，寒。归肺、胃、肾经。

【功效】 清热泻火，生津润燥。

【应用】

1. 用于温热病气分实热证 本品苦寒，功善清热泻火。用治外感热病气分实热证，常与石膏相须为用，如白虎汤(《伤寒论》)。

2. 用于肺热咳嗽，阴虚燥咳 本品主入肺经，苦寒泻火，味甘质润，既能清肺热，又能润肺燥。用治：①肺热咳嗽，常与黄芩、桑白皮等配伍；②阴虚燥咳，与贝母同用，即二母散(《证治准绳》)。

3. 用于骨蒸潮热，消渴 本品甘寒，能养胃阴，滋肾水，降虚火，退骨蒸。用治：①肾阴不足，虚火上炎之潮热、骨蒸、盗汗等，常配黄柏、熟地黄等，如知柏地黄丸(《医宗金鉴》)；②阴虚内热之消渴，常配天花粉、葛根等，如玉液汤(《医学衷中参西录》)。

4. 肠燥便秘 本品性寒且润，能生津液而润肠燥。用治肠燥便秘，常与地黄、玄参等配伍。

【用法用量】 煎服，6~12g。

【使用注意】 本品性寒质润，故脾虚便溏者不宜用。

【参考资料】

1. 古籍摘要

《神农本草经》：“主消渴热中，除邪气肢体浮肿，下水，补不足，益气。”

《用药法象》：“泻无根之肾火，疗有汗之骨蒸，止虚劳之热，滋化源之阴。”

《本草纲目》："知母之辛苦寒凉，下则润肾燥而滋阴，上则清肺金而泻火，乃二经气分药也。"

2. 化学成分　本品含多种知母皂苷、知母多糖、芒果苷、异芒果苷、胆碱、尼克酰胺、鞣酸、烟酸、黏液质、还原糖等成分。

3. 药理作用　本品浸膏有解热作用；煎剂对痢疾杆菌、伤寒和副伤寒杆菌、大肠杆菌、肺炎双球菌、葡萄球菌以及致病皮肤真菌有抑制作用；所含知母聚糖有降血糖作用；总皂苷对血小板聚集有很强的抑制作用，并有抗肿瘤作用。

4. 现代运用　现代以本品为主，随证配伍，可治疗原发性肾病综合征、前列腺肥大、头皮毛囊周围炎等，并能明显减轻糖皮质激素所产生的副作用。

芦根(《神农本草经》)

为禾本科植物芦苇 *Phragmites communis* Trin. 的新鲜或干燥根茎。全国各地均有分布。全年均可采挖，除去芽、须根及膜状叶。鲜用，或切后晒干用。

【性味归经】甘，寒。归肺、胃经。

【功效】清热泻火，生津止渴，止呕，利尿。

【应用】

1. 用于温病口渴　本品甘寒多汁，入肺胃而清热泻火，生津止渴。用治：①热病邪在卫分之身热、口渴，每配入辛凉解表剂中，如桑菊饮、银翘散(《温病条辨》)；②邪入气分，热灼伤津之壮热、烦渴，常与石膏、天花粉等同用。

2. 用于肺热咳嗽，肺痈　本品入肺而长于清透。用治：①肺热咳嗽，常与黄芩、浙贝母等配伍；②肺痈吐脓，常配薏苡仁、冬瓜仁等，如苇茎汤(《备急千金要方》)。

3. 用于胃热呕吐　本品能清胃热而降呕逆。用治胃热呕吐，可单用本品煎浓汁频饮，亦可用鲜芦根配竹茹、姜汁等止呕之品。

4. 用于热淋　本品尚有清热利尿之功。用治热淋，常与白茅根、车前子等利尿通淋之品同用。

【用法用量】煎服，15～30g；鲜品用量加倍，或捣汁用。

【参考资料】

1. 古籍摘要

《名医别录》："主消渴客热，止小便利。"

《药性论》："能解大热，开胃，治噎哕不止。"

2. 化学成分　本品含多种维生素、蛋白质、脂肪、糖类、氨基酸、脂肪酸、甾醇、生育酚、多元酚、薏苡素、小麦黄素、木糖和葡萄糖等成分。

3. 药理作用　本品有解热、镇静、镇痛、降血压、降血糖、抗氧化及雌性激素样作用；对β-溶血性链球菌有抑制作用；所含多糖具有免疫促进作用，可促进淋巴细胞的转化；所含薏苡素对骨骼肌有抑制作用。

4. 现代运用 现代单用本品可治疗肺脓疡；用本品与蜂蜜配伍可治疗便秘。

天花粉(《神农本草经》)

为葫芦科植物栝楼 *Trichosanthes kirilowii* Maxim. 或双边栝楼 *Trichosanthes rosthornii* Herms 的干燥根。主产于河南、山东等地。秋、冬二季采挖，洗净，除去外皮，切厚片，晒干。生用。

【性味归经】甘、微苦，微寒。归肺、胃经。

【功效】清热泻火，生津止渴，消肿排脓。

【应用】

1. 用于热病口渴，消渴 本品甘寒质润，能清肺胃而生津液，凡热盛伤津口渴者均可用之。用治：①邪在气分之高热、烦渴，常与芦根、地黄等同用；②邪在卫分，表证未解而口渴较著者，可于桑菊饮、银翘散中加用本品；③消渴，常与黄芪、山药、知母等同用，如玉液汤(《医学衷中参西录》)。

2. 用于肺热燥咳 本品既能清热泻火，又能生津润燥。用治：①肺热痰咳，常配伍石膏、黄芩等；②燥热伤肺之干咳、少痰、痰中带血，常配伍天冬、麦冬等，如滋燥饮(《杂病源流犀烛》)；③燥咳兼见气阴两伤者，宜与人参、黄芪等同用。

3. 用于热毒疮疡 本品既能清解热邪，又能消肿排脓，治疗热毒疮疡，未成脓者可使消散，脓已成者可使溃破。用治：①疮疡初起，可与金银花、穿山甲等同用，如仙方活命饮(《校注妇人良方》)；②疮疡已溃者，可与黄芪、当归等补气养血之品同用。

【用法用量】煎服，10~15g。

【使用注意】不宜与乌头类药物同用。

【参考资料】

1. 古籍摘要

《神农本草经》："主消渴，身热，烦满大热，补虚，安中，续绝伤。"

《日华子本草》："通小肠，排脓，消肿毒，生肌长肉，消扑损瘀血。治热狂时疾，乳痈，发背，痔瘘疮疖。"

2. 化学成分 本品含天花粉蛋白、多种氨基酸、栝楼根多糖、葡萄糖、半乳糖、果糖、甘露糖等成分。

3. 药理作用 本品有降血糖作用；对溶血性链球菌、肺炎双球菌、白喉杆菌有一定的抑制作用；皮下或肌肉注射天花粉蛋白有引产和终止妊娠的作用；对结肠癌、肝癌、胃癌细胞及 ras 癌基因阳性细胞均具有高效直接杀伤作用；体外还有抗艾滋病病毒等作用。

4. 现代运用　现代临床以本品随证配伍，可治疗糖尿病、急性支气管炎、肺炎、乳腺炎、流行性腮腺炎等。

淡竹叶(《神农本草经》)

为禾本科植物淡竹叶 *Lophatherum gracile* Brongn. 的干燥茎叶。主产于浙江、安徽、湖南、四川等地。夏季未抽花穗前采割，晒干切段。生用。

【性味归经】甘、淡，寒。归心、胃、小肠经。

【功效】清热除烦，利尿。

【应用】

1. 用于热病心烦，口渴　本品甘寒，既善清心火以除烦，又能泻胃火而止渴。用治热病伤津之心烦、口渴，可配伍知母、麦冬等，如淡竹叶汤(《医学心悟》)。

2. 用于口疮，热淋　本品性寒，主入心经，长于清泄心经火热。用治：①心火上炎之口舌生疮，常与黄连、地黄等配伍；②心火移热于小肠之尿赤淋痛，常与木通、车前子等配伍。

【用法用量】煎服，6～9g。

【参考资料】

1. 古籍摘要

《本草纲目》："去烦热，利小便，清心。"

《生草药性备要》："消痰止渴，除上焦火，明眼目，利小便，治白浊，退热，散痔疮毒。"

2. 化学成分　本品含三萜类化合物：芦竹素、印白茅素、蒲公英赛醇、无羁萜等。

3. 药理作用　本品水浸膏有退热作用；有较弱利尿作用，能增加尿中氯化物的排出量；粗提物对小鼠肉瘤 S_{180} 有明显的抑制作用；水煎剂对金黄色葡萄球菌、溶血性链球菌有抑制作用；还有升高血糖的作用。

4. 现代运用　现代临床以本品随证配伍，可治疗感冒发热、肺炎、肺结核潮热、病毒性心肌炎、白塞氏综合征、顽固性呕吐和呃逆等。

附：竹叶

为禾本科植物淡竹 *Phyllostachys nigra*（Lodd. ex Lindl）Munro var. *henonis*（Mitf.）Stapf ex Rendle 的干燥叶。味甘、辛、淡，性寒。归心、胃、小肠经。功能清热泻火，除烦生津，利尿。用于热病伤津，烦热口渴，口舌生疮，尿赤淋痛等。煎服，6～15g；鲜品加倍。

栀子(《神农本草经》)

为茜草科植物栀子 *Gardenia jasminoides* Ellis 的干燥成熟果实。主产于浙江、江西、湖北、福建等地。9~11 月果实成熟呈红黄色时采收，除去果梗及杂质，干燥。生用、炒用或炒焦用。

【处方用名】栀子、山栀（生用，长于泻火）；炒栀子（炒至深黄色，苦寒之性缓和，不易损伤中气）；焦栀子（炒至焦褐色或焦黑色，善于凉血止血）。

【性味归经】苦，寒。归心、肝、胆、肺、胃、三焦经。

【功效】泻火除烦，清利湿热，凉血止血，清热解毒。

【应用】

1. 用于热病心烦　本品苦寒，能清泻三焦之火，尤善清心肝二经之火而除烦。用治：①热病心烦，每与淡豆豉同用，即栀子豉汤(《伤寒论》)；②火毒炽盛，充斥三焦之大热烦躁、谵语等，常配黄芩、黄连等以苦寒直折，泻火解毒，如黄连解毒汤(《外台秘要》)。

2. 用于湿热黄疸，湿热淋证　本品善于清利湿热，为治湿热黄疸、湿热淋证之常用药。用治：①湿热黄疸，配茵陈、大黄，即茵陈蒿汤(《伤寒论》)；②热淋，常配伍木通、车前子等，如八正散(《和剂局方》)。

3. 用于血热吐衄　本品入血分而能凉血止血。用治血热妄行之吐血、衄血、尿血等，常与大蓟、小蓟、侧柏叶等配伍，如十灰散(《十药神书》)。

4. 用于热毒疮疡，扭挫肿痛　本品能够清热解毒。用治：①热毒疮疡，常与连翘、蒲公英等清热解毒之品同用；②跌打扭挫肿痛，用本品研末，以水或醋调糊外敷患处，可消肿止痛。

【用法用量】煎服，6~9g；生品外用适量，研末调敷。

【参考资料】

1. 古籍摘要

《神农本草经》："主五内邪气，胃中热气，面赤酒疱皻鼻，白癞赤癞疮疡。"

《本草纲目》："治吐血、衄血、血痢、下血、血淋、损伤瘀血及伤寒劳复、热厥头痛、疝气、烫火伤。"

《本草正》："栀子，若用佐使，治有不同：加茵陈除湿热黄疸，加豆豉除心火烦躁，加厚朴、枳实可除烦满，加生姜、陈皮可除呕秽，同元胡破热滞瘀血腹痛。"

2. 化学成分　本品含栀子苷、都桷子苷、都桷子素 1 - 龙胆双糖苷、山栀苷、栀子酮苷、都桷子苷酸、去乙酰车叶草苷酸等成分。

3. 药理作用　本品对金黄色葡萄球菌、脑膜炎双球菌、卡他球菌、腹股沟表皮癣菌、红色表皮癣菌等均有抑制作用；有保肝、利胆、降胰酶、降压、镇静等作用。

4. 现代运用　现代临床以本品随证配伍，内服或外用，可治疗急性黄疸型肝炎、急性水肿型胰腺炎、冠心病、腮腺炎、小儿发热、闭合性软组织损伤等。

夏枯草(《神农本草经》)

为唇形科植物夏枯草 *Prunella vulgaris* L. 的干燥果穗。全国各地均产，主产于江苏、安徽、河南等地。夏季果穗呈棕红色时采收，除去杂质，晒干。生用。

【性味归经】辛、苦，寒。归肝、胆经。

【功效】清肝火，散郁结。

【应用】

1. 用于肝火上炎诸证　本品苦寒，主入肝经，善泻肝火，可用于肝火上炎之目赤肿痛、头痛、眩晕等。用治：①肝火上炎之目赤肿痛，常配菊花、决明子等；兼见至夜尤甚者，宜与当归、枸杞子同用；兼见羞明流泪者，可与香附为末，清茶调服；②肝经有热或肝阳上亢之头痛、眩晕，常与牡蛎、白芍等配伍。

2. 用于瘰疬，痰核，瘿瘤，乳痈　本品苦寒清肝，味辛散结，故可用于痰火郁结诸证。用治：①瘰疬、痰核，常与贝母、香附等配伍，如夏枯草汤(《外科正宗》)；②瘿瘤，常配昆布、玄参等；③乳痈肿痛，可与蒲公英、连翘等清热解毒之品同用。

【用法用量】煎服，9～15g；或熬膏服。

【使用注意】脾胃虚弱者慎用。

【参考资料】

1. 古籍摘要

《神农本草经》：“主寒热、瘰疬、鼠瘘、头疮，破癥。散瘿结气，脚肿湿痹。”

《本草纲目》：“夏枯草治目疼，用砂糖水浸一夜用，取其能解内热，缓肝火也。楼全善云，夏枯草治目珠疼至夜则甚者，神效，或用苦寒药点之反甚者，亦神效。盖目珠连目本，肝系也，属厥阴之经。夜甚及点苦寒药反甚者，夜与寒亦阴故也。夏枯禀纯阳之气，补厥阴血脉，故治此如神，以阳治阴也。”

2. 化学成分　本品含熊果酸、齐墩果酸、胡萝卜苷、β－香树脂醇、烷酸等成分。

3. 药理作用　本品有降压、降血糖、抗炎及免疫抑制作用；有广泛的抗菌作用，对痢疾杆菌、伤寒杆菌、霍乱弧菌、大肠杆菌、变形杆菌、葡萄球菌及人型结核杆菌均有一定的抑制作用；还有抗病毒作用；所含熊果酸及衍生物对细胞

P_{388}、L_{1210}和人体肺肿瘤细胞 A－549 均具有显著的细胞毒作用。

4. 现代运用 现代临床单用本品或随证配伍，可治疗高血压、急性黄疸型肝炎、慢性乙型肝炎、肺结核、淋巴结肿大、甲状腺肿大、乳腺增生、淋巴肉瘤、纵隔肿瘤等；外用可治手足皲裂、手脱皮症等。

决明子(《神农本草经》)

为豆科植物决明 *Cassia obtusifolia* L. 或小决明 *Cassia tora* L. 的干燥成熟种子。全国各地均有栽培，主产于江苏、安徽、四川等地。秋季采收成熟果实，晒干，打下种子，除去杂质。生用或炒用。

【处方用名】 决明子（生用，长于清肝泻火，润肠通便）；炒决明子（炒用，炒后能缓和寒泻之性）。

【性味归经】 甘、苦、咸，微寒。归肝、大肠经。

【功效】 清肝明目，润肠通便。

【应用】

1. 用于目赤肿痛，羞明多泪，目昏不明 本品主入肝经，善清肝火而明目，为治目疾诸证之常用药。用治：①肝火上炎之目赤肿痛，常配夏枯草、黄芩、赤芍等；②风热上攻之羞明多泪，常配菊花、茺蔚子等，如决明子丸(《证治准绳》)；③属肝肾阴亏之视物昏花、目暗不明，则配山茱萸、地黄、枸杞子等。

2. 用于头痛，眩晕 本品苦寒入肝，既能清泻肝火，又能平抑肝阳。用治肝热或肝阳上亢之头痛、眩晕，常与钩藤、石决明等同用。

3. 用于肠燥便秘 本品性寒质润，入大肠而能清热润肠通便。用治内热肠燥之便秘，可单味煎服，亦可与火麻仁、瓜蒌仁等同用。

【用法用量】 煎服，9～15g。

【参考资料】

1. 古籍摘要

《神农本草经》：“治青盲，目淫肤赤白膜，眼赤痛泪出，久服益精光。”

《本草求真》：“决明子，除风散热。凡人目泪不收，眼痛不止，多属风热内淫，以致血不上行，治当即为驱逐；按此苦能泄热，咸能软坚，甘能补血，力薄气浮，又能升散风邪，故为治目收泪止痛要药。”

2. 化学成分 本品含多种蒽醌类物质，其主要成分为决明素、决明苷、大黄酚、大黄素、芦荟大黄素、大黄酸、大黄酚蒽酮、大黄素甲醚、大黄素葡萄糖苷、橙黄决明素等。

3. 药理作用 本品对金黄色葡萄球菌、白色葡萄球菌、白喉杆菌、巨大芽孢杆菌、伤寒杆菌、副伤寒杆菌、乙型副伤寒杆菌、大肠杆菌及皮肤真菌均有不同程度的抑制作用；对巨噬细胞吞噬功能有增强作用；有降血压、降低血浆总胆固醇和甘油三酯、抗动脉粥样硬化、抗血小板聚集等作用；决明子苷能减轻四氯化碳等有害物质对肝脏的损害，有保肝作用；所含蒽醌类物质有缓泻作用。

4. 现代运用　现代临床用本品随证配伍，可治疗高血压、高脂血症等；外用熏洗可治疗霉菌性阴道炎。

谷精草(《开宝本草》)

为谷精草科植物谷精草 *Eriocaulon buergerianum* Koern. 的干燥带花茎的头状花序。主产于浙江、江苏、湖北等地。秋季采收，将花序连同花茎拔出，晒干。切段，生用。

【性味归经】辛、甘，平。归肝、肺经。

【功效】疏散风热，明目退翳。

【应用】

1. 用于风热目赤肿痛，羞明，翳障　本品体轻性浮，善疏散头面风热而明目退翳。用治：①风热上攻之目赤肿痛、羞明多泪、目生翳膜等，可与菊花、决明子等配伍；②肝热偏旺之目赤肿痛，常与龙胆、夏枯草等同用。

2. 用于风热头痛　本品质轻，能够疏散风热。用治风热上攻之头痛、牙痛、咽喉疼痛、鼻渊、风疹瘙痒等，常配伍薄荷、菊花等。

【用法用量】煎服，4.5～9g。

【参考资料】

1. 古籍摘要

《开宝本草》："主疗喉痹，齿风痛及诸疮疥。"

《本草纲目》："谷精草体轻性浮，能上行阳明分野。凡治目中诸病，加而用之，甚良。明目退翳之功，似在菊花之上也。"

2. 化学成分　本品含谷精草素、万寿菊素、槲皮素等成分。

3. 药理作用　本品对金黄色葡萄球菌、痢疾杆菌、伤寒杆菌、大肠杆菌、绿脓杆菌及铁锈色小芽孢癣菌、奥杜盎氏小芽孢癣菌等均有抑制作用。

4. 现代运用　现代以本品随证配伍，可治疗尿结石等。

密蒙花(《开宝本草》)

为马钱科植物密蒙花 *Buddleja officinalis* Maxim. 的干燥花蕾。主产于湖北、四川、陕西、河南等地。春季采收，晒干。生用。

【性味归经】甘，微寒。归肝、胆经。

【功效】清热泻火，养肝明目，退翳。

【应用】

用于目赤肿痛，羞明多泪，目生翳膜，视物昏花 本品甘寒入肝，既能清肝泻火，又兼养肝明目，故目疾诸证每多用之。用治：①肝火上炎之目赤肿痛，常配菊花、夏枯草等；②风热上攻之羞明多泪，常配木贼、菊花、蝉蜕等；③肝火郁滞之目生翳膜，配伍蝉蜕、蒺藜、夏枯草等；④肝虚有热之目暗干涩、视物昏花，常配伍菟丝子、枸杞子、山药等。

【用法用量】煎服，9~15g。

【参考资料】

1. 古籍摘要

《开宝本草》："主青盲肤翳，赤涩多眵泪，消目中赤脉，小儿麸痘及疳气攻眼。"

《本草经疏》："密蒙花为厥阴肝家正药，所主无非肝虚有热所致。盖肝开窍于目，目得血而能视，肝血虚则为青盲肤翳，肝热甚则为赤肿眵泪，赤脉，及小儿痘疮余毒，疳气攻眼。此药甘以补血，寒以除热，肝血足而诸证无不愈矣。"

2. 化学成分 本品含多种苷类，其主要成分为刺槐素、醉鱼草苷、密蒙萜苎、桃叶珊瑚苷、梓醇、梓果苎、对甲氧基桂皮酰梓醇、洋丁香酚苷、海胆苷等。

3. 药理作用 本品水提物对肝细胞诱发的细胞毒素有抑制作用；所含刺槐素具有抗炎作用，能减轻甲醛性炎症，降低皮肤、小肠血管的通透性及脆性；刺槐素还有解痉作用。

4. 现代运用 现代临床以本品随证配伍，可治疗结膜炎、角膜溃疡、白内障、夜盲症等眼疾，还用于治疗百日咳、眩晕等。

青葙子(《神农本草经》)

为苋科植物青葙 *Celosia argentea* L. 的干燥成熟种子。主产于我国中部及南部各省。秋季果实成熟时采割植株或摘取果穗，晒干，收集种子，除去杂质。生用。

【性味归经】苦，微寒。归肝、脾经。

【功效】清热泻火，明目退翳。

【应用】

1. 用于目赤肿痛，目生翳膜，视物昏花 本品苦寒清降，善清泻肝经实火以明目退翳。用治：①肝火上炎之目赤肿痛、目生翳膜等，常与决明子、羚羊角等配伍，如青葙丸(《证治准绳》)；②肝虚血热之视物昏花，则与地黄、玄参等配伍，如青葙丸(《医宗金鉴》)；③肝肾亏损之视物昏花、眼目干涩，可配伍菟丝子、山药等，如绿风还睛丸(《医宗金鉴》)。

2. 用于头痛，眩晕　本品既能清肝，又能平肝。用治肝火上炎或肝阳上亢之头痛、眩晕，常与夏枯草、珍珠母等配伍。

【用法用量】煎服，9～15g。

【使用注意】本品有扩散瞳孔作用，青光眼患者禁用。

【参考资料】

1. 古籍摘要

《药性论》："治肝脏热毒冲眼，赤障青盲翳肿。"

《本经逢原》："青葙子，治风热目疾，与决明子功同。"

《本草正义》："青葙，即鸡冠花之同类。其子苦寒滑利，善涤郁热，故目科风热肝火诸症统以治之。"

2. 化学成分　本品含脂肪油、淀粉、烟酸、硝酸钾等成分。

3. 药理作用　本品有降血压作用；对绿脓杆菌和大肠杆菌有较强的抑制作用；所含油脂有扩瞳作用。

4. 现代运用　现代临床以本品单味或随证配伍，可治疗高血压、虹膜结状体炎等。

第二节　清热燥湿药

本类药物性味苦寒，味苦燥湿，性寒清热，故有清热燥湿作用，主要用于湿热证。如脾胃湿热之脘腹痞满、呕吐；大肠湿热之泄泻、痢疾、痔疮肿痛；肝胆湿热之胁肋胀痛、黄疸、耳痛流脓；湿热下注之带下黄臭、热淋涩痛、关节红肿热痛；湿热浸淫肌肤之湿疹、湿疮等。因本类药物苦寒清泄力强，故多兼清热泻火之功，亦可用于脏腑火热证。

本类药物苦寒较甚，燥湿力强，过服易伐胃伤阴，故用量不宜过大。凡脾胃虚寒，阴伤津亏者应慎用。

黄芩(《神农本草经》)

为唇形科植物黄芩 *Scutellaria baicalensis* Georgi 的干燥根。主产于东北、河北、山西、内蒙古等地。春、秋二季采挖，除去须根及泥沙，晒后撞去粗皮，晒干。切片，生用、酒炙或炒炭用。

【处方用名】黄芩（生用，泻火解毒力强）；酒黄芩（酒炙，偏于清上焦热）；黄芩炭（炒炭，长于止血）。

【性味归经】苦，寒。归肺、胆、脾、胃、大肠经。

【功效】清热燥湿，泻火解毒，止血，安胎。

【应用】

1. 用于多种湿热证 本品味苦性寒，功善清热燥湿，可用于多种湿热证。用治：①湿温、暑湿证，症见身热不扬、胸闷、恶心呕吐、舌苔黄腻等，常配滑石、通草等，如黄芩滑石汤(《温病条辨》)；②湿热中阻之痞满呕吐，常配伍黄连、半夏等，如半夏泻心汤(《伤寒论》)；③湿热泻痢而表证未解者，则配伍黄连、葛根等，如葛根黄芩黄连汤(《伤寒论》)；④湿热黄疸，常配茵陈、栀子等；⑤湿热淋证，常配伍木通、地黄等，如火府丹(《普济方》)。

2. 用于多种火热证 本品苦寒直折，能够清热泻火解毒，而尤善清泻肺火、胆火。用治：①肺热咳嗽，可单用，即清金丸(《丹溪心法》)，亦可与桑白皮、苦杏仁等配伍，如清肺汤(《万病回春》)；②邪居少阳之寒热往来，常与柴胡同用以和解少阳，如小柴胡汤(《伤寒论》)；③温病高热烦躁或火毒炽盛之疮痈肿毒，常与黄连、黄柏等泻火解毒之品同用，如黄连解毒汤(《外台秘要》)。

3. 用于血热出血证 本品兼入血分，能清热泻火以凉血止血，凡热盛迫血妄行之吐血、衄血、便血、血痢、尿血、崩漏等，均可随证配伍。用治：①吐血、衄血，可配伍大黄等，如大黄汤(《圣济总录》)；②肠风便血，可配伍地榆、槐花等；③痢疾便血，可与芍药、甘草等同用，如黄芩汤(《伤寒论》)；④尿血，宜配伍小蓟、白茅根等；⑤崩漏，可配伍当归等，如子芩丸(《古今医鉴》)。

4. 用于胎动不安 本品具有清热安胎之功。用治：①热迫胞宫之胎漏下血，常配地黄、黄柏等，如保阴煎(《景岳全书》)；②气虚血热之胎动不安，宜配伍白术等，如芩术汤(《医学入门》)；③肾虚有热之胎动不安，配熟地黄、续断等，如泰山磐石散(《古今医统大全》)。

【用法用量】煎服，3～9g。

【使用注意】本品苦寒伤胃，脾胃虚寒者不宜用。

【参考资料】

1. 古籍摘要

《神农本草经》：“主诸热黄疸，肠澼泄痢，逐水，下血闭，恶疮疽蚀火疡。”

《滇南本草》：“上行泻肺火，下行泻膀胱火，男子五淋，女子暴崩，调经清热，胎有火热不安，清胎热，除六经实火实热。”

《本草正》：“枯者清上焦之火，消痰利气，定喘咳，止失血，退往来寒热，风热湿热，头痛，解瘟疫，清咽，疗肺萎、乳痈发背，尤祛肌表之热，故治斑疹、鼠瘘、疮疡、赤眼；实者凉下焦之热，能除赤痢，热蓄膀胱，五淋涩痛，大肠闭结，便血，漏血。”

2. 化学成分 本品含黄芩素、黄芩新素、黄芩苷、汉黄芩素、木蝴蝶素、黄芩黄酮等多种黄酮类化合物，还含有β-谷甾醇、菜油、豆甾醇等成分。

3. 药理作用　本品对痢疾杆菌、白喉杆菌、绿脓杆菌、伤寒杆菌、副伤寒杆菌、变形杆菌、金黄色葡萄球菌、溶血性链球菌、肺炎双球菌、脑膜炎球菌、霍乱弧菌等多种细菌有抑制或杀灭作用；有抗炎、抗变态反应作用；有镇静、利尿、降压、降血脂、抗氧化、抑制血小板聚集、抗凝等作用；能调节cAMP水平；能抑制肠管蠕动；能降低血清丙氨酸转氨酶、总胆红素和直接胆红素，有保肝、利胆作用；黄芩苷、黄芩苷元对豚鼠离体气管过敏性收缩及整体动物过敏性气喘，均有缓解作用，并与麻黄碱有协同作用；水提物对前列腺素生物合成有抑制作用；还有抗肿瘤作用。

4. 现代运用　现代以本品随证配伍，可治疗肺炎、支气管炎、各型病毒性肝炎、非淋菌性尿道炎、流脑带菌者、带状疱疹、麦粒肿、沙眼、高血压等。

黄连(《神农本草经》)

为毛良科植物黄连 *Coptis chinensis* Franch.、三角叶黄连 *Coptis deltoidca* C. Y. Cheng et Hsiao 或云连 *Coptis teeta* Wall. 的干燥根茎。以上三种分别习称“味连”、“雅连”、“云连”。主产于四川、云南、湖北等地，以产于四川者质佳，习称“川连”，为道地药材。秋季采挖，除去须根及泥沙，干燥。生用、酒炙、姜汁炙或吴茱萸水炙用。

【处方用名】黄连（生用，苦寒性强，长于清热泻火解毒）；姜黄连（姜汁炙，寒性略缓，长于清胃止呕）；酒黄连（酒炙，引药上行，善清上焦热）；萸黄连（吴茱萸汁拌炒，偏于燥湿，散肝经郁火）。

【性味归经】苦，寒。归心、脾、肝、胃、胆、大肠经。

【功效】清热燥湿，泻火解毒。

【应用】

1. 用于多种湿热证　本品大苦大寒，清热燥湿之功甚于黄芩，尤长于清中焦湿热，凡中焦湿热阻滞诸证均可应用。用治：①湿温病热重于湿之发热不退、脘痞、苔黄腻等，常与厚朴、半夏等配伍，如王氏连朴饮(《霍乱论》)；②暑湿夹热，常与香薷、厚朴等同用，如黄连香薷散(《症因脉治》)；③痰热互结之胸脘痞闷、按之疼痛，常配半夏、瓜蒌以辛开苦降，即小陷胸汤(《伤寒论》)；④寒热互结之脘腹痞满，常配伍黄芩、半夏、干姜等，如半夏泻心汤(《伤寒论》)；⑤湿热泻痢，常配葛根、黄芩等，如葛根黄芩黄连汤(《伤寒论》)；⑥热毒血痢，常配白头翁、黄柏等，如白头翁汤(《伤寒论》)。

2. 用于多种火热证　本品苦寒，泻火解毒力强，而以清心火、胃火见长。用治：①温病高热，烦躁谵妄，常与黄芩、黄柏等同用，如黄连解毒汤(《外台秘要》)；②心火亢盛之心烦不眠，常配朱砂、地黄等，如朱砂安神丸(《医学发明》)；③心火偏旺之血热吐衄，常与大黄、芦荟等配伍，如泻心汤(《金匮要略》)；④胃热呕吐，常配竹茹、半夏等，如黄连橘皮竹茹半夏汤(《温热经纬》)；⑤胃火牙痛，常配地黄、升麻等，如清胃散(《脾胃论》)；⑥胃火炽盛之消渴，常配天花粉、地黄等，如消渴方(《丹溪心法》)；⑦肝火犯胃之胁肋胀痛、呕吐吞酸，与吴茱萸同用，即左金丸(《丹溪心法》)。

3. 用于疮疡痈肿，丹毒，湿疹 本品内服外用，均有较强清热燥湿解毒作用，为外科常用药。用治：①痈肿、疔毒、丹毒，常与黄芩、黄柏等同用，如黄连解毒汤(《外台秘要》)；②湿疹瘙痒，滋水淋漓，可用本品煎汤湿敷，或研末撒敷患处；③耳痛流脓或耳道疖肿，可用黄连浸汁涂患处，或配枯矾、冰片等研粉外用。

【用法用量】 煎服，2～5g；外用适量。

【使用注意】 本品大苦大寒，过服久服易伤脾胃，脾胃虚寒者忌用；苦燥易伤阴津，阴虚津伤者慎用。

【参考资料】

1. 古籍摘要

《神农本草经》："主热气目痛，眦伤泣出，肠澼腹痛下痢，妇人阴中肿痛。"

《珍珠囊》："其用有六：泻心火，一也；去中焦湿热，二也；诸疮必用，三也；去风湿，四也；治赤眼暴发，五也；止中部见血，六也。"

《本草正义》："黄连大苦大寒，苦燥湿，寒胜热，能泄降一切有余之湿火，而心、脾、肝、肾之热，胆、胃、大小肠之火，无不治之。上以清风火之目病，中以平肝胃之呕吐，下以通腹痛之滞下，皆燥湿清热之效也。又苦先入心，清涤血热，故血家诸病，如吐衄溲血，便血淋浊，痔漏崩带等证，及痈疡斑疹丹毒，并皆仰给于此。"

2. 化学成分 本品含小檗碱、黄连碱、表小檗碱、小檗红碱、常叶防己碱、非洲防己碱、药根碱、甲基黄连碱、木兰花碱、阿魏酸、黄柏酮、黄柏内酯等成分。

3. 药理作用 本品对葡萄球菌、链球菌、肺炎球菌、霍乱弧菌、炭疽杆菌、痢疾杆菌等均有较强的抗菌作用；所含小檗碱小剂量时能兴奋心脏，增强其收缩力，增加冠状动脉血流量，大剂量时则抑制心脏，减弱其收缩；小檗碱和四氢小檗碱能降低心肌耗氧量，对心肌缺血及心肌梗死有保护作用；小檗碱可降低蟾蜍心率，对兔、豚鼠、大鼠离体心房有兴奋作用并有抗心率失常作用；小檗碱有利胆、抑制胃液分泌、抗溃疡等作用；还有抗急性炎症、解热等作用。

4. 现代运用 现代常以本品为主随证配伍，可治疗细菌性痢疾、急性胃肠炎、非特异性溃疡性结肠炎、轮状病毒性结肠炎、萎缩性胃炎、慢性胆囊炎、肺结核、肺脓肿、呼吸道感染、白喉、百日咳、心率失常、高血压、急性脑梗死、糖尿病、宫颈糜烂、急性结膜炎、沙眼、单纯疱疹性角膜炎、慢性鼻炎、化脓性中耳炎、烧伤等疾病。

黄柏(《神农本草经》)

为芸香科植物黄皮树 *Phellodendron chinense* Schneid. 的干燥树皮。主产于四川、贵州、湖北、云南等地，以四川产者质佳，称“川黄柏”，为道地药材。剥取树皮后，除去粗皮，晒干，切丝。生用、盐水炙或炒炭用。

【处方用名】 黄柏（生用，长于清热燥湿，泻火解毒）；盐黄柏（盐炙，引药入肾，偏于泻肾火、退虚热）；黄柏炭（炒炭，长于止血）。

【性味归经】 苦，寒。归肾、膀胱、大肠经。

【功效】 清热燥湿，泻火解毒，退虚热。

【应用】

1. 用于多种湿热证　本品苦寒沉降，尤善清下焦湿热。用治：①妇人黄带，常配车前子、芡实等，如易黄汤(《傅青主女科》)；②膀胱湿热之小便热痛、淋漓不尽，常配伍木通、车前子等；③湿热下注之足膝红肿热痛，或湿热痿躄，常与苍术同用，即二妙散(《丹溪心法》)；④湿热脚气，常与苍术、牛膝同用，即三妙丸(《医学正传》)，亦可用本品煎汤外洗，或研末撒敷患处；⑤湿热泻痢，常配白头翁、黄连等，如白头翁汤(《伤寒论》)；⑥湿热黄疸，常与栀子、甘草配伍，即栀子柏皮汤(《伤寒论》)。

2. 用于疮疡肿毒　本品苦寒，能清热解毒。用治疮疡肿毒，配伍黄芩、黄连、栀子煎服，即黄连解毒汤(《外台秘要》)，或以本品配大黄为末，醋调外敷患处。

3. 用于阴虚发热　本品入肾经，善泻肾火。用治肾阴不足，虚火偏旺之潮热、骨蒸、盗汗等，常与知母、地黄等配伍，如知柏地黄丸(《医宗金鉴》)。

【用法用量】 煎服，3～12g；外用适量。

【使用注意】 本品苦寒伤胃，脾胃虚寒者忌用。

【参考资料】

1. 古籍摘要

《神农本草经》：“主五脏肠胃中结热，黄疸，肠痔，止泄利，女子漏下赤白，阴伤蚀疮。”

《珍珠囊》：“黄柏之用有六：泻膀胱龙火，一也；利小便结，二也；除下焦湿肿，三也；痢疾先见血，四也；脐中痛，五也；补肾不足，壮骨髓，六也。”

2. 化学成分 本品含小檗碱、木兰花碱、黄柏碱、掌叶防己碱等多种生物碱及内酯、甾醇等成分。

3. 药理作用 本品对痢疾杆菌、伤寒杆菌、结核杆菌、金黄色葡萄球菌、溶血性链球菌等多种细菌均有抑制作用；对某些皮肤真菌、钩端螺旋体、乙肝表面抗原、阴道滴虫也有抑制作用；所含小檗碱有明显的抗腹泻和抗炎作用；提取物有降压、抗心律失常、抑制血小板聚集、降血糖、抗溃疡、镇静及促进小鼠抗体生成等作用。

4. 现代运用 现代临床以本品随证配伍，可治疗急慢性细菌性痢疾、慢性结肠炎、淋球菌性慢性前列腺炎、支气管炎、流行性脑脊髓膜炎、咽炎、中耳炎、脓疱疮等；外用可治疗烧伤、下肢溃疡、带状疱疹、中耳炎、脓疱疮及闭合性软组织损伤等。

龙胆(《神农本草经》)

为龙胆科植物条叶龙胆 *Gentiana manshurica* Kitag.、龙胆 *Gentiana scabra* Bge.、三花龙胆 *Gentiana triflora* Pall. 或坚龙胆 *Gentiana rigescens* Franch. 的干燥根及根茎。前三种习称"龙胆"，后一种习称"坚龙胆"。各地均有分布，主产于东北地区。春、秋二季采挖，洗净，晒干。切段，生用。

【性味归经】 苦，寒。归肝、胆经。

【功效】 清热燥湿，泻肝胆火。

【应用】

1. 用于多种湿热证 本品苦寒沉降，有清热燥湿之功，尤善清肝胆及下焦湿热。用治：①湿热黄疸，常与茵陈、栀子等同用；②湿热下注之带下黄臭、睾丸肿痛、阴部湿痒、湿疹瘙痒等，常配泽泻、车前子等，如龙胆泻肝汤(《兰室秘藏》)。

2. 用于肝火上炎诸证 本品苦寒，主入肝胆经，清泻肝胆实火力强。用治：①肝火上炎之头痛、胁痛、口苦、目赤、耳聋，多配伍黄芩、栀子等，如龙胆泻肝汤(《兰室秘藏》)；②肝经热盛，热极生风之高热惊厥、手足抽搐，常配牛黄、青黛等，如凉惊丸(《小儿药证直诀》)。

【用法用量】 煎服，3～6g。

【使用注意】 脾胃虚寒者忌用；阴虚津伤者慎用。

【参考资料】

1. 古籍摘要

《神农本草经》："主治骨间寒热，惊痫邪气，续绝伤，定五脏，杀蛊毒。久服益智不忘，轻身耐老。"

《本草纲目》:"相火寄于肝胆，有泻无补，故龙胆之益肝胆之气，正以其泻肝胆之邪热也。但大苦大寒，过服恐伤胃中生发之气，反助火邪，亦久服黄连反从火化之义。"

2. 化学成分　本品含龙胆苦苷、当药苦苷、当药苷、苦龙胆酯苷、苦当药酯苷、龙胆碱、龙胆黄碱、秦艽乙素、秦艽丙素、龙胆三糖、β-谷甾醇等成分。

3. 药理作用　本品水浸剂对石膏样毛癣菌、星形奴卡氏菌等皮肤真菌有不同程度的抑制作用，对钩端螺旋体、绿脓杆菌、变形杆菌、伤寒杆菌也有抑制作用；注射液有利胆、保肝、利尿作用；龙胆苦苷有抗炎、抗过敏及抗疟原虫作用；龙胆碱有镇静、肌松作用；大剂量龙胆碱有降压作用，并能抑制心脏、减缓心率；还有健胃作用，能增加胃液分泌，促进消化。

4. 现代运用　现代临床以本品随证配伍，可治疗急性黄疸型肝炎、急性卡他性结膜炎、带状疱疹及其后遗神经痛、肛门湿疹、炎症外痔、肛裂、内痔嵌顿、初期肛周脓肿等。

苦参(《神农本草经》)

为豆科植物苦参 *Sophora flavescens* Ait. 的干燥根。全国各地均产。春、秋二季采挖，除去根头及小须根，洗净，干燥，或趁鲜切片，干燥。生用。

【性味归经】苦，寒。归心、肝、大肠、膀胱经。

【功效】清热燥湿，利尿，杀虫止痒。

【应用】

用于多种湿热证　本品苦寒，能清热燥湿，又能杀虫止痒，可用于多种湿热证，而尤宜于湿热下注所致诸证。用治：①湿热泻痢，可配伍黄连、黄柏等清热燥湿之品；②湿热黄疸，可配伍龙胆、牛胆汁等；③湿热淋证，常配车前子、栀子等；④湿热带下、阴肿阴痒，可配伍蛇床子、白鲜皮等；⑤湿疹、湿疮，多配黄柏、蛇床子等，可内服，亦常煎水外洗；⑥风疹瘙痒，常与防风、荆芥等配伍，如消风散(《外科正宗》)；⑦疥癣，可与花椒同煎外洗，或配硫黄、枯矾制成软膏外涂。

【用法用量】煎服，4.5～9g；外用适量，煎汤洗患处。

【使用注意】不宜与藜芦同用；脾胃虚寒者忌用。

【参考资料】

1. 古籍摘要

《神农本草经》："主心腹气结，癥瘕积聚，黄疸，溺有余沥，逐水，除痈肿。"

《本草正义》："苦参，大苦大寒，退热泄降，荡涤湿火，其功效与芩、连、龙胆皆相近，而苦参之苦愈甚，其燥尤烈，故能杀湿热所生之虫，较之芩、连力量益烈。近人乃不敢以入煎剂，盖不特畏其苦味难服，亦嫌其峻厉而避之也。然毒风恶癞，非此不除，今人但以为洗疮之用，恐未免因噎而废食耳。”

2. 化学成分 本品含多种生物碱，主要为苦参碱和氧化苦参碱，还含5－羟基苦参碱、臭豆碱、N－甲基金雀花碱、异苦参碱、别苦参碱、槐定碱、氧化槐果碱等；还含有苦醇C、苦醇G、异苦参酮、苦参醇、新苦参醇等黄酮类化合物。

3. 药理作用 本品所含苦参碱对痢疾杆菌、大肠杆菌、变形杆菌、乙型链球菌及金黄色葡萄球菌均有较明显的抑制作用，对多种皮肤真菌也有抑制作用；苦参碱与氧化苦参碱有显著的退热、镇痛及镇静作用，还有抗炎、抗过敏、平喘、祛痰、利尿、升高白细胞、抗肿瘤等作用；本品对心脏有明显的抑制作用，可使心率减慢，心肌收缩力减弱，心输出量减少；苦参制剂尚有抗心律失常、抗心肌缺血、降血压等作用。

4. 现代运用 现代临床以本品制剂或随证配伍，可治疗急性黄疸型肝炎、急性细菌性痢疾、霉菌性肠炎、慢性溃疡性结肠炎、滴虫性肾盂肾炎、淋病、宫颈炎、阴道炎、盆腔炎、神经性皮炎、湿疹、荨麻疹、银屑病、烫伤、病毒性心肌炎、心率失常、扁桃体炎、哮喘、血细胞减少症、老年急性非淋巴细胞性白血病等。

秦皮(《神农本草经》)

为木樨科植物苦枥白蜡树 *Fraxinus rhynchophylla* Hance、白蜡树 *Fraxinus chinensis* Roxb. 尖叶白蜡树 *Fraxinus szaboana* Lingelsh. 或宿柱白蜡树 *Fraxinus stylosa* Lingelsh. 的干燥枝皮或干皮。主产于辽宁、黑龙江、内蒙古、陕西等地。春、秋二季剥取，晒干。生用。

【性味归经】 苦、涩，寒。归肝、胆、大肠经。

【功效】 清热燥湿，收涩止痢，止带，明目。

【应用】

1. 用于下焦湿热证 本品苦寒而涩，既能清热燥湿，又能收敛固涩，为止痢止带之常用药。用治：①湿热泻痢，常与白头翁、黄连等配伍，如白头翁汤(《伤寒论》)；②湿热带下之黄浊臭秽，常与椿皮、黄柏等配伍。

2. 用于目赤肿痛，目生翳膜 本品苦寒入肝，能泻肝火而明目退翳。用治肝火上炎之目赤肿痛、目生翳膜，可单用煎水洗眼，或配伍菊花等明目之品。

【用法用量】 煎服，6～12g；外用适量，煎洗患处。

【使用注意】 脾胃虚寒者忌用。

【参考资料】

1. 古籍摘要

《神农本草经》："除热，目中青翳白膜。"

《本草纲目》："梣皮，色清气寒，味苦性涩，乃是厥阴肝、少阳胆经药也。故治目病、惊痫，取其平木也；治下痢、崩带，取其收涩也；又能治男子少精、益精有子，皆取其涩而有补也。"

2. 化学成分　苦枥白蜡树树皮含七叶素、七叶苷等香豆精类及鞣质等成分；白蜡树树皮含马栗树皮素、秦皮素等成分；尖叶白蜡树树皮含马栗树皮素、马栗树皮苷、秦皮苷、东莨菪碱等成分；宿柱白蜡树树皮含马栗树皮素、马栗树皮苷、秦皮苷、丁香苷、宿柱白蜡苷等成分。

3. 药理作用　本品煎剂对金黄色葡萄球菌、大肠杆菌、痢疾杆菌均有抑制作用；七叶苷对金黄色葡萄球菌、卡他球菌、链球菌、奈瑟氏双球菌有抑制作用；秦皮乙素对卡他双球菌、金黄色葡萄球菌、大肠杆菌、福氏痢疾杆菌也有抑制作用；所含秦皮乙素、七叶苷及秦皮苷均有抗炎作用；秦皮乙素有镇静、镇咳、祛痰和平喘作用；秦皮苷有利尿、促进尿酸排泄等作用；七叶苷还有镇静、祛痰、促进尿酸排泄等作用。

4. 现代运用　现代临床以本品随证配伍，可治疗小儿细菌性痢疾、慢性气管炎、百日咳、银屑病等。

椿皮(《新修本草》)

为苦木科植物臭椿 *Ailanthus altissima* (Mill.) Swingle 的干燥根皮或干皮。主产于浙江、江苏、湖北、河北等地。全年均可剥取，晒干。生用或麸炒用。

【处方用名】椿皮（生用，苦燥之性较强）；麸炒椿皮（麸炒用，可减缓其苦寒之性）。

【性味归经】苦、涩，寒。归大肠、肝经。

【功效】清热燥湿，涩肠止泻，止带止血。

【应用】

1. 用于湿热泻痢，久泻久痢　本品苦涩性寒，既能清热燥湿，又能收涩止泻。用治：①湿热泻痢，可与黄连、地榆等同用；②久泻久痢，常与诃子、丁香等同用，如诃黎勒丸(《脾胃论》)。

2. 用于赤白带下　本品能清热燥湿、收涩止带。用治湿热下注，赤白带下，配伍黄柏等，如樗树根丸(《摄生众妙方》)。

3. 用于崩漏，便血，痔血　本品有收涩止血之功。用治：①妇女阴虚血热崩漏，常与黄芩、黄柏、龟甲等同用，如固经丸(《医学入门》)；②便血属热者，常配伍地榆、槐花等；③痔漏下血，可单用本品研末，醋糊为丸服用。

此外，本品还有杀虫作用，内服治蛔虫病；外洗治疥癣瘙痒。

【用法用量】 煎服，6～9g；外用适量。

【使用注意】 脾胃虚弱者慎用。

【参考资料】

1. 古籍摘要

《新修本草》："椿木叶，味苦有毒，主洗疮疥，风疸，水煮叶汁调之。皮主疳䘌。"

《本草拾遗》："主赤白久痢……疳虫，去疥䘌……下血。"

《日华子本草》："主女子血崩，产后血不止，赤带，肠风泻血不住，肠滑泄，缩小便。"

2. 化学成分 本品根皮含苦楝素、鞣质等，树皮含臭椿苦酮、苦木素、臭椿苦内酯、新苦木素等。

3. 药理作用 本品干皮所含苦木素、臭椿酮均有抗肿瘤作用；对人鼻咽癌KB细胞有细胞毒活性；对淋巴细胞白血病P_{388}亦显示一定的活性。

4. 现代运用 现代临床以本品为主，配伍苍术、黄柏等，可治疗溃疡性结肠炎。

白鲜皮（《神农本草经》）

为芸香科植物白鲜 *Dictamnus dasycarpus* Turcz. 的干燥根皮。主产于辽宁、河北、山东、江苏等地。春、秋二季采挖根部，除去泥沙及粗皮，剥取根皮，切片，干燥。生用。

【性味归经】 苦，寒。归脾、胃、膀胱经。

【功效】 清热燥湿，祛风解毒。

【应用】

1. 用于湿热疮毒，湿疹，风疹，疥癣 本品性味苦寒，有清热燥湿、清解热毒、祛风止痒之功，内服外用均可取效，为治皮肤诸疾之常用药。用治：①湿热疮毒、湿疹，瘙痒溃烂，黄水淋漓者，可配苍术、黄柏等；②风疹、疥癣，皮肤瘙痒明显者，常配苦参、防风等。

2. 用于湿热黄疸，风湿热痹 本品能清热燥湿而退黄。用治：①湿热蕴蒸之黄疸，可配伍茵陈、大黄、蒲公英等；②风湿热痹，关节红肿热痛者，可配黄柏、薏苡仁等。

【用法用量】 煎服，4.5～9g；外用适量。

【使用注意】 脾胃虚寒者慎用。

【参考资料】

1. 古籍摘要

《神农本草经》:“主头风，黄疸，咳逆，淋沥。女子阴中肿痛，湿痹死肌，不可屈伸起止行步。”

《药性论》:“治一切热毒风、恶风，风疮疥癣赤烂……主解热黄、酒黄、急黄、谷黄、劳黄等良。”

2. 化学成分　本品含白鲜碱、茵芋碱、白鲜明碱、胡芦巴碱、胆碱、白鲜醇、秦皮酮、黄柏酮、柠檬苦素、β-谷甾醇、菜油甾醇及皂苷等成分。

3. 药理作用　本品水浸剂对多种致病性真菌有不同程度的抑制作用，对枯草杆菌有抑制作用，并能解热；白鲜碱对家兔和豚鼠子宫平滑肌有强力收缩作用；小剂量白鲜碱对离体蛙心有兴奋作用，对兔耳血管有明显的收缩作用；水提物对细胞免疫和体液免疫均有抑制作用；挥发油在体外有抗癌作用。

4. 现代运用　现代临床以本品为主，随证配伍，可治疗胃及十二指肠溃疡、急性肝炎、湿疹、手足皲裂等。

第三节　清热解毒药

本类药物性味多苦寒，功能清热解毒。这里所称的毒，为火热壅盛所致，有热毒与火毒之分。主要用于痈肿疔疮、丹毒、瘟毒发斑、痄腮、咽喉肿痛、热毒下痢、虫蛇咬伤、癌肿、水火烫伤以及其他急性热病等。

临床用药时，应根据各种证候的不同表现及兼证，结合具体药物的特点，有针对性的选择应用，并根据病情的需要给予相应的配伍。如热毒在血分者，应配伍清热凉血药；火热炽盛者，应配伍清热泻火药；挟有湿邪者，应配伍利湿、燥湿、化湿之品；治疗疮疡、咽喉肿痛，应配伍清热生肌，化瘀消肿药；热毒血痢，里急后重者，配伍活血行气药；疮疡属虚者，又应与补气养血托毒排脓之品同用。

金银花(《新修本草》)

为忍冬科植物忍冬 *Lonicera japonica* Thunb. 的干燥花蕾或带初开的花。我国南北各地均有分布，主产于山东、广西、广东、河南等地。夏初花开放前采收，干燥。生用。

【性味归经】甘，寒。归肺、心、胃经。

【功效】清热解毒，疏散风热。

【应用】

1. 用于痈肿疔疮 本品甘寒，能清热解毒，散痈消肿，为治阳证疮疡的要药。用治：①热毒痈疮初起，可单用本品煎服，或用渣敷患处，亦可与皂角刺、穿山甲等配伍，如仙方活命饮(《校注妇人良方》)；②疔疮肿毒之红肿热痛、坚硬根深，常与紫花地丁、蒲公英、野菊花等同用，如五味消毒饮(《医宗金鉴》)；③肠痈腹痛，常与当归、地榆、败酱草等同用；④肺痈咳吐脓血，常与鱼腥草、芦根、桃仁等同用，以清肺排脓。

2. 用于外感风热，温病初起 本品甘寒质轻，芳香疏散，善于疏散风热。用治：①外感风热或温病初起之身热头痛、咽痛口渴，常与连翘、牛蒡子等同用，如银翘散(《温病条辨》)；②热入营血之舌绛神昏、心烦少寐等，配伍地黄、黄连、犀角等，如清营汤(《温病条辨》)；③暑温之发热烦渴、头痛无汗，配伍香薷、厚朴、连翘等，如新加香薷饮(《温病条辨》)。

3. 用于热毒血痢 本品有清热解毒，凉血止痢之效。用治热毒血痢，单用浓煎，即可奏效，或配伍黄芩、黄连、白头翁等，以增强清热解毒止痢之功。

此外，本品加水蒸馏可制成金银花露，有清热解暑之功，可用于暑热烦渴、咽喉肿痛、小儿热疮、痱子等。

【用法用量】煎服，6～15g。

【参考资料】

1. 古籍摘要

《本草拾遗》："主热毒，血痢，水痢。浓煎服之。"

《本草纲目》："一切风湿气，及诸肿毒，痈疽疥癣，杨梅诸恶疮。散热解毒。"

《本草逢原》："金银花，解毒去脓，泻中有补，痈疽溃后之圣药。但气虚脓清，食少便泻者勿用。"

2. 化学成分 本品含挥发油、木樨草素、绿元酸、异绿元酸、皂苷、黄酮类、肌醇、鞣质等成分。

3. 药理作用 本品具有广谱抗菌作用，对金黄色葡萄球菌、肺炎双球菌、痢疾杆菌等多种细菌均有较强的抑制作用；对钩端螺旋体、流感病毒及致病霉菌等多种病原微生物亦有抑制作用；有明显抗炎及解热作用；提取液有较强的抗内毒素作用。

4. 现代运用 现代临床以本品为主，随证配伍，并制成不同的剂型，可治疗小儿肺炎、咽炎、上呼吸道感染、流行性急性结膜炎、慢性肠炎、皮肤病、钩端螺旋体病、阑尾炎、阑尾脓肿、肿瘤放疗、化疗口干症等。

附：忍冬藤

为忍冬科植物忍冬的干燥茎枝，又名银花藤。性味甘，寒。归肺、胃经。其功效应用与金银花相似，但解毒作用不及金银花，善通利经络，治疗风湿热痹，关节红肿热痛，屈伸不利等。煎服，9～30g。

连翘(《神农本草经》)

为木樨科植物连翘 *Forsythia suspensa*（Thunb.）Vahl 的干燥果实。主产于我国东北、华北、长江流域等地。秋季果实初熟尚带绿色时采收，除去杂质，蒸熟，干燥，习称“青翘”；果实熟透时采收，干燥，习称“老翘”。生用。

【性味归经】甘，微寒。归肺、心、小肠经。

【功效】清热解毒，消痈散结，疏散风热。

【应用】

1. 用于痈肿疮毒，瘰疬痰核　本品苦寒，入心经，既能清心泻火解毒，又能消痈散结，故有“疮家圣药”之称。用治：①痈肿疮毒，多与金银花、蒲公英、野菊花等解毒消肿之品同用；②疮疡红肿未溃，常与穿山甲、皂角刺等配伍；③疮疡脓出，红肿溃烂者，常与牡丹皮、天花粉等同用，如连翘解毒汤(《疡医大全》)；④瘰疬痰核，常与夏枯草、浙贝母、玄参等清热散结消肿之品同用。

2. 用于外感风热，温病初起　本品苦寒清热，入心、肺二经，长于清心火，散上焦风热。用治：①外感风热，常与金银花、薄荷、牛蒡子等同用，如银翘散(《温病条辨》)；②热入营血之舌绛神昏、烦热、斑疹，与黄连、地黄、麦冬等同用，如清营汤(《温病条辨》)；③热入心包之高热神昏，常与麦冬、莲子心等同用，如清宫汤(《温病条辨》)。

【用法用量】煎服，6～15g。

【参考资料】

1. 古籍摘要

《神农本草经》：“主寒热，鼠瘘、瘰疬、痈肿、恶疮、瘿瘤、结热、蛊毒。”

《日华子本草》：“治疮疖止痛。”

《珍珠囊》：“连翘之用有三：泻心经客热，一也；去上焦诸热，二也；为疮家圣药，三也。”

2. 化学成分　本品含三萜皂苷、连翘酚、甾醇、生物碱、齐墩果酸、香豆精类、维生素P、挥发油等成分。

3. 药理作用　本品有广谱抗菌作用，对多种致病细菌有抑制作用，对流感病毒有抑制作用，并有抗真菌作用；醇提物对钩端螺旋体有杀灭作用；连翘酚为抗菌的有效成分；所含齐墩果酸有强心、利尿及降血压作用；煎剂有镇吐作用。

4. 现代运用 现代常以本品为主，随证配伍，用于治疗急性上呼吸道感染、急性皮肤化脓性感染、小儿口腔溃疡、视网膜动静脉血栓、银屑病、颈淋巴结结核、急性传染性肝炎、过敏性紫癜、急性肾炎等。

大青叶(《名医别录》)

为十字花科植物菘蓝 *Isatis indigotica* Fort. 的干燥叶。主产于江苏、安徽、河北、浙江等地。夏、秋二季分2~3次采收，除去杂质，干燥。生用。

【性味归经】 苦，寒。归心、胃经。

【功效】 清热解毒，凉血消斑。

【应用】

1. 用于热入营血，温毒发斑 本品苦寒入血分，能够凉血消斑，善解心、胃二经实火热毒。用治：①热入营血，气血两燔之高热神昏、温毒发斑，常与犀角、玄参、栀子等同用，如犀角大青汤(《医学心悟》)；②风热表证或温病初起，与葛根、连翘等同用。

2. 用于喉痹口疮，痄腮丹毒 本品苦寒，能够清热解毒，消肿利咽。用治：①心胃火盛，瘟毒上攻之发热头痛、痄腮喉痹、咽喉肿痛、口舌生疮诸症，常以鲜品捣汁内服，或配伍地黄、大黄、升麻等；②丹毒，可配伍蒲公英、紫花地丁等，以增强清热解毒之功。

【用法用量】 煎服，9~15g。

【参考资料】

1. 古籍摘要

《名医别录》：“疗时气头痛，大热，口疮。”

《本草纲目》：“主热毒痢，黄疸，喉痹，丹毒。”

《本草正》：“治瘟疫热毒发斑，风热斑疹，痈疡肿痛，除烦渴，止鼻衄，吐血。”

2. 化学成分 本品含菘蓝苷、靛蓝、靛玉红、靛红烷B、葡萄糖芸苔素、新葡萄糖芸苔素等成分。

3. 药理作用 本品煎剂对金黄色葡萄球菌、炭疽杆菌、肺炎双球菌、痢疾杆菌、百日咳杆菌均有抑制作用；并能抑制流感病毒、腮腺炎病毒等；能增强白细胞吞噬能力；靛玉红有显著的抗白血病作用。

4. 现代运用 现代常以本品为主，随证配伍，用于治疗黄疸性肝炎、秋冬季婴幼儿腹泻、角膜炎、中耳炎、急性喉炎、上呼吸道感染等。

板蓝根(《新修本草》)

为十字花科植物菘篮 *Isatis indigotica* Fort. 的干燥根。主产于江苏、安徽、河北、浙江等地。秋季采挖，除去泥沙，晒干。切片，生用。

【性味归经】 苦，寒。归心、胃经。

【功效】 清热解毒，凉血利咽。

【应用】

1. 用于外感发热，温病初起，咽喉肿痛等　本品苦寒清热，入血分而清解血分热毒实火，尤善于凉血消斑利咽，有类似于大青叶的清热解毒凉血之功，更以解毒利咽见长。用治：①外感风热或温病初起，与金银花、连翘、荆芥等同用；②风热上攻之咽喉肿痛，常配伍玄参、马勃、牛蒡子等。

2. 用于大头瘟疫，丹毒痄腮　本品能够清热解毒，凉血消肿，可治疗多种热毒证。用治：①大头瘟疫、丹毒、痄腮，每与连翘、牛蒡子、玄参等解毒消肿之品同用，如普济消毒饮(《东垣试效方》)；②时行温病之发斑发疹、舌绛紫暗者，多与地黄、紫草、黄芩等同用，如神犀丹(《温热经纬》)。

【用法用量】 煎服，9～15g。

【参考资料】

1. 古籍摘要

《日华子本草》："治天行热毒。"

《本草便读》："板蓝根即靛青根，其功用性味与靛青同，能入肝胃血分，不过清热、解毒、辟疫、杀虫四者而已。但叶主散、根主降，此又同中之异耳。"

2. 化学成分　本品含靛蓝、靛玉红、板蓝根乙素、丙素、丁素、植物性蛋白、树脂状物、氨基酸等成分。

3. 药理作用　本品煎剂及丙酮提取物对各种革兰氏阳性菌和阴性菌均有抑制作用；对流感病毒也有抑制作用；具有明显的解热效果；靛玉红对慢性粒细胞性白血病有显著治疗作用；能增强免疫作用，可对抗 ADP 诱导的血小板聚集。

4. 现代运用　现代以本品为主，随证配伍，可治疗急性咽喉炎、上呼吸道感染、急性肝炎；制成注射液治疗小儿病毒性感冒、流行性乙型脑炎、疮疹性口腔炎、扁平疣等。

青黛(《药性论》)

为爵床科植物马蓝 *Baphicacanthus cusia*（Nees）Bremek.、蓼科植物蓼蓝 *Polygonum tinctorium* Ait. 或十字花科植物菘蓝 *Isatis indigotica* Fort. 的叶或茎叶经加工制得的干燥粉末或团块。主产于江苏、安徽、云南、河北等地。夏、秋季采收茎叶，加水浸泡，至叶腐烂，茎蜕皮时，将茎枝捞出，加适量石灰乳，充分搅拌至浸液由乌绿色转为深红色时，捞取液面泡沫状物，干燥而成。生用。

【性味归经】 咸，寒。归肝、肺经。

【功效】 清热解毒，凉血定惊。

【应用】

1. 用于温毒发斑，吐血，衄血 本品咸寒入血分，故有清热解毒，凉血消斑之功。用治：①温毒发斑，常与地黄、石膏、栀子等同用，如青黛石膏汤(《通俗伤寒论》)；②血热吐衄，常与地黄、牡丹皮、白茅根等清热凉血之品同用。

2. 用于痄腮喉痹，热毒疮疡 本品有清热解毒，凉血消肿之功。用治：①外感瘟疫时毒所致痄腮喉痹，可配冰片少许调敷，或与黄芩、板蓝根、玄参等配伍；②热毒疮疡，可与蒲公英、紫花地丁、金银花等解毒消疮药同用。

3. 用于咳嗽咳血 本品咸寒，能清肝泻肺，凉血止血。用治：①肝火犯肺之咳嗽胸痛、痰中带血，常与蛤粉同用，如黛蛤散(《卫生鸿宝》)；②肺热咳嗽痰黄而稠者，常与海浮石、瓜蒌仁、川贝母等同用。

4. 用于暑热惊痫，惊风抽搐 本品咸寒，善清肝火而息风止痉。用治：①暑热惊痫，常与甘草、滑石同用，即碧玉散(《宣明论方》)；②小儿惊风抽搐，多与钩藤、牛黄等同用，如凉惊丸(《小儿药证直诀》)。

【用法用量】 入丸散服，1.5～3g；外用适量。

【参考资料】

1. 古籍摘要

《药性论》："解小儿疳热消瘦，杀虫。"

《开宝本草》："主解诸药毒，小儿诸热，惊痫发热，天行头痛寒热，煎水研服之。"

《本经逢原》："青黛，泻肝胆，散郁火，治温毒发斑及产后热痢下重。"

2. 化学成分 本品含靛蓝、靛玉红、靛棕、靛黄、鞣酸、β－谷甾醇、无机盐等成分。

3. 药理作用 本品醇提液在体外实验对炭疽杆菌、金黄色葡萄球菌、肺炎球菌、痢疾杆菌等均有抑制作用；靛玉红对动物移植肿瘤有中等强度的抑制作用；还有肾上腺皮质激素样作用。

4. 现代运用 现代常以本品为主，随证配伍，可治疗腮腺炎、间接胆红素增高症、癫痫、小儿上呼吸道感染、慢性粒细胞性白血病、银屑病、烧伤、外阴瘙痒等。

贯众(《神农本草经》)

为鳞毛蕨科植物粗茎鳞毛蕨 *Dryopteris crassirhizoma* Nakai 的干燥根茎及叶柄残基。习称“绵马贯众”。主产于东北。秋季采挖，洗净，除去叶柄及须根，干燥。切片，生用或炒炭用。

【处方用名】 贯众（生用，长用清热解毒）；贯众炭（炒炭用，长于止血）。

【性味归经】 苦，微寒；有小毒。归肝、脾经。

【功效】 清热解毒，凉血止血，杀虫。

【应用】

1. 用于多种热毒证 本品苦寒，能清解气分、血分热毒。用治：①风热感冒、温毒发斑、痄腮等热毒证，常与金银花、大青叶、蒲公英等同用；②麻疹，可与大青叶、紫草等同用，以透疹解毒。

2. 用于血热出血证 本品具有凉血止血之功，可用于多种出血证，尤善治崩漏下血。用治：①衄血，可单用研末调服；②吐血、便血，可与侧柏叶、白茅根等同用；③崩漏下血，常与五灵脂、艾叶等同用。

3. 用于肠道寄生虫病 本品有杀虫之功。用治：①绦虫，常配伍槟榔、雷丸等；②钩虫病，常配伍榧子、槟榔等；③蛔虫腹痛，常配使君子、苦楝皮等；④蛲虫，可单用本品煎汁，临睡时熏洗肛门周围。

【用法用量】 煎服，3～10g。

【使用注意】 本品有小毒，用量不宜过大；脾胃虚寒者慎用。

【参考资料】

1. 古籍摘要

《神农本草经》：“主腹中邪热气，诸毒，杀三虫。”

《名医别录》：“去寸白，破癥瘕，除头风，止金疮。”

《本草纲目》：“治下血崩中，带下，产后血气胀痛，斑疹毒，漆毒，骨鲠。”

2. 化学成分 本品主要含绵马酸类、黄绵马酸类、白绵马素类、去甲绵马素类等间苯三酚类，还含羊齿三萜、绵马三萜、鞣质、挥发油、树脂等成分。

3. 药理作用 本品对乙脑病毒、流感病毒、腮腺炎病毒等有抑制作用；对离体子宫有较强的收缩作用；间苯三酚类有较强的驱虫作用，对绦虫有强烈毒性，可使绦虫麻痹而排出；还能抗早孕、抗肿瘤、止血、保肝等。

4. 现代运用 现代临床以本品为主，随证配伍，可治疗多种病毒感染性疾病，如感冒、流行性感冒、上呼吸道感染，还可用于胆道蛔虫症、上消化道出血、药物性肝炎、急性睾丸炎、妇科出血等。

重楼(《神农本草经》)

为百合科植物云南重楼 *Paris polyphylla* Smith var. *yunnanensis* (Franch.) Hand. - Mazz. 或七叶一枝花 *Paris polyphylla* Smith var. *chinensis* (Franch.) Hara 的干燥根茎。又名蚤休。主产于云南、四川、广西、陕西等地。秋季采挖，除去须根，洗净，晒干。切片，生用。

【性味归经】苦，微寒；有小毒。归肝经。

【功效】清热解毒，消肿止痛，凉肝定惊。

【应用】

1. 用于疔疮肿毒，毒蛇咬伤 本品苦以降泄，寒能清热，故有清热解毒，消肿止痛之功。用治：①疔疮肿毒，可单用为末，醋调外敷，或与黄连、赤芍、金银花等同用；②痄腮喉痹，咽喉肿痛，与牛蒡子、连翘、板蓝根等同用；③瘰疬痰核，可与夏枯草、牡蛎、浙贝母等同用；④毒蛇咬伤，常与半边莲同用，或单用研末，醋调敷患处。

2. 用于惊风抽搐 本品苦寒，入肝经血分，能凉肝息风定惊。用治惊风抽搐，常与天麻、钩藤等息风止痉之品同用。

此外，本品还可用于跌打损伤、外伤出血等，可单用或配三七、血竭等。

【用法用量】煎服，3 ~9g；外用适量，研末外敷。

【参考资料】

1. 古籍摘要

《神农本草经》："主惊痫，摇头弄舌，热气在腹中，癫疾，痈疮。"

《本草汇言》："蚤休，凉血去风，解痈毒之药也。但气味苦寒，虽为凉血，不过为痈疽疮疡血热致疾者宜用，中病即止。"

2. 化学成分 本品含蚤休苷、薯蓣皂苷、氨基酸、生物碱、黄酮、甾酮等成分。

3. 药理作用 本品对痢疾杆菌、伤寒杆菌、副伤寒杆菌、大肠杆菌、绿脓杆菌、金黄色葡萄球菌、溶血性链球菌、脑膜炎双球菌等均有抑制作用；有镇痛、镇静、镇咳、平喘等作用，对组胺所致豚鼠支气管痉挛有明显的保护作用。

4. 现代运用 现代常以本品配伍他药，可治疗多种癌症、急性白血病、流行性腮腺炎、静脉炎、子宫出血、毛囊炎、牙痛、带状疮疹、小儿癫痫、皮肤感染性炎症等。

蒲公英(《新修草本》)

为菊科植物蒲公英 *Taraxacum mongolicum* Hand. Mazz.、碱地蒲公英 *Taraxacum sinicum* Kitag. 或同属数种植物的干燥全草。又名黄花地丁。全国各地均有分布。夏至秋季花初开时采挖，洗净，晒干。鲜用或生用。

【性味归经】 苦、甘，寒。归肝、胃经。

【功效】 清热解毒，消肿散结，利尿通淋。

【应用】

1. 用于痈肿疔毒，乳痈，肺痈 本品苦寒泄降，能清热解毒，消肿散结，主治内外热毒疮痈诸证，兼能通经下乳，为治疗乳痈良药。用治：①痈肿疔毒，常与野菊花、紫花地丁、金银花等同用，如五味消毒饮(《医宗金鉴》)；②乳痈，可单用本品浓煎内服，或以鲜品捣汁内服，渣敷患处，也可与瓜蒌、金银花、牛蒡子等同用；③肠痈腹痛，常与大黄、牡丹皮、桃仁等同用；④肺痈吐脓，常与鱼腥草、冬瓜仁、芦根等同用；⑤咽喉肿痛，与板蓝根、玄参等清热利咽之品同用；⑥毒蛇咬伤，鲜品外敷患处。

2. 用于热淋，湿热黄疸 本品苦寒，既能清热利湿通淋，又能利胆退黄。用治：①热淋涩痛，常与白茅根、金钱草、车前子等同用；②湿热黄疸，常与茵陈、栀子、大黄等同用。

此外，本品还有清肝明目之功，用治肝火上炎之目赤肿痛，可单用取汁点眼，或浓煎内服，亦可与菊花、夏枯草等清肝明目之品同用。

【用法用量】 煎服，9～15g；外用鲜品适量捣敷或煎汤熏洗患处。

【使用注意】 用量过大可致缓泻。

【参考资料】

1. 古籍摘要

《新修本草》："主妇人乳痈肿。"

《本草备要》："专治痈肿、疔毒，亦为通淋妙品。"

2. 化学成分 本品含蒲公英固醇、蒲公英素、蒲公英苦素、肌醇、莴苣醇、蒲公英赛醇、咖啡酸等成分。

3. 药理作用 本品煎剂或浸剂对金黄色葡萄球菌、溶血性链球菌、肺炎双球菌、脑膜炎球菌等多种细菌均有一定的抑制作用；对某些病毒、真菌及钩端螺旋体也有抑制作用；其地上部分提取液有抗肿瘤作用；还有利胆、保肝、利尿、健胃及轻泻作用。

4. 现代运用 现代临床以本品水煎内服或制成片剂，内服或外用，可用治甲亢眼突、上呼吸道感染、流行性腮腺炎、急性黄疸型肝炎、尿毒症、小儿便秘、多种感染性炎症等。

紫花地丁(《本草纲目》)

为堇菜科植物紫花地丁 *Viola yedoensis* Makino 的干燥全草。主产于我国长江下游南部各省。春、秋二季采收，除去杂质，晒干。生用。

【性味归经】 苦、辛，寒。归心、肝经。

【功效】 清热解毒。

【应用】

用于多种热毒证 本品苦泄辛散，寒能清热，入心、肝经血分，故能清热解毒，凉血消肿，为治热毒证的常用药，尤以治疗毒为其特长。用治：①疔疮、丹毒等，可单用鲜品捣汁内服，以渣外敷，或配金银花、蒲公英、野菊花等清热解毒之品，如五味消毒饮(《医宗金鉴》)；②乳痈，常与蒲公英同用，煎汤内服，以渣外敷；③肠痈，常与大黄、红藤、白花蛇舌草等同用；④毒蛇咬伤，可用鲜品捣汁内服，亦可配雄黄少许，捣烂外敷。

【用法用量】 煎服，15～30g；外用鲜品适量，捣烂敷患处。

【参考资料】

1. 古籍摘要

《本草纲目》："治一切痈疽发背，疔疮瘰疬，无名肿痛，恶疮。"

《本草正义》："地丁专为痈肿疔毒通用之药。""然辛凉散肿，长于退热，惟血热壅滞，红肿焮发之外疡宜之。"

2. 化学成分 本品含苷类、黄酮类、棕榈酸、反式对羟基桂皮酸、丁二酸、二十四酰对羟基苯乙胺等成分。

3. 药理作用 本品所含苷类、黄酮类对结核杆菌、痢疾杆菌、金黄色葡萄球菌、肺炎球菌、皮肤真菌及钩端螺旋体均有抑制作用；具有抗病毒作用；还有解热、消肿、消炎等作用。

4. 现代运用 现代以本品与其他清热解毒药同煎内服，可治疗急性扁桃体炎、急性肺炎、肺心病、肺部感染、外科化脓性炎症等。

野菊花(《本草正》)

为菊科植物野菊 *Chrysanthemum indicum* L. 的干燥头状花序。主产于四川、山东、江苏、云南等地。秋、冬二季花初开放时采摘，干燥。生用。

【性味归经】 苦、辛，微寒。归肝、心经。

【功效】 清热解毒。

【应用】

用于各种热毒证　本品辛散苦降，能清热泻火，解毒消肿，广泛用于各种热毒证。用治：①热毒疔疮，可单用，内服或鲜品捣烂敷患处，或与蒲公英、紫花地丁、金银花等同用，如五味消毒饮(《医宗金鉴》)；②热毒上攻之咽喉肿痛，可与山豆根、玄参等解毒利咽之品同用；③风火相煽之目赤肿痛，常配伍密蒙花、夏枯草等清肝明目之品。

【用法用量】煎服，9~15g；外用适量。

【参考资料】

1. 古籍摘要

《本草正》："散火散气，消痈毒、疔肿、瘰疬，眼目热痛，亦破妇人瘀血。"

《本草纲目》："治痈肿疔毒，瘰疬眼瘜。"

《本草汇言》："破血疏肝，解疔散毒。主妇人腹内宿血，解天行火毒丹疔。洗疮疥，又能去风杀虫。"

2. 化学成分　本品含刺槐素-7-鼠李糖葡萄糖苷、野菊花内酯、苦味素、挥发油、维生素等成分。

3. 药理作用　本品能增加白细胞吞噬能力，对金黄色葡萄球菌、流感病毒、大肠杆菌、白喉杆菌、结核杆菌有抑制作用；乙醇流浸溶液对实验动物有明显降压作用；能扩张外周血管，增加冠脉血流量，减慢心率，降低心肌耗氧量。

4. 现代运用　现代常以本品为主，随证配伍，可治疗前列腺炎、盆腔炎、再生障碍性贫血、化脓性指头炎、高脂血症、流行性腮腺炎等。

穿心莲(《岭南采药录》)

为爵床科植物穿心莲 *Andrographis paniculata* (Burm. f.) Nees 的干燥地上部分。主产于广西、广东、福建等地。秋季茎叶茂盛时采收，干燥。切段，生用。

【性味归经】苦，寒。归肺、胃、大肠、小肠经。

【功效】清热解毒，凉血消肿，燥湿。

【应用】

1. 用于多种热毒证　本品苦寒降泄，能清热解毒，凉血消肿，广泛用于多种热毒证。用治：①外感风热或温病初起，常与金银花、连翘、薄荷等同用；②肺热咳嗽，多与鱼腥草、桔梗、冬瓜仁等同用；③热毒咽喉肿痛，常与玄参、牛蒡子、板蓝根等同用；④痈肿疮毒、蛇虫咬伤，可单用，或配金银花、野菊花等，并用鲜品捣烂外敷。

2. 用于多种湿热证　本品苦燥性寒，有清热解毒燥湿之功，故凡湿热诸证均可应用。用治：①胃肠湿热之腹痛泄泻、下痢脓血，可单用或与马齿苋、黄连等同用；②热淋，多与车前子、白茅根等同用；③湿疹，以本品为末，甘油调涂患处，或配伍白鲜皮、地肤子等祛风止痒之品。

【用法用量】 煎服，6～9g；外用适量。

【使用注意】 本品味苦，用量不宜过大。

【参考资料】

1. 化学成分

本品含苦味素，主要为穿心莲内酯、新穿心莲内酯、脱水穿心莲内酯、去氧穿心莲内酯等成分。

2. 药理作用 本品煎剂及穿心莲内酯对金黄色葡萄球菌、绿脓杆菌、变形杆菌、肺炎双球菌、溶血性链球菌、痢疾杆菌、伤寒杆菌等均有不同程度的抑制作用；水煎剂在体外能提高白细胞吞噬能力；有解热、抗炎、保肝、利胆、抗癌、抗生育、抗蛇毒等作用。

3. 现代运用 现代以本品配伍他药，或制成制剂，可治疗绒毛膜上皮癌、恶性葡萄胎、急性细菌性痢疾、慢性结肠炎、急性肾盂肾炎、呼吸道感染等。

射干（《神农本草经》）

为鸢尾科植物射干 *Belamcanda chinensis*（L.）DC. 的干燥根茎。主产于湖北、江苏、安徽、河南等地。春初刚发芽或秋末茎叶枯萎时采挖，除去须根及泥沙，干燥。切片，生用。

【性味归经】 苦，寒。归肺经。

【功效】 清热解毒，祛痰利咽。

【应用】

1. 用于咽喉肿痛 本品苦降寒泄，能清热解毒，利咽消肿，为治咽喉肿痛常用之品。用治痰火郁结之咽喉肿痛，可配伍解毒利咽之品，如升麻、玄参、马勃等。

2. 用于痰盛咳喘 本品善清肺火，降气消痰，以平喘止咳。用治：①痰热咳喘，常与桑白皮、马兜铃、桔梗等清热化痰之品同用；②寒痰咳喘，则配麻黄、细辛、半夏等温化寒痰之品，如射干麻黄汤(《金匮要略》)。

【用法用量】 煎服，3～9g。

【参考资料】

1. 古籍摘要

《神农本草经》："主咳逆上气，喉痹咽痛不得消息。散结气，腹中邪逆，食饮大热。"

《本草纲目》："射干能降火，故古方治喉痹咽痛为要药。"

《滇南本草》："治咽喉肿痛，咽闭喉风，乳蛾，痄腮红肿，牙根肿烂，攻散疮痈一切热毒等症。"

2. 化学成分　本品含射干酮、鸢尾苷、鸢尾黄酮苷、鸢尾黄酮等成分。

3. 药理作用　本品煎剂或浸剂对葡萄球菌、链球菌、炭疽杆菌、白喉杆菌等多种细菌有较强的抑制作用；体外高浓度煎剂能抑制常见致病性皮肤真菌；鸢尾黄酮和鸢尾黄酮苷有抗炎、解热、止痛作用；本品尚有明显的祛痰作用。

4. 现代运用　现代常以本品配伍他药，可治疗支气管炎、哮喘、肺炎、咽喉炎、慢性鼻窦炎、乳糜尿、稻田皮炎等。

山豆根(《开宝本草》)

为豆科植物越南槐 *Sophora tonkinensis* Gapnep. 的干燥根及根茎。又名广豆根。主产于云南、广西、广东、江西等地。秋季采挖，除去杂质，洗净，干燥。切片，生用。

【性味归经】苦，寒；有毒。归肺、胃经。

【功效】清热解毒，利咽消肿。

【应用】

1. 用于热毒蕴结，咽喉肿痛　本品大苦大寒，功善清热解毒，利咽消肿，为治咽喉肿痛要药。用治热毒上攻之咽喉肿痛，轻者可单用，水煎服或含漱即效，重者则配玄参、板蓝根、射干等解毒利咽之品，以增强疗效。

2. 用于牙龈肿痛　本品入胃经而清胃火，故可用于胃火牙痛。用治牙龈肿痛、口舌生疮，可单用水煎漱口，或与石膏、黄连、升麻等同用。

此外，本品还用于湿热黄疸、肺热咳嗽、痈肿疮毒等热毒证。

【用法用量】煎服，3～6g。

【使用注意】本品苦寒之性较强，过量服用易引起呕吐、腹泻、胸闷等，故用量不宜过大。

【参考资料】

1. 古籍摘要

《开宝本草》："解诸药毒，止痛，消疮肿毒，急黄发热，咳嗽，杀小虫。"

《本草图经》："以解咽喉肿痛极妙。"

《本草备要》："泻热解毒，去肺大肠风热，含之咽汁，止喉痛、齿肿、齿痛。"

2. 化学成分　本品主要含苦参碱、氧化苦参碱、臭豆碱、甲基金雀花碱等生物碱；此外，尚含多种黄酮类化合物、紫檀素、山槐素、红车轴草根苷等成分。

3. 药理作用 本品所含苦参碱有抗癌作用；所含生物碱有镇痛、镇静、中枢抑制作用；苦参总碱对结核杆菌、霍乱弧菌、皮肤真菌有抑制作用；臭豆碱、金雀花碱能反射性地兴奋呼吸中枢；氧化苦参碱有较强的平喘作用；本品还有抗炎、保肝等作用。

4. 现代运用 现代常以本品为主，随证配伍，可治疗银屑病、慢性活动性肝炎、膀胱肿瘤、恶性葡萄胎、钩端螺旋体病、白细胞减少症、痢疾、痔疮、心律失常、宫颈糜烂等。

附：北豆根

为防己科植物蝙蝠葛 *Menispermum dauricum* DC. 的干燥根茎。性味苦寒，与山豆根功效相近，除解毒利咽，治疗咽喉肿痛外，近年发现具有镇咳、祛痰、降压及抗癌等作用。煎服，3 ~ 9g。

马勃(《名医别录》)

为灰包科真菌脱皮马勃 *Lasiosphaera fenzlii* Reich. 、大马勃 *Calvatia gigantea* (Batsch ex Pers.) Lloyd 或紫色马勃 *Calvatia Lilacina* (Mont. et Berk.) Lloyd 的干燥子实体。脱皮马勃主产于辽宁、江苏、安徽、甘肃等地；大马勃主产于青海、内蒙古、河北等地；紫色马勃主产于广西、广东、湖北、江苏等地。夏、秋二季子实体成熟时及时采收，除去泥沙，干燥。生用。

【性味归经】 辛，平。归肺经。

【功效】 清热解毒，利咽，止血。

【应用】

1. 用于风热、肺火所致咽喉肿痛 本品味辛质轻，入肺经，既能宣散风热，又能清泻肺火，长于解毒利咽，为治咽喉肿痛的常用药。用治咽喉肿痛，与薄荷、牛蒡子、玄参等同用，共奏疏散风热，清热解毒之功，如普济消毒饮(《东垣试效方》)。

2. 用于多种出血证 本品有止血之功。用治：①血热妄行之吐血、衄血，可单用，或与其他凉血止血药同用；②外伤出血，用马勃粉撒敷伤口即效。

【用法用量】 煎服，1.5 ~ 6g，包煎；外用适量，敷患处。

【参考资料】

1. 古籍摘要

《名医别录》："主恶疮、马疥。"

《本草衍义》："治喉痹咽痛。"

《本草纲目》："马勃轻虚，上焦肺经药也。故能清肺热咳嗽，喉痹，衄血，失音诸病。"

2. 化学成分　本品含马勃素、紫颓马勃酸、马勃素葡萄糖苷、麦角甾醇、磷酸钠等成分。

3. 药理作用　本品对口腔出血、鼻出血有明显的止血作用；煎剂对金黄色葡萄球菌、绿脓杆菌、变形杆菌、肺炎双球菌有抑制作用，对少数真菌也有抑制作用。

4. 现代运用　现代单用本品或配伍他药，内服或外用，治疗上呼吸道感染、鼻出血、外伤性出血、上消化道出血、冻疮、咳嗽、溃疡性结肠炎等，还可用于外科手术止血。

木蝴蝶（《本草纲目拾遗》）

为紫葳科植物木蝴蝶 *Oroxylum indicum*（L.）Vent. 的干燥成熟种子。又名千张纸。主产于云南、贵州、广西等地。秋、冬二季采收成熟果实，暴晒至果实开裂，取出种子，晒干。生用。

【性味归经】苦、甘，凉。归肺、肝、胃经。

【功效】清热利咽，疏肝和胃。

【应用】

1. 用于咽喉肿痛，肺热咳嗽　本品清肺热、利咽喉，为治咽喉肿痛之常用药。用治：①邪热上攻之咽喉肿痛、声音嘶哑，多与玄参、麦冬、蝉蜕等同用；②肺热咳嗽，常与桑白皮、桔梗等同用。

2. 用于肝胃不和　本品甘缓苦泄，入肝胃经，有疏肝理气，和胃止痛之效。用治肝气犯胃，肝胃不和之胃脘胁肋疼痛，单用本品研末，酒调送服。

【用法用量】煎服，1.5～3g。

【参考资料】

1. 古籍摘要　《本草纲目拾遗》："治心气痛，肝气痛，下部湿热。"

2. 化学成分　本品含黄芩苷元、木蝴蝶苷、白杨素、脂肪油、特土苷等成分。

3. 药理作用　本品水煎剂能预防和治疗实验性白内障；黄芩苷元有抗炎、抗变态反应、利尿、利胆、降胆固醇等作用。

4. 现代运用　现代常以本品配伍他药，可治疗慢性咽炎、声带息肉、百日咳、胃及十二指肠溃疡等疾病。

鱼腥草(《名医别录》)

为三白草科植物蕺菜 *Houttuynia cordata* Thunb. 的新鲜全草或干燥地上部分。分布于长江流域以南各省。鲜品全年均可采割；干品夏季茎叶茂盛花穗多时采割，除去杂质，干燥。生用。

【性味归经】辛，微寒。归肺经。

【功效】清热解毒，消痈排脓，利尿通淋。

【应用】

1. 用于肺痈，肺热咳嗽 本品寒能降泄，辛以宣肺，有清热解毒，消痈排脓之效，为治肺痈要药。用治：①肺痈，常与桔梗、芦根、瓜蒌等同用；②肺热咳嗽，常与黄芩、贝母、知母等同用。

2. 用于热毒疮疡 本品辛寒，既能清热解毒，又能消痈排脓。用治热毒疮痈，常与野菊花、蒲公英、金银花等同用，或单用鲜品捣烂外敷。

3. 用于湿热淋证 本品有清热除湿，利尿通淋之效。用治热淋，可与车前子、白茅根、海金沙等清热利尿之品同用。

【用法用量】煎服，15~25g，不宜久煎；鲜品加倍，水煎或捣汁服；外用适量，捣敷或煎汤熏洗患处。

【参考资料】

1. 古籍摘要

《本草纲目》："散热毒痈肿。"

《本草经疏》："治痰热壅肺，发为肺痈吐脓血之要药。"

2. 化学成分 本品含鱼腥草素、挥发油、槲皮苷、氯化钾、蕺菜碱等成分。

3. 药理作用 本品所含鱼腥草素对金黄色葡萄球菌、肺炎双球菌、甲型链球菌、流感杆菌、卡他球菌、伤寒杆菌、结核杆菌等多种细菌均有不同程度的抑制作用；能增强白细胞吞噬能力，提高机体免疫力，有抗炎作用；所含槲皮苷及钾盐，能扩张肾动脉，增加肾动脉血流量，有较强的利尿作用；此外，还有镇痛、止血、镇咳等作用。

4. 现代运用 现代临床以鱼腥草注射液，治疗肺炎、支气管扩张、上呼吸道感染等；以本品随证配伍或制成不同剂型，可治疗百日咳、流行性角膜炎、急性化脓性睾丸炎、急慢性盆腔炎、肛周脓肿、带状疱疹、前列腺炎、红斑狼疮等。

败酱草(《神农本草经》)

为败酱科植物黄花败酱 *Patrinia scabiosaefolia* Fisch. 、白花败酱 *Patrinina vil-*

losa Juss. 的干燥全草。主产于长江下游各省。夏、秋二季采收，除去泥沙，洗净，阴干或干燥。切段，生用。

【性味归经】辛、苦，微寒。归胃、大肠、肝经。

【功效】清热解毒，消痈排脓，祛瘀止痛。

【应用】

1. 用于肠痈，肺痈，痈肿疮毒　本品辛散苦泄，既可清热解毒，又可消痈排脓，为治肠痈要药。用治：①肠痈初起，未成脓者，常与鱼腥草、芦根、桔梗等同用；②肠痈脓已成者，常与薏苡仁、附子等同用，如薏苡附子败酱散(《金匮要略》)；③肺痈，常与鱼腥草、芦根等同用；④痈肿疮毒，常与金银花、连翘等同用，亦可以鲜品捣烂外敷。

2. 用于产后瘀阻腹痛　本品辛散行滞，能破血行瘀而止痛。用治产后腹痛，可单用煎服，或与香附、当归等同用。

【用法用量】煎服，6～15g；外用适量。

【参考资料】

1. 古籍摘要

《神农本草经》："主暴热火疮，赤气，疥瘙疽痔，马鞍热气。"

《名医别录》："除痈肿，浮肿，结热，风痹不足，产后腹痛。"

《本草纲目》："善排脓破血，故仲景治痈及古方妇人科皆用之。"

2. 化学成分　黄花败酱根及根茎含挥发油、齐墩果酸、皂苷、生物碱等，油中主要成分为败酱烯、异败酱烯等；白花败酱全草含挥发油、黑芥子苷等，根及根茎含莫罗念冬苷、番木鳖苷、白花败酱苷等成分。

3. 药理作用　本品有促进肝细胞再生、改善肝功能作用；挥发油有镇静、催眠作用；体外实验，黄花败酱对金黄色葡萄球菌、痢疾杆菌等有抑制作用。

4. 现代运用　现代常以本品为主，随证加减，可治疗感冒、流行性感冒、流行性腮腺炎、急性化脓性扁桃体炎、肺炎、急性胰腺炎、急性阑尾炎、急慢性盆腔炎、慢性结肠炎、急性肝炎、克山病、肾积水、肾绞痛等。

白头翁(《神农本草经》)

为毛茛科植物白头翁 *Pulsatilla chinensis*（Bge.）Regel 的干燥根。主产于东北、华北等地。春、秋二季采挖，除去泥沙，干燥。切薄片，生用。

【性味归经】苦，寒。归胃、大肠经。

【功效】清热解毒，凉血止痢。

【应用】

1. 用于热毒血痢　本品苦寒降泄，能清热解毒，凉血止痢，为治热毒血痢的要药。用治：①热毒血痢，常与黄连、黄柏、秦皮同用，即白头翁汤(《伤寒论》)；②产后下痢，常与阿胶、黄柏、甘草同用。

2. 用于疮痈肿毒 本品苦寒，可解毒凉血消肿。用治疮痈肿毒，可与蒲公英、连翘等清热解毒，消痈散结之品同用。

【用法用量】 煎服，9～15g。

【参考资料】

1. 古籍摘要

《神农本草经》："主温疟狂易寒热，癥瘕积聚，瘿气，逐血止痛，疗金疮。"

《药性论》："止腹痛及赤毒痢，治齿痛，主项下瘰疬。"

《本草汇言》："凉血，消瘀，解湿毒。"

2. 化学成分 本品主要含三萜皂苷、三萜酸、木脂素、白头翁灵、白头翁英、白头翁素、原白头翁素、胡萝卜苷以及糖蛋白等成分。

3. 药理作用 本品鲜汁、煎剂、醇提液对金黄色葡萄球菌、绿脓杆菌、痢疾杆菌、枯草杆菌、伤寒杆菌、沙门氏杆菌等均具有明显的抗菌作用；煎剂及所含皂苷有明显的抗阿米巴原虫作用；对阴道滴虫有明显的杀灭作用；还有镇痛、镇静、强心等作用。

4. 现代运用 现代常以本品为主，随证配伍，可治疗细菌性痢疾、阿米巴痢疾、阿米巴性肝脓肿、肺炎、盆腔炎、消化性溃疡、神经性皮炎、急性肾盂肾炎、坏死性肠炎、功能性子宫出血等。

马齿苋(《新修本草》)

为马齿苋科植物马齿苋 *Portulaca oleracea* L. 的干燥地上部分。我国南北各地均产。夏、秋二季采收，除去残根及杂质，洗净，略蒸或烫后干燥。生用或鲜用。

【性味归经】 酸，寒。归大肠、肝经。

【功效】 清热解毒，凉血止血。

【应用】

1. 用于毒热血痢 本品性寒滑利，味酸收敛，具有清热解毒，凉血止痢之功，为治痢疾之常用药。用治热毒血痢，可单用水煎服，或鲜品捣汁调服，亦常与黄柏、黄连、白头翁等同用，共奏清热解毒，凉血止痢之功。

2. 用于热毒疮疡 本品性寒，能清热解毒。用治痈肿疮毒，可单用本品煎汤内服或外洗，或以鲜品捣烂外敷，也可与清热解毒之品如金银花、连翘等同用。

3. 用于血热出血证 本品味酸性寒，入血分，具有清热凉血止血之效。用治：①血热妄行之崩漏，可单用捣汁服或煎服；②便血痔血，常与地榆、槐角等同用；③热淋、血淋，可与蒲公英、金银花、石韦等同用。

【用法用量】煎服，9～15g；鲜品30～60g；外用适量捣敷患处。

【使用注意】胃脾虚寒、肠滑易泻者忌服。

【参考资料】

1. 古籍摘要

《新修本草》："主诸肿瘘疣目，捣揩之；饮之主反胃，诸淋，金疮血流，破血癖癥瘕，小儿尤良。"

《本草纲目》："散血散肿，利肠滑胎，解毒通淋，治产后虚汗。"

2. 化学成分　本品含三帖醇类、黄酮类、有机酸及其盐、硫胺素、核黄素、维生素、β－胡萝卜素、氨基酸、多糖等成分。

3. 药理作用　本品煎剂、醇提物对各型痢疾杆菌、伤寒杆菌、金黄色葡萄球菌均有抑制作用；对某些致病真菌也有抑制作用；注射液对子宫平滑肌有明显的兴奋作用；本品还有增强肠蠕动及利尿作用。

4. 现代运用　现代以本品为主，随证配伍，可治疗细菌性痢疾、急性肠胃炎、多种化脓性皮肤病、外科感染等。

大血藤(《本草图经》)

为木通科植物大血藤 *Sargentodoxa cuneata*（oliv.）Rehd. et Wils. 的干燥藤茎。又名红藤。主产于江西、湖北、湖南、江苏等地。秋、冬二季采收，除去侧枝，截段，干燥。切片，生用。

【性味归经】苦，平。归大肠经。

【功效】清热解毒，活血止痛。

【应用】

1. 用于肠痈，热毒疮疡　本品长于清热解毒，消痈止痛，善散肠中瘀滞，为治肠痈要药。用治：①肠痈，常与金银花、连翘、大黄等同用；②热毒疮疡，常与金银花、白芷等同用。

2. 用于跌打损伤，风湿痹痛，经闭痛经　本品能活血散瘀，消肿止痛。用治：①跌打损伤，瘀血肿痛，常与骨碎补、续断、赤芍等同用；②经闭痛经，常与当归、香附、益母草等同用；③风湿痹痛，常与独活、牛膝、防风等同用。

【用法用量】煎服，9～15g。

【参考资料】

1. 古籍摘要　《本草图经》："攻血，治血块。"

2. 化学成分　本品含鞣质、大黄素、大黄素甲醚、胡萝卜甘、β－谷甾醇等成分。

3. 药理作用　本品煎剂对金黄色葡萄球菌、乙型链球菌有较强的抑制作用，对大肠杆菌、白色葡萄球菌、卡他球菌、甲型链球菌、绿脓杆菌亦有一定的抑制作用；水提物能抑制血小板聚集，增加冠脉流量，抑制血栓形成；能提高血浆 cAMP 水平，提高实验动物耐缺氧能力，扩张冠状动脉，缩小心肌梗死范围。

4. 现代运用 现代以本品配伍他药或用其制剂，可治疗急性阑尾炎、化脓性阑尾炎、阑尾脓肿、粘连性肠梗阻、跌打损伤、经闭、腰痛、小儿蛔虫腹痛、输卵管阻塞等。

土茯苓(《本草纲目》)

为百合科植物光叶拔葜 *Smilax glabra* Roxb. 的干燥根茎。主产于广东、湖南、浙江、四川等地。夏、秋二季采挖，除去须根，洗净，干燥；或趁鲜切成薄片，干燥。生用。

【性味归经】 甘、淡，平。归肝、胃经。

【功效】 解毒除湿，通利关节。

【应用】

1. 用于梅毒，肢体拘挛 本品能够解毒利湿，通利关节，解汞毒，为治梅毒的要药。用治梅毒或因梅毒服汞剂中毒而致肢体拘挛者，可单用本品大剂量煎服，也可与金银花、甘草等同用。

2. 用于淋浊，带下，湿热疮毒 本品甘淡，能利湿解毒，故可用于湿热下注证。用治：①热淋，常与木通、车前子、蒲公英等同用；②湿热疮毒、阴痒带下，常与苍术、黄柏、苦参等同用；③皮肤瘙痒，常配伍地肤子、白鲜皮等祛风止痒之品。

【用法用量】 煎服，15～60g。

【使用注意】 服药时忌茶。

【参考资料】

1. 古籍摘要

《本草纲目》："健脾胃，强筋骨，去风湿，利关节，止泄泻，治拘挛骨痛，恶疮痈肿，解汞粉、银朱毒。"

《本草备要》："治杨梅疮毒，瘰疬疮肿。"

《本草正义》："土茯苓，利湿去热……专治杨梅疮毒。"

2. 化学成分 本品含落新妇苷、异黄杞苷、胡萝卜苷、3，5，4'-三羟基芪、表儿茶精 L、琥珀酸、皂苷、鞣质、黄酮、挥发油、多糖等成分。

3. 药理作用 本品有抑制金黄色葡萄球菌、溶血性链球菌、大肠杆菌、绿脓杆菌等作用；所含落新妇苷有利尿、镇痛、抗肿瘤、抗棉酚毒性等作用。

4. 现代运用 现代以本品及其制剂，或随证配伍，用于治疗梅毒、淋病、软组织化脓性感染、颈部淋巴结结核、皮炎、食道贲门癌、肾盂肾炎、乙型肝炎、急性扁桃体炎等。

白花蛇舌草(《广西中药志》)

为茜草科植物白花蛇舌草 *hedyotis diffusa* Willd. 的干燥全草。主产于长江以南各省。夏、秋二季采收，除去杂质，晒干。生用。

【性味归经】 微苦、甘，寒。归胃、大肠、小肠经。

【功效】 清热解毒，利湿通淋。

【应用】

1. 用于多种热毒证　本品性寒，能够清热解毒。用治：①痈肿疮毒，可单用，内服外用均可，或与金银花、连翘、野菊花等同用；②咽喉肿痛，多与黄芩、玄参、板蓝根等同用；③毒蛇咬伤，可单用，亦可与半边莲、紫花地丁等配伍。

2. 用于热淋　本品甘寒，有清热利湿通淋之效。用治热淋，常与半边莲、车前子、石韦等同用。

【用法用量】 煎服，15～30g；外用适量。

【参考资料】

1. 化学成分

本品含齐墩果酸、熊果酸、对－香豆酸、豆甾醇、β－谷甾醇、黄酮苷、白花蛇舌草素等成分。

2. 药理作用　本品有抗肿瘤作用；体外实验抗菌作用不显著，但浓煎剂能抑制绿脓杆菌、伤寒杆菌、变形杆菌；可增强白细胞的吞噬能力，有消炎作用；还有镇痛、镇静、保肝、利胆等作用。

3. 现代运用　现代常以本品配伍他药，治疗急性感染性疾病、急性黄疸型肝炎、慢性肝炎、雀斑、癌症、肺结核、急性阑尾炎等。

半边莲(《本草纲目》)

为桔梗科植物半边莲 *Lobelia chinensis* Lour. 的干燥全草。主产于湖北、湖南、江苏、浙江等地。夏季采收，除去泥沙，洗净，晒干。切段，生用。

【性味归经】 辛，平。归心、小肠、肺经。

【功效】 清热解毒，利水消肿。

【应用】

1. 用于疮痈肿毒，蛇虫咬伤　本品能够清热解毒。用治热毒疮痈、毒蛇咬伤，以鲜品捣烂外敷，或配伍金银花、野菊花等清热解毒之品。

2. 用于腹水，水肿，黄疸 本品能够利水消肿。用治：①腹水、水肿，常与金钱草、泽泻、茯苓等同用；②黄疸，可与茵陈、大黄等同用。

【用法用量】煎服，9～15g。

【参考资料】

1. 古籍摘要

《本草纲目》："蛇虺伤，捣汁饮，以滓围涂之。"

《生草药性备要》："敷疮消肿毒。"

2. 化学成分 本品含半边莲碱、去氢半边莲碱、氧化半边莲碱等生物碱，还含黄酮苷、皂苷、氨基酸、延胡索酸等成分。

3. 药理作用 本品煎剂及延胡索酸有抗蛇毒作用；其浸剂有持久而显著的降压作用；浸剂或半边莲总生物碱利尿作用显著；还有利胆、抗炎、抑菌等作用。

4. 现代运用 现代临床用本品及其制剂，可治疗带状疱疹、婴幼儿湿疹、百日咳、急慢性肾炎、晚期血吸虫病、痢疾、急性蜂窝织炎等。

鸦胆子(《本草纲目拾遗》)

为苦木科植物鸦胆子 *Brucea javanica*（L.）Merr. 的干燥成熟果实。主产于广西、广东、福建等地。秋季果实成熟时采收，除去杂质，晒干。去壳取仁，生用。

【性味归经】苦，寒；有小毒。归大肠、肝经。

【功效】清热解毒，止痢截疟，腐蚀赘疣。

【应用】

1. 用于热毒血痢，休息痢 本品味苦性寒，能清热解毒，凉血止痢。用治热毒血痢或休息痢，可单用，以龙眼肉或胶囊包裹吞服。

2. 用于各型疟疾 本品苦寒，能清肝胆湿热，杀虫截疟。用治各种类型的疟疾，如间日疟、三日疟、恶性疟疾等，单用本品，以龙眼肉或胶囊包裹吞服。

3. 用于鸡眼，赘疣 本品外用有腐蚀作用。用治鸡眼、赘疣、扁平疣等，取鸦胆子仁捣烂涂敷患处，或用鸦胆子油局部涂敷。

【用法用量】以龙眼肉或胶囊包裹吞服，每次0.5～2g；外用适量。

【使用注意】本品对胃肠道及肝肾均有损害，不宜多用久服；胃肠出血及肝肾功能异常者，忌用或慎用。

【参考资料】

1. 古籍摘要

《本草纲目拾遗》："治冷痢久泄……外无烦热躁扰，内无肚腹急痛，有赤白相兼，无里急后重，大便流利，小便清长。”

《医学衷中参西录》：“味极苦，性凉，为凉血解毒之要药。善治热痢赤痢，二便因热下血，最能清血中之热及肠中之热，防腐生肌，诚有奇效。”

2. 化学成分　本品含鸦胆子苦味素、鸦胆子苦醇、鸦胆子苷、鸦胆子毒素等成分。

3. 药理作用　本品对阿米巴原虫、疟原虫均有杀灭或抑制作用；对鞭虫、蛔虫、绦虫、阴道滴虫等也具有驱杀作用；对流感病毒有抑制作用；有抗疟、抗肿瘤作用；可使赘疣细胞的细胞核固缩，细胞坏死、脱落。

4. 现代运用　现代单用本品及其制剂，可治疗尖锐湿疣、手足癣、溃疡性结肠炎、胃黏膜上皮不典型增生、银屑病、肺癌、食管癌、胃癌、宫颈癌、前列腺癌、大肠癌、五官科肿瘤等。

拳参（《本草图经》）

为蓼科植物拳参 *Polygonum bistorta* L. 的干燥根茎。主产于东北、华北、山东、江苏等地。春初发芽时或秋季茎叶枯萎时采挖，晒干，去须根。切片，生用。

【性味归经】苦、涩，微寒。归肺、肝、大肠经。

【功效】清热解毒，镇肝息风，凉血止痢。

【应用】

1. 用于痈肿瘰疬，毒蛇咬伤　本品苦泻凉清，能清热解毒，消痈散结。用治疮痈肿痛、瘰疬、水火烫伤、毒蛇咬伤等，可用本品捣烂敷患处，或煎汤外洗，亦可配其他清热解毒药。

2. 用于热病抽搐及破伤风　本品苦凉，能镇惊凉肝息风。用治热病高热神昏，惊痫抽搐以及破伤风等，常与钩藤、全蝎、牛黄等同用。

3. 用于赤痢，湿热泄泻　本品能清热解毒，凉血止痢，兼能涩肠止泻。用治赤痢、泄泻，可单独制成片剂使用，或与白头翁、秦皮、黄芩等同用。

4. 用于血热出血证　本品入肝经血分而有凉血止血之效。用治血热妄行之吐血、衄血、崩漏等，常与白茅根、贯众、大蓟等凉血止血之品同用。

【用法用量】煎服，4.5～9g；外用适量。

【参考资料】

1. 古籍摘要《本草图经》：“捣末，淋渫肿气。”

2. 化学成分　本品含鞣质、淀粉、糖类、果酸、树胶、黏液质、蒽醌衍生物、树胶等成分。

3. 药理作用　本品对金黄色葡萄球菌、溶血性链球菌、脑膜炎双球菌、痢疾杆菌、副伤寒杆菌、大肠杆菌、绿脓杆菌、枯草杆菌等均有抑制作用；外用有一定的止血效果。

4. 现代运用 现代以本品为主，随证配伍，可治疗多种癌症、肺结核、慢性气管炎、胃及十二指肠溃疡、银屑病等。

漏芦(《神农本草经》)

为菊科植物祁州漏芦 *Rhaponticum uniflorum* (L.) DC. 的干燥根。主产于河北、辽宁、山西等地。春、秋二季采挖，除去须根及泥沙，晒干。切片，生用。

【性味归经】 苦，寒。归胃经。

【功效】 清热解毒，消痈散结，通经下乳，舒筋通脉。

【应用】

1. 用于乳痈，疮痈 本品苦寒降泄，故有清热解毒，消痈散结之效，又能通经下乳，故善治乳痈。用治：①乳痈肿痛，常与瓜蒌、贝母、蒲公英等同用；②痈肿疮毒，常与大黄、连翘、紫花地丁等同用。

2. 用于乳房胀痛，乳汁不下 本品有通经下乳之功。用治乳汁不下，乳房胀痛等，常与穿山甲、王不留行等同用。

3. 用于湿痹拘挛 本品性善通利，有舒筋通脉活络之功。用治湿痹之筋脉拘挛、骨节疼痛，可配伍祛风湿药。

【用法用量】 煎服，5~9g。

【使用注意】 孕妇慎用。

【参考资料】

1. 古籍摘要

《神农本草经》："主皮肤热，恶疮疽痔，湿痹，下乳汁。"

《本草纲目》："下乳汁，消热毒，排脓，止血，生肌，杀虫，故东垣以为手、足阳明药，而古方治痈疽发背，以漏芦汤为首称也。"

2. 化学成分 本品含牛蒡子醛、牛蒡醇、棕榈酸、β-谷甾醇、漏芦甾酮、蜕皮甾酮、挥发油等成分。

3. 药理作用 本品具有显著的抗氧化作用，能改善动脉粥样硬化的病理指标，减轻病变；能显著抑制单胺氧化酶的活性，具有明显的抗衰老作用；所含漏芦蜕皮甾酮，能显著增强巨噬细胞的吞噬作用，提高细胞的免疫功能。

4. 现代运用 现代常以本品为主，随证配伍，可治疗肥胖症、乳腺囊性增生、蛋白尿、乳腺炎、缺乳症、流行性腮腺炎、小儿营养不良等。

熊胆(《新修本草》)

为熊科动物棕熊 *Ursus arctos* Linnaeus 或黑熊 *Selenarctos thibetanus* G. Cuvier 的干燥胆。主产于云南、黑龙江、吉林等地。多于冬季捕捉，捕获后，迅速取出胆囊，将胆囊口扎紧，以防胆汁流失，吊于通风处阴干或用夹板将胆囊夹扁，悬于通风处阴干或置石灰缸中干燥，不宜晒干或烘干，以防腐臭，研细用。现多以活体引流胆汁，干燥后入药。

【性味归经】 苦，寒。归肝、胆、心经。

【功效】 清热解毒，息风止痉，清肝明目。

【应用】

1. 用于热极生风 本品苦寒，能清热凉肝，息风止痉。用治：①肝经热盛，热极生风之高热、手足抽搐等，宜与息风止痉药同用；②小儿痰热惊痫，可用竹沥化服。

2. 用于疮痈肿痛 本品能清热解毒，消散痈肿。用治热毒蕴结之疮痈、痔疮、咽痛等，可用水调化涂于患处，或加入少许冰片，涂敷均可。

3. 用于肝热目疾 本品入肝经，具有清肝明目之效。用治肝热目赤肿痛、目生翳障等，以本品少许，蒸馏水化后外洗，或以本品与冰片化水点眼。

此外，还可用于黄疸、小儿疳积、风火牙痛等疾病。

【用法用量】 入丸散剂，每次 0.25～0.5g；外用适量。

【使用注意】 脾胃虚寒者忌服。

【参考资料】

1. 古籍摘要

《新修本草》："疗时气热盛变为黄疸，暑日久痢。"

《本草纲目》："退热，清心，平肝，明目去翳，杀蛔、蛲虫。"

《本草从新》："凉心，平肝，明目，杀虫，治惊痫五痔。实热则宜，虚家当戒。"

2. 化学成分 本品含熊去氧胆酸、鹅去氧胆酸、胆酸、去氧胆酸、猪去氧胆酸、石胆酸、胆红素、胆固醇、无机盐、脂肪、磷质、多种氨基酸等成分。

3. 药理作用 本品可显著增加胆汁分泌量，对胆总管、括约肌有松弛作用；鹅去氧胆酸、胆酸及去氧胆酸对金黄色葡萄球菌、链球菌、肺炎双球菌有显著的抑制作用；还有溶解胆结石、解毒、抗炎、抗过敏、镇咳、祛痰、平喘、助消化、降压等作用。

4. 现代运用 现代常以本品为主，随证加减，用于治疗胃及十二指肠溃疡、冠心病心绞痛、胆囊炎、亚急性重症肝炎、胆结石、急性虹膜睫状体炎、头面部带状疱疹等。

山慈菇(《本草拾遗》)

为兰科植物杜鹃兰 *Cremastra appendiculata*（D. Don）Makino、独蒜兰 *Pleione bulbocodioides*（*Franch.*）Rolfe 或云南独蒜兰 *Pleione yunnanensis* Rolfe 的干燥假鳞茎。前者习称“毛慈菇”，后二者习称“冰球子”。主产于四川、贵州、云南等地。夏、秋二季采挖，除去地上部分及泥沙，分开大小，置沸水锅中蒸煮至透心，干燥。生用。

【性味归经】 甘、微辛，寒；有小毒。归肝、胃经。

【功效】 清热解毒，消痈散结。

【应用】

1. 用于痈疽疔疮，瘰疬痰核　本品味辛能散，性寒清热，故有清热解毒，消痈散结之效。用治痈疽发背、疔疮肿毒、瘰疬痰核等，常与雄黄、朱砂、麝香等同用，如紫金锭(《百一选方》)。

2. 用于癥瘕痞块　本品有解毒散结消肿之功。用治癥瘕痞块，可配伍桃仁、穿山甲、浙贝母等，以增强软坚散结之功。

此外，本品尚能化痰，经适当配伍，可治疗风痰癫痫。

【用法用量】 煎服，3 ~9g；外用适量。

【参考资料】

1. 古籍摘要

《本草拾遗》：“疔痈肿疮瘘，瘰疬结核等，醋磨敷之。”

《本草纲目》：“主疔肿，攻毒破皮，解诸毒……蛇虫狂犬伤。”

2. 化学成分　本品含黏液质、葡配甘露醇聚糖、甘露糖等成分。

3. 药理作用　本品有与长春碱相似的抗肿瘤作用；尚有止咳、平喘及止痛作用。

4. 现代运用　现代常以本品配伍他药，可治疗肝硬化、化脓性指头炎、老年性阴道炎、甲状腺囊肿、急性扁桃体炎、口腔炎、淋巴结核、蛇虫咬伤等。

第四节　清热凉血药

本类药物味多甘苦咸，性寒，主入血分，归心肝经。有清解营分、血分热邪的作用，主要用于温病热入营分、血分等实热证。如外感温热病邪入营分，症见身热夜甚、斑疹隐隐、心烦不寐、舌绛而干、脉细数；邪陷心包之神昏谵语、舌謇肢厥、舌质红绛；热入血分之斑疹紫暗、躁扰不宁、甚或昏狂、舌绛起刺。亦可用于内伤杂病血热妄行之各类出血证，如吐血、衄血、咳血、尿血、便血、崩漏等。

部分药物兼有养阴生津作用，对热入营血，阴伤液耗者最为适宜。

地黄（《神农本草经》）

为玄参科植物地黄 *Rehmannia glutinosa* Libosch. 的新鲜或干燥块根。全国大部分地区均产，主产于河南，称“怀地黄”，为道地药材。秋季采挖，除去芦头、须根及泥沙，鲜用，称“鲜地黄”，或将地黄缓缓烘焙至约八成干，称“生地黄”。切片，生用。

【处方用名】地黄、生地黄（生用，偏于凉血养阴，清虚热）；鲜地黄（鲜用，偏于生津）。

【性味归经】甘、苦，寒。归心、肝、肾经。

【功效】清热凉血，养阴生津。

【应用】

1. 用于温病热入营血　本品性寒入血，善清营血分之热邪，为清热凉血要药。用治：①温热病热入营分，多配玄参、麦冬、黄连等，如清营汤（《温病条辨》）；②邪入血分，常配伍牡丹皮、赤芍等，如犀角地黄汤（《备急千金要方》）；③气血两燔，可与石膏、知母等清热泻火药同用。

2. 用于血热出血证　本品性寒，能清热凉血而止血，凡吐血、衄血、咯血、血痢、便血、血淋、崩漏等属血分热炽，迫血妄行者均宜用之。用治：①血热吐衄，常与鲜荷叶、侧柏叶等同用，如四生丸（《校注妇人良方》）；②便血，常与地榆同用，如两地丹（《石室秘录》）；③血淋、尿血，配伍小蓟、蒲黄等，如小蓟饮子（《济生方》）；④血热崩漏或产后下血不止、心神烦乱者，可与益母草同用。

3. 用于阴虚内热证　本品入肾，苦寒泄热，甘寒养阴。用治温病后期，阴液损伤，余热未尽之夜热早凉、舌红脉细数者，常配伍青蒿、鳖甲等，如青蒿鳖甲汤（《温病条辨》）。

4. 用于口渴，消渴，肠燥便秘　本品甘寒质润，长于清热养阴生津。用治：①热病伤津之烦渴多饮，配伍麦冬、沙参、玉竹等，如益胃汤（《温病条辨》）；②阴虚消渴，配伍山药、山茱萸等，如滋膵饮（《医学衷中参西录》）；③肠燥便秘，与玄参、麦冬同用，即增液汤（《温病条辨》）。

【用法用量】煎服，9～15g；鲜用，12～30g。

【使用注意】脾虚湿滞、腹满便溏者不宜使用。

【参考资料】

1. 古籍摘要

《神农本草经》："主治折跌绝筋伤中，逐血痹，填骨髓，长肌肉。做汤，除寒热积聚，除痹。"

《珍珠囊》："凉血，生血，补肾水真阴。"

2. 化学成分 本品主要含苷类，其中以环烯醚萜苷类为主，并含D－葡萄糖、D－半乳糖、蔗糖、水苏糖等糖类，另含有多种氨基酸、D－甘露醇、磷酸、β－谷甾醇、胡萝卜苷等成分。

3. 药理作用 本品水提液有降压、镇静、抗炎、抗过敏作用；流浸膏有强心、利尿作用；乙醇提取物能缩短凝血时间；有对抗连续服用地塞米松后血浆皮质酮浓度下降的作用，并能防止肾上腺皮质萎缩；能使甲亢大鼠肾脏β－受体数量增加，使甲状腺功能恢复到正常；对小鼠脾脏玫瑰花形成细胞具有明显的抑制作用；具有促进机体淋巴母细胞的转化、增加T淋巴细胞数量的作用，并能增强网状内皮细胞的吞噬功能，对免疫功能低下者作用更明显；能加快小鼠多能造血干细胞、骨髓粒系定向造血干细胞的增殖、分化。

4. 现代运用 现代临床以本品为主，随证配伍，可治疗原发性血小板减少性紫癜、病毒性心肌炎、传染性肝炎、糖尿病神经病变、脊柱肥大症、红斑狼疮性肢痛、风湿性关节炎、类风湿性关节炎、席汉综合征、希恩病、女性特发性性早熟、功能性子宫出血、湿疹、神经性皮炎、荨麻疹、化脓性中耳炎、便秘等。

玄参(《神农本草经》)

为玄参科植物玄参 *Scrophularia ningpoensis* Hemsl. 的干燥根。主产于浙江、四川、陕西等地，以浙江产者质优，称"浙玄参"，为道地药材。冬季茎叶枯萎时采挖，除去根茎、幼芽、须根及泥沙，晒或烘至半干，堆放3～6天，反复数次至干燥。生用。

【性味归经】甘、苦、咸，微寒。归肺、胃、肾经。

【功效】清热凉血，泻火解毒，滋阴。

【应用】

1. 用于温病热入营血 本品性寒，入血分而善清热凉血。用治：①温病邪热入营，常配地黄、丹参等，如清营汤(《温病条辨》)；②温邪内陷心包之神昏谵语，常配麦冬、连翘等，如清宫汤(《温病条辨》)；③气血两燔，温毒发斑，常配石膏、知母等，如化斑汤(《温病条辨》)。

2. 用于津伤便秘，劳嗽咳血，骨蒸劳热 本品甘寒质润，咸寒入肾，功能清热生津，滋阴润燥。用治：①热病伤阴之肠燥便秘，与地黄、麦冬配伍，即增液汤(《温病条辨》)；②肺肾阴虚之潮热盗汗、骨蒸劳嗽，常配百合、贝母等，如百合固金汤(《慎斋遗书》)。

3. 用于咽喉肿痛，瘰疬痰核，痈肿疮毒，脱疽 本品能够降火解毒、清利咽喉，咽喉肿痛，无论外感风热、肺经火毒或阴虚火旺证，均可随证配伍应用。用治：①外感风热之咽喉肿痛，常与薄荷、牛蒡子等配伍；②热毒咽痛，常配伍黄芩、板蓝根等，如普济消毒饮(《东垣试效方》)；③阴虚火旺，虚火上炎之咽痛，可与麦冬、桔梗、甘草同用；④痰火郁结之瘰疬、痰核，与贝母、牡蛎同用，即消瘰丸(《医学心悟》)；⑤疮疡肿毒，常与金银花、连翘等同用；⑥脱疽，与金银花、当归、甘草同用，即四妙勇安汤(《验方新编》)。

【用法用量】煎服，9～15g。

【使用注意】脾胃虚寒，食少便溏者不宜服用；不宜与藜芦同用。

【参考资料】

1. 古籍摘要

《神农本草经》：“主治腹中寒热积聚，女子产乳余疾。补肾气，令人目明。”

《名医别录》：“下水，止烦渴，散颈下核，痈肿。”

《本草纲目》：“滋阴降火，解斑毒，利咽喉，通小便血滞。”

2. 化学成分 本品含环烯醚萜类化合物，如哈巴苷、玄参苷、桃叶珊瑚苷、6-O-对甲基梓醇等，又含环戊烯［b］并呋喃化合物，如玄参种苷元、玄参种苷A及B等，还含天冬酰胺、挥发油、脂肪酸等成分。

3. 药理作用 本品水浸剂、醇浸剂和煎剂均有降压作用，还有增加冠脉流量及耐缺氧能力；醇浸膏、水溶液能增加小鼠心肌血流量，并可对抗垂体后叶素所致的冠脉收缩；有镇静、抗惊厥及解热、抗炎作用；对金黄色葡萄球菌、白喉杆菌、伤寒杆菌、乙型溶血性链球菌、绿脓杆菌等均有抑制作用。

4. 现代运用 现代临床以本品为主，随证配伍，可治疗小儿高热、慢性咽炎、习惯性便秘、慢性前列腺炎、淋巴结肿大、乳腺增生等。

牡丹皮(《神农本草经》)

为毛茛科植物牡丹 *Paeonia suffruticosa* Andr. 的干燥根皮。主产于安徽、四川、湖南、湖北等地，以安徽铜陵凤凰山产者质佳，称“凤丹皮”，为道地药材。秋季采挖根部，除去细根，剥取根皮，晒干。生用。

【性味归经】苦、甘，微寒。归心、肝、肾经。

【功效】清热凉血，活血祛瘀。

【应用】

1. 用于温毒发斑，血热吐衄 本品苦寒，入心肝血分，能清营血分实热而凉血。用治：①温病热入血分之发斑、吐血、衄血，常配伍地黄、赤芍等，如犀角地黄汤(《备急千金要方》)；②血热吐衄，常配伍大蓟、茜草等，如十灰散(《十药神书》)。

2. 用于虚热证 本品辛寒芳香，善于清透阴分伏热。用治：①温病后期，津液已伤，邪伏阴分者，常配伍青蒿、鳖甲等，如青蒿鳖甲汤(《温病条辨》)；②阴虚火旺之潮热，可与地黄、知母等养阴生津之品同用，如知柏地黄丸(《医宗金鉴》)。

3. 用于血滞经闭，痛经，跌打伤痛 本品苦泄微寒，有活血祛瘀功效，最善治瘀热之证。用治：①血滞经闭、痛经，可配桃仁、红花、当归等；②跌打伤痛，可与乳香、没药等配伍。

4. 用于痈肿疮毒 本品辛苦而寒，既能清热凉血，又能散瘀消痈。用治：①热毒疮痈，常配大黄、甘草等，如将军散(《本草汇言》)；②瘀热互结之肠痈，常配大黄、桃仁等，如大黄牡丹皮汤(《金匮要略》)。

【用法用量】 煎服，6~12g。

【参考资料】

1. 古籍摘要

《神农本草经》："主治寒热中风，瘈疭痉，惊痫邪气，除癥坚，瘀血，留舍肠胃，安五脏，疗痈疮。"

《珍珠囊》："治胃肠积血，衄血，吐血，无汗骨蒸。"

《本草纲目》："治血中伏火，除烦热。"

2. 化学成分 本品含牡丹酚、牡丹酚苷、牡丹原苷、牡丹酚新苷、芍药苷、氧化芍药苷、苯甲酰芍药苷、苯甲酰氧化芍药苷、没食子酸、挥发油、植物甾醇等成分。

3. 药理作用 本品所含牡丹酚及其他糖苷类成分均有抗炎作用；牡丹酚有降温、解热、镇静、镇痛、解痉、抗动脉粥样硬化、利尿、抗溃疡等作用；乙醇提取物、水煎液能增加冠脉血流量，降低心输出量；水煎剂及牡丹酚均有降低血压的作用；所含牡丹酚及芍药苷、苯甲酰芍药苷、苯甲酰氧化芍药苷等有抗血小板凝聚作用；水煎剂对痢疾杆菌、伤寒杆菌等多种细菌及皮肤真菌均有抑制作用。

4. 现代运用 现代以本品为主，随证配伍，可治疗高血压病、原发性血小板减少性紫癜、过敏性鼻炎；注射剂可治疗手术后痛、急性腰腿痛、风湿痛、胃及十二指肠溃疡痛、泌尿系结石痛等各种疼痛和皮肤瘙痒症；煎液外涂可治疗急性湿疹等。

赤芍(《神农本草经》)

为毛茛科植物赤芍 *Paeonia lactiflora* Pall. 或川赤芍 *Paeonia veitchii* Lynch 的干燥根。前者主产于内蒙古、东北地区；后者主产于四川。春、秋二季采挖，除去根茎、须根及泥沙，晒干。切片，生用。

【性味归经】苦，微寒。归肝经。

【功效】清热凉血，散瘀止痛。

【应用】

1. 用于温毒发斑，血热吐衄　本品苦寒入血，善清血分郁热而奏凉血之功。用治：①温毒发斑，常与牡丹皮、地黄等配伍，如犀角地黄汤(《备急千金要方》)；②血热吐衄，常与大蓟、白茅根等配伍。

2. 用于目赤肿痛，痈肿疮疡　本品性寒，入肝经而清肝火，入血分而散瘀滞。用治：①肝经风热之目赤肿痛、羞明多泪，配伍薄荷、黄芩等，如芍药清肝散(《原机启微》)；②热毒疮疡，常配金银花、天花粉等，如仙方活命饮(《校注妇人良方》)。

3. 用于肝郁胁痛，经闭痛经，癥瘕腹痛，跌打损伤　本品既能清热凉血，又能活血散瘀止痛。用治：①肝郁血滞之胁痛，常配伍柴胡、牡丹皮等；②血瘀经闭、痛经、癥瘕腹痛，常配伍当归、川芎等，如少腹逐瘀汤(《医林改错》)；③跌打损伤，可配伍虎杖、乳香、没药等。

【用法用量】煎服，6～12g。

【使用注意】不宜与藜芦同用。

【参考资料】

1. 古籍摘要

《神农本草经》：“主邪气腹痛，除血痹，破坚积，寒热疝瘕，止痛，利小便。”

《本草求真》：“赤芍与白芍主治略同，但白则有敛阴益营之力，赤则止有散邪行血之意；白则能于土中泻木，赤则能于血中活滞。故凡腹痛坚积，血瘕疝痹，经闭目赤，因于积热而成者，用此则能凉血逐瘀，与白芍主补无泻，大相远耳。”

2. 化学成分　本品含芍药苷、芍药内酯苷、氧化芍药苷、苯甲酰芍药苷、芍药新苷、没食子鞣质、苯甲酸、挥发油、脂肪油、树脂等成分。

3. 药理作用　本品能扩张冠状动脉，增加冠脉血流量；水提液、芍药苷等有抑制血小板聚集作用；煎剂能延长体外血栓形成时间，减轻血栓干重；所含芍药苷有镇静、抗炎、止痛作用；芍药流浸膏、芍药苷有抗惊厥作用；芍药苷还有解痉作用；本品对肝细胞 DNA 的合成有明显的增强作用，对多种病原微生物有较强的抑制作用。

4. 现代运用 现代单用赤芍或随证配伍，可治疗冠心病、肺心病、脑血栓形成、急性黄疸型病毒性肝炎、重症肝炎、肝曲综合征、小儿腹痛、色素性紫癜性苔藓样皮炎等疾病。

紫草(《神农本草经》)

为紫草科植物新疆紫草 *Arnebia euchroma*（Royle）Johnst. 或内蒙紫草 *Arnebia guttata* Bunge 的干燥根。前者主产于新疆；后者主产于内蒙古、甘肃等地。春、秋二季采挖，除去泥沙，干燥。生用。

【性味归经】甘、咸，寒。归心、肝经。

【功效】凉血，活血，解毒，透疹。

【应用】

1. 用于斑疹紫黑，麻疹不透 本品入血分，兼有凉血活血，解毒透疹之功，为治斑疹要药。用治：①温毒发斑，斑疹紫黑者，常配赤芍、蝉蜕等，如紫草快斑汤(《张氏医通》)；②麻疹不透，疹色紫暗者，可与牛蒡子、连翘等同用，如紫草消毒饮(《张氏医通》)。

2. 用于疮疡，湿疹，水火烫伤 本品性寒，既能清热凉血，又善清解热毒。用治：①疮疡初起肿痛，常与金银花、连翘等配伍；②疮疡久溃不敛，常配当归、血竭等熬膏外敷，如生肌玉红膏(《外科正宗》)；③湿疹，可配伍黄连、黄柏等，如紫草膏(《仁斋直指方论》)；④水火烫伤，可用本品以植物油浸泡，滤取油液，外涂患处，或配黄柏、大黄等以麻油熬膏外搽。

【用法用量】煎服，5~9g；外用适量，熬膏或用植物油浸泡涂搽。

【参考资料】

1. 古籍摘要

《神农本草经》："主心腹邪气，五疸，补中益气，利九窍，通水道。"

《本草纲目》："紫草，其功长于凉血活血，利大小肠。故痘疹欲出未出，血热毒盛，大便闭涩者用之，已出而紫黑便闭者亦可用。若已出而红活，及白陷大便利者，切宜忌之。"

2. 化学成分 本品含萘醌类色素，其主要成分为紫草素、乙酯紫草素、异丁酰紫草素、β-二甲基丙烯酰紫草素、β-羟基异戊酰紫草素、去氧紫草素、异戊酰紫草素、α-甲基-正丁酰紫草素等。

3. 药理作用 本品对金黄色葡萄球菌、大肠杆菌、枯草杆菌等具有抑制作用；紫草素对大肠杆菌、伤寒杆菌、痢疾杆菌、绿脓杆菌及金黄色葡萄球菌均有明显抑制作用；有解热、抗炎、镇痛、镇静作用；煎剂对心脏有明显的兴奋作用；新疆紫草中提取的紫草素及石油醚部分有抗肿瘤作用；还有抗生育、抗病毒等作用。

4. 现代运用　现代临床常以本品配伍他药，可治疗淋病、尿道狭窄、肝炎、静脉炎、过敏性紫癜、阴道炎、子宫颈糜烂、银屑病、肌注后硬结、烧烫伤、顽固性溃疡、玫瑰糠疹、扁平疣、张力性疱疹、口腔黏膜病、化脓性中耳炎等。

水牛角(《名医别录》)

为牛科动物水牛 *Bubalus bubalis* Linnaeus 的角。主产于华南、华东地区。取角后，水煮，除去角塞，干燥，镑片或锉成粗粉。生用。

【性味归经】苦，寒。归心、肝经。

【功效】清热凉血，解毒，定惊。

【应用】

1. 用于温病高热，神昏谵语　本品苦寒，入心能清热凉血，入肝能泻火定惊。用治：①温病热入血分之高热烦躁、神昏谵语、惊厥抽搐，以水牛角浓缩粉配石膏、羚羊角等，如紫雪(《中国药典》)；②热病神昏，或中风偏瘫，神志不清，配伍牛黄、珍珠母等，如清开灵注射液(《中国药典》)和清开灵口服液(《中国药典》)。

2. 用于热毒斑疹，血热吐衄　本品能够凉血解毒。用治温病热毒斑疹，或血热吐衄，可配地黄、牡丹皮等。

3. 用于痈肿疮疡，咽喉肿痛　本品苦寒，能清热解毒而消肿。用治：①疮疡肿痛，常与金银花、连翘等同用；②咽喉肿痛，可与玄参、桔梗等同用。

【用法用量】煎服，15～30g，宜先煎3小时以上。

【参考资料】

1. 古籍摘要

《名医别录》："疗时气寒热头痛。"

《陆川本草》："凉血，解毒，止衄。治热病昏迷，麻痘斑疹，吐血衄血，血热尿赤。"

2. 化学成分　本品含胆甾醇、肽类、多种氨基酸、多种微量元素等成分。

3. 药理作用　本品提取物及水煎剂有强心作用；注射液有降血压作用；有增加血小板计数、缩短凝血时间、降低毛细血管通透性、抗炎等作用；煎剂有镇惊、抗惊厥、解热作用；对被大肠杆菌、乙型溶血性链球菌攻击的小鼠有明显的保护作用，能抗感染；对垂体－肾上腺皮质系统有兴奋作用；还有降血脂、保肝等作用。

4. 现代运用 现代临床以本品随证配伍，可治疗原发性血小板减少性紫癜、过敏性紫癜、血栓闭塞性脉管炎、脑梗死、重型乙型脑炎、精神分裂症等。

附：水牛角浓缩粉

为水牛角的半浓缩粉。性味、功效、应用，与水牛角相同。冲服，每次1.5~3g。

第五节 清退虚热药

本类药物性味苦寒或甘寒，以清解虚热为主要作用。主要用于肝肾阴虚，虚火内扰所致的潮热骨蒸、手足心热、盗汗、遗精、舌红少苔、脉细而数以及温热病后期，邪热未尽，阴液劫伤而致的夜热早凉、热退无汗、舌质红绛、脉象细数等虚热证。其中部分药物兼能清实热，亦可用于实热证。

应用本类药物时，常配伍养阴生津之品，以标本兼顾。

青蒿(《神农本草经》)

为菊科植物黄花蒿 *Artemisia annua* L. 的干燥地上部分。全国大部分地区均产。秋季花盛开时采割，除去老茎，阴干。切段，生用。

【性味归经】 苦、辛，寒。归肝、胆、肾经。

【功效】 清虚热，退骨蒸，解暑，截疟。

【应用】

1. 用于温邪伤阴，夜热早凉 本品苦寒清热，辛香透散，长于清透阴分伏热。用治温病后期余热未清，伤阴劫液所致夜热早凉、热退无汗等，多与鳖甲、知母等同用，如青蒿鳖甲汤(《温病条辨》)。

2. 用于阴虚发热，骨蒸劳热 本品性寒，功善清虚热，退骨蒸。用治阴虚发热，症见劳热骨蒸、颧红、盗汗、五心烦热、舌红少苔等，可单味煎汤内服，亦常与银柴胡、知母等同用，如清骨散(《证治准绳》)。

3. 用于暑热外感 本品辛寒芳香，善解暑热。用治外感暑热之发热口渴、头昏头痛，常与连翘、西瓜翠衣等同用，如清凉涤暑汤(《时病论》)。

4. 用于疟疾 本品主入肝胆，截疟之功甚佳，尤善除疟疾寒热，为治疗疟疾要药。用治：①疟疾，单用大剂量鲜青蒿捣汁服，或配伍黄芩、草果等截疟之品；②湿热郁遏少阳三焦、枢机不利而见寒热如疟、胸痞呕逆等，与黄芩、半夏等配伍，如蒿芩清胆汤(《通俗伤寒论》)。

【用法用量】 煎服，6~12g，后下。

【参考资料】

1. 古籍摘要

《本草纲目》："治疟疾寒热。"

《本草新编》："退暑热。"

2. 化学成分　本品含挥发油、青蒿素、青蒿乙素、东莨菪素、艾黄素、泽兰素、槲皮万寿菊素、青蒿酸及其甲酯、青蒿琥酯、青蒿内酯等成分。

3. 药理作用　本品对流感病毒、皮肤真菌及金黄色葡萄球菌等多种病原微生物有抑制作用；挥发油有镇咳、祛痰、平喘、解热、镇痛、利胆作用；能促进机体细胞的免疫功能；青蒿素有抗疟作用；对血吸虫病有一定疗效；还能抗心律失常，可减慢心率、抑制心肌收缩力、降低冠脉流量、降低血压；对实验性矽肺有明显疗效。

4. 现代运用　现代临床以本品及其制剂可治疗各型疟疾、登革热、癌症发热、日本血吸虫病以及急性黄疸型肝炎、神经性皮炎等；以本品随证配伍或制剂可治疗感冒、流行性感冒、急慢性支气管炎、肺炎、尿道感染等所致高热；外用治疗鼻出血、盘形红斑狼疮、口腔黏膜扁平苔藓、体癣、股癣、手足癣等。

地骨皮(《神农本草经》)

为茄科植物枸杞 *Lycium chinense* Mill. 或宁夏枸杞 *Lycium barbarum* L. 的干燥根皮。主产于宁夏、甘肃、青海、内蒙古等地。初春或秋后采挖根部，洗净，剥取根皮，晒干。切段，生用。

【性味归经】甘，寒。归肺、肝、肾经。

【功效】凉血退蒸，清泄肺热。

【应用】

1. 用于阴虚发热，骨蒸盗汗　本品甘寒清润，能清肝肾之虚热，善退有汗之骨蒸，为清虚热、疗骨蒸之佳品。用治：①阴虚发热，常与知母、鳖甲等同用；②劳热骨蒸、盗汗肌瘦，常与秦艽、鳖甲配伍，如秦艽鳖甲散(《卫生宝鉴》)。

2. 用于肺热咳嗽　本品甘寒，能清肃肺中伏火。用治邪热郁肺之咳嗽气喘，常与桑白皮、甘草等同用，如泻白散(《小儿药证直诀》)。

3. 用于血热出血证　本品甘寒入血，能清热凉血。用治血热妄行之吐血、衄血、尿血等，可与白茅根、大蓟等凉血止血之品同用。

此外，本品又能治内热消渴，可单味煎汤频饮，或与地黄、天花粉等配伍。

【用法用量】煎服，9～15g。

【参考资料】

1. 古籍摘要

《神农本草经》："主治五内邪气，热中消渴，周痹。久服坚筋骨，轻身耐老。"

《珍珠囊》："解骨蒸肌热，消渴，风湿痹，坚筋骨，凉血。"

《汤液本草》："泻肾火，降肺中伏火，去胞中火，退热，补正气。"

2. 化学成分 本品含桂皮酸、多量酚类物质、甜菜碱、β－谷甾醇、亚油酸、亚麻酸、地骨皮甲素、枸杞素等成分。

3. 药理作用 本品乙醇提取物、水提取物均有较强的解热作用；煎剂及浸膏具有降血糖和降血脂作用；浸剂、煎剂、酊剂及注射剂均有明显降压作用，且能减慢心率；水煎剂有免疫调节作用，并对伤寒杆菌、甲型副伤寒杆菌及福氏痢疾杆菌有较强的抑制作用；注射液对离体子宫有显著兴奋作用；乙醇提取物可明显提高痛阈。

4. 现代运用 现代临床单用本品或随证配伍，可治疗糖尿病、原发性高血压、荨麻疹、皮炎等；外用可治疗感染所致疮口不愈、鸡眼及胼胝等。

白薇(《神农本草经》)

为萝藦科植物白薇 *Cynanchum atratum* Bge. 或蔓生白薇 *Cynanchum versicolor* Bge. 的干燥根及根茎。主产于安徽、湖北、辽宁等地。春、秋二季采挖，洗净，干燥。切段，生用。

【性味归经】 苦、咸，寒。归胃、肝、肾经。

【功效】 清退虚热，清热凉血，利尿通淋，解毒疗疮。

【应用】

1. 用于阴虚发热，产后虚热 本品咸寒入血分，善清退虚热，又兼清热凉血之功，实热虚热均宜。用治：①热病后期，余邪未尽，夜热早凉，或阴虚发热，骨蒸潮热，常与地骨皮、知母等同用；②产后血虚发热，低热不退，可与当归、人参等同用；③素体阴虚，外感发热者，可与玉竹、淡豆豉等同用，如加减葳蕤汤(《通俗伤寒论》)。

2. 用于温病热入营血 本品咸寒，入血分而能清热凉血。用治温病热入营血，可与地黄、玄参等同用。

3. 用于热淋，血淋 本品既能清热凉血，又能利尿通淋。用治膀胱湿热所致热淋涩痛、血淋，常与木通、石韦等清热利尿通淋之品配伍。

4. 用于疮痈肿毒，毒蛇咬伤，咽喉肿痛 本品苦咸而寒，有清热凉血，解毒疗疮之效。用治：①热毒疮痈、毒蛇咬伤，常与天花粉、赤芍等同用，如白薇散(《证治准绳》)；②咽喉肿痛，常与金银花、桔梗、山豆根等同用。

【用法用量】 煎服，4.5～9g。

【参考资料】

1. 古籍摘要

《神农本草经》："主治暴中风身热，肢满，忽忽不知人，狂惑邪气，寒热酸疼，温疟洗洗，发作有时。"

《名医别录》："疗伤中淋露，下水气，利阴气。"

《本草正义》："凡苦寒之药多偏于燥，惟白薇则虽亦属寒而不伤阴液精血，故其主治各病，多属血分之热邪，而不及湿热诸证。……凡阴虚有热者，自汗盗汗者，久疟伤津者，病后阴液未复而余热未清者，皆为必不可少之药，而妇女血热，又为恒用之品矣。"

2. 化学成分　本品含直立白薇苷、白前苷、白前苷元、直立白薇新苷等成分。

3. 药理作用　本品对肺炎球菌有抑制作用；并有解热、抗炎、利尿等作用；所含白薇苷有强心作用，能加强心肌收缩，可使心率减慢。

4. 现代运用　现代以本品随证配伍，可治疗血管抑制性眩晕、红斑肢痛症、颈部淋巴结结核等。

银柴胡(《本草纲目拾遗》)

为石竹科植物银柴胡 *Stellaria dichotoma* L. var. *lanceolata* Bge. 的干燥根。主产于宁夏、甘肃、内蒙古等地。春、夏间植株萌发或秋后茎叶枯萎时采挖；栽培品于种植后第三年9月中旬或第四年4月中旬采挖，除去残茎、须根及泥沙，晒干。切片，生用。

【性味归经】 甘，微寒。归肝、胃经。

【功效】 清虚热，除疳热。

【应用】

1. 用于阴虚发热　本品甘寒，退热而不苦泄，为清虚热、除骨蒸之良药。用治阴虚劳热，骨蒸盗汗，多与地骨皮、鳖甲等同用，如清骨散(《证治准绳》)。

2. 用于疳积发热　本品甘而微寒，清热而不伤脾，善于清退疳热。用治小儿食滞或虫积所致疳积发热、腹大消瘦、毛发焦枯等，常与鸡内金、使君子等同用。

【用法用量】 煎服，3～9g。

【参考资料】

1. 古籍摘要

《本草从新》："治虚劳肌热，骨蒸劳疟，热从髓出，小儿五疳羸热。"

《本草正义》："退热而不苦泄，理阴而不升腾，固虚热之良药。"

2. 化学成分 本品含菠菜甾醇、7-豆甾烯醇、银柴胡环肽Ⅰ、豆甾醇、α-菠菜甾醇-葡萄糖苷、7-豆甾烯醇葡萄糖苷、β-谷甾醇等成分。

3. 药理作用 本品有解热作用；能降低主动脉类脂质的含量，有抗动脉粥样硬化作用；还有杀精子等作用。

4. 现代运用 现代以本品配伍牡丹皮等可用治小儿外感高热。

胡黄连(《新修本草》)

为玄参科植物胡黄连 *Picrorhiza scrophulariiflora* Pennell 的干燥根茎。主产于西藏。秋季采挖，除去须根及泥沙，晒干。切薄片或用时捣碎，生用。

【性味归经】 苦，寒。归肝、胃、大肠经。

【功效】 清虚热，除疳热，清湿热。

【应用】

1. 用于潮热骨蒸 本品性寒，善退虚热，除骨蒸。用治阴虚劳热，骨蒸盗汗，常与银柴胡、地骨皮等同用，如清骨散(《证治准绳》)。

2. 用于小儿疳热 本品性寒清热，苦能健胃，长于退疳热。用治小儿疳积之发热、不思饮食、面黄体瘦，常与白术、山楂等配伍，如肥儿丸(《万病回春》)。

3. 用于湿热泻痢，痔疮肿痛 本品苦寒沉降，能清热燥湿，尤善除胃肠湿热。用治：①湿热泻痢，常与黄芩、黄柏等同用；②痔疮肿痛，可与刺猬皮、麝香等共为丸，如胡连追毒丸(《外科正宗》)。

【用法用量】 煎服，1.5～9g。

【参考资料】

1. 古籍摘要

《新修本草》："主骨蒸劳热，补肝胆，明目，治冷热泄痢，益颜色，厚肠胃，治女人胎蒸虚惊，三消五痔，大人五心烦热。"

《本草正义》："凡热痢脱肛，痔漏疮疡，血痢血淋，溲血泻血及梅毒疳疮等证，湿火结聚，非此不能直达病所，而小儿疳积腹膨之实证，亦可用之。"

《本经逢原》："胡黄连，苦寒而降，大伐脏腑骨髓邪热，除妇人胎蒸、小儿疳热积气之峻药。"

2. 化学成分 本品含胡黄连素、胡黄连醇、胡黄连甾醇、D-甘露糖醇、香荚兰酸以及香荚兰乙酮等成分。

3. 药理作用 本品提取物有利胆作用，能明显增加胆汁盐、胆酸和脱氧胆酸的排泌，具有抗肝损伤的作用；所含香荚兰乙酮对平滑肌有收缩作用，对各种痉挛剂引起的平滑肌痉挛具有拮抗作用；对机体免疫功能有抑制作用；水浸剂在试管内对多种皮肤真菌有不同程度的抑制作用；对酵母多糖引起的PMN白细胞的化学反应发生和自由基的产生有抑制作用。

4. 现代运用　现代以本品单用可治疗细菌性痢疾。

小　结

本类药药性寒凉，以清泄里热为主要功效，主治里热证。根据其作用特点，可分为清热泻火药、清热燥湿药、清热解毒药、清热凉血药、清退虚热药五类。

一、清热泻火药

本类药物均能清热泻火，主要用于温热病气分证以及脏腑实热证。其中：

1. 石膏、知母　均能清热泻火，除烦止渴。用治温热病邪在气分及肺胃火热之证，常相须为用。但石膏辛甘大寒，重在清解，善治肺热实喘，煅后能生肌敛疮；知母苦寒质润，重在清润，善治肺热燥咳，盐炙长于滋阴润燥。

2. 芦根、天花粉　均甘寒而入肺胃，既能清热泻火，又善生津止渴，常用治热病津伤口渴及肺热咳嗽。然芦根清热力较强，擅长治肺痈吐脓，又能清胃止呕，用于胃热呕吐；还能利尿，用治热淋涩痛。而天花粉生津作用更佳，兼润肺燥而治燥热咳嗽；又能消肿排脓，热毒疮疡已溃未溃均可使用。

3. 淡竹叶、栀子　均能清心除烦，清热利尿，用治热病心烦口渴、热淋涩痛。然淡竹叶泻火力弱而利尿作用强，多用于心热移于小肠之尿赤涩痛、心火上炎之口舌生疮。而栀子泻火力强，既善清三焦火邪而除烦，为治热病心烦之要药；又能凉血解毒，常用于血热出血、热毒疮疡；还能清利湿热，为治湿热黄疸、湿热淋证之常用药。

4. 夏枯草、决明子　均入肝经，功能清肝明目，用治肝火目赤、头痛、眩晕。然夏枯草辛苦而寒，清肝之力强，善散肝郁痰火，为治瘰疬、瘿瘤之要药。而决明子微寒质润，清热力较弱，兼能润肠通便，可治燥热便秘。

二、清热燥湿药

本类药物均为苦寒之品，具有清热燥湿的功效，主治湿热诸证。其中：

1. 黄芩、黄连与黄柏　均能清热燥湿，泻火解毒，用治湿热及热毒证，常相须为用。但黄芩善泻上焦肺火，肺热咳嗽多用之，又能止血、安胎，用治血热出血及胎热不安等；黄连善泻中焦胃火，并长于泻心火，中焦湿热、心火亢盛烦躁不眠及胃热呕吐用之最宜；黄柏善泻下焦肾火，退虚热，常用于阴虚火旺之证。

2. 龙胆、苦参 均能清热燥湿，善清下焦湿热，用治湿热诸证。然龙胆入肝胆经，长于泻肝胆实火，既治肝火胁痛、头痛、目赤、口苦、耳聋等，又治热极生风之高热抽搐。而苦参又能杀虫止痒、清热利尿，常用于疥癣、风疹、皮肤瘙痒以及小便淋痛。

三、清热解毒药

本类药物大多味苦性寒，均具清热解毒之功，主治热毒诸证。其中：

1. 金银花、连翘 均能清热解毒，既能透热达表，又能清里热而解毒，用治外感风热、温热病各阶段、热毒疮痈等，常相须为用。但金银花又兼止血、解暑等作用，可用于热毒泻痢及暑热心烦；连翘清心泻火之力较强，又能散结，用治瘰疬结核等。

2. 大青叶、板蓝根、青黛 三者为同一植物不同药用部位或加工品，大青叶药用部位为叶，板蓝根药用部位为根，而青黛是大青叶经加工制成的粉末状药物。均能清热解毒、凉血消斑，用治疮痈肿毒、咽喉肿痛、温毒发斑、痄腮等证。但大青叶清热解毒、凉血消斑之力较佳；板蓝根以解毒、散结、利咽之功见长；青黛则长于清肝定惊。

3. 贯众 能清热解毒，可用于多种热毒证，如外感风热、痄腮等，兼能凉血止血，用治血热出血，而尤宜于血热崩漏；又能杀虫，用治多种肠道寄生虫病。

4. 蒲公英、紫花地丁 均可清热解毒，用治热毒疮疡肿毒。其中蒲公英为治乳痈要药，亦治肠痈；又可清热利湿，用治湿热黄疸、热淋；紫花地丁清热解毒力强，善治疔毒、丹毒及毒蛇咬伤。

射干、山豆根、马勃，均入肺经，均具清热解毒利咽之功，用治热毒咽喉肿痛。其中射干兼能降气祛痰，善治痰热壅滞之咳嗽痰多、咽痛；山豆根清热解毒之力较强，善清肺胃热毒，为解毒利咽第一要药，适用于肺胃热盛之咽喉肿痛及牙龈肿痛；马勃清宣肺中邪热而利咽喉，用于外感风热或热毒上攻之咽痛，兼能止血，用治出血诸证。

5. 白头翁、马齿苋、鸦胆子 均具有清热解毒止痢之功。其中白头翁为治痢专药；马齿苋又能凉血止血，用治崩漏便血；鸦胆子为治冷积久痢之要药，又能截疟、腐蚀赘疣，用治疟疾、鸡眼、赘疣等。

6. 鱼腥草、穿心莲 均入肺经，能清热解毒，用治肺痈。而鱼腥草为肺经专药，还可治疗肺热咳嗽；又能利湿通淋，用治湿热淋证。穿心莲亦治肺热咳嗽，且苦寒清热燥湿，还可治湿热泻痢、湿疹、热淋等多种热证。

7. 白花蛇舌草　有较强的清热解毒作用，常用于痈肿疮毒、咽喉肿痛、毒蛇咬伤等；又兼利湿通淋作用，可用于热淋涩痛。

8. 土茯苓　功能解毒除湿，通利关节，主要用于梅毒及因服汞剂所致的肢体拘挛，还可治湿热疮毒、淋浊、带下等。

9. 熊胆　入肝经，能清热解毒，清肝明目，息风止痉。其清肝之力较强，善治肝经热盛、热极生风；又能清热解毒，用治疮痈、痔疮肿痛等。

四、清热凉血药

本类药物能清解营血分之热，主治温病热入营血及血热妄行之出血证。其中：

1. 地黄、玄参　均甘苦寒而质润，能清热凉血、养阴生津，用治热入营血证及阴伤津亏之证。然地黄养阴生津作用较强，阴虚津伤证多用之；又能凉血止血，治血热出血尤佳。而玄参泻火解毒利咽作用较强，咽喉肿痛、热毒痈疮、瘰疬痰核及脱疽等证多用之。

2. 牡丹皮、赤芍　均能清热凉血、活血散瘀，用治温病热入营血及血瘀证。然牡丹皮偏于清热凉血，擅长清透阴分伏热，治疗阴虚潮热、夜热早凉、无汗骨蒸。而赤芍则偏于活血散瘀，并能止痛，多用于瘀痛证；又能清泄肝热，治目赤肿痛。

3. 紫草、水牛角　均性寒，功能清热凉血解毒，用治温毒斑疹。然紫草又能活血、透疹，主治疹毒内陷、斑疹紫黑，为透疹要药；外用又可治水火烫伤、湿疹疮疡。而水牛角则长于清营血之热，并能定惊，多用于热入营血、高热神昏、身发斑疹、惊风抽搐以及血热吐衄等。

五、清退虚热药

本类药物能清退虚热，主治阴虚内热，或热病后期，夜热早凉。其中：

1. 青蒿、地骨皮、白薇　既能清虚热，又兼泻实热。然青蒿味辛，长于清透阴分伏热，多用于热病津伤之夜热早凉；其截疟效佳，为治疟疾之要药；还能解暑，用治暑热烦渴。地骨皮则兼凉血热、清肺火之功，用于血热出血及肺热咳嗽。白薇又能凉血、解毒、通淋，可治热入营血、疮痈咽痛、热淋、血淋。

2. 银柴胡、胡黄连　均能清虚热、退疳热，用治阴虚发热及小儿疳热。然银柴胡专清虚热。而胡黄连则又兼清实热，能清热燥湿，用治湿热泻痢、痔疮肿痛。

复习思考题

1. 试述清热药的含义、作用、适应证、分类及使用注意。

2. 比较石膏与知母、金银花与连翘、地黄与玄参、赤芍与牡丹皮、黄连与胡黄连的功用异同点。

3. 试比较黄芩、黄连、黄柏在性能、功效、主治方面的异同。

4. 苦寒药物有何主要副作用？临床如何避免？

5. 大青叶、板蓝根、青黛均源于什么植物？其药用部位和加工方法有何不同？临床应如何区别应用？

6. 青蒿除清虚热外，还有哪些功效？适用于何种病证？

第三章 泻下药

凡能引起腹泻，或润滑肠道，促进排便，主要用治大便秘结，或水饮臌胀的药物，称为泻下药。

本类药物大多味苦，归大肠经，主要作用为泻下通便，能排除胃肠积滞、水饮及其他有害物质；或通过泻下而能清热泻火，使火热毒邪得以解除；或能逐水消肿，使水湿停饮随大小便排出。适用于肠道积滞、大便秘结、实热内结及水肿停饮等里实证。

根据泻下药的作用特点和适应证的不同，可以分为三类。其中，味苦性寒者，泻下作用峻猛，称为攻下药；味甘而质润多脂者，能润滑大肠而通便，称为润下药；作用峻猛而主要攻逐体内水饮者，称为峻下逐水药。

因大便秘结与胃肠气滞常互为因果关系，故使用泻下药时常需配伍行气药；若便秘兼有表证者，应先解表而后攻里；表里俱急者，可解表攻里同用，以使表里双解；若里实兼有正虚者，则应配补虚药，以攻补兼施。

泻下药易伤正气，使用时应奏效即止；泻下作用峻猛者，忌用于孕妇、妇女月经期、哺乳期；苦寒之性强者，应慎用于脾胃虚弱者；有毒性的药物，应采用炮制、配伍、适当的剂型等方法来减轻或消除毒性，确保用药安全。

第一节 攻下药

本类药物性味多苦寒，具沉降之性，入胃、大肠经，具有较强的泻下通便作用，兼能清热泻火。主要用于实热积滞便秘证，或热结旁流证。实热与大便互结于大肠，不能及时排除，会出现腹胀腹痛，身热口渴，舌苔黄腻而燥，脉沉有力等症状。除用于热结便秘外，若配伍温里药，也可用于寒积便秘。由于性味苦寒，多兼有清热泻火之功，可用于气分热证和脏腑热证等。

大黄(《神农本草经》)

为蓼科植物掌叶大黄 *Rheum palmatum* L.、唐古特大黄 *Rheum tanguticum* Maxim. ex Balf. 或药用大黄 *Rheum officinale* Baill. 的干燥根及根茎。掌叶大黄和唐古特大黄主要产于青海、甘肃，称为“北大黄”；药用大黄主要产于四川，称为“南大黄”。秋末茎叶枯萎或次春发芽前采挖，除去细根，刮去外皮，切瓣或段，干燥。生用、酒炙、酒蒸或炒炭用。

【处方用名】大黄（生用，苦寒沉降，泻下力强）；酒大黄（酒炙，泻下作用稍缓，偏于清上焦血分热毒）；熟大黄（酒蒸，泻下作用稍缓，增强活血祛瘀之功）；大黄炭（炒炭，长于止血）。

【性味归经】苦，寒。归脾、胃、大肠、肝、心包经。

【功效】泻下攻积，清热泻火，活血祛瘀，清泄湿热。

【应用】

1. 用于大便秘结　本品味苦通泻，苦寒沉降，归大肠经，能荡涤大肠积滞，有良好的泻下攻积作用，常用于胃肠积滞，大便秘结等证，因其性寒，最宜用于热结便秘。用治：①热结便秘，症见大便秘结、腹胀腹痛、高热不退、神昏谵语等，常与芒硝、枳实、厚朴同用，即大承气汤(《伤寒论》)；②热轻而胃肠气滞明显者，常与枳实、厚朴同用，即小承气汤(《伤寒论》)；③寒积便秘之大便秘结、脘腹冷痛、四肢不温等，可与附子、细辛同用，即大黄附子汤(《伤寒论》)；④大便秘结而兼见气血不足者，常配人参、当归等，如黄龙汤(《伤寒六书》)；⑤湿热阻滞肠道之腹痛、里急后重等，常配黄连、木香等，如芍药汤(《素问病机气宜保命集》)；⑥肠道寄生虫病，常与槟榔、使君子等驱虫药配伍。

2. 用于血热出血、目赤咽痛等　本品苦寒，清热泻火力强，作用趋向沉降，可降上炎之火，并有凉血止血功效，对于火热迫血上行之上部出血，如衄血、咯血、吐血等，有较好的止血作用。用治：①上述出血证，与黄芩、黄连同用，即泻心汤(《金匮要略》)；②血热妄行之尿血、便血，常配栀子炭、侧柏炭、地榆炭等，如十灰散(《十药神书》)；③火热上炎之牙龈肿痛、目赤头痛等，配黄芩、栀子等，如凉膈散(《备急千金要方》)。

3. 用于热毒疮疡等　本品既能清热解毒，又能活血消肿，对于热毒所致疮痈肿痛等，有良好的解毒消疮功效，不论外疡内痈，均可使用。用治：①外痈，内服、外用均可；②热毒疔疮，常配金银花、连翘、野菊花等；③乳痈，常配伍甘草研末，酒熬成膏外敷，如金黄散(《校注妇人良方》)；④肠痈腹痛，常配牡丹皮、桃仁、冬瓜仁、芒硝，即大黄牡丹皮汤(《金匮要略》)；⑤烧烫伤，可研粉单用，或配地榆粉，用麻油调敷患处。

4. 用于血瘀证　本品酒蒸或酒炒后，活血化瘀之力增强，可治疗多种血瘀证。用治：①妇女产后瘀血阻滞腹痛，常配桃仁、土鳖虫等，如下瘀血汤(《金匮要略》)；②妇女血瘀经闭，常配桃仁、桂枝等，如桃核承气汤(《伤寒论》)；③跌打损伤，常配桃仁、红花、穿山甲等，如复元活血汤(《医学发明》)。

5. 用于湿热证　本品归肝经，有清泄湿热功效，对于湿热阻滞肝胆所致的黄疸，有清泄湿热消退黄疸的作用。用治：①阳黄，常与茵陈、栀子配伍，即茵陈蒿汤(《伤寒论》)；②湿热淋证，常配伍车前子、木通、滑石等，如八正散(《和剂局方》)。

【用法用量】煎服，3～30g，用于泻下，不宜入煎剂；外用适量，研末调敷患处。

【使用注意】本品苦寒，易伤胃气，脾胃虚弱者慎用；妇女月经期、妊娠期应慎用。

【参考资料】

1. 古籍摘要

《神农本草经》：“下瘀血，血闭，寒热，破癥瘕积聚，留饮宿食，荡涤肠胃，推陈致新，通利水谷，调中化食，安和五脏。”

《本草纲目》：“主治下痢赤白，里急腹痛，小便淋沥，实热燥结，潮热谵语，黄疸，诸火疮。”

2. 化学成分　本品的主要成分为蒽醌类衍生物，包括大黄素、大黄酸、大黄酚、芦荟大黄素、大黄素甲醚及番泻苷 A、B、C、D、E、F 等，另含鞣质类物质、有机酸和雌激素样物质等。

3. 药理作用　本品能增加肠蠕动，抑制肠内水分吸收，促进排便；对多种球菌、杆菌、真菌有抑制作用；由于鞣质具有收敛作用，大量服用本品产生导泻后，常出现便秘；服用小剂量大黄粉剂可促进胃液分泌而有健胃助消化作用；还有抗血栓形成、利胆、保肝、降压、止血、降低血清胆固醇等作用。

4. 现代运用　现代常以本品为主，随证配伍，可治疗急性胰腺炎、肠梗阻、高脂血症、肥胖症、急性肝炎、急性扁桃体炎、复发性口疮、脂溢性皮炎、带状疱疹、慢性前列腺炎、宫颈糜烂、阴道炎、盆腔炎等。

芒硝(《名医别录》)

为硫酸盐类矿物芒硝族芒硝，经加工精制而成的结晶体。主含含水硫酸钠($Na_2SO_4 \cdot 10H_2O$)。主产于河北、河南等地。全年均可采集提炼，以秋、冬二季为宜，呈条状结晶、无色、透明者为佳。

【性味归经】咸、苦，寒。归胃、大肠经。

【功效】泻下软坚，清热消肿。

【应用】

1. 用于热结便秘 本品苦能通泻，归大肠经，能泻下攻积；咸能软坚，寒能清热，尤宜于热结便秘而燥屎坚结者。用治：①热结便秘，常与大黄、甘草同用，即调胃承气汤(《伤寒论》)；②热结便秘较重者，与大黄、枳实、厚朴同用，即大承气汤(《伤寒论》)。

2. 用于口疮，咽痛，目赤，疮痈肿痛 本品性寒，能清热解毒，消肿止痛。用治：①咽喉肿痛、口舌生疮，常与冰片、硼砂、朱砂共为末，喷涂患处，即冰硼散(《外科正宗》)；②目赤肿痛，用芒硝置豆腐上化水或用玄明粉配制眼药水，外用滴眼；③乳痈初起，用本品化水或用纱布包裹外敷；④肠痈初起，配大黄、大蒜捣烂外敷；⑤痔疮肿痛，单用本品煎汤外洗。

【用法用量】6～12g，溶化服；外用适量。

【使用注意】孕妇禁用；不宜与三棱同用。

【参考资料】

1. 古籍摘要

《名医别录》："主五脏积聚，久热胃闭，除邪气，破留血，腹中痰实结搏，通经脉，利大小便及月水，破五淋，推陈致新。"

《珍珠囊》："其用有三：去实热，一也；涤肠中宿垢，二也；破坚积热块，三也。"

《药品化义》："味咸软坚，故能通燥结；性寒降下，故能去火烁。主治时行热狂，六腑邪热，或上焦膈热，或下部便坚。"

2. 化学成分 本品的主要成分为含水硫酸钠（$Na_2SO_4 \cdot 10H_2O$），尚含少量氯化钠、硫酸镁、磷酸钙等无机盐。

3. 药理作用 本品口服后其硫酸根离子不易被肠黏膜吸收，在肠腔内形成高渗状态，吸收肠壁内水分，可引起容积性泄泻；同时盐类对肠壁具有刺激作用，使肠内容积增大，可引起刺激性泄泻；还有抗炎、利尿等作用。

4. 现代运用 现代用于纤维结肠镜检查前清洁结肠，还用于中下消化道、输尿管、肾盂等造影前的肠道准备；单用本品内服，可治疗各种便秘；以本品外用，可治顽固性皮肤瘙痒症（包括慢性湿疹、疥疮）、痔疮等疾患。

附：玄明粉

又称元明粉。为芒硝经风化干燥而制得。主要含硫酸钠（Na_2SO_4）。能泻热通便，润燥软坚，清热消肿。用治实热便秘，大便燥结，积滞腹痛等证；外用治疗咽喉肿痛，口舌生疮，牙龈肿痛，目赤，痈肿，丹毒等。用法用量：内服宜冲入药汁内或用开水溶化服，3～9g；外用水化外敷，或研末敷患处。

番泻叶(《饮片新参》)

为豆科植物狭叶番泻 *Cassia angustifolia* Vahl 或尖叶番泻 *Cassia acutifolia* Delile 的干燥小叶。前者主产于印度、埃及和苏丹；后者主产于埃及，我国广东、广西、云南亦有栽培。通常于9月采收，以叶片大、色绿、梗少者为佳。生用。

【性味归经】苦，寒。归大肠经。

【功效】泻下，利水。

【应用】

1. 用于大便秘结　本品苦寒通泄，归大肠经，既能泻下通便，又能清泻实热，主要适用于热结便秘，亦可用于习惯性便秘及老年便秘。用治各种便秘，大多单味泡服即效，也可与枳实、厚朴等配伍，以增强泻下导滞作用。

2. 用于水肿，腹水　本品能泻下行水消胀。用治水湿内停之水肿、腹水，单味泡服，或配伍牵牛子、大腹皮等。

此外，利用其泻下导滞作用，近年来常用于X线腹部摄片及腹部、肛门疾病手术前，以清洁肠道。

【用法用量】煎服，2~6g，宜后下；或开水泡服。

【使用注意】妇女哺乳期、月经期及孕妇忌用。

【参考资料】

1. 古籍摘要　《饮片新参》："泄热，利肠腑，通大便。"

2. 化学成分　本品含番泻苷、芦荟大黄素葡萄糖苷、大黄酸葡萄糖苷等成分。

3. 药理作用　本品浸剂内服能引起大肠推进性运动而致泻；对大肠杆菌、痢疾杆菌等多种细菌有抑制作用；研粉口服可增加血小板和纤维蛋白原，能缩短凝血时间、复钙时间及血块收缩时间，有助止血。

4. 现代运用　现代常用本品沸水泡服，治疗肠梗阻、胆道蛔虫、慢性肾功能衰竭、流行性出血热等疾病，并能促进术后肠功能恢复。

芦荟(《药性论》)

为百合科植物库拉索芦荟 *Aloe barbadensis* Miller、好望角芦荟 *Aloe ferox* Miller 或其他同属近缘植物叶的汁液浓缩干燥物。前者习称"老芦荟"，主产于非洲北部及南美洲的西印度群岛，我国云南、广东、广西等地有栽培；后者习称"新芦荟"，主产于非洲南部。全年可采，割取叶片，收集流出的汁液，熬成稠膏即得。以色黑绿、质脆、有光泽、气味浓者为佳。生用。

【性味归经】苦，寒。归大肠、肝、胃经。

【功效】泻下，清肝，杀虫。

【应用】

1. 用于大便秘结 本品苦寒降泄，归大肠、肝经，既能泻热通便，又能清肝泻火。用治热结便秘，兼见肝经火旺之烦躁失眠者，常与镇心安神之品朱砂等同用，如更衣丸(《先醒斋医学广笔记》)。

2. 用于肝经实火证 本品有较好的清肝火作用。用治：①肝经火盛之便秘溲赤、头晕头痛、烦躁易怒、惊痫抽搐等，常配龙胆草、栀子、青黛等清泻肝火之品，如当归龙荟丸(《医学六书》)；②小儿肝热惊风，症见高热、痉挛抽搐等，常与钩藤、蝉蜕等息风止痉药同用。

3. 用于小儿疳积 本品既能泻下导滞，又能杀虫疗疳。用治虫积腹痛、面色萎黄、形瘦体弱的小儿疳积证，常与人参、白术、使君子等健脾、驱虫药同用，如肥儿丸(《医宗金鉴》)。

【用法用量】入丸散剂，每次1～2g；外用适量。

【使用注意】脾胃虚弱，食少便溏及孕妇忌用。

【参考资料】

1. 古籍摘要

《药性论》："杀小儿疳蛔。主吹鼻杀脑疳，除鼻痒。"

《开宝本草》："主热风烦闷，胸膈间热气，明目镇心，小儿癫痫惊风，疗五疳，杀三虫及痔病疮瘘，解巴豆毒。"

《本草汇言》："凉肝杀虫之药也。凡属肝脏为病，有热者，用之必无疑也。但味极苦，气极寒，诸苦寒药无出其右者。其功力主消不主补，因内热气强者可用，如内虚泄泻食少者禁之。"

2. 化学成分 本品主要成分为芦荟大黄素苷、芦荟大黄素、芦荟多糖、芦荟大黄酚，还含氨基酸、有机酸、维生素和酶等成分。

3. 药理作用 本品所含芦荟蒽醌衍生物具有刺激性泻下作用，泻下时会伴有显著腹痛和盆腔充血，严重时可引起肾炎；提取物可抑制S_{180}肉瘤和艾氏腹水癌的生长，并对离体蟾蜍心脏有抑制作用；芦荟素A静脉给药，有抗胃损伤作用；芦荟注射液、芦荟总苷对实验性化学性肝损伤有保护作用；水浸剂对多种皮肤真菌和人型结核杆菌有抑制作用。

4. 现代运用 现代用芦荟汁内服可预防感冒及扁桃体炎等疾病；以本品制成膏剂（芦荟美容膏）外用，可治疗痤疮、雀斑、皮肤粗糙等。

第二节　润下药

本类药物多数为植物的种子或种仁，富含油脂，味甘质润，归大肠经，能润滑大肠，对肠燥津枯大便秘结者，能促进排便。适用于年老津枯、产后血虚、热病伤津及失血等所致的肠燥便秘。

使用本类药物时，应根据不同病情，作适当配伍。若热盛津伤而便秘者，配伍清热养阴药；因血虚引起便秘者，配伍补血药；兼气滞者，配伍行气药。

火麻仁(《神农本草经》)

为桑科植物大麻 *Cannabis sativa* L. 的干燥成熟果实。全国各地均有栽培。秋季果实成熟时采收，除去杂质，晒干。生用，用时打碎。

【性味归经】甘，平。归大肠、脾、胃经。

【功效】润肠通便。

【应用】

用于肠燥便秘　本品甘平，质润多脂，能润肠通便，作用和缓，并兼有滋养补虚作用。用治：①老人、产妇及体弱津血不足的肠燥便秘证，单用有效，或配伍其他润肠通便之品；②兼有燥热而便秘较甚者，可配伍大黄、枳实、厚朴等，如麻子仁丸(《伤寒论》)。

【用法用量】煎服，9～15g。

【参考资料】

1. 古籍摘要

《神农本草经》："补中益气，久服肥健。"

《药品化义》："麻仁，能润肠，体润能去燥，专利大肠气结便闭。凡年老血液枯燥，产后气血不顺，病后元气未复，或禀弱不能运行者皆治。"

2. 化学成分　本品主含脂肪油，油中含有大麻酚、植物酸钙镁等成分。

3. 药理作用　本品能润滑肠道，同时脂肪油在肠中遇碱性肠液后产生脂肪酸，刺激肠壁蠕动，促进排便；还有降血压、降血脂等作用。

4. 现代运用　现代可用本品防止术后大便干燥；以本品为主，随证配伍，可用于治疗神经性皮炎、慢性湿疹、口眼㖞斜等疾病。

郁李仁(《神农本草经》)

为蔷薇科植物欧李 *Prunus humilis* Bge.、郁李 *Prunus japonica* Thunb. 或长柄

扁桃 *Prunus pedunculata* Maxim. 的干燥成熟种子。前二种习称“小李仁”，后一种习称“大李仁”。主产于内蒙古、河北、辽宁等地。夏、秋二季采收成熟果实，除去果肉及核壳，取出种子，干燥。生用。

【性味归经】 苦、辛，平。归大肠、脾、小肠经。

【功效】 润肠通便，利水消肿。

【应用】

1. 用于肠燥便秘 本品质润多脂，润肠通便作用类似火麻仁而较强，又兼行大肠气滞。用治大肠气滞，肠燥便秘，常与桃仁、柏子仁、杏仁、松子仁同用，即五仁丸(《世医得效方》)。

2. 用于水肿 本品能利水消肿。用治水肿、小便不利，常配伍利水消肿之品，如桑白皮、赤小豆等，如郁李仁汤(《圣济总录》)。

【用法用量】 煎服，6～9g。

【使用注意】 孕妇慎用。

【参考资料】

1. 古籍摘要

《神农本草经》：“主大腹水肿，面目四肢浮肿，利小便水道。”

《本草纲目》：“甘苦而润，其性降，故能下气利水。”

《本草经疏》：“郁李仁性专降下，善导大肠燥结，利周身水气，然而下后多令人津液亏耗，燥结愈甚，乃治标救急之药。”

2. 化学成分 本品含苦杏仁苷、郁李仁苷、脂肪油、有机酸、皂苷、植物甾醇等成分。

3. 药理作用 本品具润滑性缓泻作用；并有抗炎、镇痛、镇咳、祛痰及降压等作用。

4. 现代运用 现代临床以本品配伍当归等用于治疗肛门病术后便秘等疾病。

第三节 峻下逐水药

本类药物泻下作用峻猛，能引起剧烈腹泻，使留滞体内的水湿从大便排出，部分药物兼能利尿。适用于全身水肿，大腹胀满，停饮等证。

本类药大多苦寒有毒，攻伐力强，易伤正气，应用时应当“中病即止”，不可久服，还应注意顾护正气。体虚者慎用，孕妇忌用。还要注意本类药物的炮制、配伍、剂量、用法及禁忌等，以确保用药安全。

甘遂(《神农本草经》)

为大戟科植物甘遂 *Euphorbia kansui* T. N. Liou ex T. P. Wang 的干燥块根。主产于陕西、山西、河南等地。春季开花前或秋末茎叶枯萎后采挖，撞去外皮，晒干。生用或醋制用。

【处方用名】 生甘遂（生用，有剧毒，作用峻猛，一般只供外用）；甘遂、醋甘遂（醋制，可降低毒性）。

【性味归经】 苦，寒；有毒。归肺、肾、大肠经。

【功效】 泻水逐饮，消肿散结。

【应用】

1. 用于水肿，臌胀，胸胁停饮 本品苦寒性降，泻下逐饮之力峻猛，服药后可连续泻下，以排出体内水饮之邪。用治水饮内停之水肿、大腹臌胀、胸胁停饮而正气未衰者，可单用研末服，或与大戟、芫花共研细末，大枣煎汤送服，即十枣汤(《伤寒论》)。

2. 用于疮痈肿毒 本品外用能消肿散结。用治疮痈肿毒，单用本品研末水调外敷即效。

【用法用量】 入丸散服，每次 0.5～1.5g；外用适量。

【使用注意】 体质虚弱者及孕妇忌用；不宜与甘草同用。

【参考资料】

1. 古籍摘要

《神农本草经》：“主大腹疝瘕，腹满，面目浮肿，留饮宿食，破癥坚积聚，利水谷道。”

《本草衍义》：“专于行水，攻决为用。”

《本草求真》：“其性纯阴，故书皆载能于肾经及或隧道水气所结之处奔涌直决，使之尽从谷道而出，为下水湿第一要药……故凡因实邪，元气壮实而致隧道阻塞，见为水肿蛊胀，疝瘕腹痛，无不仗此迅利以为开决水道之首。”

2. 化学成分 本品主含四环三萜类化合物 α 和 γ－大戟醇、甘遂醇、大戟二烯醇等；尚含棕榈酸、柠檬酸、鞣质、树脂等成分。

3. 药理作用 本品能刺激肠管，增加肠蠕动，造成峻泻；还有镇痛、抗早孕、引产、抑制免疫等作用。

4. 现代运用 现代常以本品为主，经适当配伍，治疗肝硬化腹水、结核性渗出性胸膜炎、小儿睾丸鞘膜积液、关节肿人型类风湿性关节炎、肠梗阻及多型红斑等。

京大戟(《神农本草经》)

为大戟科植物大戟 *Euphorbia pekinensis* Rupr. 的干燥根。主产于江苏、四川、广西等地。秋、冬二季采挖，洗净，晒干。生用或醋制用。

【处方用名】生京大戟（生用，毒性强，一般仅供外用）；京大戟、醋大戟（醋煮，毒性及泻下作用均减弱）。

【性味归经】苦，寒；有毒。归大肠、肺、肾经。

【功效】泻水逐饮，消肿散结。

【应用】

1. 用于水肿，臌胀，胸胁停饮　本品泻水逐饮作用类似甘遂而稍逊。用治水肿、臌胀、胸胁停饮而正气未衰者，常与甘遂、芫花共研细末，大枣煎汤送服，即十枣汤(《伤寒论》)。

2. 用于痈肿疮毒，瘰疬痰核　本品能消肿散结，内服外用均可。用治：①热毒疮肿，单用鲜品捣烂外敷，或配伍解毒消痈散结药；②痰火郁结之瘰疬痰核，可用本品与鸡蛋同煮后，食鸡蛋。

【用法用量】煎服，1.5～3g；入丸散服，每次1g；外用适量。

【使用注意】孕妇禁用；不宜与甘草同用。

【参考资料】

1. 古籍摘要

《神农本草经》："主蛊毒十二水，腹满急痛，积聚，中风。"

《名医别录》："主颈腋痈肿，头痛，发汗，利大小肠。"

《本草正》："性峻利，善逐水邪痰涎，泻湿热胀满。"

2. 化学成分　本品含大戟苷、生物碱、树胶、树脂等成分。

3. 药理作用　本品能刺激肠管，引起肠蠕动增强而产生泻下作用；对妊娠离体子宫有兴奋作用；能扩张毛细血管，对抗肾上腺素的升压作用；并有抑菌、抗病毒、镇静、利尿等作用。

4. 现代运用　现代常以本品配伍他药，内服或外用，用于治疗急慢性肾炎水肿、肝硬化腹水、顽固性便秘、消化道腺癌、癫痫等。

附：红大戟

为茜草科植物红大戟 *Knoxiq valerianoides* Thorel et Pitard 的干燥块根。又名红芽大戟。性味苦，寒；有小毒。归肺、肾、大肠经。功效、应用与京大戟基本相同，但京大戟泻下逐水力强，红大戟消肿散结力胜。煎服，1.5～3g；入丸散剂，每次1g；外用适量。醋制内服或生品外用。虚弱者及孕妇忌用；不宜与甘草同用。

芫花(《神农本草经》)

为瑞香科植物芫花 *Daphne genkwa* Sieb. et Zucc. 的干燥花蕾。主产于安徽、江苏、浙江等地。春季花未开放前采摘，除去杂质，干燥。生用或醋制用。

【处方用名】生芫花（生用，毒性强，副作用大，一般外用疗疮）；芫花、醋芫花（醋炙，毒性降低，长于逐水）。

【性味归经】苦、辛，温；有毒。归大肠、肺、肾经。

【功效】泻水逐饮，杀虫疗疮。

【应用】

1. 用于胸胁停饮，水肿，臌胀　本品泻水逐饮，功用与甘遂、京大戟相似而力稍逊，三者常相须为用，并与大枣同用以降低毒烈之性，即十枣汤(《伤寒论》)。因其以泻胸胁水饮见长，兼能祛痰止咳，故以治胸胁停饮所致的喘咳痰多、胸胁引痛之证最为适宜，方如十枣汤(《伤寒论》)。

2. 用于头疮，顽癣，痈肿　本品外用能杀虫疗疮。用治头疮、顽癣及痈肿等，可单用研末，或配雄黄用猪脂调敷。

【用法用量】煎服，1.5～3g；入丸散剂，每次0.6～0.9g；外用适量。

【使用注意】孕妇禁用；不宜与甘草同用。

【参考资料】

1. 古籍摘要

《神农本草经》："主咳逆上气，喉鸣喘，咽肿短气……疝瘕，痈肿，杀虫鱼。"

《名医别录》："消胸中痰水，喜唾，水肿，五水在五脏皮肤及腰痛，下寒毒、肉毒。"

《本草纲目》："治水饮痰澼，胁下痛。"

2. 化学成分　本品含芫花酯类、芫花素、羟基芫花素、芹菜素、谷甾醇、苯甲酸、刺激性油状物等成分。

3. 药理作用　本品所含芫花素能刺激肠黏膜引起剧烈的水泻和腹痛；煎剂口服可引起尿量增加，排钠量亦有增加；醇或水的提取物对肺炎杆菌、溶血性链球菌、流感杆菌有抑制作用；水浸液对多种皮肤真菌有抑制作用；芫花素能引起狗的子宫收缩；此外，还有镇咳、祛痰、镇静、抗惊厥等作用。

4. 现代运用　现代常以本品为主或适当配伍，内服或外用，治疗传染性肝炎、风湿性关节炎；还可用来扩宫引产。

巴豆(《神农本草经》)

为大戟科植物巴豆 *Croton tiglium* L. 的干燥成熟果实。主产于四川、广西、云南等地。秋季果实成熟时采收，堆置 2～3 天，摊开，干燥。取仁生用或制霜用。

【处方用名】 巴豆（生用，毒性大，只供外用）；巴豆霜（制霜，降低毒性，多内服）。

【性味归经】 辛，热；有大毒。归胃、大肠、肺经。

【功效】 峻下冷积，逐水退肿，祛痰利咽，外用蚀疮。

【应用】

1. 用于寒积便秘，乳食停滞 本品辛热，能峻下冷积，开通肠道闭塞，有"斩关夺门"之力。用治：①寒邪食积之腹满胀痛、大便不通，可单用巴豆霜装入胶囊服，或配伍大黄、干姜制丸服，即三物备急丸(《金匮要略》)；②小儿乳食停积，症见便秘腹胀、痰壅惊悸等，可与胆南星、神曲、朱砂同用，即保赤散(《小儿药证直诀》)。

2. 用于腹水臌胀 本品性烈峻猛，有较强的逐水退肿作用。用治腹水臌胀难消者，每与杏仁为丸服。

3. 用于喉痹痰阻 本品能祛痰涎，利咽喉，以使呼吸通畅。用治：①喉痹痰涎壅塞气道之呼吸困难，甚则窒息欲死者，可将巴豆霜粉少许吹入喉部；②寒实结胸，与贝母、桔梗同用，即三物小白散(《伤寒论》)。

4. 用于疮痈，疥癣 本品外用能蚀疮、杀虫。用治：①疮痈脓成难溃，常与乳香、没药等同用，可促进疮痈溃破；②疥癣，可研末涂患处，或捣烂以纱布包擦患处。

【用法用量】 制霜入丸散剂，每次 0.1～0.3g；外用适量。

【使用注意】 孕妇及体弱者忌用；不宜与牵牛子同用。

【参考资料】

1. 古籍摘要

《神农本草经》："破癥瘕结聚、坚积、留饮痰澼、大腹水胀，荡涤五脏六腑，开通闭塞，利水谷道，去恶肉。"

《名医别录》："疗女子月闭，烂胎，金疮脓血不利。"

《本草通玄》："巴豆禀阳刚雄猛之性，有斩关夺门之功，气血未衰，邪积坚固者，诚有神功，老羸衰弱之人，轻妄投之，祸不旋踵。"

2. 化学成分 本品含巴豆油、蛋白质、巴豆素、巴豆苷、生物碱等成分。其中，油中主要含巴豆油酸和巴豆酸。

3. 药理作用　口服巴豆油半滴至1滴，即能产生口腔、咽及胃部烧灼感，并有催吐作用；至肠内遇碱性肠液水解后释出巴豆油酸，刺激肠黏膜，使分泌增加，促进蠕动，0.5~1小时产生剧烈腹泻，伴有剧烈腹痛和里急后重；煎剂体外实验对金黄色葡萄球菌、白喉杆菌、流感杆菌、绿脓杆菌等均有不同程度的抑制作用；巴豆油有镇痛及促血小板凝集作用；提取物对小鼠腹水型与艾氏腹水癌有明显的抑制作用；巴豆油、巴豆树脂和巴豆醇脂类有弱性致癌活性。

4. 现代运用　现代常以本品为主或适当配伍，可治疗胆囊炎、胆石症、甲状腺癌、面神经麻痹、急性肠梗阻、小儿鹅口疮等。

牵牛子(《名医别录》)

为旋花科植物裂叶牵牛 *Pharbitis nil*（L.）Choisy 或圆叶牵牛 *Pharbitis purpurea*（L.）Voigt 的干燥成熟种子。全国大部分地区均产。秋末果实成熟、果壳未开裂时采收，晒干，打下种子，除去杂质。生用或炒用。

【处方用名】 生牵牛子（生用，毒性较大，多外用）；牵牛子、炒牵牛子（炒熟，药性缓和，毒性降低，多内服）。

【性味归经】 苦，寒；有毒。归大肠、肺、肾经。

【功效】 泻下，逐水，去积，杀虫。

【应用】

1. 用于水肿、臌胀　本品既能泻下逐水，又能通利小便，可使水湿之邪从二便排除，其逐水之力虽不及甘遂、京大戟和芫花，但仍属峻下逐水之品。用治水肿、臌胀等水湿壅盛而正气未衰者，可单用研末服，或与甘遂、大黄等泻下逐水药同用。

2. 用于痰饮喘咳　本品苦寒，能泻肺气，逐痰饮。用治肺气壅滞，痰饮喘咳，常与葶苈子、桑白皮等泻肺平喘药同用。

3. 用于便秘、食积、虫积等　本品小剂量服用，则通大便，消积滞。用治：①热结便秘，与大黄等泻下药同用；②饮食积滞，可与莱菔子、青皮等消食行气药同用；③蛔虫、绦虫病，常与槟榔、使君子等驱虫药同用。

【用法用量】 煎服，3~6g；入丸散服，每次1.5~3g。

【使用注意】 孕妇忌用；不宜与巴豆同用。

【参考资料】

1. 古籍摘要

《名医别录》："主下气，疗脚满水肿，除风毒，利小便。"

《本草纲目》："逐痰消饮，通大肠气秘风秘，杀虫。"

《本草正》："下气逐水，通大小便。"

2. 化学成分 本品含牵牛子苷、牵牛子酸甲、麦角醇、裸麦角碱、脂肪油、糖类等成分。

3. 药理作用 本品能刺激肠道，增进蠕动，导致强烈的泻下作用，并有利尿作用；体外实验对猪蛔虫有一定驱虫效果。

4. 现代运用 现代常以本品为主或适当配伍，治疗淋巴结核、肝硬化腹水、蛲虫病、癫痫等。

商陆(《神农本草经》)

为商陆科植物商陆 *Phytolacca acinosa* Roxb. 或垂序商陆 *Phytolacca americana* L. 的干燥根。主产于河南、安徽、湖北等地。秋季至次春采挖，除去须根及泥沙，切成块或片，晒干或阴干。生用或醋制用。

【处方用名】生商陆（生用，毒性较强）；商陆、醋商陆（醋炙，毒性减轻）。

【性味归经】苦，寒；有毒。归大肠、膀胱经。

【功效】泻下逐水，消肿散结。

【应用】

1. 用于水肿、臌胀 本品苦寒性降，能通利二便而排泄水湿，其逐水、利尿作用均较明显。用治水肿、臌胀等属实证者，常配利水消肿之品泽泻、茯苓皮等，如疏凿饮子(《济生方》)。因本品宜入汤剂，久煎毒性有所缓和，且滋味甘淡而气微，故古代常用本方与肉类、糯米、赤小豆等煮服，以攻补兼施。

2. 用于疮痈肿毒 本品外用能消肿散结。用治疮疡肿毒初起，可用鲜品，酌加食盐，捣烂外敷即效。

【用法用量】煎服，3～9g；外用适量。

【使用注意】孕妇禁用。

【参考资料】

1. 古籍摘要

《神农本草经》："主水胀，疝瘕，痹。熨除痈肿。"

《药性论》："能泻十种水病，喉痹不通。"

《本草纲目》："其性下行，专于行水，与大戟、甘遂盖异性而同功。"

2. 化学成分 本品含商陆碱、三萜皂苷、加利果酸、甾族化合物、生物碱、硝酸钾等成分。

3. 药理作用 本品有明显的祛痰止咳作用；生物碱部分有镇咳作用；所含商陆毒素可刺激交感神经，促进胃肠蠕动，并刺激肠黏膜，引起腹痛、腹泻；提取物有利尿作用，其利尿作用与剂量有关，小剂量利尿，而大剂量反使尿量减少；对痢疾杆菌、流感杆菌、肺炎双球菌、部分皮肤真菌均有不同程度地抑制作用。

4. 现代运用　现代临床用本品片剂治疗乳腺增生，用水煎剂治疗消化道出血、血小板减少性紫癜、慢性气管炎、银屑病、毒蛇咬伤等。

千金子(《蜀本草》)

为大戟科植物续随子 *Euphorbia lathyris* L. 的干燥成熟种子。主产于河北、浙江、四川等地。夏、秋二季果实成熟时采收，除去杂质，干燥。生用或制霜用。

【处方用名】生千金子（生用，毒性较强，仅供外用）；千金子霜（制霜，毒性减轻）。

【性味归经】苦，温；有毒。归肝、肾、大肠经。

【功效】逐水消肿，破血消癥。

【应用】

1. 用于水肿、臌胀　本品能泻下逐水消肿，功似甘遂，其性峻猛，宜用于水肿实证。用治水肿、臌胀，单用即效，或配大黄，共为丸服，或与防己、槟榔、葶苈子等行气利水药同用，以增强逐水消肿之功，如续随子丸(《证治准绳》)。

2. 用于癥瘕、经闭　本品有破瘀血，消癥瘕，通经脉的作用。用治：①癥瘕痞块，可与轻粉、青黛共为末，糯米饭粘合为丸服，如续随子丸(《圣济总录》)；②瘀滞经闭，可与当归、川芎、红花等同用。

【用法用量】制霜，多入丸散剂，每次1~2g；外用适量，捣烂敷患处。

【使用注意】孕妇及体弱便溏者忌用。

【参考资料】

1. 古籍摘要

《蜀本草》："治积聚痰饮，不下食，呕逆及腹内诸疾。"

《开宝本草》："主妇人血结月闭，癥瘕痃癖瘀血，蛊毒……心腹痛，冷气胀满，利大小肠。"

2. 化学成分　本品含脂肪油、白瑞香素、续随子素、马栗树皮苷等。其中脂肪油中含毒性成分，又含千金子甾醇、巨大戟萜醇-20-棕榈酸酯、含萜的脂类化合物等。

3. 药理作用　本品所含脂肪油可强烈刺激胃肠而产生峻泻，作用强度为蓖麻油的3倍，致泻成分为千金子甾醇。

4. 现代运用　现代临床用本品制成千金子膏可治疗口眼㖞斜等。

小　结

本类药物主要作用为泻下通便，并能清热泻火，泻水逐饮，适用于积滞便秘、实热内结及水肿停饮等里实证。根据其性能特点和主要功效，分为攻下药、润下药和峻下逐水药三类。

一、攻下药

本类药物苦寒沉降之性显著，具有较强的泻下通便作用，主要用于大便秘结、胃肠积滞等里实证。其中：

1. 大黄、芒硝　均具苦寒泻热通便之功，能峻下热结，清热消肿，用治实热积滞便秘之阳明腑实证，常相须为用。其中，大黄苦寒清降较甚，既善泻胃肠实热积滞，又善治湿热积滞之泻痢初起；且能泻血分实热，兼可活血行瘀、清泻湿热，用治血热吐衄、瘀血内停、黄疸、热淋等；对痈肿疮毒、水火烫伤，内服外用均可。而芒硝咸寒，能软坚泻下，尤宜于燥屎坚结难下或热结旁流，外用可治痈肿、目赤肿痛、喉痹口疮，还可用于回乳。

2. 番泻叶、芦荟　均性寒而善泻下通便，用治热结便秘。其中，番泻叶力较强而效速，主治热结便秘，少量还可助消化，治食积腹胀；又能行水消胀以治腹水臌胀。而芦荟善清泻肝火，杀虫疗疳，主治热结便秘、肝火眩晕、惊痫抽搐、小儿疳积等。

二、润下药

本类药物均具有润肠通便之功，用于肠燥便秘。其中：

火麻仁、郁李仁　均为植物种仁，富含油脂，善于润肠通便，凡年老、体弱、久病及妇女胎前产后血虚津枯肠燥便秘均可应用。其中，火麻仁甘润兼能补虚，津血不足肠燥便秘用之效佳；而郁李仁质润苦降，且可下气利尿，长于治疗气滞津少肠燥便秘，又治水肿、脚气。

三、峻下逐水药

本类药物大多苦寒有毒，药力峻猛，有峻下逐水作用，能引起剧烈腹泻，适用于水肿、臌胀、胸胁停饮等实证。其中：

1. 甘遂、京大戟、芫花　均有毒而善泻水逐饮，用治水肿、臌胀及胸胁停饮，常相须为用。而药力以甘遂最雄，还善治痰迷癫痫；毒性以芫花最烈。其中，甘遂、京大戟还能消肿散结，用治疮疡肿毒、瘰疬痰核，尤以京大戟为良；而芫花还能祛痰止咳，最善治胸胁停饮，又能治寒痰咳喘，外用则可杀虫疗癣，治头疮、顽癣。

2. 巴豆　性温热而有毒，功效峻下逐水，治水肿臌胀；又善峻下冷积，治寒积便秘；又能祛痰利咽，用治寒实结胸及喉痹痰阻；且外用可蚀疮去腐。

3. 牵牛子、商陆　均苦寒有毒，善泻下逐水，使水湿之邪从二便而出，用治水肿、臌胀、二便不利。其中，牵牛子又泻肺气逐痰饮，用治痰饮咳喘；且去积杀虫，用治胃肠湿热积滞、大便秘结、虫积腹痛；而商陆又能消肿散结，用治疮痈肿毒。

复习思考题

1. 何谓泻下药？主要适应证有哪些？一般分为哪几类？
2. 使用峻下逐水药时应注意哪些问题？
3. 分别叙述大黄、甘遂、巴豆的功效与主要应用。
4. 分别比较大黄与芒硝、火麻仁与郁李仁的功效及应用的异同。

第四章 祛风湿药

凡以祛除风湿，解除痹痛为主要作用，用于治疗痹证的药物，称为祛风湿药。

本类药物多辛散苦燥，能祛除留着于肌肉、经络、筋骨的风湿之邪，部分药物还具有舒筋、通络、止痛、强筋骨等作用。适用于风湿痹痛、筋脉拘急、麻木不仁、半身不遂、腰膝酸痛、下肢痿弱等证。

根据其药性、功效及应用的不同，祛风湿药可分为祛风湿散寒药、祛风湿清热药、祛风湿强筋骨药三类。

使用本类药物时，应根据痹证的性质、部位及病程长短的不同，选用相应的药物，并作适当配伍。如病邪在表者，配解表药；寒湿偏盛者，配温里药；湿邪偏盛者，配伍祛湿之品；郁久化热者，配清热药；久病气血不足者，配益气养血药；肝肾亏虚者，配补益肝肾药；病邪入络者，配活血通络药。

痹证多属慢性疾病，需长期用药治疗。为了服用方便，可制成酒剂或丸散剂常服，且酒剂还能增强祛风湿药的功效。

本类药物多辛温香燥，易耗伤阴血，故阴虚血亏者应慎用。

第一节 祛风湿散寒药

本类药物性味多辛苦温，入肝、脾、肾经，辛以祛风，苦以燥湿，温以祛寒。具有祛风除湿、散寒止痛、舒筋活络等作用。适用于风寒湿痹，症见局部冷痛、痛有定处、遇寒加重等。若配伍清热药，也可用于风湿热痹。

独活(《神农本草经》)

为伞形科植物重齿毛当归 *Angelica pubescens* Maxim. f. *biserrata* Shan et Yuan 的干燥根。主产于湖北、四川、安徽等地。春初苗刚发芽或秋末茎叶枯萎时采挖，除去须根及泥沙，烘至半干，堆置2~3天，发软后再烘至全干。切片，生用。

【性味归经】辛、苦，温。归肾、膀胱经。

【功效】祛风湿，止痹痛，解表。

【应用】

1. 用于风寒湿痹　本品能祛风除湿散寒，通痹止痛，凡风寒湿痹皆可应用，因其性下行，故善治下部之风寒湿痹。用治：①行痹，常配伍附子、乌头等泡酒服；②痹证日久，肝肾不足，气血虚弱者，多配伍桑寄生、人参、杜仲等，如独活寄生汤(《备急千金要方》)。

2. 用于风寒夹湿表证　本品能发散风寒湿邪而解表，但药力不及羌活。用治外感风寒夹湿之头痛、身重等，常与羌活、藁本、防风等同用，如羌活胜湿汤(《内外伤辨惑论》)。

此外，本品可用治少阴头痛，常与细辛、川芎等配伍，如独活细辛汤(《症因脉治》)；用治皮肤湿疹瘙痒等，内服或外洗皆可。

【用法用量】煎服，3~9g。

【参考资料】

1. 古籍摘要

《神农本草经》："主风寒所击，金疮止痛，贲豚痫痓，女子疝瘕。"

《名医别录》："疗诸贼风，百节痛风无久新者。"

《本草正》："专理下焦风湿，两足痛痹，湿痒拘挛。"

《本草求真》："独活，辛苦微温，比之羌活，其性稍缓。凡因风干足少阴肾经，伏而不出，发为头痛，则善搜而治矣，以故两足湿痹，不能动履，非此莫痊；风毒齿痛，头眩目晕，非此莫攻……因其所胜而为制也。且有风自必有湿，故羌则疗水湿游风，而独则疗水湿伏风也……羌有发表之功，独有助表之力。羌行上焦而上理，则游风头痛、风湿骨节疼痛可治；独行下焦而下理，则伏风头痛、两足湿痹可治。二活虽属治风，而用各有别，不可不细审耳。"

2. 化学成分　本品含二氢山芹醇及其乙酸酯、欧芹酚甲醚、异欧前胡内酯、香柑内酯、花椒毒素、二氢山芹醇当归酸酯、二芹山芹醇葡萄糖苷、毛当归醇、当归醇、γ-氨基丁酸、挥发油等成分。

3. 药理作用　本品有抗炎、镇痛及镇静、催眠作用；对血小板聚集及血栓形成有抑制作用，并有降压作用；所含香柑内酯等有光敏及抗肿瘤作用，对兔回肠也有明显的解痉作用，对实验性胃溃疡有中等强度的保护作用；煎剂对结核杆菌有抑制作用，欧芹酚甲醚和花椒毒素具有广谱抗菌作用。

4. 现代运用　现代临床常以本品为主，随证配伍，可治疗风湿性关节炎、类风湿性关节炎、腰椎间盘突出症、坐骨神经痛、肩周炎、颈椎病、雷诺氏病、偏头痛、老年性皮肤瘙痒、冻疮、过敏性鼻炎、慢性气管炎、窦性心动过缓、银屑病、慢性肝炎、牙痛等。

威灵仙(《新修本草》)

为毛茛科植物威灵仙 *Clematis chinensis* Osbeck、棉团铁线莲 *Clematis hexapetala* Pall. 或东北铁线莲 *Clematis manshurica* Rupr. 的干燥根及根茎。威灵仙主产于江苏、浙江、江西等地；棉团铁线莲主产于东北及山东省；东北铁线莲主产于东北地区。秋季采挖，除去泥沙，晒干。生用。

【性味归经】辛、咸，温。归膀胱经。

【功效】祛风除湿，通络止痛，消痰水，治骨鲠。

【应用】

1. 用于风湿痹痛 本品辛散温通，性善走窜，有通经络，祛风湿，止痹痛之功，凡风湿痹痛，麻木拘挛，无论上下皆可应用，为治风湿痹痛之常用药。用治风湿痹痛，可单用为末，温酒调服，或与羌活、防风、细辛等同用。

2. 用于痰饮积聚 本品能消痰逐水。用治痰饮积聚，常配半夏、姜汁等。

3. 用于诸骨鲠喉 本品味咸，有软坚结而消骨鲠的作用。用治诸骨鲠喉，可单用或加砂糖、米醋煎汤，慢慢咽下即效。

【用法用量】煎服，6～9g；治诸骨鲠喉可用至30g。

【参考资料】

1. 古籍摘要

《新修本草》："腰肾脚膝，积聚，肠内诸冷病，积年不瘥，服之效。"

《开宝本草》："主诸风，宣通五脏，去腹内冷气，心膈痰水久积，癥瘕痃癖气块，膀胱蓄脓恶水，腰膝冷痛及疗折伤。"

《药品化义》："灵仙，性猛急，善走而不守，宣通十二经络。主治风、湿、痰壅滞经络中，致成痛风走注，骨节疼痛，或肿，或麻木。"

2. 化学成分 威灵仙的根含原白头翁素、白头翁内酯、甾醇、糖类、皂苷、酚类等；棉团铁线莲的根含白头翁素、生物碱等；东北铁线莲的根含铁线莲皂苷等。

3. 药理作用 本品有镇痛、抗利尿、降血糖、降血压、利胆等作用；原白头翁素对革兰氏阳性及阴性菌均有较强的抑制作用；煎剂可使食管蠕动节律增强，频率加快，幅度增大，能松弛肠道平滑肌；醋浸液对鱼骨刺有一定软化作用，能使咽及食管平滑肌松弛，蠕动增强，促使骨刺松脱。

4. 现代运用 现代临床常以本品为主，随证配伍，可治疗风湿性关节炎、类风湿性关节炎、骨质增生、痛风、骨性关节炎、坐骨神经痛、颈椎病、诸骨鲠喉、慢性气管炎、急性扁桃体炎、急性乳腺炎、病毒性肝炎、慢性胆囊炎、百日咳、慢性盆腔炎、银屑病、荨麻疹、呃逆、泌尿系结石等。

木瓜(《名医别录》)

为蔷薇科植物贴梗海棠 *Chaenomeles speciosa*（Sweet）Nakai 的干燥近成熟果实。主产于安徽、四川、浙江、湖北等地，其中产于安徽宣城者，为道地药材。夏秋二季果实绿黄时采收，置沸水中烫至外皮灰白色，对半纵剖，晒干。切片，生用。

【性味归经】酸，温。归肝、脾经。

【功效】舒筋活络，和胃化湿。

【应用】

1. 用于风湿痹痛，筋脉拘挛，脚气肿痛　本品味酸入肝，有舒筋活络之功，且能去湿除痹，为治湿痹、筋脉拘急要药。用治：①湿痹，常与萆薢、薏苡仁等同用；②经气不利之筋急项强、不能转侧等，常配地黄、乳香等，如木瓜煎(《普济本事方》)；③脚气肿痛，常配吴茱萸、槟榔等，如鸡鸣散(《证治准绳》)。

2. 用于吐泻转筋　本品芳香入脾，能化湿和中，舒筋活络，缓急止痛，为治吐泻转筋要药。用治：①湿浊中阻之呕吐腹泻、腹痛转筋，常配吴茱萸、小茴香等，如木瓜汤(《三因极一病证方论》)；②霍乱吐泻，常配蚕砂、黄连等，如蚕矢汤(《霍乱论》)。

此外，本品有消食生津作用，尚可用于消化不良、津伤口渴等证。

【用法用量】煎服，6～9g。

【参考资料】

1. 古籍摘要

《名医别录》：“主湿痹邪气，霍乱大吐下，转筋不止。”

《本草经疏》：“木瓜温能通肌肉之滞，酸能敛濡满之湿，则脚气湿痹自除也。霍乱大吐下、转筋不止者，脾胃病也。夏月暑湿饮食之邪，伤于脾胃则挥霍撩乱，上吐下泻，甚则肝木乘脾，而筋为之转也。酸温能和脾胃，固虚脱，兼入肝而养筋，所以能疗肝脾所生之病也。”

《本草新编》：“木瓜，但可臣、佐、使，而不可以为君，乃入肝益筋之品，养血卫脚之味，最宜与参、术同施，归、熟（地）并用。”

2. 化学成分　本品含齐墩果酸、木瓜酚、皂苷、维生素C、苹果酸、酒石酸、柠檬酸、黄酮类等成分。

3. 药理作用　本品对动物实验性关节炎有明显消肿作用；有缓和胃肠肌痉

挛和四肢肌肉痉挛的作用；有保肝、抗菌等作用。

4. 现代运用 现代临床常以本品配伍他药，治疗风湿性关节炎、中风后遗症、坐骨神经痛、颈椎病、湿疹、急性细菌性痢疾、急性病毒性肝炎、破伤风、粘连性肠梗阻、小儿泌尿系感染、脚癣等。

蕲蛇(《雷公炮炙论》)

为蝰科动物五步蛇 *Agkistrodon acutus*（Guenther）的干燥体。主产于浙江、广西、江西、湖北等地。多于夏、秋二季捕捉，剖开蛇腹，除去内脏，洗净，用竹片撑开腹部，盘成圆盘状，干燥后拆除竹片，用黄酒润透后，除去鳞、骨，切段。生用或酒炙用。

【处方用名】蕲蛇（生品气腥，不利于服用，临床较少应用）；酒蕲蛇（酒炙，可增强祛风通络止痉的作用）。

【性味归经】甘、咸，温；有毒。归肝经。

【功效】祛风通络，定惊止痉，止痒。

【应用】

1. 用于风湿顽痹，中风等 本品性善走窜，具有较强的祛风通络作用，前人云能“透骨搜风”，尤擅治病深日久之风湿顽痹。用治：①风湿顽痹，可单用研末，黄酒冲服，或入酒剂，亦可配伍独活、羌活等祛风除湿之品；②中风，可配伍天麻、独活等，如白花蛇油(《濒湖集简方》)。

2. 用于小儿急慢惊风，破伤风 本品既能祛风通络以止痛，又可息风定惊以止痉。用治小儿急慢惊风、破伤风等，常配伍乌梢蛇、蜈蚣等，如定命散(《圣济总录》)。

3. 用于麻风，疥癣 本品能外走肌表而祛风止痒，常用于风毒之邪壅于肌肤。用治：①麻风，可与大黄、蝉蜕等同用，如追风膏(《秘传大麻风方》)；②疥癣，常配荆芥、薄荷等，如驱风膏(《医垒元戎》)。

【用法用量】煎服，3～9g；研末服，每次1～1.5g；或入丸散剂，或浸酒服。

【参考资料】

1. 古籍摘要

《雷公炮炙论》：“治风。引药至于有风疾处。”

《开宝本草》：“主中风湿痹不仁，筋脉拘急，口眼㖞斜，半身不遂，骨节疼痛，大风疥癣及暴风瘙痒，脚弱不能久立。”

《本草纲目》：“能透骨搜风，截惊定搐，为风痹、惊搐、癞癣、恶疮要药。取其内走脏腑，外彻皮肤，无处不到也。”

2. 化学成分　本品含精胺、蛇肉碱、胆甾醇、蛋白质、氨基酸、脂肪、皂苷、微量元素等成分。

3. 药理作用　本品有镇静、镇痛、催眠作用；乙醇提取物有抗溃疡作用；注射液能直接扩张血管，有显著降血压作用；水提物能激活纤溶系统，有较强的预防动、静脉血栓形成的作用，对兔实验性肺栓塞有溶栓作用，对冠状动脉血栓也有溶解作用；醇提物可增强巨噬细胞吞噬能力，显著增加炭粒廓清率。

4. 现代运用　现代临床常以蕲蛇为主，随证配伍，可治疗风湿性关节炎、类风湿性关节炎、肩周炎、骨质增生、坐骨神经痛、荨麻疹、中风后遗症、慢性骨髓炎、癫痫、癌症等。

附：金钱白花蛇

为眼镜蛇科动物银环蛇 *Bungarus multicinctus* Blyth 的幼蛇干燥体。夏、秋二季捕捉，剖开蛇腹，除去内脏，干燥，切段用。其性能、功效、应用均与蕲蛇相似而力量更强。煎服，3～4.5g；研末服，每次1～1.5g。

乌梢蛇(《药性论》)

为游蛇科动物乌梢蛇 *Zaocys dhumnades*（Cantor）的干燥体。全国大部分地区均有分布。多于夏、秋二季捕捉，剖开蛇腹或先剥皮留头尾，除去内脏，干燥。去头及鳞片，切段。生用或酒炙用。

【处方用名】乌梢蛇（生品气腥，不利于服用，临床较少应用）；酒乌梢蛇(酒炙，可增强祛风通络止痉的作用)。

【性味归经】甘，平。归肝经。

【功效】祛风，通络，止痉。

【应用】

1. 用于风湿顽痹，中风等　本品具走窜之性，能搜风邪，透关节，通经络，为截风要药，然药力不及白花蛇。用治：①顽痹，常与全蝎、防风等祛风通络之品同用；②中风，可与当归、川芎等活血通络之品同用。

2. 用于小儿急慢惊风，破伤风　本品能入肝而息风定惊以止痉。用治：①小儿急慢惊风，常与麝香、皂荚等同用；②破伤风，多与蕲蛇、蜈蚣等同用，如定命散(《圣济总录》)。

3. 用于麻风，疥癣　本品善行肌表而祛风止痒。用治：①麻风，可与白附子、大风子等同用；②干湿癣，可与枳壳、荷叶等同用。

【用法用量】煎服，9～12g。

【参考资料】

1. 古籍摘要

《开宝本草》："主诸风瘙隐疹，疥癣，皮肤不仁，顽癣诸风。"

《本草纲目》："功与白花蛇同而性善无毒。"

2. 化学成分 本品含多种氨基酸、果糖-1，6-二磷酸酶、原肌球蛋白、微量元素等成分。

3. 药理作用 本品水煎液和醇提液有抗炎、镇痛、镇静作用；其血清有对抗五步蛇毒作用。

4. 现代运用 现代临床常以本品配伍他药，治疗风湿性关节炎、类风湿性关节炎、肩周炎、骨质增生、坐骨神经痛、中风后遗症、面神经麻痹、慢性荨麻疹、疥疮、银屑病等。

附：蛇蜕

为游蛇科动物黑眉锦蛇 *Elaphe taeniura* Cope、锦蛇 *Elaphe carinata*（Guenther）或乌梢蛇 *Zaocys dhumnades*（Cantor）等多种蛇脱下的干燥表皮膜。性味甘、咸，平。归肝经。功能祛风，定惊，解毒，退翳。用于小儿惊风，抽搐痉挛，翳障，喉痹，疔肿，皮肤瘙痒等。煎服，2~3g；研末，每次0.3~0.6g。

川乌(《神农本草经》)

为毛茛科植物乌头 *Aconitum carmichaeli* Debx. 的干燥母根。主产于四川、云南、湖南、陕西等地。6月下旬至8月下旬采挖，除去子根、须根及泥沙，晒干。生用或炮制后用。

【处方用名】生川乌（生用，毒性大，长于温经止痛，一般只供外用）；制川乌（炮制后，毒性降低，长于散寒止痛）。

【性味归经】辛、苦，热；有大毒。归心、脾、肝、肾经。

【功效】祛风除湿，散寒止痛。

【应用】

1. 用于风寒湿痹，中风后遗症 本品功善祛风除湿，散寒止痛。用治：①寒湿之头痛、身痛，常与麻黄、白芍、黄芪等同用，如乌头汤(《金匮要略》)；②中风后手足麻木、筋脉挛痛，常配伍乳香、没药、天南星等，如大、小活络丹(《和剂局方》)。

2. 用于寒湿诸痛 本品有较强的散寒止痛作用。用治心腹冷痛、寒疝腹痛等，可单用本品浓煎加蜜服，如大乌头煎(《金匮要略》)。

此外，本品可用于麻醉止痛，常与蟾酥、生天南星、生半夏等同用，如外敷麻药方(《医宗金鉴》)。

【用法用量】 煎服，1.5～3g，应先煎0.5～1小时；入散剂或酒剂服，1～2g；外用适量。

【使用注意】 本品有大毒，不宜久服；孕妇忌用；反半夏、瓜蒌、贝母、白蔹、白及。

【参考资料】

1. 古籍摘要

《神农本草经》："主中风恶风，洗洗出汗，除寒湿痹，咳逆上气，破积聚寒热。"

《长沙药解》："乌头，温燥下行，其性疏利迅速，开通关腠，驱逐寒湿之力甚捷，凡历节、脚气、寒疝、冷积、心腹疼痛之类并有良功。"

《本草正义》："乌头主治，温经散寒，虽与附子大略相近，而温中之力较为不如。且专为祛除外风外寒之向导者。"

2. 化学成分　本品含多种生物碱，如乌头碱、次乌头碱、中乌头碱、消旋去甲乌药碱、酯乌头碱、酯次乌头碱、酯中乌头碱、3－去氧乌头碱、多根乌头碱、新乌宁碱、川附宁、附子宁碱等成分。

3. 药理作用　本品有镇痛、抗炎、镇静、局麻作用；小剂量乌头碱使心率减慢，大剂量则引起心律不齐，甚至室颤。

4. 现代运用　现代临床常以本品为主，随证配伍，可治疗风湿性关节炎、类风湿性关节炎、大骨节病、肩周炎、颈椎病、腰椎间盘突出症、三叉神经痛、软组织损伤、面瘫、阳痿、癌症等。

附：草乌

为毛茛科植物北乌头 *Aconitum kusnezoffii* Reichb. 的干燥块根。主产于东北、华北。秋季茎叶枯萎时采挖，除去须根及泥沙，干燥，一般应炮制后用。性能、功效、应用、用法用量及使用注意均与川乌相同，但毒性更强。

徐长卿（《神农本草经》）

为萝藦科植物徐长卿 *Cynanchum paniculatum*（Bge.）Kitag. 的干燥根及根茎。主产于安徽、江苏、湖南等地。秋季采挖，除去杂质，阴干。切段，生用。

【性味归经】 辛，温。归肝、胃经。

【功效】 祛风通络，止痛止痒。

【应用】

1. 用于各种痛证　本品辛散温通，能祛风通络，止痛作用显著。用治：①风湿痹痛，可单用本品煎服；②牙痛，单用本品煎水漱口；③跌打损伤疼痛，常配伍红花、乳香等。

2. 用于湿疹、风疹、顽癣等瘙痒性皮肤病 本品有较强的祛风止痒作用。用治各种瘙痒，可单用内服或煎汤外洗，亦可与苦参、地肤子等同用。

此外，本品还能解蛇毒，用治毒蛇咬伤，可与重楼、半边莲等同用，内服或外敷；近年来常用于手术后疼痛、癌肿疼痛，有较好的止痛作用。

【用法用量】 煎服，3～12g，宜后下。

【药理研究】

1. 古籍摘要

《神农本草经》："主蛊毒，疫疾邪恶气，温疟。"

《生草药性备要》："浸酒，除风湿。"

2. 化学成分 本品含牡丹酚、徐长卿苷、黄酮、氨基酸、异丹皮酚、多糖类等成分。

3. 药理作用 本品注射液及牡丹酚对肠管有解痉作用；所含牡丹酚有镇痛、镇静、抗炎、抗变态反应、抗心律失常、抑制血小板聚集、抗血栓形成、抗早孕等作用。

4. 现代运用 现代临床常以本品配伍他药，可治疗腰椎间盘突出症、颈椎病、肩周炎、坐骨神经痛、神经衰弱、泌尿系结石、过敏性鼻炎、慢性胃窦炎、湿疹、皮炎、荨麻疹等。

海风藤（《本草再新》）

为胡椒科植物风藤 *Piper kadsura*（Choisy）Ohwi 的干燥藤茎。主产于广东、福建、台湾等地。夏、秋二季采割，除去根叶，晒干。切片，生用。

【性味归经】 辛、苦，微温。归肝经。

【功效】 祛风湿，通经络，止痹痛。

【应用】

1. 用于风湿痹痛 本品能祛风湿，通经络，止痹痛。用治风湿痹痛，常配伍独活、威灵仙等。

2. 用于跌打损伤 本品辛行温通，又能通络止痛。用治跌打损伤，瘀肿疼痛，常与当归、乳香等同用。

【用法用量】 煎服，6～12g。

【参考资料】

1. 古籍摘要 《本草再新》："行经络，和血脉，宽中理气，下湿除风，理腰脚气，治疝，安胎。"

2. 化学成分 本品含细叶青蒌藤素、细叶青蒌藤烯酮、细叶青蒌藤醌醇、细叶青蒌藤酰胺、β－谷甾醇、豆甾醇及挥发油等成分。

3. 药理作用　本品能增加冠状动脉血流量，提高心肌对缺氧的耐受力，增加心肌局部缺血的侧支循环血流量；降低脑干缺血区兴奋性氨基酸含量，对脑干缺血损伤具有保护作用；还有对抗内毒素性休克、抗氧化等作用。

4. 现代运用　现代临床常用本品治疗风湿性关节炎、类风湿性关节炎、坐骨神经痛、急性腰部扭伤、踝关节扭伤、肩周炎、颈椎病、中风后遗症等。

青风藤(《本草纲目》)

为防己科植物青藤 *Sinomenium acutum*（Thunb.）Rehd. et Wils. 及毛青藤 *Sinomenium acutum*（Thunb.）Rehd. et Wils var. *cinereum* Rehd. et Wils. 的干燥藤茎。主产于湖北、四川、江苏、浙江等地。秋末冬初采收，切长段，晒干。生用。

【性味归经】 苦、辛，平。归肝、脾经。

【功效】 祛风湿，通经络，利小便。

【应用】

1. 用于风湿痹痛　本品性平力缓，能够祛风湿，通经络。用治风湿痹痛，无论寒热，均为适宜，多配伍独活、秦艽等祛风湿之品以增强药力。

2. 用于水肿，脚气　本品兼能利水消肿。用治水肿、脚气，常与薏苡仁、香加皮等同用。

【用法用量】 煎服，6～12g。

【参考资料】

1. 古籍摘要

《本草纲目》："治风湿流注，历节鹤膝，麻痹瘙痒，损伤疮肿。入药酒中用。"

《本草汇言》："清风藤，散风寒湿痹之药也，能舒筋活血，正骨利髓，故风病软弱无力，并劲强偏废之证，久服常服，大建奇功。"

2. 化学成分　本品含青藤碱、青风藤碱、尖防己碱、N－去甲尖防己碱、白兰花碱、光千金藤碱等成分。

3. 药理作用　本品有镇痛、抗炎作用；能促进血液循环，增加血流量；并有利尿作用。

4. 现代运用　现代临床常以本品配伍他药，可治疗风湿性关节炎、类风湿性关节炎、肩周炎、颈椎病、坐骨神经痛等。

伸筋草(《本草拾遗》)

为石松科植物石松 *Lycpodium japonicum* Thunb. 的干燥全草。主产于浙江、湖北、江苏、湖南等地。夏、秋二季茎叶茂盛时采收，除去杂质，晒干。切段，生用。

【性味归经】苦、辛，温。归肝经。

【功效】祛风除湿，舒筋活络。

【应用】

1. 用于风湿痹痛 本品既能祛风除湿，又能舒筋活络。用治：①风湿痹痛之筋脉拘挛等，可单用煎服，或与威灵仙、木瓜等同用；②肌肤不仁，常与鸡血藤、木瓜、白芍等同用。

2. 用于跌打损伤 本品辛温，有较强的舒筋活络作用。用治跌打损伤之瘀血肿痛等，常配伍乳香、没药、红花等。

【用法用量】煎服，3～12g。

【参考资料】

1. 古籍摘要

《本草拾遗》："主久患风痹，脚膝疼冷，皮肤不仁，气力衰弱。久服去风血风瘙，好颜色，变白不老，浸酒饮良。"

《滇南本草》："石松，其性走而不守，其用沉而不浮，得槟榔良。"

2. 化学成分 本品含石松碱、石松宁碱、石松毒碱、菸碱、脂肪油、甾醇、挥发油、糖类等成分。

3. 药理作用 本品所含石松碱有明显的解热、镇痛作用；有利尿、促进尿酸排泄作用；对痢疾杆菌有抑制作用。

4. 现代运用 现代临床常用本品配伍他药，可治疗风湿性关节炎、坐骨神经痛、肩周炎、颈椎病、跌打损伤、带状疱疹等。

路路通（《本草纲目拾遗》）

为金缕梅科植物枫香树 *Liquidambar formosana* Hance 的干燥成熟果序。全国大部分地区均产。冬季果实成熟后采收，除去杂质，干燥。生用。

【性味归经】苦，平。归肝、肾经。

【功效】祛风活络，利水，通经。

【应用】

1. 用于风湿痹痛 本品既能祛风除湿，又能舒筋活络，因性平，无论寒痹、热痹均可应用。用治：①风湿痹痛，常与伸筋草、络石藤等同用，以增强祛风通络之功；②跌打损伤，瘀血肿痛，常配伍乳香、没药、三七等。

2. 用于水肿 本品味苦降泄，能通经利水消肿。用治水肿，多与茯苓、猪苓、泽泻等同用。

3. 用于经行不畅、经闭 本品味苦降泄，能活血通经。用治气滞血瘀之经行不畅或经闭，常与当归、红花、川芎等配伍。

4. 用于乳汁不通　本品又能通经脉，下乳汁。用治乳汁不通，乳房胀痛，常配穿山甲、王不留行等，以增强通经下乳之功。

【用法用量】煎服，5～9g。

【参考资料】

1. 古籍摘要

《本草纲目拾遗》：“辟瘴却瘟，明目除湿，舒筋络拘挛，周身痹痛，手脚及腰痛，焚之嗅其烟气皆愈。”“其性大能通十二经穴，故《救生苦海》治水肿胀满用之，以其能搜逐伏水也。”

《岭南采药录》：“治风湿流注疼痛，及痈疽肿毒。”

2. 化学成分　本品含去甲齐墩果酮酸、苏合香素、环氧苏合香素、异环氧苏合香素、氧化丁香烯、白桦脂酮酸等成分。

3. 药理作用　本品对蛋清性关节炎肿胀有抑制作用；所含白桦脂酮酸有明显的抗肝细胞毒活性作用。

4. 现代运用　现代临床常用本品配伍他药，可治疗风湿性关节炎、类风湿性关节炎、肩周炎、颈椎病、创伤性关节炎、过敏性鼻炎、输卵管阻塞、缺乳症、不射精症、子宫肌瘤、闭经、痛经等。

丁公藤（《中国药典》）

为旋花科植物丁公藤 *Erycibe obtusifolia* Benth. 或光叶丁公藤 *Erycibe schmidtii* Craib. 的干燥藤茎。主产于广东等地。全年均可采收，切段或片，晒干。生用。

【性味归经】辛，温；有小毒。归肝、脾、胃经。

【功效】祛风湿，消肿止痛。

【应用】

1. 用于风湿痹痛　本品辛散温通，发散力强，善于祛风湿，消肿止痛。用治风寒湿痹，可单用酒水各半煎服，或配麻黄、桂枝、当归等制成酒剂，以增强祛风散寒，除湿止痛之功。

2. 用于跌打损伤　本品辛温，能消肿止痛。用治跌打损伤，可用本品制成药酒，内服、外用皆宜。

【用法用量】煎服，3～6g；配制酒剂，内服或外搽。

【使用注意】本品有强烈的发汗作用，体质虚弱者慎用；孕妇忌用。

【参考资料】

1. 化学成分　本品主要含包公藤甲、乙、丙素、东莨菪苷、咖啡酸、绿原酸等成分。

2. 药理作用　本品所含包公藤乙素有明显的抗炎及镇痛作用；包公藤甲素、

丙素有显著的缩瞳作用；包公藤甲素具有强烈的拟副交感神经作用及强心作用；丁公藤对细胞免疫和体液免疫均有促进作用，并有强烈的发汗作用。

3. 现代运用 现代临床常用本品治疗风湿性关节炎、类风湿性关节炎、肩周炎、颈椎病、过敏性皮炎、湿疹等。

第二节 祛风湿清热药

本类药物大多辛苦而寒，入肝、脾、肾经，具有祛风胜湿，通络止痛，清热消肿之功。主治风湿热痹。若配伍温经散寒药，亦可用于风寒湿痹。

秦艽(《神农本草经》)

为龙胆科植物秦艽 *Gentiana macrophylla* Pall.、麻花秦艽 *Gentiana straminea* Maxim.、粗茎秦艽 *Gentiana crassicaulis* Duthie ex Burk. 或小秦艽 *Gentiana dahurica* Fisch. 的干燥根。前三种按性状不同分别习称“秦艽”和“麻花艽”，主产于西北、西南地区；后一种习称“小秦艽”，主产于华北。春、秋二季采挖，除去泥沙；秦艽及麻花艽晒软，堆置“发汗”至表面呈红黄色或灰黄色时，摊开晒干，或不经“发汗”直接晒干；小秦艽趁鲜时搓去黑皮，晒干。切片，生用。

【性味归经】 辛、苦，微寒。归胃、肝、胆经。

【功效】 祛风湿，止痹痛，退虚热，清湿热。

【应用】

1. 用于风湿痹痛，筋脉拘挛及手足不遂 本品辛行、苦泄，能祛风湿，舒筋络，利关节，止痹痛，广泛用于各种痹证，被前人誉为“三痹必用之品”。因其性微寒而能清热，故尤宜于热痹。用治：①关节红肿之热痹，常配忍冬藤、黄柏等；②风寒湿痹，多与天麻、羌活等同用，如秦艽天麻汤(《医学心悟》)；③行痹，可配伍防风、当归等。

2. 用于骨蒸潮热 本品能退虚热，除骨蒸，为治阴虚骨蒸潮热的常用药。用治骨蒸潮热，多与知母、鳖甲等同用，如秦艽鳖甲散(《卫生宝鉴》)。

3. 用于湿热黄疸 本品性微寒，能清热利湿退黄。用治湿热黄疸，常与茵陈、栀子等同用，如山茵陈丸(《圣济总录》)。

【用法用量】 煎服，3～9g。

【参考资料】

1. 古籍摘要

《神农本草经》：“主寒热邪气，寒湿风痹，肢节痛，下水，利小便。”

《名医别录》："疗风无问久新，通身挛急。"

《冯氏锦囊秘录》："秦艽，风药中之润剂，散药中之补剂，故养血有功。中风多用之者，取祛风活络，养血舒筋。盖治风先治血，血行风自灭耳。"

2. 化学成分　本品含生物碱（主要为秦艽甲素、乙素、丙素等）、龙胆苦苷、当药苦苷、α-香树脂醇、β-谷甾醇等成分。

3. 药理作用　本品所含秦艽碱甲对组胺、乙酰胆碱所致肠痉挛有较强的抑制作用；水煎液对皮肤真菌有抑制作用；乙醇浸液对炭疽杆菌、副伤寒杆菌、痢疾杆菌、葡萄球菌、肺炎链球菌等均有抑制作用；此外，还有镇静、镇痛、解热、升高血糖、利尿等作用。

4. 现代运用　现代临床常用本品配伍他药，可治疗风湿性关节炎、类风湿性关节炎、肩周炎、颈椎病、中风后遗症、脑脊髓膜炎、小儿急性黄疸型肝炎等。

防己(《神农本草经》)

为防己科植物粉防己 *Stephania tetrandra* S. Moore 的干燥根。主产于浙江、安徽、湖北等地。秋季采挖，洗净，除去粗皮，晒至半干，切段，个大者再纵切，干燥。切片，生用。

【性味归经】辛、苦，寒。归膀胱、肺经。

【功效】祛风湿，止痛，利水消肿。

【应用】

1. 用于风湿痹痛　本品善祛风湿而止痛，因其性寒，故以治疗热痹为佳。用治：①热痹之关节红肿热痛、屈伸不利，常配薏苡仁、蚕砂等，如宣痹汤(《温病条辨》)；②风寒湿痹，可配麻黄、茯苓等，如防己饮(《圣济总录》)。

2. 用于水肿，小便不利　本品能利水消肿，清下焦湿热，尤善清下焦膀胱湿热。用治：①风邪外袭，水湿内阻，症见头面或全身水肿、小便不利之风水证，常配黄芪、白术等，如防己黄芪汤(《金匮要略》)；②一身肌肤悉肿、小便短少之皮水证，可配茯苓、黄芪等，如防己茯苓汤(《金匮要略》)。

3. 用于湿疹，疮毒　本品苦寒，能清热燥湿。用治湿疹、疮毒，常配苦参、白鲜皮等。

【用法用量】煎服，4.5~9g。

【使用注意】本品苦寒较甚，易伤胃气，脾胃虚弱者慎用。

【参考资料】

1. 古籍摘要

《神农本草经》："主风寒温疟，热气诸痫，除邪，利大小便。"

《名医别录》："疗水肿、风肿，去膀胱热，伤寒寒热邪气，中风手脚挛急。"

《本草求真》："防己，辛苦大寒，性险而健，善走下行，长于除湿、通窍、利道，能泻下焦血分湿热，及疗风水要药。"

2. 化学成分 本品含汉防己甲素、乙素、丙素、黄酮苷、酚类、有机酸、挥发油等成分。

3. 药理作用 本品有明显的镇痛、解热、消炎、抗过敏性休克、利尿及降压等多种作用；在体内有明显的抗阿米巴原虫作用。

4. 现代运用 现代临床常用本品随证配伍，可治疗肩周炎、颈椎病、过敏性皮炎、湿疹、血栓性静脉炎、小儿鞘膜积液、高血压病、慢性肝纤维化、支气管哮喘、喘息型支气管炎、肺癌等。

附：广防己

为马兜铃科植物广防己（木防己）*Aristolochia fangchi* Y. C. Wu ex L. D. Chou et S. M. Hwang 的干燥根。性味苦、辛，寒。归膀胱、肾、脾经。能祛风止痛，清热利水。适用于风湿痹痛，水肿，小便不利等证。煎服，3～9g。本品毒副作用较大，不宜大量或长期使用，肾病患者尤当忌用。

豨莶草（《新修本草》）

为菊科植物豨莶 *Siegesbeckia orientalis* L.、腺梗豨莶 *Siegesbeckia pubescens* Makino 或毛梗豨莶 *Siegesbeckia glabrescens* Makino 的干燥地上部分。主产于湖南、福建等地。夏、秋二季花开前及花期均可采割，除去杂质，晒干。生用或酒蒸用。

【处方用名】 豨莶草（生用，长于清热解毒）；酒豨莶草（拌黄酒蒸，长于祛风湿，利关节）。

【性味归经】 苦、辛，寒。归肝、肾经。

【功效】 祛风除湿，通经活络，清热解毒。

【应用】

1. 用于风湿痹痛，中风半身不遂 本品辛散苦燥，善祛筋骨间风湿之邪，而止痹痛，酒制后可增强通经活络之功。用治：①热痹，常与臭梧桐同用；②风寒湿痹，可单用酒蒸为丸，温酒吞服；③中风之半身不遂，可与黄芪、当归、威灵仙等同用。

2. 用于疮痈肿毒，风疹湿疮 本品能清热解毒，祛风湿而止痒，内服或外洗均可。用治：①疮痈肿毒，常配蒲公英、野菊花等；②风疹湿疮之瘙痒，可配蒺藜、白鲜皮等。

此外，本品尚能降血压，现代临床常用治高血压病。

【用法用量】煎服，9~12g；外用适量。

【参考资料】

1. 古籍摘要

《新修本草》："主金疮，止痛、断血、生肉、除诸恶疮，消浮肿。"

《本草蒙筌》："疗暴中风邪，口眼㖞斜者立效；治久渗湿痹，腰膝酸痛者殊功。"

《本草纲目》："生捣汁服则令人吐，故云有小毒。九蒸九曝则补人去痹，故云无毒。生则性寒，熟则性温，云热者，非也。"

2. 化学成分 本品主要含豨莶苷、豨莶苷元、腺梗豨莶苷、腺梗豨莶醇、豨莶精醇等成分。

3. 药理作用 本品有抗炎、抑制免疫、降压、扩张血管、抗血栓形成、促进肠系膜微循环、抗菌、抗病毒等作用；对鼠疟原虫有抑制作用；毛梗豨莶苷还有抗早孕作用。

4. 现代运用 现代临床常用本品随证配伍，可治疗肩周炎、颈椎病、过敏性皮炎、湿疹、急性黄疸型肝炎、高血压、中风后遗症、银屑病、非淋菌性前列腺炎、地方性氟病等。

络石藤(《神农本草经》)

为夹竹桃科植物络石 *Trachelospermum jasminoides* (Lindl.) Lem. 的干燥带叶藤茎。主产于江苏、湖北、山东等地。冬季至次春采割，除去杂质，晒干。切段，生用。

【性味归经】苦，微寒。归心、肝经。

【功效】祛风通络，凉血消肿。

【应用】

1. 用于风湿痹痛，筋脉拘挛 本品味苦性寒，长于祛风通络，凉血消肿。用治风湿热痹，可单用浸酒服，或与忍冬藤、桑枝、木瓜等同用。

2. 用于喉痹，痈肿 本品功善凉血消肿。用治：①喉痹，可单用水煎，慢慢含咽；②痈肿疮毒，常与皂角刺、瓜蒌、乳香等同用，如止痛灵宝散(《外科精要》)。

【用法用量】煎服，6~12g。

【参考资料】

1. 古籍摘要

《神农本草经》："主风热死肌，痈伤，口干舌焦，痈肿不消，喉舌肿闭，水浆不下。"

《本草纲目》："络石，气味平和，其功主筋骨关节风热痈肿。"

《要药分剂》："络石之功，专于舒筋活络。凡病人筋脉拘挛，不易屈伸者，服之无不获效。"

2. 化学成分 本品含吲哚生物碱、牛蒡苷、络石糖苷、去甲络石糖苷等成分。

3. 药理作用 本品有强心、促进血液循环作用；对金黄色葡萄球菌、痢疾杆菌等有抑制作用；对子宫平滑肌也有抑制作用。

4. 现代运用 现代临床常用本品随证配伍，可治疗肩周炎、颈椎病、中风后遗症、高血压、扁桃体炎、咽炎、小儿腹泻等。

桑枝(《本草图经》)

为桑科植物桑 *Morus alba* L. 的干燥嫩枝。全国大部分地区均产。春末夏初采收，去叶，或趁鲜切片，晒干。生用或炒用。

【处方用名】 桑枝（生用，长于祛风行水）；炒桑枝（炒用，善达四肢经络，通利关节）。

【性味归经】 微苦，平。归肝经。

【功效】 祛风通络，利水消肿。

【应用】

1. 用于风湿痹痛，四肢拘挛 本品性味平和，善走四肢经络而通利关节，治风湿痹证，无论新久、寒热皆可应用，尤善治上肢风湿热痹。用治：①痹证之骨节酸痛、四肢麻木，可单用煎服或熬膏服，如桑枝膏(《景岳全书》)；②风毒内攻之手足疼痛、皮肤不仁等，可配柳枝、槐枝等煎汤外洗，如桑枝汤(《太平圣惠方》)。

2. 用于水肿，脚气 本品能利水消肿。用治：①水肿，常与茯苓皮、大腹皮等同用；②脚气浮肿，多配伍木瓜、土茯苓等。

【用法用量】 煎服，9～15g。

【参考资料】

1. 古籍摘要

《本草图经》："《近效方》云：疗遍体风痒干燥，脚气风气，四肢拘挛，上气，眼晕，肺气嗽，消食，利小便。久服轻身，聪明耳目，令人光泽，兼疗口干。"

《本草撮要》："桑枝，功专祛风湿拘挛，得桂枝治肩臂痹痛；得槐枝、柳枝、桃枝洗遍身痒。"

2. 化学成分 本品含桑色素、桑色烯、环桑素等黄酮成分及鞣质、多种糖类等成分。

3. 药理作用　本品所含桑色素有利尿、解痉及抗癌活性；桑枝皮有显著的降压、抗炎作用，并能提高人体淋巴细胞转化率，增强免疫功能。

4. 现代运用　现代临床常用本品配伍他药，可治疗肩周炎、颈椎病、过敏性皮炎、湿疹、糖尿病、高血压等。

雷公藤(《中国药用植物志》)

为卫矛科植物雷公藤 *Tripterygium wilfordii* Hook. f. 干燥根的木质部。主产于福建、浙江、安徽、湖南等地。秋季采挖，去皮，晒干。切段，生用。

【性味归经】辛、苦，寒；有大毒。归心、肝经。

【功效】祛风除湿，通络止痛，活血消肿，杀虫解毒。

【应用】

1. 用于风湿顽痹　本品有较强的祛风除湿、通络止痛作用。用治风湿顽痹，单用有效，内服或外敷均可，或与祛风湿药同用以增强疗效。

2. 用于疔疮肿毒，顽癣　本品苦寒，能攻毒杀虫，消肿止痛。用治：①疔疮肿毒，可与蟾酥同用；②顽癣，可单用末，调涂患处。

【用法用量】煎服，1～5g，宜久煎；外用适量，外敷不可超过半小时，否则皮肤易起泡。

【使用注意】本品有大毒，内服宜慎；孕妇、体虚者忌用。

【参考资料】

1. 化学成分　本品含雷公藤碱、雷公藤宁碱、雷公藤春碱、雷公藤甲素、雷公藤乙素、雷公藤酮、雷公藤红素等成分。

2. 药理作用　本品有抗炎、镇痛、抗肿瘤、抗生育作用；有降低血液粘度、抗凝、纠正纤溶障碍、改善微循环、降低外周血管阻力的作用；对免疫系统主要表现为抑制作用，可减少器官移植后的急性排斥反应；对多种细菌有抑制作用，特别是对皮肤白色念珠菌的抑菌效果最佳。

3. 现代运用　现代临床常用本品治疗类风湿性关节炎、强直性脊柱炎、银屑病、副银屑病、玫瑰糠疹、神经性皮炎、皮肤血管炎、红皮病、多形红斑、带状疱疹、麻风反应、晚期癌症、急性肾炎、慢性肾炎、肾病综合征、隐匿性肾炎、特发性 IgA 肾病、紫癜性肾炎、狼疮性肾炎等。

丝瓜络(《本草纲目》)

为葫芦科植物丝瓜 *Luffa cylindrica*（L.）Roem. 的干燥成熟果实的维管束。我国各地均有栽培。秋冬二季果实成熟、果皮变黄、内部干枯时采摘，除去外皮及果肉，洗净，晒干，除去种子。切碎，生用。

【性味归经】 甘，平。归肺、胃、肝经。

【功效】 祛风，通络，活血。

【应用】

1. 用于风湿痹痛 本品功善祛风通络。用治风湿痹痛，可与秦艽、防风等同用。

2. 用于胸胁胀痛 本品能行气通络止痛。用治肝郁气滞之胁肋胀痛，可配柴胡、郁金等疏肝之品。

3. 用于乳汁不通，乳痈 本品体轻通利，能够通经下乳。用治：①产后乳少或乳汁不通，常与路路通、王不留行、穿山甲等同用；②乳痈，常配蒲公英、浙贝母、青皮等。

此外，本品又能化痰通络，可用治咳嗽、痰多、胸闷等。

【用法用量】 煎服，4.5～9g。

【参考资料】

1. 古籍摘要

《本草纲目》："能通人脉络脏腑，而去风解毒，消肿化痰，祛痛杀虫，治诸血病。"

《本草再新》："通经络，和血脉，化痰顺气。"

2. 化学成分 本品含木聚糖、甘露聚糖、半乳聚糖等成分。

3. 药理作用 本品水煎剂有明显的镇痛、镇静和抗炎作用；对实验性高血脂大鼠有明显的降血脂作用。

4. 现代运用 现代临床常用本品治疗肩周炎、颈椎病、急性乳腺炎、带状疱疹、甲状腺腺瘤、哮喘、支气管炎等。

臭梧桐（《本草图经》）

为马鞭草科植物海州常山 *Clerodendron trichotomum* Thunb. 的干燥叶。全国大部分地区均产。夏秋采收，晒干。生用。

【性味归经】 辛、苦，凉。归肝经。

【功效】 祛风湿，通经络，平肝阳。

【应用】

1. 用于风湿痹痛 本品味辛，能祛风湿，通经络，又因性凉，故尤善治风湿热痹。用治：①风湿痹痛，常与豨莶草同用，即豨桐丸（《济世养生集》）；②风湿热痹，常与忍冬藤、秦艽等同用。

2. 用于肝阳上亢 本品性凉入肝，能凉肝平肝。用治肝阳上亢之头痛眩晕，常配伍钩藤、菊花等。

此外，以本品煎汤洗浴，可用治周身瘙痒或湿疹瘙痒。

【用法用量】煎服，5～15g；外用适量。

【参考资料】

1. 古籍摘要

《本草图经》："治疟。"

《本草纲目拾遗》："洗鹅掌风、一切疮疥；煎汤洗汗斑；湿火腿肿久不愈者，同菴闾子浸酒服。并能治一切风湿，止痔肿，煎酒服；治臁疮，捣烂作饼，加桐油贴。"

2. 化学成分　本品含海州常山黄酮苷、臭梧桐素、海州常山苦素、内消旋肌醇、刺槐素-7-双葡萄糖醛酸苷、洋丁香酚苷、植物血凝素、生物碱等成分。

3. 药理作用　本品煎剂及臭梧桐素B有镇痛、镇静作用；并有一定降血压作用。

4. 现代运用　现代临床常用本品治疗风湿性关节炎、肩周炎、颈椎病、过敏性皮炎、各型疟疾、原发性高血压病等。

老鹳草(《滇南本草》)

为牻牛儿苗科植物牻牛儿苗 *Erodium stephanianum* Willd.、老鹳草 *Geranium wilfordii* Maxim. 或野老鹳草 *Geranium carolinianum* L. 的干燥地上部分。前者习称"长嘴老鹳草"，后两者习称"短嘴老鹳草"。全国大部分地区均有。夏、秋二季果实近成熟时采割，晒干，切段。生用。

【性味归经】辛、苦，平。归肝、肾、脾经。

【功效】祛风湿，通经络，清热毒，止泻痢。

【应用】

1. 用于风湿痹证　本品辛散苦燥，性善疏通，长于祛风湿，通经络。用治风湿痹痛，可单用煎服或熬膏服，或与威灵仙、独活、红花等同用。

2. 用于泄泻，痢疾　本品又能清热解毒而止泻痢。用治湿热、热毒所致泄泻、痢疾，可单用浓煎服，或与黄连、马齿苋等同用。

3. 用于热毒疮疡　本品能清热解毒。用治热毒疮疡，内服常配蒲公英、金银花、紫花地丁等，外敷可制成软膏，如老鹳草膏(《中国药典》)。

【用法用量】煎服，9～15g；外用适量。

【参考资料】

1. 古籍摘要　《滇南本草》："祛诸风皮肤发痒，通行十二经络。治筋骨疼痛，风痰痿软，手足筋挛麻木，利小便，泻膀胱积热，攻散诸疮肿毒，退痨热发烧，治风火牙疼，疥癞痘疹等症。兼解诸痨热，其应如响。敷跌打损伤，能定痛治瘀。”

2. 化学成分 牻牛儿苗全草含挥发油、槲皮素，油中主要成分为牻牛儿醇；老鹳草全草含鞣质、金丝桃苷等成分。

3. 药理作用 本品所含总鞣质有明显的抗炎、抑制免疫、镇痛作用；还有抗癌、抑制诱变、抗氧化作用；煎剂有明显的抗流感病毒作用，对金黄色葡萄球菌及痢疾杆菌有较明显的抑制作用；醇提物有明显的镇咳作用。

4. 现代运用 现代临床常用本品治疗风湿性关节炎、类风湿性关节炎、细菌性痢疾、急性咽炎、乳腺增生病、疱疹性角膜炎、水火烫伤、湿疹等。

第三节 祛风湿强筋骨药

本类药物多为苦燥甘温之品，主入肝、肾经。具有祛风湿，补肝肾，强筋骨作用。多用于风湿日久，累及肝肾所致的腰膝酸软无力、疼痛、麻木等风湿痹证。也可用于肾虚腰痛、骨痿及中风后遗症等。

桑寄生(《神农本草经》)

为桑寄生科植物桑寄生 *Taxillus chinensis*（DC.）Danser 的干燥带叶茎枝。主产于广东、广西等地。冬季至次春采割，除去粗茎，切段，或蒸后干燥。生用。

【性味归经】 苦、甘，平。归肝、肾经。

【功效】 祛风湿，补肝肾，强筋骨，安胎。

【应用】

1. 用于风湿痹痛，腰膝酸痛 本品能祛风湿，舒筋络，长于补肝肾，强筋骨。用治风湿日久，肝肾不足，风湿痹痛，常配杜仲、牛膝、独活等，如独活寄生汤(《备急千金要方》)。

2. 用于胎漏下血，胎动不安 本品能补肝肾而固冲任、安胎。用治肝肾不足、冲任不固所致的胎漏下血、胎动不安，常与菟丝子、续断、阿胶同用，即寿胎丸(《医学衷中参西录》)。

此外，本品还有降血压作用，可用治高血压病。

【用法用量】 煎服，9～15g。

【参考资料】

1. 古籍摘要

《神农本草经》：“主腰痛，小儿背强，痈肿，安胎，充肌肤，坚发齿，长须眉。”

《名医别录》："主金疮，去痹，女子崩中，内伤不足，产后余疾，下乳汁。"

《本草蒙筌》："凡风湿作痛之症，古方每用独活寄生汤煎调。川续断与桑寄生气味略异，主治颇同，不得寄生，即加续断。"

2. 化学成分　本品含槲皮素、槲皮苷、萹蓄苷、右旋儿茶酚等成分。

3. 药理作用　本品可降血压、改善心肌供血量、抑制血小板聚集、对抗血栓形成、降低血脂；提取物可提高超氧化物歧化酶活性，降低血清过氧化脂质含量，保护生物膜；且可对抗肿瘤，抑制肿瘤的转移；所含槲皮素具有中枢镇痛作用；所含萹蓄苷对动物有利尿作用；煎剂或浸剂在体外对脊髓灰质炎病毒和其他肠道病毒均有明显抑制作用。

4. 现代运用　现代临床常用本品治疗风湿性关节炎、类风湿性关节炎、骨质增生症、坐骨神经痛、腰椎间盘突出症、高血压、冠心病心绞痛、心律失常、高脂血症、先兆流产、冻疮等。

五加皮(《神农本草经》)

为五加科植物细柱五加 *Acanthopanax gracilistylus* W. W. Smith 的干燥根皮。主产于湖北、云南、安徽等地。夏、秋二季采挖根部，洗净，剥取根皮，晒干。切厚片，生用。

【性味归经】辛、苦，温。归肝、肾经。

【功效】祛风湿，补肝肾，强筋骨，利尿。

【应用】

1. 用于风湿痹痛　本品善于祛风除湿，补益肝肾，用治风湿痹痛兼肾虚不足者最宜。用治风湿痹痛兼肝肾不足，可单用浸酒服，亦可与木瓜、松节等同用，如五加皮散(《沈氏尊生书》)。

2. 用于腰膝软弱，小儿行迟　本品能补肝肾，强筋骨。用治：①肝肾不足之腰膝酸软，常配牛膝、杜仲、淫羊藿等；②小儿行迟，常配龟甲、牛膝、续断等以益肾健骨。

3. 用于水肿，脚气浮肿　本品又能温肾而除湿利水。用治：①水肿、小便不利，常配茯苓皮、陈皮、大腹皮等；②脚气浮肿，可与大腹皮、木瓜等同用。

【用法用量】煎服，4.5～9g。

【使用注意】阴虚火旺、口苦咽干者忌用。

【参考资料】

1. 古籍摘要

《神农本草经》："主心腹疝气腹痛，益气，疗躄，小儿不能行，疽疮阴蚀。"

《名医别录》："主男子阴痿，囊下湿，小便余沥，女人阴痒及腰脊痛，两脚疼痹风弱，五缓，虚羸，补中益精，坚筋骨，强志意，久服轻身耐老。”

2. 化学成分 本品含丁香苷、刺五加苷、右旋芝麻素、左旋对映贝壳松烯酸、β－谷甾醇、有机酸、挥发油等成分。

3. 药理作用 本品具有抗疲劳、耐缺氧、耐高温、抗应激、调节内分泌功能紊乱、调节血压、抗辐射、解毒等作用；可增强机体免疫功能，有抗炎作用；具有明显镇静作用；有促进核酸合成、降血糖、降血脂、对抗心律失常作用；有止咳、祛痰、平喘作用。

4. 现代运用 现代临床常用本品治疗风湿性关节炎、骨质增生、坐骨神经痛、腰椎间盘突出症、低血压、脑血管病、心律失常、高脂血症、糖尿病、白细胞减少症、更年期综合征等。

狗脊（《神农本草经》）

为蚌壳蕨科植物金毛狗脊 *Cibotium barometz*（L.）J. Sm. 的干燥根茎。主产于福建、四川、云南等地。秋、冬二季采挖，除去泥沙，干燥；或去硬根、叶柄及金黄色绒毛，切厚片，干燥，为“生狗脊片”；蒸后晒至六、七成干，切厚片，干燥，为“蒸狗脊片”。生用、蒸用或砂烫用。

【处方用名】 狗脊（生用，长于祛风湿，利关节）；蒸狗脊（蒸用，长于补肝肾）；烫狗脊（砂烫用，质地疏松，便于有效成分的煎出，并长于补肝肾，强筋骨）。

【性味归经】 苦、甘，温。归肝、肾经。

【功效】 祛风湿，补肝肾，强腰膝。

【应用】

1. 用于风湿腰痛，肾虚腰膝软弱 本品既善祛腰脊之风寒湿邪，又善补肝肾，为强腰膝之常用药。用治：①风湿腰痛，多配伍独活、桑寄生、五加皮等；②肾虚腰膝软弱，常与菟丝子、杜仲、续断等同用。

2. 用于肾虚遗尿，白带过多 本品能温补肾阳，固摄下焦。用治：①肾虚膀胱失约之尿频、遗尿，常配山药、益智仁等；②肾虚不固，带脉失约之白带过多，与鹿茸、白蔹等同用。

【用法用量】 煎服，6～12g。

【参考资料】

1. 古籍摘要

《神农本草经》：“主腰背强，关机缓急，周痹，寒湿膝痛。颇利老人。”

《本草纲目》：“强肝肾，健骨，治风虚。”

《本草正义》：“能温养肝肾，通调百脉，强腰膝，坚脊骨，利关节，而驱痹着，起痿废；又能固摄冲带，坚强督任，疗治女子经带淋露，功效甚宏，诚虚弱衰老恒用之品；且温中而不燥，走而不泄，尤为有利无弊，颇有温和中正气象。”

2. 化学成分 本品含原儿茶醛、原儿茶酸、绵马酚、β－谷甾醇、胡萝卜素等成分。

3. 药理作用 本品有增加心肌营养作用；狗脊的金黄色绒毛有止血作用。

4. 现代运用 现代临床常用本品随证配伍，可治疗风湿性关节炎、类风湿性关节炎、骨质增生、颈椎病、坐骨神经痛、腰椎管狭窄症、肥大性腰椎炎、强直性脊柱炎、骨性关节炎等。

鹿衔草(《滇南本草》)

为鹿蹄草科植物鹿蹄草 *Pyrola calliantha* H. Andres 或普通鹿蹄草 *Pyrola decorata* H. Andres 的干燥全草。主产于浙江、安徽、贵州、陕西等地。全年均可采挖，除去杂质，晒至叶片较软时，堆置至叶片变紫褐色，晒干。切段，生用。

【性味归经】苦、甘，平。归肝、肾、肺经。

【功效】祛风湿，强筋骨，止血，止咳。

【应用】

1. 用于风湿痹痛，腰膝酸软 本品既能祛风湿，又能强筋骨。用治风湿痹证兼肝肾亏虚之肢体疼痛、腰膝酸软，可单用，或与续断、桑寄生、杜仲等同用，以增强补肝肾、祛风湿之功。

2. 用于崩漏，月经过多 本品能补益肝肾，调经止血，为治肝肾亏虚之崩漏、月经过多之良药。用治崩漏，常与当归、杜仲炭、熟地黄等同用。

3. 用于肺痨咳血，肺虚久咳 本品能补肺止咳止血。用治：①肺痨咳血，可配白及、百部、川贝母等；②肺虚久咳，可配冬虫夏草、核桃仁、五味子等。

【用法用量】煎服，9～15g。

【参考资料】

1. 古籍摘要

《滇南本草》："添精补髓，延年益寿。治筋骨疼痛、痰火之症。"

《植物名实图考》："治吐血，通经有效。《安徽志》：性益阳，强筋，健骨，补腰肾，生津液。"

2. 化学成分 本品含鹿蹄草素、N－苯基－2－萘胺、高熊果酚苷、伞形梅笠草素、没食子酸、原儿茶酸、肾叶鹿蹄草苷、槲皮素、金丝桃苷等成分。

3. 药理作用 本品有抗炎、降压作用；能扩张血管，增加血流量；能明显升高血浆 cAMP 含量；并能增强免疫功能；对多种细菌有抑制作用。

4. 现代运用 现代临床常以本品随证配伍，可治疗风湿性关节炎、骨质增生、肺部感染、急性细菌性痢疾、婴幼儿泄泻、血栓闭塞性脉管炎等。

千年健(《柑园小识》)

为天南星科植物千年健 *Homalomena occulta*（Lour.）Schott 的干燥根茎。主产于云南、广西等地。春、秋二季采挖，洗净，除去外皮，晒干。切片，生用。

【性味归经】 苦、辛，温。归肝、肾经。

【功效】 祛风湿，强筋骨，止痹痛。

【应用】

用于风湿痹痛，筋骨无力 本品苦泄辛散温通，善于祛风湿，强筋骨，止痹痛。用治：①风寒湿痹，可与羌活、独活、木瓜等同用；②肝肾亏虚之筋骨无力，常与桑寄生、枸杞子、牛膝等同用。

【用法用量】 煎服，4.5～9g。

【参考资料】

1. 古籍摘要

《本草纲目拾遗》："壮筋骨，浸酒；止胃痛，酒磨服。"

《本草正义》："千年健，今恒用之于宣通经络，祛风逐痹，颇有应验。盖气味皆厚，亦辛温走窜之作用也。"

2. 化学成分 本品含芳香性挥发油，主要为蒎烯、柠檬烯、芳樟醇、松油醇、橙花醇、香叶醇、香叶醛、丁香油酚、异龙脑、广藿香醇等成分。

3. 药理作用 本品所含挥发油有显著抑制布氏杆菌、Ⅰ型单纯疱疹病毒的作用；甲醇提取物有抗炎、镇痛作用；水提物具有较强的抗凝血作用。

4. 现代运用 现代临床常以本品随证配伍，可治疗风湿性关节炎、腰椎间盘突出症、骨质增生、中风后遗症、骨折愈合迟缓等。

雪莲花(《柑园小识》)

为菊科植物绵头雪莲花 *Saussurea laniceps* Hand. - Mazz.、鼠曲雪莲花 *Saussurea gnaphaloides*（Royle）Sch. - Bip.、水母雪莲花 *Sassurea medusa* Maxim. 等的干燥带花全草。主产于西藏、四川、新疆、青海等地。6～7 月间，待花开时挖取全株，除去泥土，晾干。切段，生用。

【性味归经】 甘、微苦，温。归肝、肾经。

【功效】 祛风湿，强筋骨，补肾阳，调经止血。

【应用】

1. 用于风湿痹证，腰膝酸软 本品苦燥温通，甘温能补，既能祛风湿，又善补肝肾，强筋骨。用治风湿日久，肝肾亏损者，可单用泡酒服，或与五加皮、桑寄生、狗脊等同用。

2. 用于肾虚阳痿　本品甘温，善补肾壮阳而起痿。用治肾虚阳痿，筋骨无力等，可单用，或与冬虫夏草、肉苁蓉等同用。

3. 用于经闭，痛经，崩漏，带下　本品能补肾阳，调冲任，止血。用治下元虚冷，寒凝血脉之经闭、痛经、崩漏、带下等，可单用蒸服，或与人参、当归等炖鸡食用。

【用法用量】煎服，6～15g。

【参考资料】

1. 古籍摘要

《柑园小识》："除冷疾，助阳道。"

《本草纲目拾遗》："能补阳益阴，治一切寒证。"

《修订增补天宝本草》："治虚劳吐血，腰膝软，红崩白带，能调经种子。"

2. 化学成分　本品含东莨菪素、伞形花内酯、牛蒡苷、大黄素甲醚、芸香苷、芹菜素、秋水仙碱、雪莲多糖等成分。

3. 药理作用　本品煎剂、乙醇提取物、总黄酮、总生物碱均有显著的抗炎、降血压作用；其注射液、总黄酮有较强的镇痛作用；煎剂有增强免疫与抗氧化作用，对小鼠中枢神经系统有明显的抑制作用，对子宫有兴奋作用，并能终止妊娠；能增强心脏收缩力，增加心输出量，但对心率无明显影响，而总生物碱则对心脏有抑制作用，能使心肌收缩力减弱、心率减慢。

4. 现代运用　现代临床常以本品为主，随证配伍，可治疗风湿性关节炎、骨质增生、更年期综合征、月经不调、闭经、功能性子宫出血、男性性功能减退等。

小　结

祛风湿药多为辛散苦燥之品，具有祛风除湿、通络止痛、舒筋活络或补肝肾、强筋骨等作用，主要用于风湿痹痛。根据其功效及适应证的不同，可分为祛风湿散寒药、祛风湿清热药、祛风湿强筋骨药三类。

一、祛风湿散寒药

本类药物具有祛风除湿、散寒止痛、舒筋活络等作用，适用于风寒湿痹。其中：

1. 独活、羌活 均苦燥辛散温通，善祛风散寒、胜湿止痛，均治风寒湿痹、风寒湿表证等。但独活药力较缓，以散在里之伏风及寒湿为主，主治腰以下风寒湿痹及少阴经头痛；而羌活作用强烈，以散肌表之游风及寒湿为主，主治上半身风寒湿痹及太阳经头痛。

2. 威灵仙 辛散温通，性善走窜，有通经络、祛风湿、止痹痛之功，凡风湿痹痛，麻木拘挛，无论上下皆可应用，为治风湿痹痛之常用药；又有消痰水、治骨鲠之功，可用于痰饮积聚、诸骨鲠喉等。

3. 木瓜 味酸入肝，有舒筋活络之功，且能祛湿除痹，为治湿痹、筋脉拘急要药；又能化湿和中，舒筋活络以缓急止痛，为治吐泻转筋要药。

4. 蕲蛇、金钱白花蛇、乌梢蛇 性皆走窜，善于祛风通络止痉，凡内外风毒壅滞之证均为适宜，尤以善治病久邪深者为其特点。三者药力以金钱白花蛇为最强，蕲蛇次之，乌梢蛇最弱；蕲蛇与金钱白花蛇均有毒性并偏于温燥，而乌梢蛇性平无毒，力量较缓。

二、祛风湿清热药

本类药物具有祛风胜湿，通络止痛，清热消肿之功，主治风湿热痹。其中：

1. 秦艽 性平质润而不燥，为风药中之润剂，能祛风湿，通络止痛，广泛用于各种痹证，因其性微寒而能清热，故尤宜于热痹；又能退虚热，清湿热，可用于骨蒸潮热、湿热黄疸等。

2. 汉防己、木防己 均味苦性寒，既能祛风湿，止痛，又能利水消肿，均可治风湿热痹、水肿等证。然汉防己以利水消肿见长；而木防己长于祛风止痛。

3. 豨莶草 辛散苦燥，善祛筋骨间风湿之邪而止痹痛，酒制后可增强通经活络之功，因性寒，故常用于湿热痹痛；又兼清热解毒之功，可用于疮痈肿毒、风疹湿疮等。

4. 络石藤 味苦性寒，长于祛风通络，凉血消肿，常用治风湿热痹、喉痹、痈肿等。

三、祛风湿强筋骨药

本类药物具有祛风湿、补肝肾、强筋骨作用，多用于风湿日久，累及肝肾所致的腰膝酸软无力、疼痛等风湿痹证。其中：桑寄生、五加皮功效相近，均可治风湿日久，肝肾不足所致腰膝酸痛、软弱无力等。然桑寄生补肝肾之力较强，并能安胎，适用于肝肾亏损，冲任不固之崩漏下血、胎动不安。而五加皮祛风湿之功较强，尤擅治湿邪偏胜，筋脉拘急之风湿顽痹；且能利水，又可用治小便不利、水肿等。

复习思考题

1. 简述祛风湿药的含义、适应证、分类、使用注意及各类药物的性能特点。

2. 比较下列各组药物功用的异同点：羌活与独活、汉防己与木防己、五加皮与桑寄生。

3. 回答木瓜、蕲蛇、川乌、雷公藤的用法用量及使用注意。

4. 独活、威灵仙、桑寄生、蕲蛇治疗风湿痹痛各有何特点？

第五章 化湿药

凡气味芳香，以化湿运脾为主要作用，治疗湿困脾胃证的药物，称为化湿药，又叫芳香化湿药。

本类药物辛香温燥，辛能行气，温燥化湿，主入脾、胃经，具有运化湿浊，宣畅气机，醒脾和胃的功能。主要适用于湿浊中阻，脾为湿困，运化失常所致的脘腹痞满、恶心呕吐、大便溏薄、食少体倦、口甘多涎、舌苔白腻等。此外，部分药物兼有解暑、温中、止呕、截疟等作用，分别用于暑湿、湿温、寒凝气滞、呕吐、疟疾等证。

使用化湿药时，应根据湿困的不同情况及兼证作适当的配伍。如脾虚湿阻者，配伍补气健脾药；寒湿中阻者，配伍温中祛寒药；湿阻气滞者，配伍行气药；若里湿化热者，则配伍清热燥湿药。

本类药物多属辛香温燥之品，易耗气伤阴，故阴虚血亏及气虚者宜慎用；又因其气味芳香，多含挥发油，入汤剂不宜久煎，或后下，或作散剂服用，以免其有效成分散失而降低疗效。

广藿香(《名医别录》)

为唇形科植物广藿香 *Pogostemon cablin*（Blanco）Benth. 的干燥地上部分。又名藿香。主产于广东、海南等地，其中广东石牌产者，为道地药材。枝叶茂盛时采割，日晒夜闷，反复至干。切段，生用。

【性味归经】 辛，微温。归脾、胃、肺经。

【功效】 芳香化湿，和胃止呕，发表解暑。

【应用】

1. 用于湿阻中焦证 本品气味芳香，为芳香化湿要药。用治湿困脾胃或寒湿困脾之脘腹痞闷、少食作呕、神疲体倦等，常与苍术、厚朴等同用，如不换金正气散(《和剂局方》)。

2. 用于呕吐 本品既能化湿，又能和中止呕。用治：①湿浊中阻之呕吐，可单用，或与半夏、丁香等同用；②呕吐属寒湿者，宜配伍丁香、豆蔻等；③湿热呕吐，宜配伍黄连、竹茹等；④脾胃虚弱之呕吐，配人参、白术等；⑤妊娠呕吐，常配伍砂仁、紫苏梗等。

3. 用于暑湿及湿温初起　本品既能化湿，又可解暑。用治：①暑月外感风寒，内伤生冷之恶寒发热、头痛脘闷、呕恶吐泻等，常与紫苏、半夏、厚朴等同用，如藿香正气散(《和剂局方》)；②湿温病初起，湿热并重，多与黄芩、滑石、茵陈等同用，如甘露消毒丹(《温热经纬》)。

【用法用量】煎服，3～9g，宜后下。

【参考资料】

1. 古籍摘要

《名医别录》："疗风水毒肿，去恶气，疗霍乱，心痛。"

《本草图经》："治脾胃吐逆，为最要之药。"

《本草正义》："藿香芳香而不嫌其猛烈，温煦而不偏于燥烈，能祛除阴霾湿邪，而助脾胃正气，为湿困脾阳、倦怠无力、饮食不甘、舌苔浊垢者最捷之药。"

2. 化学成分　本品含广藿香醇、苯甲醛、丁香油酚、桂皮醛等挥发油，还含倍半萜类、生物碱类等成分。

3. 药理作用　本品所含挥发油能促进胃液分泌，增强消化能力，对胃肠有解痉作用；本品有防腐和抗菌作用；还有收敛止泻、扩张微血管、发汗等作用。

4. 现代运用　现代临床以本品配伍他药或制成制剂，可治疗小儿秋季腹泻、急性胃肠炎、肠易激综合征、肠梗阻、老年性腹胀、夏季空调综合征、动力障碍型功能性消化不良、非感染性腹泻、慢性乙型肝炎、鼻窦炎、慢性荨麻疹、足癣等。

佩兰(《神农本草经》)

为菊科植物佩兰 *Eupatorium fortunei* Turcz. 的干燥地上部分。主产于江苏、浙江、河北等地。夏、秋二季分两次采割，除去杂质，晒干。切段，生用。

【性味归经】辛，平。归脾、胃、肺经。

【功效】芳香化湿，醒脾开胃，发表解暑。

【应用】

1. 用于湿阻中焦证　本品气味芳香，其化湿和中的功效与广藿香相似，常相须为用。用治：①湿阻证，可配伍广藿香、苍术、厚朴等，以增强芳香化湿之功；②脾经湿热之脾瘅证，症见口中甜腻、多涎、口臭等，可配伍黄芩、厚朴、广藿香等。

2. 用于暑湿，湿温初起 本品既能化湿，又能解暑。用治：①暑湿证，常与广藿香、荷叶等同用；②湿温初起，可与滑石、薏苡仁等同用。

【用法用量】 煎服，3～9g。

【参考资料】

1. 古籍摘要

《神农本草经》："主利水道，杀蛊毒，辟不祥。久服益气，轻身不老，通神明。"

《本草经疏》："开胃除恶，清肺消痰，散郁结。"

2. 化学成分 本品主要含挥发油，油中含聚伞花素、乙酸橙花醇酯、香豆精、邻香豆酸、麝香草氢醌等；尚含有三萜类化合物等成分。

3. 药理作用 本品水煎剂对白喉杆菌、金黄色葡萄球菌、变形杆菌、伤寒杆菌均有抑制作用；所含乙酸橙花醇酯对流感病毒有直接抑制作用；挥发油灌胃具有明显的祛痰作用。

4. 现代运用 现代临床以本品随证配伍，可治疗婴儿腹泻、轮状病毒性肠炎、美尼尔氏综合征等。

苍术(《神农本草经》)

为菊科植物茅苍术 *Atractylodes lancea*（Thunb.）DC. 或北苍术 *Atractylodes chinensis*（DC.）Koidz. 的干燥根茎。前者主产于江苏、湖北、河南等地，以产于江苏茅山一带者质量最好，为道地药材；后者主产于辽宁、内蒙古、山西等地。春、秋二季采挖，除去泥沙，晒干，撞去须根。切片，生用或麸炒用。

【处方用名】 生苍术（生用，性能燥烈，长于祛湿发汗）；苍术、炒苍术（麸炒，性能缓和，长于燥湿健脾）。

【性味归经】 辛、苦，温。归脾、胃、肝经。

【功效】 燥湿健脾，祛风湿，明目。

【应用】

1. 用于湿阻中焦证 本品苦温燥湿以祛湿浊，辛香健脾以和脾胃，为治湿阻中焦之要药，尤宜于寒湿较重之证。用治：①湿阻中焦，脾失健运而致脘腹胀闷、呕恶食少、吐泻乏力、舌苔白腻等，常与厚朴、陈皮等配伍，如平胃散(《和剂局方》)；②湿热证或暑湿证，可与黄芩、黄连等清热燥湿药同用；③脾虚湿聚，水湿内停之痰饮、水肿，可与茯苓、猪苓、泽泻等利水渗湿药同用，如胃苓汤(《证治准绳》)。

2. 用于风湿痹证 本品辛散苦燥，长于祛风除湿，故以治湿痹最宜。用治：①湿痹，常配伍独活、秦艽、薏苡仁等，如薏苡仁汤(《类证治裁》)；②湿热痹痛，可配石膏、知母等清热药，如白虎加苍术汤(《普济本事方》)；③湿热痿躄，可与黄柏、薏苡仁、牛膝配伍，即四妙散(《成方便读》)。

3. 用于外感风寒挟湿表证　本品辛香燥烈，能开肌腠而发汗，祛肌表风寒之邪。用治风寒湿表证之恶寒发热、头身酸楚疼痛、无汗等，常与羌活、白芷等同用，如神术散(《和剂局方》)。

此外，本品尚有明目之功，可用于夜盲症及眼目昏涩，可单用，或与猪肝、羊肝蒸煮同食。

【用法用量】煎服，3～9g。

【使用注意】阴虚内热及气虚多汗者忌用。

【参考资料】

1. 古籍摘要

《神农本草经》："主风寒湿痹，死肌痉疸。作煎饵久服，轻身延年不饥。"

《名医别录》："主头痛，消痰水，逐皮间风水结肿，除心下急满及霍乱吐下不止，暖胃消谷嗜食。"

2. 化学成分　本品含挥发油，油中主要成分为苍术醇（系β－桉油醇和茅术醇的混合结晶物），尚含少量苍术酮、维生素A样物质、维生素B及菊糖等成分。

3. 药理作用　本品所含挥发油有明显的抗副交感神经介质乙酰胆碱引起的肠痉挛作用；苍术醇有促进胃肠运动作用，对胃肠平滑肌也有微弱的收缩作用；小剂量挥发油对中枢神经系统呈镇静作用，大剂量则呈抑制作用；煎剂有降血糖作用，同时具有排钠、排钾作用；其维生素A样物质可治疗夜盲证及角膜软化症。

4. 现代运用　现代临床以本品配伍他药，可治疗慢性胃炎、胃下垂、小儿厌食、秋季腹泻、小儿高热、假性黑棘皮病、过敏性紫癜、荨麻疹、扁平疣、丹毒、血栓性静脉炎、糖尿病坏疽、急性期痛风性关节炎、霉菌性角膜溃疡、痔疮等。

厚朴(《神农本草经》)

为木兰科植物厚朴 *Magnolia officinalis* Rehd. et Wils. 或凹叶厚朴 *Magnolia officinalis* Rehd. et Wils. var. *biloba* Rehd. et Wils. 的干燥干皮、根皮及枝皮。主产于四川、湖北等地，其中四川产者，为道地药材。4～6月剥取，根皮及枝皮直接阴干；干皮置沸水中微煮后，堆置阴湿处，"发汗"至内表面变紫褐色或棕褐色时，蒸软，取出，卷成筒状，干燥。切丝，生用或姜汁炙用。

【处方用名】厚朴（生用，辛味峻烈，对咽喉有刺激性，故生品一般不作内服)；制厚朴（姜炙，可消除对咽喉的刺激性，并长于和胃止呕)。

【性味归经】苦、辛，温。归脾、胃、肺、大肠经。

【功效】燥湿，行气，消积，平喘。

【应用】

1. 用于湿阻中焦证 本品苦燥辛散，既能燥湿，又能行气除胀满，为消除胀满的要药。用治湿阻中焦，气机不利之脘闷腹胀、腹痛、呕逆等，常与苍术、陈皮等同用，如平胃散(《和剂局方》)。

2. 用于食积，便秘 本品能行气宽中，消积导滞，为治食滞胀满之要药。用治：①肠胃积滞之大便秘结，常与枳实、大黄同用，如厚朴三物汤(《金匮要略》)；②热结便秘，配伍大黄、芒硝、枳实，即大承气汤(《伤寒论》)。

3. 用于痰饮咳喘，梅核气 本品能燥湿消痰，下气平喘。用治：①痰湿阻肺之咳喘、胸闷，可与紫苏子、陈皮、半夏等同用，如苏子降气汤(《和剂局方》)；②素有喘病，因外感风寒而发者，可与桂枝、杏仁等同用，如桂枝加厚朴杏子汤(《伤寒论》)；③痰凝气滞之梅核气，常配半夏、茯苓等，如半夏厚朴汤(《金匮要略》)。

【用法用量】煎服，3～9g。

【参考资料】

1. 古籍摘要

《神农本草经》："主中风伤寒，头痛，寒热，惊悸，气血痹，死肌，去三虫。"

《名医别录》："主温中，益气，消痰下气，治霍乱及腹痛，胀满，胃中冷逆，胸中呕逆不止，泄痢，淋露，除惊，去留热，止烦满，厚胃肠。"

2. 化学成分 本品含厚朴酚、异厚朴酚、三羟基厚朴酚、去三羟基厚朴酚等酚类成分，桉叶醇、聚伞花素、石竹烯、反丁香烯、芹子烯、杜松烯等挥发油类，还含皂苷、木兰箭毒碱、厚朴碱及鞣质等成分。

3. 药理作用 本品煎剂对肺炎球菌、白喉杆菌、溶血性链球菌、枯草杆菌、痢疾杆菌、金黄色葡萄球菌、炭疽杆菌等均有抑制作用；厚朴碱、异厚朴酚有明显的中枢性肌肉松弛作用；厚朴碱、木兰箭毒碱能松弛横纹肌；小剂量对肠管有兴奋作用，大剂量则为抑制；厚朴酚对实验性胃溃疡有防治作用；本品还有降压作用，降压时能反射性地引起呼吸兴奋，心率增加。

4. 现代运用 现代临床以本品配伍他药，可治疗慢性咽炎、支气管哮喘、反流性食管炎、不完全性肠梗阻、慢性胃炎、功能性消化不良、尿潴留、小儿急性黄疸等。

砂仁(《药性论》)

为姜科植物阳春砂 *Amomum villosum* Lour.、绿壳砂 *Amomum villosum* Lour. var. *xanthioides* T. L. Wu et Senjen 或海南砂 *Amomum longiligulare* T. L. Wu. 的干燥成熟果实。阳春砂主产于广东、广西、云南、福建等地；绿壳砂主产于广东、云南等地；海南砂主产于海南及雷州半岛等地。其中以阳春砂质量最优。夏、秋间果实成熟时采收，晒干或低温干燥。用时打碎，生用。

【性味归经】辛，温。归脾、胃、肾经。

【功效】化湿和胃，温脾止泻，行气安胎。

【应用】

1. 用于湿阻中焦证，脾胃气滞证　本品辛散温通，气味芬芳，化湿醒脾、行气温中之效均佳，故为湿阻或气滞所致的脘腹胀痛等脾胃不和诸证常用。用治：①湿阻中焦，常与厚朴、陈皮、枳实等同用；②脾胃气滞，可与木香、枳实等同用，如香砂枳术丸(《景岳全书》)；③脾虚兼气滞者，可配益气健脾之人参、白术、茯苓等，如香砂六君子汤(《古今名医方论》)。

2. 用于虚寒吐泻　本品善能温脾暖胃，以达止呕止泻之功。用治中焦虚寒之吐泻，可单用研末吞服，或与干姜、附子等同用。

3. 用于气滞妊娠恶阻及胎动不安　本品能行气和中而安胎。用治：①妊娠呕逆而不能食，可单用本品炒熟研末服，或与紫苏梗、白术等同用；②气血不足之胎动不安，可与人参、白术、熟地黄等同用，如泰山磐石散(《古今医统》)。

【用法用量】煎服，3～6g，宜后下。

【参考资料】

1. 古籍摘要

《药性论》："主冷气腹痛，止休息气痢，劳损，消化水谷，温暖脾胃。"

《开宝本草》："治虚劳冷痢，宿食不消，赤白泻痢，腹中虚痛，下气。"

2. 化学成分　阳春砂含挥发油，油中主要成分为右旋樟脑、龙脑、乙酸龙脑酯、柠檬细烯、橙花椒醇等，并含皂苷等成分；缩砂含挥发油，油中主要成分为樟脑、萜烯等；海南砂含挥发油，油中主要成分为α－蒎烯、β－蒎烯、桉叶醇、对－聚伞花序、柠檬烯、樟脑等成分。

3. 药理作用　本品煎剂可促进消化液分泌，增进肠道运动，排出消化管内的积气，消除肠胀气症状；能明显抑制因 ADP 所致家兔血小板聚集，对花生四烯酸诱发的小鼠急性死亡有明显保护作用。

4. 现代运用　现代临床以本品配伍他药，可治疗急慢性胃炎、胃及十二指肠溃疡、消化不良、小儿厌食症、慢性胆囊炎、肠易激综合征等。

豆蔻(《名医别录》)

为姜科植物白豆蔻 *Amomum kravanh* Pierre ex Gagnep. 或爪哇白豆蔻 *Amomum compactum Soland ex Maton* 的干燥成熟果实。前者习称"原豆蔻"，主产于柬埔寨、泰国、越南，我国云南、海南有少量栽培；后者习称"印尼白蔻"，主产于印度尼西亚，云南、海南有少量栽培。秋季果实由绿色转成黄绿色时采收，晒干。生用。

【性味归经】 辛，温。归肺、脾、胃经。

【功效】 化湿行气，温中止呕，开胃消食。

【应用】

1. 用于湿阻中焦证，脾胃气滞证　本品辛温，能化湿行气。用治：①脾虚湿阻气滞之脘腹虚胀、食少无力等，常与黄芪、白术、人参等同用；②湿温初起，湿邪偏重者，多与薏苡仁、杏仁等同用，如三仁汤(《温病条辨》)；③湿温初起，热重于湿者，常与黄芩、滑石等同用，如黄芩滑石汤(《温病条辨》)。

2. 用于呕吐　本品能行气宽中，温胃止呕，以胃寒湿阻气滞呕吐者最为适宜。用治：①胃寒湿阻之呕吐，可单用为末服，或与广藿香、砂仁等配伍，如白豆蔻汤(《沈氏尊生书》)；②小儿胃寒之吐乳、不食，可与砂仁、甘草等药研细末服之。

【用法用量】 煎服，3～6g，宜后下。

【参考资料】

1. 古籍摘要

《开宝本草》："主积冷气，止吐逆反胃，消谷下气。"

《本草通玄》："白豆蔻，其功全在芳香之气，一经火炒，便减功力；即入汤液，但当研细，乘沸点服尤妙。"

2. 化学成分　本品主要含桉叶素、β-蒎烯、α-萜品醇、α-松油醇等多种挥发油。

3. 药理作用　本品能促进胃液分泌，加速胃肠蠕动，制止肠内异常发酵，祛除胃肠积气；对痢疾杆菌有抑制作用；α-萜品醇与α-松油醇均有显著的平喘作用。

4. 现代运用　现代临床以本品配伍他药，可治疗急慢性胃炎、胃及十二指肠溃疡、消化不良、慢性肾功能衰竭等。

附：草豆蔻

为姜科植物草豆蔻 *Alpinia katsumadai* Hayata 的干燥近成熟种子。性味辛温，归脾、胃经。具有燥湿行气，温中止呕的功效。适用于寒湿内阻所致的气机不畅、呕吐等证。煎服，3～6g，后下。

草果(《饮膳正要》)

为姜科植物草果 *Amomum tsao - ko* Crevost et Lemaire 的干燥成熟果实。主产于云南、广西、贵州等地。秋季果实成熟时采收，除去杂质，晒干或低温干燥。清炒后，生用。

【性味归经】辛，温。归脾、胃经。

【功效】燥湿温中，除痰截疟。

【应用】

1. 用于寒湿中阻证　本品辛温燥烈，气味浓厚，其燥湿、温中之力较强。用治寒湿中阻之脘腹冷痛、呕吐泄泻、舌苔浊腻等，常与吴茱萸、干姜、半夏等同用。

2. 用于疟疾　本品芳香辟浊，温脾燥湿，除痰截疟。用治疟疾，多配伍常山、知母、槟榔等，如草果饮(《慈幼新书》)。

【用法用量】煎服，3 ~6g。

【参考资料】

1. 古籍摘要

《饮膳正要》：“治心腹痛，止呕，补胃，下气。”

《本草纲目》引李杲云：“温脾胃，止呕吐，治脾寒湿、寒痰；益真气，消一切冷气膨胀，化疟母，消宿食，解酒毒、果积。兼辟瘴解瘟。”

2. 化学成分　本品含挥发油，油中含 α - 蒎烯、β - 蒎烯、1，8 - 桉油素、对 - 聚伞花素等；还含淀粉、油脂、微量元素等成分。

3. 药理作用　本品所含蒎烯有镇咳祛痰作用；1，8 - 桉油素有镇痛、解热、平喘等作用；β - 蒎烯有较强大的抗炎作用，并有抗真菌作用；本品还能抑制胃肠运动，小量口服有轻度利尿作用。

4. 现代运用　现代以本品配伍他药，可治疗急性结膜炎、剖宫产术后腹胀、急慢性胃炎、消化不良等疾病。

小　结

本类药物能够运化湿浊，宣畅气机，醒脾和胃，主要适用于湿阻脾胃证。其中：

1. 广藿香、佩兰　均能芳香化湿，发表解暑。用治湿阻中焦或外感暑湿证，常相须为用。但广藿香微温，化湿力较强，长于治疗湿阻中焦证及胃寒呕吐；佩兰性平偏凉，药力平和，为治脾经湿热之口甜、多涎之要药。

2. 苍术、厚朴　均属苦燥之品，可燥湿除满，用治湿浊中阻证。然苍术辛香燥烈，外可祛风湿而解表，内能燥湿浊而健脾，凡湿邪为病，不论表里上下，均可选用；厚朴功善下气除满，凡食积、便秘、湿阻之气滞胀满及痰饮咳喘，均可使用。

3. 砂仁、豆蔻　均芳香辛温，善化湿行气、温中止呕。均治湿阻中焦、脾胃气滞及胃寒呕吐。然砂仁入中焦脾胃而力稍强，善治湿滞、妊娠恶阻、胎动不安；豆蔻则既入中焦脾胃，又入上焦肺，药力较缓，善治湿温初起。

4. 草豆蔻、草果　均为温燥之品，可燥湿和中，用治寒湿中阻、脘腹胀痛等证。然草豆蔻长于行气、温中止呕，故寒湿气滞所致腹痛吐泻用之为宜；草果温燥之性胜于草豆蔻，而无行气之功，用治寒湿偏盛者更宜。

复习思考题

1. 简述芳香化湿药的含义、适应证、使用注意及性能特点。
2. 分析比较广藿香与佩兰、砂仁与豆蔻功用的异同。
3. 试述苍术、厚朴的功效及主要应用。

第六章　利水渗湿药

凡以通利水道、渗泄水湿为主要作用，治疗水湿内停病证的药物，称为利水渗湿药。

本类药物味多甘淡，主归膀胱、小肠、肾经，具有利水消肿，利尿通淋，利湿退黄等功效。适用于小便不利、水肿、泄泻、痰饮、淋证、黄疸、湿疮、带下、湿温等水湿内停所致的多种病证。

根据药物作用特点和临床应用的不同，利水渗湿药分为利水消肿药、利尿通淋药和利湿退黄药三类。

使用本类药物时，应根据不同病证，选用相关的药物，并作适当配伍。如水肿骤起伴有表证者，配伍解表药；湿热合邪者，配伍清热药；寒湿相并者，配伍温里祛寒药；热伤血络而尿血者，配凉血止血药；水肿日久，脾肾阳虚者，配伍温补脾肾药。至于泄泻、痰饮、湿温、黄疸等，则常与益气健脾、芳香化湿、清热燥湿等药物配伍。此外，气行则水行，故利水渗湿药还常与行气药配伍使用，以提高疗效。

本类药物下行滑利，易耗伤津液，对阴亏津少、肾虚遗精遗尿者宜慎用；有些药物有较强的通利作用，孕妇应慎用。

第一节　利水消肿药

本类药物性味甘淡平或微寒，能渗泄水湿，服药后能使小便畅利，排出水饮之邪，故具有利水消肿作用。用于水湿内停之水肿、小便不利、泄泻、痰饮等证。

茯苓（《神农本草经》）

为多孔菌科真菌茯苓 *Poria cocos*（Schw.）Wolf 的干燥菌核。主产于云南、安徽、湖北、河南等地，而产于云南者称“云苓”，质优。多于 7 ~ 9 月采挖，挖出后除去泥沙，堆置“发汗”后，摊开晾至表面干燥，再“发汗”，反复数次至现皱纹、内部水分大部散失后，阴干，称为“茯苓个”；或将鲜茯苓按不同部位切制，阴干，分别称为“茯苓皮”及“茯苓块”。生用。

【处方用名】 茯苓（生用，功效利水渗湿，健脾宁心）；茯苓皮（为菌核的外皮，长于利水）；赤茯苓（为近外皮部的淡红色部分，长于渗利湿热）；茯神（为茯苓菌核生长中抱有松根者，长于宁心安神）；白茯苓（为其白色部分，长于健脾补中）。

【性味归经】 甘、淡，平。归心、肺、脾、肾经。

【功效】 利水渗湿，健脾宁心。

【应用】

1. 用于水肿 本品味淡能渗，凡水肿、小便不利者，无论寒热虚实均宜使用，为利水消肿之要药。用治：①水湿内停之水肿、小便不利，常与泽泻、猪苓等同用，如五苓散(《伤寒论》)；②脾肾阳虚之水肿，可与附子、生姜等同用，如真武汤(《伤寒论》)；③水热互结而伤阴之小便不利、水肿，与猪苓、泽泻、滑石、阿胶同用，即猪苓汤(《伤寒论》)。

2. 用于痰饮 本品善渗泄水湿，使湿无所聚，痰无由生。用治：①痰饮眩晕、胸胁支满等，与桂枝、白术、甘草同用，即苓桂术甘汤(《金匮要略》)；②痰饮停胃之呕吐，常与半夏、生姜合用，即小半夏加茯苓汤(《金匮要略》)。

3. 用于脾虚证 本品甘淡，入脾经，有渗湿健脾之功。用治：①脾胃虚弱之倦怠乏力、食少便溏等，配伍人参、白术、甘草，即四君子汤(《和剂局方》)；②脾虚湿盛之泄泻，常与人参、山药、白术、薏苡仁等同用，如参苓白术散(《和剂局方》)。

4. 用于心悸，失眠 本品功能宁心安神。用治：①心脾两虚，气血不足之心悸、失眠、健忘等，多与黄芪、当归同用，如归脾汤(《济生方》)；②水气凌心之心悸，常与桂枝、炙甘草同用，如茯苓甘草汤(《伤寒论》)。

【用法用量】 煎服，9 ~ 15g。

【参考资料】

1. 古籍摘要

《神农本草经》：“主胸胁逆气，忧恚惊邪恐悸，心下结痛，寒热，烦满，咳逆，口焦舌干，利小便。久服安魂、养神、不饥、延年。”

《世补斋医书》：“茯苓一味，为治痰主药。痰之本，水也，茯苓可以行水。痰之动，湿也，茯苓又可行湿。”

2. 化学成分 本品含茯苓聚糖、茯苓酸、蛋白质、脂肪、卵磷脂、胆碱、组氨酸、麦角甾醇等成分。

3. 药理作用　本品具有利尿、镇静、抗肿瘤、降血糖、增加心肌收缩力等作用；能降低胃液分泌、对胃溃疡有抑制作用；茯苓聚糖有增强免疫力、抗肿瘤等作用。

4. 现代运用　现代临床以本品配伍他药，可治疗各种水肿、慢性肺心病心衰、水肿、乳腺增生病、子宫肌瘤、卵巢囊肿、慢性盆腔炎、前列腺炎、黄褐斑、深静脉血栓形成综合征、高脂蛋白血症、内耳眩晕等。

附：茯苓皮、赤茯苓、茯神

1. 茯苓皮　为茯苓菌核的黑色外皮。性味同茯苓。功效利水消肿。主治水湿内停之水肿、小便不利等。煎服，15～30g。

2. 赤茯苓　为茯苓的干燥菌核近外皮部的淡红色部分。味甘、淡，性凉。功效行水，利湿热。多用于水湿内停兼有热象者。煎服，15～30g。

3. 茯神　为茯苓菌核中带有松根的部分。性味同茯苓。功效宁心安神，专治心神不安之惊悸、健忘等。煎服，9～15g。

薏苡仁（《神农本草经》）

为禾本科植物薏苡 *Coix lacrymajobi* L. var. *mayuen*（Roman.）Stapf 的干燥成熟种仁。我国大部分地区均产。秋季果实成熟时采割植株，晒干，打下果实，再晒干，除去外壳、黄褐色种皮及杂质，收集种仁。生用或麸炒用。

【处方用名】薏苡仁（生用，长于利水渗湿，清热排脓）；炒薏苡仁（麦麸炒黄，长于健脾止泻）。

【性味归经】甘、淡，凉。归脾、胃、肺经。

【功效】利水渗湿，健脾，除痹，清热排脓。

【应用】

1. 用于水肿，小便不利等　本品淡渗甘补，既利水消肿，又健运脾胃。用治：①脾虚湿盛之水肿、小便不利，多与茯苓、白术、黄芪等同用；②脚气浮肿，可与防己、木瓜等同用。

2. 用于脾虚泄泻　本品既能渗湿，又能健脾止泻。用治：①脾虚湿盛之泄泻，常与人参、茯苓、白术等同用，如参苓白术散（《和剂局方》）；②湿温初起或暑湿邪在气分，与杏仁、豆蔻、滑石等同用，如三仁汤（《温病条辨》）。

3. 用于湿痹拘挛　本品渗湿除痹，能舒筋脉，缓和拘挛。用治：①湿痹而筋脉挛急疼痛者，配伍独活、防风、苍术等，如薏苡仁汤（《类证治裁》）；②风湿久痹，筋脉挛急者，可配伍独活、木瓜等。

4. 用于肺痈，肠痈　本品能清肺肠之热，排脓消痈。用治：①肺痈胸痛，咳吐脓痰，常与苇茎、冬瓜仁、桃仁同用，即苇茎汤(《备急千金要方》)；②肠痈，可与附子、败酱草等同用，如薏苡附子败酱散(《金匮要略》)。

【用法用量】煎服，9～30g。

【参考资料】

1. 古籍摘要

《神农本草经》："主筋急拘挛，不可屈伸，风湿痹，下气。"

《本草纲目》："薏苡仁，阳明药也，能健脾益胃。虚则补其母，故肺痿、肺痈用之。筋骨之病，以治阳明为本，故拘挛筋急、风痹者用之。土能胜水除湿，故泄泻、水肿用之。"

2. 化学成分 本品含脂肪油、薏苡仁酯、薏苡仁内酯、薏苡仁多糖、氨基酸等成分。

3. 药理作用 本品煎剂、醇及丙酮提取物对癌细胞有明显抑制作用；薏苡仁内酯对小肠有抑制作用；所含脂肪油能使血清钙、血糖下降，并有解热、镇静、镇痛作用；薏苡仁油能阻止或降低横纹肌挛缩作用，对子宫呈兴奋作用。

4. 现代运用 现代临床以本品配伍他药或制成制剂，可治疗扁平疣、尖锐湿疣、痤疮、带状疱疹、痛风性关节炎、膝关节积液、急慢性肝炎、恶性肿瘤、急性病毒性心肌炎、慢性非特异性结肠炎、婴幼儿非感染性腹泻、痛经等。

猪苓(《神农本草经》)

为多孔菌科真菌猪苓 *Polyporus umbellatus* (Pers.) Fries 的干燥菌核。寄生于桦树、枫树、柞树的根上。主产于陕西、山西、河北、云南等地。春、秋二季采挖，除去泥沙，干燥。切片，生用。

【性味归经】甘、淡，平。归肾、膀胱经。

【功效】利水渗湿。

【应用】

用于水肿，小便不利，泄泻等 本品甘淡渗泄，利水作用较强，可用于水湿停滞所致诸证。用治：①水湿内停之水肿、小便不利，常与泽泻、茯苓、白术等同用，如五苓散(《伤寒论》)；②水湿泄泻，多配苍术、茯苓等，如胃苓汤(《世医得效方》)；③水热互结之小便不利，多配泽泻、阿胶等，如猪苓汤(《伤寒论》)；④热淋，可配伍滑石、木通、车前子等利尿通淋之品。

【用法用量】煎服，6～12g。

【参考资料】

1. 古籍摘要

《神农本草经》："主痎疟、解毒……利水道。"

《本草纲目》："开腠理，治淋肿脚气，白浊，带下，妊娠子淋，胎肿，小便不利。""开腠理，利小便，与茯苓同功。但入补药不如茯苓也。"

2. 化学成分　本品含猪苓多糖、甾类化合物、生物素、蛋白质等成分。

3. 药理作用　本品煎剂有较强的利尿作用；所含多聚糖及提取物可增强机体免疫功能，具有抗肿瘤作用；有防治肝炎的作用；提取物有增强血小板凝聚作用；醇提物对金黄色葡萄球菌、大肠杆菌有抑制作用。

4. 现代运用　现代临床以本品配伍他药或用猪苓多糖注射液，可治疗各种水肿、肝硬化腹水、慢性乙型肝炎、慢性肾炎、肾绞痛、系统性红斑狼疮性肾炎、泌尿系感染、急慢性肾盂肾炎、非淋菌性尿道炎、尿道综合征等。

泽泻(《神农本草经》)

为泽泻科植物泽泻 *Alisma orientalis*（Sam.）Juzep. 的干燥块茎。主产于福建、四川、江西等地。冬季茎叶开始枯萎时采挖，洗净，干燥，除去须根及粗皮。生用或盐水炒用。

【处方用名】泽泻（生用，长于利水泄热）；盐泽泻（盐炙，长于利水渗湿）。

【性味归经】甘，寒。归肾、膀胱经。

【功效】利水渗湿，泄热。

【应用】

1. 用于水肿，小便不利，泄泻　本品能够利水渗湿。用治：①水湿内停之水肿、小便不利，常与茯苓、猪苓等同用，如五苓散(《伤寒论》)；②湿困脾胃之泄泻，常与苍术、陈皮等同用，如胃苓汤(《世医得效方》)；③痰饮停聚，清阳不升之眩晕，与白术同用，即泽泻汤(《金匮要略》)。

2. 用于湿热带下，遗精等　本品性寒善清下焦湿热。用治：①湿热带下、小便淋浊，常与车前子、龙胆草等同用，如龙胆泻肝汤(《兰室秘藏》)；②肾阴不足，相火偏亢之遗精、潮热等，与熟地黄、牡丹皮等同用，如六味地黄丸(《小儿药证直诀》)。

【用法用量】煎服，6～9g。

【参考资料】

1. 古籍摘要

《神农本草经》："主风寒湿痹，乳难，消水，养五脏，益气力，肥健。"

《药性论》："主肾虚精自出，治五淋，利膀胱热，宣通水。"

《本草纲目》："渗湿热，行痰饮，止呕吐、泻痢、疝痛、脚气。"

2. 化学成分　本品含泽泻萜醇、挥发油、生物碱、天门冬素、树脂等成分。

3. 药理作用 本品有利尿作用，可增加尿素与氯化物的排泄，对肾炎患者的利尿作用更为显著；有降压、降血糖作用；对金黄色葡萄球菌、肺炎双球菌、结核杆菌等有抑制作用。

4. 现代运用 现代临床以本品配伍他药，可治疗高血压、高脂血症、椎－基底动脉缺血、美尼尔氏综合征、糖尿病、急性黄疸型肝炎等。

冬瓜皮(《开宝本草》)

为葫芦科植物冬瓜 *Benincasa hispida*（Thunb.）Cogn. 的干燥外层果皮。全国大部分地区均产。夏末初秋果实成熟时采收，食用冬瓜时，洗净，削取外层的果皮，晒干。生用。

【性味归经】 甘，凉。归脾、小肠经。

【功效】 利水消肿。

【应用】

用于水肿 本品味甘，药性平和，能利水消肿，且性偏凉兼能清热，故以水肿偏有热者尤宜。用治水肿，可配伍五加皮、茯苓皮、大腹皮等。

此外，本品有清热解暑作用，可用于治夏日暑热口渴，小便短赤等，用冬瓜皮、西瓜皮等量，煎水代茶饮。

【用法用量】 煎服，9～30g。

【参考资料】

1. 古籍摘要

《滇南本草》："止渴，消痰，利小便。"

《本草再新》："走皮肤，去湿追风，补脾泻火。"

2. 化学成分 本品含蜡类、树脂类、烟酸、胡萝卜素、葡萄糖、有机酸、维生素等成分。

3. 现代运用 现代临床以本品配伍他药，可治疗四肢创伤性水肿、妊娠高血压综合征、急性荨麻疹等疾病。

香加皮(《中药志》)

为萝藦科植物杠柳 *Periploca sepium* Bge. 的干燥根皮。主产于山西、河南、河北、山东等地。春、秋二季采挖，剥取根皮，晒干。切片，生用。

【性味归经】 辛、苦，温；有毒。归肝、肾、心经。

【功效】 利水消肿，祛风湿，强筋骨。

【应用】

1. 用于水肿，小便不利 本品有利水消肿作用。用治水肿、小便不利，常与大腹皮、茯苓皮等配伍应用。

2. 用于风湿痹证　本品辛散苦燥，有祛风湿、强筋骨之功。用治：①风湿痹阻之关节拘挛疼痛，常与穿山龙、白鲜皮等同用；②筋骨痿软行迟，可与牛膝、巴戟天等同用。

【用法用量】煎服，3～6g。

【使用注意】本品有毒，不宜过量服用。

【参考资料】

1. 化学成分　本品含强心苷、杠柳毒苷、香加皮苷、4－甲氧基水杨醛等成分。

2. 药理作用　本品醇提物有强心、升压作用；强心苷过量中毒可引起心律失常，甚至死亡；有抗炎、兴奋神经系统、抗肿瘤等作用。

3. 现代运用　现代临床以本品配伍他药，可治疗慢性充血性心力衰竭、风湿性关节炎、水肿等疾病。

第二节　利尿通淋药

本类药物多苦寒或甘寒，主入膀胱、肾经。苦能降泄，寒能清热，性走下焦，尤能清利下焦湿热，以利尿通淋为主要作用。适用于热淋、血淋、石淋、膏淋及小便短赤等证。

车前子(《神农本草经》)

为车前科植物车前 *Plantago asiatica* L. 或平车前 *Plantago depressa* Willd. 的干燥成熟种子。前者分布于全国各地，后者分布于北方各省。夏、秋二季种子成熟时采收果穗，晒干，搓出种子，除去杂质。生用或盐水炙用。

【处方用名】车前子（生用，长于利水通淋，清肺化痰）；盐车前子（盐炙后，引药入肾，增强利尿作用，泻热利尿而不伤阴）。

【性味归经】甘，微寒。归肝、肾、肺、小肠经。

【功效】利尿通淋，渗湿止泻，清肝明目，清肺化痰。

【应用】

1. 用于淋证，水肿　本品甘寒渗利，利水并能清热。用治：①湿热下注膀胱之小便淋漓涩痛，多与木通、滑石等清热利湿之品同用，如八正散(《和剂局方》)；②肾阳不足之水肿，可与牛膝、肉桂等同用，如济生肾气丸(《济生方》)。

2. 用于泄泻 本品能利小便以实大便。用治：①湿盛水泻，可单用本品研末，米汤送服；②脾虚湿盛之泄泻，可与白术同用；③暑湿泄泻，常与香薷、猪苓等同用。

3. 用于各种目疾 本品性寒，入肝经，能够清肝热而明目。用治：①肝热之目赤肿痛，多与菊花、决明子等同用；②肝肾阴亏之两目昏花，多配伍熟地黄、菟丝子等养肝明目之品，如驻景丸(《太平圣惠方》)。

4. 用于痰热咳嗽 本品性寒，入肺经，能清肺化痰止咳。用治肺热咳嗽痰多，多与瓜蒌、浙贝母等清肺化痰之品同用。

【用法用量】 煎服，9~15g，包煎。

【参考资料】

1. 古籍摘要

《神农本草经》："主气癃，止痛，利水道小便，除湿痹。"

《名医别录》："男子伤中，女子淋沥，不欲食。养肺强阴益精，令人有子，明目疗赤痛。"

《本草纲目》："导小肠热，止暑湿泻痢。"

2. 化学成分 本品含黏液质、琥珀酸、二氢黄酮苷、车前烯醇、腺嘌呤、胆碱、车前子碱、脂肪油等成分。

3. 药理作用 本品有显著利尿作用；能促进呼吸道黏液分泌，稀释痰液，故有祛痰作用；对多种杆菌和葡萄球菌均有抑制作用；提取液有预防肾结石形成的作用。

4. 现代运用 现代临床以本品配伍他药，可治疗小儿腹泻、老年性便秘、高血压病、充血性心力衰竭、小儿颅内高压、颞下颌关节紊乱症、痛风、口唇血管性水肿、小儿遗尿、咳嗽等疾病。

附：车前草

为车前的干燥全草。性能功用与车前子相似，兼有清热解毒之功，多用于水肿、小便不利、淋证、痰热咳嗽、热毒痈肿等。煎服，9~30g，鲜品加倍；鲜草外用适量，捣烂外敷。

滑石(《神农本草经》)

为硅酸盐类矿物滑石族滑石，主含含水硅酸镁［$Mg_3(Si_4O_{10})(OH)_2$］。主产于辽宁、山东、江西、山西等地。采挖后，除去泥沙及杂石，洗净，砸成碎块，研粉或水飞用。

【性味归经】 甘、淡，寒。归膀胱、肺、胃经。

【功效】 利尿通淋，清热解暑，祛湿敛疮。

【应用】

1. 用于热淋，石淋　本品性寒滑利，能清膀胱湿热而通利水道，是治疗湿热淋证的常用药。用治：①湿热淋证，常与木通、车前子等同用，如八正散（《和剂局方》）；②石淋，可与海金沙、金钱草、鸡内金等同用。

2. 用于暑湿，湿温　本品甘淡而寒，既能利水湿，又能解暑热，是治暑湿的常用药。用治：①暑热烦渴，小便短赤，可与甘草同用，即六一散（《伤寒标本》）；②湿温初起及暑温夹湿，则与薏苡仁、杏仁等配伍，如三仁汤（《温病条辨》）。

3. 用于湿疮，痱子　本品外用有清热收湿敛疮作用。用治：①湿疮，可单用或与枯矾、黄柏等共为末，撒敷患处；②痱子，可与薄荷、甘草等配合制成痱子粉外用。

【用法用量】煎服，10～20g，宜包煎；外用适量。

【参考资料】

1. 古籍摘要

《神农本草经》："主身热泄澼，女子乳难，癃闭，利小便，荡胃中积聚寒热。"

《本草纲目》："滑石利窍，不独小便也。上能利毛腠之窍，下能利精溺之窍。盖甘淡之味，先入于胃，渗走经络，游溢精气，上输于肺，下通膀胱。肺主皮毛，为水之上源。膀胱司津液，气化则能出。故滑石上能发表，下利水道，为荡热燥湿之剂。"

2. 化学成分　本品含硅酸镁、氧化铝、氧化镍等成分。

3. 药理作用　本品有吸附和收敛作用，内服能保护肠壁而有镇吐、止泻作用；有保护创面，吸收分泌物，促进结痂的作用；对伤寒杆菌、副伤寒杆菌、脑膜炎球菌有抑制作用。

4. 现代运用　现代临床以本品配伍他药或制成制剂，内服或外用，可治疗褥疮、肛门湿疹、乳腺癌术后淋巴漏、尿布皮炎、皮肤皲裂、自发性气胸、恶性胸腔积液、乙型肝炎、尿潴留、泌尿系统结石等。

川木通（《神农本草经》）

为毛茛科植物小木通 *Clematis armandii* Franch. 或绣球藤 *Clematis montana* Buch. －Ham. 的干燥藤茎。主产于四川、湖南、陕西、贵州等地。春秋二季采收，除去粗皮，晒干，或趁鲜切薄片，晒干。生用。

【性味归经】苦，寒。归心、小肠、膀胱经。

【功效】清热利尿，通经下乳。

【应用】

1. 用于热淋，水肿脚气 本品苦寒，有清热利尿通淋之功。用治热淋，常与滑石、车前子等同用，如八正散(《和剂局方》)。

2. 用于口舌生疮，心烦尿赤 本品苦寒，能清心火，利湿热。用治心火移热于小肠之口舌生疮、心烦尿赤，常与地黄、竹叶、甘草同用，即导赤散(《小儿药证直诀》)。

3. 用于闭经，乳少 本品有通经下乳之功。用治：①血瘀经闭，常配红花、丹参等；②产后乳少，常与穿山甲、王不留行等同用。

4. 用于湿热痹痛 本品苦寒，能清湿热，通关节。用治风湿热痹之关节红肿热痛，可与秦艽、防己、忍冬藤等同用。

【用法用量】 煎服，3～6g。

【参考资料】

1. 古籍摘要 《神农本草经》：“主去恶虫，除脾胃寒热，通利九窍血脉关节，令人不忘。”

2. 化学成分 本品含齐墩果酸、皂苷、甾醇、内酯类、香豆素类等成分。

3. 药理作用 本品有较强的利尿作用。

4. 现代运用 现代临床以本品配伍他药，可治疗各种水肿、口疮、产后缺乳、风湿性关节炎等疾病。

附：木通、关木通

1. 木通 为木通科植物木通 *Akebia quinata* (Thunb.) Decne.、三叶木通 *Akebia trifoliata* (Thunb.) Koidz. 或白木通 *Akebia trifoliata* (Thunb.) Koidz. var. *australis* (Diels) Rehd. 的干燥藤茎。性味苦，寒。归心、小肠、膀胱经。功效：清心火，利小便，通经下乳。用于胸中烦热，喉痹咽痛，尿赤，五淋，水肿，周身挛痛，经闭乳少等。煎服，3～6g。

2. 关木通 为马兜铃科植物东北马兜铃 *Aristolochia manshuriensis* Kom. 的干燥藤茎。主产于东北各省区。味苦，性寒。归心、小肠、膀胱经。能清热利尿，通经下乳。用治热淋，口舌生疮，经闭乳少，湿热痹痛等。煎服，3～6g。本品所含马兜铃酸为有毒成分，可引起急性肾衰竭，甚至死亡。本品已禁止使用。

通草(《神农本草经》)

为五加科植物通脱木 *Tetrapanax papyriferus* (Hook.) K. Koch 的干燥茎髓。主产于贵州、云南、四川、台湾等地。秋季割取茎，截成段，趁鲜取出髓部，理直，晒干。切片，生用。

【性味归经】 甘、淡，微寒。归肺、胃经。

【功效】清热利尿，下乳。

【应用】

1. 用于淋证，水肿　本品气寒味淡，能引热下降而利小便，既能通淋，又能消肿。用治：①热淋，常与滑石、石韦、大黄等同用；②石淋，可与金钱草、海金沙、鸡内金等同用；③血淋，可与白茅根、蒲黄、小蓟等同用；④水肿，可配伍茯苓、猪苓、泽泻等。

2. 用于产后乳汁不下　本品入胃经，能通经下乳。用治产后乳汁不畅或不下，常与穿山甲、王不留行、当归等同用。

【用法用量】煎服，3～5g。

【使用注意】孕妇慎用。

【参考资料】

1. 古籍摘要

《日华子本草》："明目，退热，催生；下胞，下乳。"

《医学启源》："通阴窍涩不利，利小便，除水肿，癃闭，五淋。"

2. 化学成分　本品含肌醇、多聚戊糖、葡萄糖、氨基酸、微量元素等成分。

3. 药理作用　本品有利尿作用，并能明显增加尿钾排出量；有促进乳汁分泌作用；所含多糖具有调节免疫和抗氧化的作用。

4. 现代运用　现代临床以本品配伍他药，可治疗泌尿系结石、产后乳胀、肾盂积水、产后尿潴留等。

瞿麦（《神农本草经》）

为石竹科植物瞿麦 *Dianthus superbus* L. 或石竹 *Dianthus chinensis* L. 的干燥地上部分。主产于河北、河南、辽宁、江苏等地。夏、秋二季花果期采割，除去杂质，干燥。切段，生用。

【性味归经】苦，寒。归心、小肠经。

【功效】利尿通淋，活血通经。

【应用】

1. 用于热淋，血淋　本品苦寒降泄，能清心泻火，导热下行，有利尿通淋之功，为治淋证所常用。用治：①热淋，常与萹蓄、木通、车前子等同用，如八正散（《和剂局方》）；②小便淋沥有血，多与石韦、栀子、小蓟等同用；③石淋，可与金钱草、石韦、滑石等配伍。

2. 用于血瘀经闭，月经不调　本品能破血通经。用治血热瘀阻之经闭或月经不调，常与桃仁、红花、当归等同用。

【用法用量】煎服，9～15g。

【使用注意】孕妇慎用。

【参考资料】

1. 古籍摘要

《神农本草经》："主治关格诸癃结，小便不通，出刺，决痈肿，明目去翳，破胎堕子，下闭血。"

《日华子本草》："催生，治月经不通，破血块，排脓。"

《本草备要》："降心火，利小肠，逐膀胱邪热，为治淋要药。"

2. 化学成分 本品含花色苷、水杨酸甲酯、丁香油酚、维生素A样物质、皂苷、糖类等成分。

3. 药理作用 本品煎剂有利尿作用，其穗作用较茎强；还有兴奋肠管、抑制心脏、降低血压、影响肾血容积等作用；对多种杆菌和葡萄球菌均有抑制作用。

4. 现代运用 现代临床以本品配伍他药，可治疗尿道综合征、泌尿系感染、糖尿病、糖尿病合并肾病型高度浮肿、糖尿病肾病等。

萹蓄(《神农本草经》)

为蓼科植物萹蓄 *Polygonum aviculare* L. 的干燥地上部分。全国大部分地区均产，主产于河南、四川、浙江、山东等地。夏季叶茂盛时采收，除去根及杂质，晒干。生用。

【性味归经】苦，微寒。归膀胱经。

【功效】利尿通淋，杀虫止痒。

【应用】

1. 用于热淋，血淋 本品性微寒，入膀胱经，能清利下焦湿热。用治：①热淋，常与木通、车前子等同用，如八正散(《和剂局方》)；②血淋，与小蓟、白茅根、蒲黄等同用。

2. 用于虫证，湿疹，阴痒 本品苦能燥湿，微寒清热，能够杀虫止痒。用治：①蛔虫腹痛，可单用本品浓煎服用；②小儿蛲虫，可用本品煎汤，熏洗肛门；③湿疹、湿疮、阴痒等，可单味煎水外洗，亦可配伍地肤子、蛇床子等煎水外洗。

【用法用量】煎服，9~15g；外用适量，熏洗患处。

【参考资料】

1. 古籍摘要

《神农本草经》："主浸淫疥瘙，疽痔，杀三虫。"

《本草汇言》："利湿热，通小便之药也。"

2. 化学成分　本品含槲皮素、萹蓄苷、槲皮苷、咖啡酸、绿原酸、钾盐、硅酸等成分。

3. 药理作用　本品有显著的利尿作用；有驱蛔虫、蛲虫及缓下作用；对葡萄球菌、痢疾杆菌、绿脓杆菌及多种皮肤真菌均有抑制作用；水或乙醇提取物能促进血液凝固，增强子宫张力。

4. 现代运用　现代临床以本品配伍他药，可治疗细菌性痢疾、滴虫性肠炎、糖尿病、阴囊鞘膜积液、牙痛、泌尿系统感染等。

海金沙(《嘉祐本草》)

为海金沙科植物海金沙 *Lygodium japonicum*（Thunb.）Sw. 的干燥成熟孢子。主产于广东、浙江等地。秋季孢子未脱落时采割藤叶，晒干，搓揉或打下孢子，除去藤叶。生用。

【性味归经】甘、咸，寒。归膀胱、小肠经。

【功效】利尿通淋，止痛。

【应用】

用于各种淋证　本品性善下降，能清小肠、膀胱湿热，尤善止尿道疼痛，为治诸淋之常用药。用治：①热淋，可配伍大黄、金钱草、车前子等；②血淋，可配伍石韦、小蓟、白茅根等；③石淋，同鸡内金、金钱草等配伍；④膏淋，可与萆薢、滑石、甘草等同用；⑤水肿，多与泽泻、猪苓等配伍，以加强利尿作用。

【用法用量】煎服，6～15g，宜包煎。

【参考资料】

1. 古籍摘要

《本草品汇精要》："主通关窍，利水道。"

《本草纲目》："治湿热肿满，小便热淋、膏淋、血淋、石淋、茎痛，解热毒气。"

2. 化学成分　本品含高丝氨酸、咖啡酸、香豆酸、脂肪油等成分。

3. 药理作用　本品煎剂对金黄色葡萄球菌、绿脓杆菌、痢疾杆菌、伤寒杆菌等均有抑制作用；还有利胆作用。

4. 现代运用　现代临床以本品配伍他药，可治疗带状疱疹、婴幼儿腹泻、胃脘痛等。

附：海金沙藤

为海金沙的干燥全草。性能功效与海金沙相似，兼能清热解毒。除治淋证外，亦用于痈肿疮毒、痄腮、黄疸等。煎服，15～30g；外用适量，煎汤外洗或捣敷。

石韦(《神农本草经》)

为水龙骨科植物庐山石韦 *Pyrrosia sheareri*（Bak.）Ching、石韦 *Pyrrosia lingua*（*Thunb.*）Farwell 或有柄石韦 *Pyrrosia petiolosa*（Christ）Ching 的干燥叶。主产于浙江、湖北、河北等地。全年均可采收，除去根茎及根，晒干或阴干。切段，生用。

【性味归经】 甘、苦，微寒。归肺、膀胱经。

【功效】 利尿通淋，清肺止咳，凉血止血。

【应用】

1. 用于淋证 本品性寒，能清利膀胱而通淋，兼可止血，尤宜于血淋。用治：①血淋，常与蒲黄、白芍等同用，如石韦散(《备急千金要方》)；②热淋，可与大黄、车前子、木通等同用；③石淋，宜配伍金钱草、海金沙、鸡内金等利尿排石之品。

2. 用于肺热咳喘 本品性寒，入肺经，能清肺热，止咳喘。用治肺热咳喘，可与石膏、鱼腥草、黄芩等同用。

3. 用于血热出血 本品善于凉血止血，可用于多种血热出血证。用治血热出血证，可单用或随证配伍侧柏叶、栀子等同用，并根据不同的出血部位而选用不同的止血药。

【用法用量】 煎服，6～12g。

【参考资料】

1. 古籍摘要

《神农本草经》：“主劳热邪气，五癃闭不通，利小便水道。”

《本草纲目》：“主崩漏金疮，清肺气。”

2. 化学成分 本品含β－谷甾醇、芒果苷、异芒果苷、延胡索酸等成分。

3. 药理作用 本品煎剂对金黄色葡萄球菌、变形杆菌、大肠杆菌等有不同程度的抑制作用；有抗病毒、镇咳、祛痰等作用。

4. 现代运用 现代临床以本品配伍他药，可治疗泌尿系统结石、急性肾盂肾炎、急性肾小球肾炎、肾病综合征、血精、前列腺炎、湿疹等。

萆薢(《神农本草经》)

为薯蓣科植物绵萆薢 *Dioscorea septemloba* Thunb.、福州薯蓣 *Dioscorea futschauensis* Uline ex R. Kunth 或粉背薯蓣 *Dioscorea hypoglauca* Palibin 的干燥根茎。前两种称“绵萆薢”，主产于浙江、福建等地；后一种称“粉萆薢”，主产于浙江、安徽、江西、湖南等地。秋、冬二季采挖，除去须根，洗净，晒干。切片，生用。

【性味归经】苦，平。归肾、胃经。

【功效】利湿去浊，祛风除痹。

【应用】

1. 用于膏淋，白浊，白带　本品善利湿而分清去浊，为治膏淋要药。用治：①膏淋、白浊，症见小便混浊、白如米泔等，常与乌药、益智仁同用，如萆薢分清饮(《杨氏家藏方》)；②白带，常与车前子、白术、泽泻等同用。

2. 用于风湿痹痛　本品能够祛风除湿。用治：①风寒湿痹，可与附子、牛膝等同用；②风湿热痹，则与黄柏、忍冬藤、防己等同用。

【用法用量】煎服，9～15g。

【参考资料】

1. 古籍摘要

《神农本草经》："主腰背痛，强骨节，风寒湿周痹，恶疮不瘳，热气。"

《本草纲目》："治白浊，茎中痛，痔瘘坏疮。"

2. 化学成分　本品含薯蓣皂苷等多种甾体皂苷，还含鞣质、淀粉、蛋白质等成分。

3. 药理作用　本品所含总皂苷有显著降低动脉粥样硬化斑块发生率的作用；所含薯蓣皂苷有抗菌作用。

4. 现代运用　现代临床以本品随证配伍，可治疗淋病合并睾丸炎、慢性前列腺炎等。

地肤子(《神农本草经》)

为藜科植物地肤 *Kochia scoparia*（L.）Schrad 的干燥成熟果实。全国大部分地区均产。秋季果实成熟时采收植株，晒干，打下果实，除去杂质。生用。

【药性】辛、苦，寒。归肾、膀胱经。

【功效】利尿通淋，清热利湿，止痒。

【应用】

1. 用于热淋　本品苦寒，能清利湿热而通淋。用治湿热淋证，常与木通、瞿麦等同用，如地肤子汤(《济生方》)。

2. 用于湿疹，风疹，阴痒，皮肤瘙痒　本品能清热利湿，祛风止痒，可用于各种瘙痒病证。用治：①湿疹，常与白鲜皮、黄柏等同用，煎汤外洗；②风疹，常与蝉蜕、防风等同用；③下焦湿热，外阴湿痒，可与苦参、龙胆等煎汤外洗患处；④湿热带下，可配伍黄柏、苍术等煎服。

【用法用量】煎服，9～15g；外用适量，煎汤熏洗。

【参考资料】

1. 古籍摘要

《神农本草经》："主膀胱热，利小便。"

《滇南本草》："利膀胱小便积热，洗皮肤之风，疗妇人诸经客热，清利胎热，妇人湿热带下用之良。"

2. 化学成分 本品含三萜皂苷、脂肪油、维生素 A 类物质等成分。

3. 药理作用 本品水浸剂对多种皮肤真菌有不同程度的抑制作用；水提物能抑制单核巨噬系统的吞噬功能及迟发型超敏反应。

4. 现代运用 现代临床以本品配伍他药，可治疗乳腺增生、急性乳腺炎、慢性乙型肝炎、乙肝病毒携带者、跖疣、前列腺增生症等。

灯心草（《开宝本草》）

为灯心草科植物灯心草 *Juncus effusus* L. 的干燥茎髓。主产于江苏、四川、云南、贵州等地。夏末至秋季割取茎，取出茎髓，剪段，晒干。生用或煅炭用。

【处方用名】灯心草（生用，能够利尿通淋，清心除烦）；灯心炭（煅炭用，长于止血）。

【性味归经】甘、淡，微寒。归心、肺、小肠经。

【功效】利尿通淋，清心除烦。

【应用】

1. 用于热淋 本品甘淡微寒，能清热利尿通淋，用于小便不利，淋沥涩痛等证；因其质轻力薄，多作辅助之品。用治热淋，可与木通、车前子、大黄等同用，如八正散(《和剂局方》)。

2. 用于心火亢盛诸证 本品性寒入心，既能清心火，又可利尿泄热以导火下行。用治：①心火亢盛之心烦、失眠，可单用本品煎服，也可与竹叶、栀子等同用；②口舌生疮，咽喉肿痛，将灯心炭研为末，涂抹患处或拈盐吹喉。

【用法用量】煎服，1 ~ 3g；外用适量。

【参考资料】

1. 古籍摘要

《开宝本草》："主五淋。"

《本草衍义补遗》："治急喉痹，小儿夜啼。"

2. 化学成分 本品含纤维、脂肪油、蛋白质、多聚糖等成分。

3. 药理作用 本品有利尿、止血等作用。

4. 现代运用 现代临床多以本品点灸，可治疗带状疱疹、流行性腮腺炎、小儿顽固呕吐、呃逆等；随证配伍，可治疗肾盂肾炎、膀胱炎等疾病。

第三节　利湿退黄药

本类药物大多苦寒，入脾、胃、肝、胆经。功效清利湿热、利胆退黄。适用于湿热黄疸，也可用治湿疮、湿温等。临床应用时，须根据湿热轻重而随证配伍；若配伍化湿药、温里药，亦可用治寒湿黄疸。

茵陈(《神农本草经》)

为菊科植物滨蒿 *Artemisia scoparia* Waldst. et Kit. 或茵陈蒿 *Artemisia capillaris* Thunb. 的干燥地上部分。我国大部分地区均有分布，主产于陕西、山西、安徽等地。春季幼苗高 6～10cm 时采收或秋季花蕾长成时采割，春季采收的习称“绵茵陈”，秋季采割的称“茵陈蒿”，除去杂质及老茎，晒干。生用。

【性味归经】 苦、辛，微寒。归脾、胃、肝、胆经。

【功效】 清热利湿退黄。

【应用】

1. 用于黄疸　本品苦泄下降，性寒清热，能清利脾胃肝胆湿热，使之从小便而出，为治黄疸要药。用治：①湿热黄疸，症见身目发黄、黄色鲜明等，常与栀子、大黄同用，即茵陈蒿汤(《伤寒论》)；②黄疸湿重于热者，可与茯苓、猪苓等同用，如茵陈五苓散(《金匮要略》)；③脾胃寒湿郁滞之阴黄，多与附子、干姜等同用，如茵陈四逆汤(《卫生宝鉴·补遗》)。

2. 用于湿疹，湿疮　本品苦寒，能清热利湿。用治湿热内蕴之隐疹、湿疮瘙痒，可单味煎汤外洗，也可与黄柏、苦参等同用，以增强清热燥湿止痒之功。

此外，本品尚有一定的疏肝作用，如镇肝息风汤(《医学衷中参西录》)中即用本品，使肝气条达而不上逆。

【用法用量】 煎服，6～15g；外用适量，煎汤熏洗。

【参考资料】

1. 古籍摘要

《神农本草经》：“主风湿寒热邪气，热结黄疸。”

《名医别录》：“通身发黄，小便不利，除头痛，去伏瘕。”

《医学入门》：“消遍身疮疥。”

2. 化学成分　本品含蒿属香豆素、茵陈色酮、挥发油、绿原酸、烯炔、三萜、甾体和醛酮等成分。

3. 药理作用　本品煎剂有显著的利胆、保肝作用；有明显的镇痛、消炎作用；有降血脂、降血压作用；乙醇提取物对流感病毒有抑制作用；水提物有抗肿瘤作用；可提高T细胞的免疫活性，增强机体免疫力。

4. 现代运用 现代临床以本品为主，配伍他药，可治疗肝硬化腹水、淤胆型肝炎、急性黄疸型肝炎、甲型肝炎、重症肝炎、慢性乙型肝炎、肝硬化腹水、原发性肝癌、慢性胆囊炎、胆石症之胆绞痛、高脂血症、癌性发热、急性痛风性关节炎、高血压、足癣等。

金钱草（《本草纲目拾遗》）

为报春花科植物过路黄 *Lysimachia christinae* Hance 的干燥全草。江南各省均有分布。夏、秋二季采收，除去杂质，晒干。切段，生用。

【性味归经】 甘、咸，微寒。归肝、胆、肾、膀胱经。

【功效】 利湿退黄，利尿通淋，解毒消肿。

【应用】

1. 用于湿热黄疸 本品甘咸微寒，既能清肝胆之热，又能除下焦湿热，有清热利湿退黄之效。用治湿热黄疸，常与茵陈、栀子、大黄等同用。

2. 用于石淋，热淋 本品能够利尿通淋，善消结石。用治：①石淋，可单用大剂量金钱草煎汤代茶饮，或与海金沙、郁金、鸡内金等同用；②热淋，常与车前子、萹蓄等同用。

3. 用于痈肿疔疮，毒蛇咬伤 本品有解毒消肿之效。用治恶疮肿毒，毒蛇咬伤等，可用鲜品捣汁内服或捣烂外敷，或与蒲公英、野菊花、紫花地丁等同用。

本品还能化肝胆结石，用治肝胆结石，常配伍茵陈、郁金、大黄等利胆之品。

【用法用量】 煎服，15～60g；鲜品加倍。

【参考资料】

1. 古籍摘要

《本草纲目拾遗》："神仙对座草，治黄疸初起，又治脱力，反胃噎膈，水肿臌胀，及毒蛇咬伤，捣此草汁饮，以渣罨伤口。"

《采药志》："反胃噎膈，水肿臌胀，黄白火丹。"

2. 化学成分 本品含酚性成分、黄酮类、苷类、鞣质、挥发油、氨基酸、胆碱、甾醇、氯化钾等成分。

3. 药理作用 本品煎液能明显促进胆汁分泌，使胆管泥沙状结石易于排出，胆管阻塞和疼痛均减轻，黄疸消退；有抑菌作用，还有抗炎作用；对体液免疫、细胞免疫均有抑制作用；还能延长皮肤排斥反应出现的时间。

4. 现代运用　现代临床以本品配伍他药，可治疗胆石症、胆囊炎、急性黄疸型肝炎、泌尿系结石、泌尿系感染、慢性前列腺炎、面部接触性皮炎、带状疱疹等。

虎杖（《名医别录》）

为蓼科植物虎杖 *Polygonum cuspidatum* Sieb. et Zucc. 的干燥根茎和根。主产于江苏、浙江、江西、山东等地。春、秋二季采挖，除去须根，洗净，趁鲜切短段或厚片，晒干。生用。

【性味归经】微苦，微寒。归肝、胆、肺经。

【功效】利湿退黄，清热解毒，活血祛瘀，祛痰止咳。

【应用】

1. 用于湿热黄疸，淋证，带下　本品苦寒，有清热利湿之功。用治：①湿热黄疸，可与茵陈、栀子等配伍；②湿热蕴结膀胱之小便涩痛，淋浊带下等，单用即效，亦可与车前子、木通、滑石等同用。

2. 用于水火烫伤，痈肿疮毒，毒蛇咬伤　本品微寒，有凉血清热解毒作用。用治：①水火烫伤，可单用研末，香油调敷，亦可与地榆、冰片共研末，调敷患处；②痈肿疮毒，可配伍金银花、紫花地丁、蒲公英等；③毒蛇咬伤，可取鲜品捣烂敷患处，同时煎浓汤内服。

3. 用于血瘀诸证　本品有活血散瘀止痛之功。用治：①血瘀经闭、痛经，常与桃仁、延胡索、红花等同用；②癥瘕，可配伍三棱、莪术等破血消癥之品；③跌打损伤疼痛，可与当归、三七等配伍。

4. 用于肺热咳嗽　本品既能苦降泄热，又能化痰止咳。用治肺热咳嗽，可单味煎服，也可与贝母、枇杷叶等同用。

此外，本品还有泻热通便作用，可用于热结便秘。

【用法用量】煎服，9～15g；外用适量，制成煎剂或油膏涂敷。

【使用注意】孕妇慎用。

【参考资料】

1. 古籍摘要

《名医别录》："主通利月水，破流血癥结。"

《本草纲目》："治男妇诸般淋疾。"

《日华子本草》："治产后恶血不下，心腹胀满，排脓，主疮疖痈者，妇人血晕，扑伤瘀血，破风毒结气。"

2. 化学成分　本品含虎杖苷、黄酮类、大黄素、大黄素甲醚、白藜芦醇、多糖等成分。

3. 药理作用 本品能改善微循环、抗休克；有强心、降血脂作用；水提液能抑制血小板释放功能，改善冠心病患者血小板功能亢进的状态；煎剂对肝损伤具有保护作用；对绿脓杆菌、痢疾杆菌等有良好的抗菌作用；还有抗炎、抗氧化、抗肿瘤等作用。

4. 现代运用 现代临床以本品配伍他药，可治疗急性上消化道出血、复发性口腔溃疡、急性黄疸型肝炎、高脂血症、膝关节炎、痛风性关节炎、前列腺增生、慢性前列腺炎、寻常型银屑病、烧伤、褥疮、慢性盆腔炎、慢性骨髓炎等。

垂盆草(《本草纲目拾遗》)

为景天科植物垂盆草 *Sedum sarmentosum* Bunge 的新鲜或干燥全草。我国大部分地区均产。夏、秋二季采收，除去杂质，晒干。切段，生用或用鲜品。

【性味归经】甘、淡，凉。归肝、胆、小肠经。

【功效】利湿退黄，清热解毒。

【应用】

1. 用于黄疸 本品甘淡渗泄，寒凉清热，能利湿退黄。用治湿热黄疸，常与虎杖、茵陈等利湿退黄之品同用。

2. 用于痈肿疮疡，喉痛，蛇伤，烫伤 本品有清热解毒，消痈散肿之功。用治：①痈肿疮疡，可单用内服或捣烂外敷，或配伍野菊花、紫花地丁、半边莲等同用；②咽喉肿痛，常与山豆根同用；③毒蛇咬伤，可与白花蛇舌草、鱼腥草等同用；④烧烫伤，可用鲜品捣汁外涂。

【用法用量】煎服，15～30g，鲜品 250g；外用适量。

【参考资料】

1. 古籍摘要

《本草纲目拾遗》："性寒，消痈肿，治湿郁水肿。""治诸毒及汤烙伤，疔痈，虫蛇螯咬。"

《天宝本草》："利小便，敷火疮肿痛；汤火症，退湿热，兼治淋症。"

2. 化学成分 本品含甾醇类化合物、黄酮类化合物、生物碱、多种氨基酸、微量元素、甘露醇、葡萄糖、果糖、丁香酸等成分。

3. 药理作用 本品片剂对四氯化碳性肝损伤有明显保护作用；水提物能极显著地降低丙氨酸转氨酶和天冬氨酸转氨酶；对免疫低下小鼠有免疫增强作用，而对正常免疫状态下的小鼠无明显影响。

4. 现代运用 现代临床以本品为主，随证配伍，可治疗慢性肝炎、脂肪肝、带状疱疹、水火烫伤等。

鸡骨草(《岭南采药录》)

本品为豆科植物广州相思子 *Abrus cantoniensis* Hance 的干燥全株。全年均可采挖，除去泥沙，干燥。除去杂质及夹果，切段，生用。

【性味归经】甘、微苦，凉。归肝、胃经。

【功效】利湿退黄，清热解毒，疏肝止痛。

【应用】

1. 用于黄疸　本品味苦性凉，能够清热利湿退黄。用治湿热黄疸，可单用本品，或与茵陈、大黄等配伍，以增强清热解毒，利湿退黄作用。

2. 用于乳痈　本品有清热解毒之功。用治乳痈，可用本品鲜叶捣烂外敷。

3. 用于肝郁气滞证　本品入肝胃二经，具有疏肝止痛作用。用治肝气郁结之胁肋不舒、胃脘疼痛，常与两面针同用。

【用法用量】煎服，15～30g。

【参考资料】

1. 化学成分　本品含相思子碱、相思子皂苷、黄酮苷、胆碱、氨基酸、糖类、相思子皂醇、甘草次酸等成分。

2. 药理作用　本品粗皂苷有保肝作用；煎剂可使肠蠕动增强。

3. 现代运用　现代临床以本品为主，随证配伍，可治疗母儿 ABO 血型不合、急慢性肝炎等疾病。

小　结

利水渗湿药具有利水消肿、利尿通淋、利湿退黄等功效。适用于水湿内停所致诸证。根据其作用与适应证的不同，分为三类。

一、利水消肿药

本类药物主要具有利水消肿作用，用于水湿内停之水肿、小便不利等证。其中：

1. 茯苓、薏苡仁　均为甘淡之品，能利水渗湿健脾，主治水肿、小便不利及脾虚诸证。然茯苓入心脾经，能健脾安神，用治心脾两虚之心悸、失眠；而薏苡仁入肺胃经，炒用长于健脾止泻，生用能够清热排脓、除痹，用治肺痈、肠痈及湿热痹痛。

2. 茯苓、猪苓、泽泻　均有利水渗湿作用，治疗水湿内停所致水肿、小便不利。然茯苓药性平和，利水而不伤正气，为利水渗湿要药；又能健脾、安神，为脾虚诸证及心悸失眠所常用。而猪苓性主渗泄，功专利水，其利水作用强于茯苓。泽泻又能渗利湿热，可用治下焦湿热之淋浊、带下等证。

二、利尿通淋药

本类药物以利尿通淋为主要作用，适用于各种淋证。其中：

1. 车前子、滑石　均性寒而利尿通淋，用治热淋。然车前子又能分清浊而止泻，用治湿盛水泻；还能清肝明目、清肺化痰，用治虚实目疾、肺热咳嗽等。滑石还能清热解暑、祛湿敛疮，用治暑湿、湿疮、痱子等证。

2. 川木通、通草　均能清热利尿通淋、下乳，可用治热淋、乳汁不下。其中，川木通苦寒，能上清心火，可用治心火上炎之口舌生疮、心烦等；通草气味俱薄，药力较缓。

3. 瞿麦、萹蓄　均能利尿通淋，用治热淋。然瞿麦又能活血通经，用治血滞经闭、痛经等；萹蓄又能杀虫止痒，可用于寄生虫病、湿疹、阴痒等。

4. 海金沙、石韦　均性寒，能够利尿通淋，可用治热淋、石淋等。然海金沙止痛力强，善治尿道疼痛；石韦又能清肺止咳、凉血止血，可用治肺热咳嗽、血热出血等证。

5. 萆薢　能够利湿去浊，祛风除痹，为治膏淋要药，亦可用于风湿痹痛。

6. 地肤子　能够利尿通淋、清热利湿、止痒，多用治淋证、各种瘙痒等病证。

三、利湿退黄药

本类药物能够清利湿热、利胆退黄，主要用于湿热黄疸。其中：

茵陈、金钱草、虎杖　均能清热利湿退黄，用治湿热黄疸。而茵陈善清脾胃肝胆湿热，为治黄疸要药；金钱草又善利尿通淋，为治石淋、砂淋要药，并能解毒消肿；虎杖又能利尿通淋、活血祛瘀、清热解毒、祛痰止咳，可用于热淋、血瘀证、热毒疮疡、肺热咳嗽等。

复习思考题

1. 何谓利水渗湿药？分为哪几类？
2. 比较茯苓与薏苡仁、车前子与滑石功用的异同点。
3. 车前子、萆薢、金钱草均可治疗淋证，各用于何种淋证？
4. 试述薏苡仁的功效及主要适应证。
5. 茵陈善治黄疸，临床如何配伍应用？

第七章　温里药

凡以温里散寒为主要作用，治疗里寒证的药物，称为温里药。

本类药物味辛性温热，能驱散脏腑间寒邪，适用于各种里寒证。里寒证分为里实寒证（阴盛则寒）和里虚寒证（阳虚则寒），本类药主要治疗里实寒证，部分药有助阳功效，亦可用于里虚寒证。

本类药因归经不同而分别适用于不同脏腑的寒证：入脾胃经者，能温中散寒止痛，可用治外寒内侵，直中脾胃或脾胃虚寒证，症见脘腹冷痛、呕吐泄泻、舌淡苔白等；入肺经者，能温肺化饮，可用治肺寒痰饮证，症见痰鸣咳喘、痰白清稀、舌淡苔白滑等；入肾经者，能温肾助阳，可用治肾阳不足证，症见腰膝冷痛、阳痿宫冷、夜尿频多、遗精滑精等；入心肾两经者，能温阳通脉、回阳救逆，可用治心肾阳虚证及亡阳证，症见心悸怔忡、畏寒肢冷、小便不利、肢体浮肿及四肢厥逆、脉微欲绝等；入肝经者，能暖肝散寒止痛，可用治寒凝肝脉，症见少腹冷痛、寒疝腹痛或厥阴头痛等。总之，治疗里寒证，须辨明寒邪所在脏腑，选用对证的温里药。

使用温里药还应根据不同证候作适当配伍。里寒表寒兼见者，当配伍辛温解表药；实寒虚寒并存者，应配伍补阳药；脾胃虚寒每兼气虚，宜配伍补气药；肺寒证每多痰饮，常配伍温化寒痰药；寒凝肝脉者多兼经气不利，宜配伍疏肝之品；寒凝经脉、气滞血瘀者，配伍行气活血药；寒湿内阻，配伍芳香化湿药；亡阳气脱者，宜与大补元气药同用。

本类药物多辛热燥烈，易耗阴动火，故凡属实热证、阴虚火旺、津血亏虚者及孕妇均应忌用或慎用；热伏于里，热深厥深，真热假寒证禁用；根据《素问·六元正气大论》“用温远温，用热远热”的理论，天气炎热时或素体火旺者当适当减少用量。

附子（《神农本草经》）

为毛茛科植物乌头 *Aconitum carmichaeli* Debx. 子根的加工品。主产于四川、陕西等地，习惯认为四川江油一带产者品质最佳，为道地药材。6月下旬至8月上旬采挖，除去母根、须根及泥沙（母根作川乌入药），习称“泥附子”，加工成盐附子、黑顺片、白附片等商品规格，以降低毒性。黑顺片、白附片直接入药或用沙烫法制成“炮附片”用；盐附子须制成“淡附片”用（漂尽盐分，与甘草、黑豆加水共煮至透心，切片晒干）。

【处方用名】 附子、附片、熟附子（指黑顺片或白附片，因生附子有大毒，极少内服，故处方中写“附子”者，都应付给炮制品）；炮附片（沙烫，毒性进一步降低，长于温肾暖脾）；淡附片（漂煮，可降低毒性，长于回阳救逆，散寒止痛）；生附子（生用，毒性较强，多为外用，内服须控制用量，并配伍解毒药物）。

【性味归经】 辛、甘，大热；有毒。归心、肾、脾经。

【功效】 回阳救逆，补火助阳，散寒止痛。

【应用】

1. 用于亡阳证 本品上助心阳以通脉、中温脾阳以祛寒、下补肾阳以益火，能挽救散失之元阳，为回阳救逆之要药。用治：①亡阳证之四肢厥逆、脉微欲绝，常与干姜、甘草配伍，即四逆汤(《伤寒论》)；②亡阳兼气脱证，常与人参同用，即参附汤(《正体类要》)。

2. 用于阳虚证 本品药性大热，通行十二经，补火助阳，走而不守，常为补阳方中主药。用治：①肾阳不足，命门火衰之阳痿滑精、宫寒不孕、腰膝冷痛、夜尿频多等，常配伍肉桂、山茱萸、熟地黄等，如右归丸(《景岳全书》)；②脾肾阳虚，寒湿内盛所致脘腹冷痛、大便溏泻等，常配伍干姜、人参、白术等，如附子理中汤(《和剂局方》)；③脾肾阳虚，水气内停所致小便不利、肢体浮肿者，可与茯苓、白术等同用，如真武汤(《伤寒论》)；④心阳衰弱之心悸气短、胸痹心痛者，可与人参、桂枝等同用；⑤阳虚兼外感风寒者，与麻黄、细辛同用，即麻黄附子细辛汤(《伤寒论》)。

3. 用于寒痹证 本品温经通络，散寒止痛作用较强，善逐经络中风寒湿邪，凡风寒湿痹周身骨节疼痛者均可用之。用治寒痹疼痛剧烈之证，可与桂枝、白术、甘草同用，即甘草附子汤(《伤寒论》)。

【用法用量】 煎服，3~15g，宜先煎0.5~1小时，至口尝无麻辣感为度。

【使用注意】 孕妇忌用；反半夏、瓜蒌、贝母、白蔹、白及；若内服过量，或炮制、煎煮方法不当，可引起中毒。

【参考资料】

1. 古籍摘要

《神农本草经》：“主风寒咳逆邪气，温中，金疮，破癥坚积聚，血瘕，寒湿躁躄，拘挛膝痛，不能行步。”

《本草汇言》：“回阳气，散阴寒，逐冷痰，通关节之猛药也。诸病真阳不足，虚火上升，咽喉不利，饮食不入，服寒药愈甚者，附子乃命门主药，能入其窟穴而招之，引火归原，则浮游之火自熄矣。凡属阳虚阴极之候，肺肾无热证者，服之有起死之殊功。”

《本草正义》：“附子，本是辛温大热，其性善走，故为通十二经纯阳之要药，外则达皮毛而除表寒，里则达下元而温痼冷，彻内彻外，凡三焦经络，诸脏诸腑，果有真寒，无不可治。”

2. 化学成分 本品主要成分为多种生物碱，如乌头碱、次乌头碱、消旋去甲基乌药碱、苯甲酰中乌头原碱等。

3. 药理作用 本品煎液有抗休克、抗凝、抗血栓形成、抗炎、抗溃疡作用；消旋去甲基乌药碱有明显的强心和抗心肌缺血缺氧作用；中乌头碱、乌头碱及次乌头碱均有镇痛作用；注射液对垂体－肾上腺皮质系统有兴奋作用；本品能增强机体抗氧化能力，具有抗衰老作用；所含乌头碱具有较强的毒性，尤其表现为心脏的毒性，有致心律失常作用，严重者可致死亡；炮制后乌头碱水解形成乌头原碱，毒性大大降低。

4. 现代运用 现代临床以本品为主，配伍他药，可治疗病态窦房结综合征、心律失常、心力衰竭、感染性休克、慢性支气管炎、支气管哮喘、新生儿硬皮病、小儿长期腹泻等。

干姜(《神农本草经》)

为姜科植物姜 *Zingiber officinale* Rosc. 的干燥根茎。主产于四川、贵州、广东、广西等地。冬季采挖，除去须根及泥沙，趁鲜切片晒干或低温干燥。生用。

【性味归经】 辛，热。归脾、胃、心、肺经。

【功效】 温中散寒，回阳救逆，温肺化饮。

【应用】

1. 用于脾胃寒证 本品辛热，主入脾胃经，为温暖中焦之主药，凡中焦寒证，无论外寒内侵之实寒证，还是阳气不足之虚寒证，均可选用。用治：①寒邪直中脏腑所致腹痛、水泻，单用本品研末服；②胃寒呕吐，配高良姜，即二姜丸(《和剂局方》)；③脾胃虚寒之脘腹冷痛，与人参、白术、甘草同用，即理中丸(《伤寒论》)。

2. 用于亡阳证 本品辛热，有温阳守中，回阳通脉的功效，可治疗亡阳证。用治心肾阳虚，阴寒内盛所致亡阳厥逆，每与附子同用，能增强附子的回阳救逆作用，如四逆汤(《伤寒论》)。

3. 用于寒饮咳喘 本品辛热，入肺经，温肺化饮之力较强。用治肺寒痰饮之咳嗽气喘、形寒背冷、痰多清稀等，常与麻黄、细辛等配伍，如小青龙汤(《伤寒论》)。

【用法用量】 煎服，3～9g。

【使用注意】 阴虚内热、血热妄行者忌用。

【参考资料】

1. 古籍摘要

《神农本草经》："主胸满咳逆上气，温中，止血，出汗，逐风湿痹，肠澼下痢。生者尤良。"

《本草求真》："干姜，大热无毒，守而不走，凡胃中虚冷，元阳欲绝，合以附子同投，则能回阳立效，故书有附子无姜不热句。"

2. 化学成分 本品含挥发油，主要成分是α－姜烯、水芹烯、莰烯、姜烯酮、姜辣素、姜酮、龙脑、姜醇、柠檬醛等；尚含姜糖脂、淀粉、多种氨基酸等成分。

3. 药理作用 本品醇提液能直接兴奋心脏，有强心作用；其水浸剂有显著的止呕作用；甲醇提取物能抑制胃酸，降低胃酸浓度，并对应激性溃疡有抑制倾向；本品的多种成分有镇静、催眠作用；其水提物及挥发油有抗血小板聚集，抑制血栓形成的作用；醇提取物及其所含姜辣素和姜烯酮有显著灭螺和抗血吸虫作用。

4. 现代运用 现代临床以本品为主，随证配伍，可治疗急性胃肠炎、慢性胃炎、急性肠梗阻、褥疮、肛裂、手足皲裂等疾病。

肉桂(《神农本草经》)

为樟科植物肉桂 *Cinnamomum cassia* Presl 的干燥树皮。主产于广东、广西、海南、云南等地。多于秋季剥取，刮去栓皮，阴干。捣碎，生用。

【性味归经】 辛、甘，大热。归肾、脾、心、肝经。

【功效】 补火助阳，引火归元，散寒止痛，温通经脉。

【应用】

1. 用于肾阳不足证 本品辛甘大热，能够补火助阳，为治命门火衰要药。用治：①肾阳不足，命门火衰之畏寒肢冷、腰膝冷痛，常与附子相须为用，并配伍熟地黄、山茱萸、山药等；②肾阳虚兼肾精不足之男子阳痿、精冷，女子宫冷不孕，常配熟地黄、枸杞子等，如右归丸(《景岳全书》)；③肾阳亏虚，虚阳上浮，症见足冷面赤、虚喘、舌强、汗出、心悸、失眠、尺脉沉弱等，常与附子、干姜、人参等同用，如回阳救急汤(《伤寒六书》)。

2. 用于脾胃寒证　本品甘热入脾，善于温补脾阳，散寒止痛。用治寒邪内侵或脾胃虚寒之脘腹冷痛、呕吐泄泻，可单用，研末吞服或酒煎服；或与干姜、高良姜等配伍。

3. 用于胸痹，闭经，痛经，寒疝，风寒湿痹，阴疽等　本品辛散温通，善于温通经脉，散寒止痛。用治：①胸阳不振，寒邪内侵之心痛，可与附子、干姜、川椒等同用，如桂附丸(《寿世保元》)；②冲任虚寒，或寒凝血滞之闭经、痛经等，可与当归、川芎、小茴香等同用，如少腹逐瘀汤(《医林改错》)；③寒疝腹痛，可与橘核、小茴香等同用，如橘核丸(《济生方》)、暖肝煎(《景岳全书》)；④风寒湿痹，可配伍独活、桑寄生、杜仲等，如独活寄生汤(《备急千金要方》)；⑤阳虚寒凝，血滞痰阻之阴疽，可与鹿角胶、熟地黄、芥子等同用，如阳和汤(《外科证治全生集》)。

此外，用治气血不足证，在大队补气血药中加入少量本品，有鼓舞气血生长之效。

【用法用量】煎服，1～4.5g，宜后下；研末冲服，每次1～2g。

【使用注意】有出血倾向及孕妇慎用；不宜与赤石脂同用。

【参考资料】

1. 古籍摘要

《神农本草经》："主上气咳逆结气，喉痹吐吸，利关节，补中益气。"

《汤液本草》："补命门不足，益火消阴。"

《本草求真》："大补命门相火，益阳治阴。凡沉寒痼冷、营卫风寒、阳虚自汗、腹中冷痛、咳逆结气、脾虚恶食、湿盛泄泻、血脉不通、胎衣不下、目赤肿痛，因寒因滞而得者，用此治无不效。"

2. 化学成分　本品含挥发油，油中主要成分为桂皮醛，其他尚含有肉桂醇、肉桂醇醋酸酯、肉桂酸、醋酸苯丙脂、香豆素、鞣质等。

3. 药理作用　本品煎剂有扩张外周血管、促进血液循环、增加冠脉及脑血流量、使血管阻力下降、抗心肌缺血、抑制血小板聚集、保护肾上腺皮质功能等作用；水提物和醚提物有保护胃黏膜和抗溃疡作用；能促进肠运动，增强消化机能，排除消化道积气，缓解胃肠痉挛性疼痛；挥发油对革兰氏阴性菌、革兰氏阳性菌、多种致病性真菌有抑制作用。

4. 现代运用　现代临床单用本品或随证配伍，可治疗小儿腹泻、小儿口角流涎、支气管哮喘、老年性支气管肺炎、狭窄性腱鞘炎、冻疮、神经性皮炎等疾病。

吴茱萸（《神农本草经》）

为芸香科植物吴茱萸 *Evodia rutaecarpa*（Juss.）Benth.、石虎 *Evodia rutaecarpa*（*Juss.*）Benth. var. *officinalis*（Dode）Huang 或疏毛吴茱萸 *Evodia rutaecarpa*（Juss.）Benth. var. *bodinieri*（Dode）Huang 的干燥近成熟果实。主产于贵州、广西、湖南、浙江等地。8～11 月果实尚未开裂时采收，晒干或低温干燥。生用或制用。

【处方用名】吴茱萸（生用有小毒，多外用，散寒止痛力强）；制吴茱萸（用甘草煎液浸泡后，经炒制晒干者，能降低毒性，缓和燥性）。

【性味归经】辛、苦，热；有小毒。归肝、脾、胃、肾经。

【功效】散寒止痛，降逆止呕，燥湿止泻。

【应用】

1. 用于寒凝肝脉诸痛证 本品辛散苦泄，入肝经，能疏肝解郁，散寒止痛，善治肝寒气滞诸痛证。用治：①厥阴头痛，干呕吐涎沫，每与生姜、人参等同用，如吴茱萸汤(《伤寒论》)；②寒凝肝脉之疝气疼痛，常配小茴香、川楝子等，如导气汤(《医方简义》)；③冲任虚寒，瘀血阻滞之痛经，常与桂枝、当归、川芎等同用，如温经汤(《金匮要略》)；④寒湿脚气肿痛，可与木瓜、紫苏叶、槟榔等配伍，如鸡鸣散(《类编朱氏集验医方》)。

2. 用于呕吐 本品性热，入胃经，有温中散寒、降逆止呕之功。用治：①中焦虚寒之脘腹冷痛、泄泻等，常配人参、生姜等，如吴茱萸汤(《伤寒论》)；②肝火犯胃之呕吐、吞酸等，常配伍黄连以清胃止呕，即左金丸(《丹溪心法》)。

3. 用于虚寒泄泻 本品性热助阳，质燥除湿，入脾肾经，能温脾益肾，燥湿止泻。用治脾肾阳虚之五更泄泻，与补骨脂、五味子、肉豆蔻同用，即四神丸(《校注妇人良方》)。

此外，以本品研末，米醋调敷足心，可治高血压；调敷双脚涌泉穴，可治口舌生疮；调敷脐部，可治腹泻。

【用法用量】煎服，1.5～4.5g；外用适量。

【使用注意】本品有小毒，勿过量使用；阴虚火旺者忌服。

【参考资料】

1. 古籍摘要

《神农本草经》：“主温中下气，止痛，咳逆寒热，除湿，血痹，逐风邪，开腠理。”

《本草纲目》：“开郁化滞，治吞酸，厥阴痰涎头痛，阴毒腹痛，疝气血痢，喉舌口疮。”

2. 化学成分 本品含挥发油及吴茱萸碱、吴茱萸酸、吴茱萸啶酮、吴茱萸精、吴茱萸苦素等成分。

3. 药理作用 本品煎剂有止呕、抗溃疡、保肝等作用；醇提物有明显升压作用，报道还有降压作用；水煎醇沉提取物能抑制血小板聚集，抗血栓形成；吴茱萸碱有镇痛作用；吴茱萸苦素、挥发油有健胃作用；本品还有抗菌、抗病毒、强心等作用。

4. 现代运用 现代临床以本品单味研末外用可治疗小儿腹泻、高血压、溃疡性口腔炎、哮喘；随证配伍，可治疗呃逆、复发性口腔溃疡、腮腺炎、小儿多涎症、小儿肠炎、小儿支气管肺炎、高血压病、疥疮、湿疹、银屑病、蛲虫病等。

小茴香(《新修本草》)

为伞形科植物茴香 *Foeniculum vulgare* Mill. 的干燥成熟果实。全国各地均产。秋季果实成熟时采收植株，晒干，打下果实，除去杂质。生用或盐水炙用。

【处方用名】 小茴香（生用，长于理气和胃）；盐茴香（盐炙，长于温肾散寒止痛）。

【性味归经】 辛，温。归肝、肾、脾、胃经。

【功效】 散寒止痛，理气和胃。

【应用】

1. 用于寒疝腹痛，睾丸偏坠胀痛，少腹冷痛，痛经等 本品辛温，能温肾暖肝，散寒止痛。用治：①寒疝腹痛，常配乌药、青皮等，如天台乌药散(《医学发明》)；②肝气郁滞之睾丸偏坠胀痛，可配伍橘核、山楂核等，如香橘散(《张氏医通》)；③肝气受寒之少腹冷痛，或冲任虚寒之痛经，可与当归、肉桂等同用，亦可单用本品炒热，布裹温熨腹部，有良好的止痛作用。

2. 用于中焦寒凝气滞证 本品归脾胃经，能温中散寒，行气止痛。用治：①胃寒气滞之脘腹胀痛，可与高良姜、乌药等同用；②脾胃虚寒之脘腹冷痛、呕吐食少，可与白术、陈皮、生姜等同用。

【用法用量】 煎服，3~6g；外用适量。

【参考资料】

1. 古籍摘要

《新修本草》：“主诸瘘，霍乱及蛇伤。”

《开宝本草》：“主膀胱肾间冷气及盲肠气，调中止痛，呕吐。”

2. 化学成分 本品含挥发油，油中主要成分为反式茴香脑、柠檬烯、小茴香酮等；另含脂肪油、脂肪酸等成分。

3. 药理作用 本品煎剂体外能显著兴奋肠收缩，有利胆、抗溃疡、镇痛等作用；挥发油对豚鼠气管平滑肌有松弛作用，对真菌、孢子菌、鸟型结核杆菌、金黄色葡萄球菌有杀灭作用；小茴香分离的植物聚多糖有抗癌作用。

4. 现代运用 现代临床以小茴香为主，随证配伍，可治疗小儿脐周腹痛、十二指肠溃疡、嵌闭性小肠疝、鞘膜积液、阴囊象皮肿等疾病。

丁香(《雷公炮炙论》)

为桃金娘科植物丁香 *Eugenia caryophyllata* Thunb. 的干燥花蕾，习称公丁香。主产于马来西亚、印度尼西亚等地，我国海南、广东、广西、云南等地也有栽培。当花蕾由绿转红时采摘，晒干。生用。

【性味归经】 辛，温。归脾、胃、肾经。

【功效】 温中降逆，散寒止痛，温肾助阳。

【应用】

1. 用于胃寒呕吐，呃逆，腹痛等 本品辛温芳香，暖脾胃而行气滞，尤善降逆，有温中降逆，散寒止痛作用，为治疗胃寒呕逆之要药。用治：①胃寒呕吐，可配伍半夏、生姜；②胃寒呃逆，常与柿蒂同用，如丁香柿蒂汤(《症因脉治》)；③胃寒之脘腹冷痛，常配伍高良姜等，以加强温中散寒止痛之功。

2. 用于肾虚阳痿 本品有温肾助阳作用。用治肾阳虚衰之阳痿、腰痛等，多与附子、肉桂等补肾助阳之品同用。

【用法用量】 煎服，1~3g。

【使用注意】 不宜与郁金同用。

【参考资料】

1. 古籍摘要

《日华子本草》："治口气，反胃，疗肾气，奔豚气，阴痛，壮阳，暖腰膝。"

《本草正》："温中快气。治上焦呃逆，除胃寒泻痢、七情五郁。"

2. 化学成分 本品含丁香油酚、乙酰丁香油酚等挥发油，尚含水杨酸甲酯、α－丁香烯等成分。

3. 药理作用 本品内服能促进胃液分泌，增强消化功能，减轻恶心呕吐，缓解腹部胀气；水提物、醚提物均有镇痛、抗炎作用；煎剂对葡萄球菌、链球菌及多种杆菌均有抑制作用，并有较好的杀螨作用；有抗血小板聚集、抗血栓形成等作用。

4. 现代运用 现代临床以本品为主进行组方，可治疗呃逆、妊娠呕吐、急性胃肠炎、小儿腹泻、牙痛、口腔溃疡、腮腺炎、乙型肝炎、头痛、足癣、麻痹性肠梗阻等。

附：母丁香

为丁香的成熟果实，又名鸡舌香。性味功效与公丁香相似，但气味较淡，功力较逊。用法用量同公丁香。

花椒(《神农本草经》)

为芸香科植物青椒 *Zanthoxylum schinifolium* Sieb. et Zucc. 或花椒 *Zanthoxylum bungeanum* Maxim. 的干燥成熟果皮。主产于四川、陕西、山东、河北等地，以四川产者为佳，称“川椒、蜀椒”，为道地药材。秋季采收成熟果实，晒干，除去种子及杂质等。生用或炒用。

【处方用名】花椒（生品辛热之性甚强，多外用，长于杀虫止痒）；炒花椒（炒后辛散作用稍缓，长于温中散寒止痛）。

【性味归经】辛，热。归脾、胃、肾经。

【功效】温中止痛，杀虫止痒。

【应用】

1. 用于脾胃寒证　本品辛热，归脾胃经，能温中散寒止痛。用治：①胃寒疼痛、呕吐，常与干姜、豆蔻等同用；②脾胃虚寒之脘腹冷痛，常配伍人参、干姜等，如大建中汤(《金匮要略》)；③寒湿内阻之泄泻、腹痛，可与苍术、砂仁等同用。

2. 用于湿疹，阴痒，蛔虫腹痛　本品味辛，有杀虫止痒作用。用治：①湿疹瘙痒、阴痒，可单用，或配伍苦参、地肤子等煎汤外洗；②虫积腹痛，常与乌梅、干姜、黄连等同用，如乌梅丸(《伤寒论》)；③小儿蛲虫病，肛周瘙痒，可单用本品煎液保留灌肠。

【用法用量】煎服，3～6g；外用适量。

【参考资料】

1. 古籍摘要

《神农本草经》：“主邪气咳逆，温中，逐骨节皮肤死肌，寒湿痹痛，下气。”

《本草纲目》：“味辛而麻，其气温以热。入肺散寒，治咳嗽；入脾除湿，治风寒湿痹，水肿泻痢；入右肾补火，治阳衰溲数，足弱，久痢诸证。”

2. 化学成分　本品含挥发油、生物碱、木脂素、香豆素、脂肪酸等，青花椒中含香柑内酯、伞形花内酯、青花椒碱等。

3. 药理作用　本品具有抗动物实验性胃溃疡形成的作用；对动物离体小肠有双向调节作用，小剂量时兴奋，大剂量时抑制；还有保肝和抗腹泻作用；挥发油对多种皮肤真菌有一定的抑制和杀死作用，并能杀疥螨；20%花椒挥发油有近似普鲁卡因的局麻作用。

4. 现代运用 现代临床用本品配伍他药，可治疗胆道蛔虫、绦虫病、顽癣、真菌性阴道炎、牙痛、支气管哮喘、鸡眼等疾病。

高良姜(《名医别录》)

为姜科植物高良姜 *Alpinia officinarum* Hance 的干燥根茎。主产于广东、广西等地，台湾、云南亦产。夏末秋初采挖，除去须根及残留的鳞片，洗净，切段，晒干。生用。

【性味归经】 辛，热。归脾、胃经。

【功效】 散寒止痛，温中止呕。

【应用】

1. 用于胃寒腹痛 本品辛热守中，能温中散寒止痛。用治：①胃寒脘腹冷痛，可与炮姜相须为用，如二姜丸(《和剂局方》)；②胃寒肝郁之脘腹胀痛，每与香附同用，即良附丸(《良方集腋》)。

2. 用于胃寒呕吐 本品有温中止呕作用。用治：①寒邪内侵之呕吐、泄泻，可配伍半夏、生姜等；②虚寒呕吐，常与人参、茯苓、白术等补气健脾药同用。

【用法用量】 煎服，3 ~6g。

【参考资料】

1. 古籍摘要

《名医别录》："主暴冷，胃中冷逆，霍乱腹痛。"

《本草汇言》："祛寒湿、温脾胃之药也。若老人脾肾虚寒，泄泻自利，妇人心胃暴痛，因气怒、因寒痰者，此药辛热纯阳，除一切沉寒痼冷，功与桂、附同等。"

2. 化学成分 本品含挥发油、高良姜酚、高良姜素等成分。

3. 药理作用 本品能促进胃液分泌，有止泻、镇痛、抗炎、抗溃疡作用；水提物有抗血小板聚集作用；对多种细菌有不同程度的抑制作用。

4. 现代运用 现代临床用本品随证配伍，可治疗胃痛、复发性口腔溃疡、心绞痛等。

荜茇(《新修本草》)

为胡椒科植物荜茇 *Piper longum* L. 的干燥近成熟或成熟果穗。主产于广东、云南等地。果穗由绿变黑时采收，除去杂质，晒干。生用。

【性味归经】 辛，热。归胃、大肠经。

【功效】 温中散寒，行气止痛。

【应用】

用于脾胃寒证　本品辛散温通，能温中散寒止痛，降胃气，止呕呃。用治：①胃寒脘腹冷痛、呕吐、呃逆、泄泻等，常与干姜、厚朴、附子等配伍，如荜茇丸(《圣济总录》)；②脾胃虚寒之腹痛、冷泻，可配伍白术、干姜、豆蔻等，如荜茇散(《圣济总录》)。

此外，以本品研末，填塞龋齿孔中，可治龋齿疼痛。

【用法用量】 煎服，1.5～3g；外用适量。

【参考资料】

1. 古籍摘要

《本草纲目》："为头痛、鼻渊、牙痛要药，取其辛热能入阳明经散浮热也。"

《本草便读》："大辛大热，味类胡椒，入胃与大肠，阳明药也。温中散寒，破滞气，开郁结，下气除痰，又能散上焦之浮热，凡一切牙痛、头风、吞酸等症，属于阳明湿火者，皆可用此以治之。"

2. 化学成分　本品含胡椒碱、挥发油、棕榈酸、四氢胡椒酸等成分。

3. 药理作用　本品所含挥发油能抗缺氧及心肌缺血；可纠正动物实验性心律失常；并有镇静、镇痛、解热等作用。

4. 现代运用　现代临床以本品为主组方，可治疗牙痛、心绞痛、三叉神经痛、乳腺炎等。

荜澄茄(《雷公炮炙论》)

为樟科植物山鸡椒 *Litsea cubeba* (Lour.) Pers. 的干燥成熟果实。主产于广西、广东、湖南、湖北等地。秋季果实成熟时采收，晒干。生用。

【性味归经】 辛，温。归脾、胃、肾、膀胱经。

【功效】 温中散寒，行气止痛。

【应用】

1. 用于脾胃寒证　本品辛散温通，能温中散寒止痛。用治胃寒之脘腹冷痛、呕吐、呃逆等，可单用或与高良姜、干姜、花椒等同用。

2. 用于寒疝腹痛　本品味辛性温，能散寒行气止痛。用治寒疝，可与吴茱萸、香附、木香等同用。

【用法用量】 煎服，1.5～3g。

【参考资料】

1. 古籍摘要

《海药本草》："主心腹卒痛、霍乱吐泻、痰癖冷气。"

《本草纲目》："暖脾胃，止呕吐哕逆。"

2. 化学成分 本品主要含挥发油，油中主要成分为柠檬醛、柠檬烯、香茅醛等。

3. 药理作用 本品能够抑制血小板聚集，抗血栓形成；有抗心律失常作用；能改善兔心肌缺血；能松弛豚鼠气管平滑肌而有平喘作用；对多种细菌有抑菌作用；对胆固醇结石有溶石作用。

4. 现代运用 现代临床以本品配伍他药，可治疗阿米巴痢疾、胃寒冷痛、冠心病、脑血栓形成、慢性支气管炎、慢性气管炎、牙痛等。

小　结

本类药物多为辛温、辛热之品，均有温里散寒之功，主治各种里寒证。其中：

1. 附子、干姜 均能温中散寒，回阳救逆，常相须为用，用治亡阳证及中焦寒证。但附子大热，峻散三焦寒邪，又能补火助阳，为回阳救逆之要药；干姜温里回阳之力不及附子，主要治疗中上二焦寒证，温中止痛、温肺化饮是其所长。

2. 附子、肉桂 均能补火助阳，散寒止痛，治疗三焦虚寒、实寒诸证，二者每相须为用。但附子温里作用较强，以温补脾肾为主，又善回阳救逆；肉桂药力较附子为缓，以温补命门为主，又能温通经脉，引火归元。

3. 肉桂、桂枝 来源于同一植物，均有温通经脉，散寒止痛之功。然肉桂辛热，偏温下焦，为治肾阳虚衰之要药；桂枝辛温，温补之力不及肉桂，偏于上行散寒解表，走四肢通络止痛。

4. 吴茱萸、小茴香 均可温散肝肾脾胃经寒邪，用治胃寒脘腹冷痛、寒滞肝脉少腹冷痛及寒疝、痛经等证。但吴茱萸辛热，作用较强，又善疏肝解郁，降逆止呕，助阳止泻；小茴香辛温，温通之力稍逊，善于理气和胃，中焦虚寒气滞明显者用之为宜。

5. 丁香 味辛性温，归脾胃肾经，能够温中降逆，用治胃寒气逆诸证；又有温肾助阳之功，可用于肾阳不足证。

6. 花椒、高良姜 均能温中散寒止痛，均可用于胃寒腹痛。而花椒兼能杀虫止痒；高良姜长于止呕。

复习思考题

1. 试述温里药的含义、作用、适应证、使用注意。
2. 试述附子、肉桂、干姜、吴茱萸的功效及主要适应证。
3. 比较附子与肉桂、附子与干姜、肉桂与桂枝的功用异同。

第八章 理气药

凡以疏理气机，消除气滞为主要作用，用于治疗气滞证的药物，称为理气药，又称行气药。其中作用峻猛者，称为破气药。

理气药多具辛味，大多性温，具有疏理气机的功效。主治气滞证，症见胀满、痞闷、疼痛等。因其作用部位、作用强弱和疗效特点的不同，本类药的具体功效又有理气调中、疏肝理气、理气宽胸、破气散结等不同。本类药大多归脾、胃经，可以理气调中，主治脾胃气滞证，症见脘腹胀满、痞闷、疼痛、纳差、大便失调等；亦可治疗大肠气滞，症见泻痢不爽、后重坠胀。其次归肝经，能理气疏肝，主治肝郁气滞证，症见情志不舒、抑郁、胁肋胀满疼痛，或见乳房胀痛、疝气疼痛、行经小腹胀痛及腹中癥瘕积聚等。还有的归肺、心经，能行气宽胸，治疗胸中气滞证。有的兼有苦味，作用趋向偏于沉降，具有降气功效，能够降泄胃气，而有止呕逆的功效，主治呕吐、嗳气、呃逆等症；或降泄肺气，而有止咳平喘的功效，主治喘息、咳嗽等症。

使用理气药时，针对不同部位的气滞选用相应的药物。如脾胃气滞者，选用理气调中之品；肝郁气滞者，选用疏肝理气药；胸中气滞者，选用具有行气宽胸作用的药物。病情较重而正气不虚者，宜用破气药。其次，要进行适当配伍。如气滞兼寒者，宜配伍温里药或发散风寒药；兼热者，宜配伍清热药；兼虚者，宜配伍补虚之品；兼食积者，宜配伍消食药。再次，理气药与泻下药、化湿药、活血化瘀药、化痰药等同用，可以增强这些药物的作用；理气药与滋补药同用，可使补而不滞。

本类药物大多辛温香燥，易耗气伤阴，故热证及气津不足者慎用。因本类药为芳香之品，入汤剂不宜久煎。

陈皮(《神农本草经》)

为芸香科植物橘 *Citrus reticulata* Blanco 及其栽培变种的干燥成熟果皮。又名橘皮，药材分为“陈皮”和“广陈皮”。主产于广东、福建、四川等地，以广东新会产者质量最佳，称为新会皮。秋末冬初采收成熟果实，剥取果皮，干燥。切丝，生用。

【性味归经】辛、苦，温。归脾、肺经。

【功效】理气健脾，燥湿化痰。

【应用】

1. 用于脾胃气滞证　本品辛行温通，归脾经，有疏理脾胃气机，消除脾胃气滞之功。用治：①脾胃气滞、脾虚气滞证，常与木香、砂仁、人参等同用，如香砂六君子汤(《古今名医方论》)；②食积气滞，可与山楂、神曲等同用，如保和丸(《丹溪心法》)；③寒湿阻滞，中焦气滞，常与苍术、厚朴、甘草同用，即平胃散(《和剂局方》)；④脾胃气滞较甚，脘腹胀痛较剧者，可与木香、枳实等同用，以增强行气止痛之功。

2. 用于湿痰、寒痰证　本品辛苦温燥，既能燥湿化痰，又能温化寒痰，为治痰要药。用治：①湿痰咳嗽，常与半夏、茯苓、甘草同用，即二陈汤(《和剂局方》)；②寒痰咳嗽，可与干姜、细辛、五味子等同用；③脾虚失运而致痰湿犯肺者，可配人参、白术、茯苓等，如六君子汤(《医学正传》)。

【用法用量】煎服，3～9g。

【参考资料】

1. 古籍摘要

《神农本草经》："主胸中瘕热，逆气，利水谷，久服去臭，下气。"

《名医别录》："下气，止呕咳。""主脾不能消谷，气冲胸中，吐逆霍乱，止泄。"

《本草纲目》："疗呕哕反胃嘈杂，时吐清水，痰痞咳疟，大便闭塞，妇人乳痈。入食料，解鱼腥毒。""其治百病，总取其理气燥湿之功。同补药则补，同泻药则泻，同升药则升，同降药则降。"

2. 化学成分　本品含挥发油、橙皮苷、新橙皮苷、橙皮素、对羟福林、川陈皮素、黄酮化合物、生物碱等成分。

3. 药理作用　本品煎剂对实验动物的胃及肠运动均有直接抑制作用；小量煎剂可增强心脏收缩力，使心输出量增加，扩张冠状动脉，使血流量增加，大剂量时可抑制心脏；所含水溶性总生物碱具有升高血压作用；提取物有清除氧自由基和抗脂质过氧化作用；鲜品煎剂有扩张气管的作用；挥发油有刺激性祛痰作用，主要有效成分为柠檬烯；煎剂对小鼠离体子宫有抑制作用，高浓度则使之呈完全松弛状态；还有利胆、降低血清胆固醇等作用。

4. 现代运用　现代常以本品作相应配伍，用于治疗各种胃炎、结肠炎、急性乳腺炎、气管炎、支气管炎等疾病。

附：橘红、橘核、橘络、橘叶

1. 橘红 为橘及其栽培变种的干燥外层果皮。性味归经同陈皮，功能散寒，燥湿，利气，化痰。用于风寒咳嗽，喉痒痰多，食积伤酒，呕恶痞闷等。煎服，3～9g。

2. 橘核 为橘及其栽培变种的干燥成熟种子。味苦性平，专入肝经。长于行气散结止痛。用于疝气、睾丸肿痛、乳房结块等。煎服，3～10g。

3. 橘络 为橘及其栽培变种的中果皮及内果皮之间的维管束群。味甘苦性平，归肝、肺经。功能行气通络，化痰止咳。用于痰滞经络之胸胁作痛、咳嗽。煎服，3～5g。

4. 橘叶 为橘及其栽培变种的干燥叶。味辛苦性平，归肝经。功能疏肝行气，散结消肿。用于胁肋作痛、乳痈、乳房结块及癥瘕等。煎服，6～10g；鲜品60～120g。

化橘红(《识药辨微》)

为芸香科植物化州柚 *Citrus grandis* ‘Tomentosa’或柚 *Citrus grandis*（L.）Osbeck 的未成熟或近成熟的干燥外层果皮。主产于广东、广西等地，以广东化县产者质量最佳，为道地药材。夏季果实未成熟时采收，置沸水中略烫后，将果皮割成5或7瓣，除去果瓤及部分中果皮，压制成形，干燥。生用。

【性味归经】 辛、苦，温。归脾、肺经。

【功效】 理气宽中，燥湿化痰。

【应用】

1. 用于脾胃气滞证 本品味辛能行，味苦能燥，归脾经，有行气宽中，燥湿化痰之功。用治：①脾胃气滞兼湿阻中焦证，多与厚朴、苍术等化湿之品同用；②食积气滞证，常配伍山楂、麦芽、神曲等消食之品。

2. 用于湿痰、寒痰证 本品味苦能燥湿，既归脾经，又归肺经，对于湿痰证，既能治本，又能治标，且燥湿之功强于陈皮。用治：①湿痰证，可与半夏、茯苓等同用；②寒痰证，多配伍干姜、细辛等温化寒痰之品。

【用法用量】 煎服，3～6g。

【使用注意】 本品性温燥易伤阴，阴虚者慎用。

【参考资料】

1. 古籍摘要

《本草从新》："化州陈皮，消痰至灵，然消伐太峻，不宜轻用。"

《本草纲目拾遗》："治痰症，消油腻、谷食积，醒酒，宽中，解蟹毒。"

2. 化学成分 本品含挥发油、柚皮苷、新橙皮苷、枳属苷等成分。

3. 药理作用 本品所含柚皮苷注射对小鼠、大鼠实验性炎症均有明显的抗炎作用，并降低毛细血管通透性，增加毛细血管抵抗力；本品对小鼠的病毒感染、X射线照射有一定的保护作用。

青皮(《本草图经》)

为芸香科植物橘 *Citrus reticulata* Blanco 及其栽培变种的干燥幼果或未成熟果实的果皮。产地同陈皮。5~6月收集自落的幼果，晒干，习称“个青皮”；7~8月采收未成熟的果实，在果皮上纵剖成四瓣至基部，除去瓤瓣，晒干，习称“四花青皮”。切厚片或丝，生用或醋炙用。

【处方用名】青皮（生品性烈，破气力强）；醋青皮（醋炙，增强疏肝止痛作用）。

【性味归经】苦、辛，温。归肝、胆、胃经。

【功效】疏肝破气，消积化滞。

【应用】

1. 用于肝郁气滞诸证　本品苦泄辛散，善于疏理肝胆。用治：①肝郁气滞之胸胁胀痛，常配伍柴胡、郁金等；②乳房胀痛或结块，可配柴胡、浙贝母、橘叶等；③乳痈初起，多与瓜蒌、金银花、蒲公英等同用；④疝气肿痛，常配橘核、乌药、小茴香等，如天台乌药散(《医学发明》)。

2. 用于食积气滞证　本品行散降泄，有消积化滞之功。用治：①食积气滞证，常与山楂、麦芽、神曲等同用；②食积气滞之脘腹胀痛较甚者，宜与莪术、枳实、大黄等同用。

【用法用量】煎服，3~9g。

【使用注意】气虚者慎用。

【参考资料】

1. 古籍摘要

《本草图经》：“主气滞，下食，破积结及膈气。”

《本草纲目》：“治胸膈气逆，胁痛，小腹疝痛，消乳肿，疏肝胆，泻肺气。”

2. 化学成分　本品主要成分与陈皮相似，但所含对羟福林含量比陈皮高。

3. 药理作用　本品煎剂能抑制肠管及胆囊平滑肌收缩，并有利胆作用；水煎醇沉液有显著的升压作用，且能兴奋呼吸中枢；注射液对心肌兴奋性、收缩性、传导性及自律性均有明显正性作用；所含挥发油对胃肠道有温和的刺激作用，能促进消化液的分泌和排除肠道的积气；所含柠檬烯有祛痰平喘作用。

4. 现代运用　现代临床常以本品配伍他药，可治疗急性乳腺炎、胆石症；用青皮注射液可治疗阵发性室上性心动过速、感染性休克、心源性休克、神经源性休克等。

枳实(《神农本草经》)

为芸香科植物酸橙 *Citrus aurantium* L. 及其栽培变种或甜橙 *Citrus sinensis* Osbeck 的干燥幼果。主产于四川、江西、福建、江苏等地。5～6 月采集自落的果实，自中部横切为两半，晒干或低温干燥，较小者直接晒干或低温干燥。切薄片，生用或麸炒用。

【处方用名】 枳实（生用，性较峻烈，破气化痰力强）；炒枳实（麸炒，性较平和）。

【性味归经】 苦、辛、酸，温。归脾、胃、大肠经。

【功效】 破气消积，化痰散痞。

【应用】

1. 用于食积或气滞证 本品善于破气消积导滞，作用峻烈，常用于胃肠积滞重证。用治：①食积不化，多与山楂、神曲等消食之品同用；②脾虚食积，常配白术，以消补兼施，即枳术丸(《伤寒论》)；③热结便秘，常与大黄、芒硝、厚朴同用，即大承气汤(《伤寒论》)；④湿热泻痢之里急后重，常配大黄、黄连等，如枳实导滞丸(《内外伤辨惑论》)。

2. 用于胸痹，结胸 本品能行气化痰以消痞，破气除满以止痛。用治：①胸阳不振、痰阻胸中之胸痹，多与薤白、桂枝、瓜蒌等同用，如枳实薤白桂枝汤(《金匮要略》)；②痰热结胸，可与黄连、瓜蒌、半夏同用，即小陷胸加枳实汤(《温病条辨》)；③心下痞满，食欲不振，可与半夏曲、厚朴等同用，如枳实消痞丸(《兰室秘藏》)。

此外，本品又可用于气虚下陷所致的子宫脱垂、脱肛、胃下垂等，常与黄芪、柴胡等补气升阳药同用。

【用法用量】 煎服，3～9g。

【使用注意】 孕妇慎用。

【参考资料】

1. 古籍摘要

《神农本草经》："主大风在皮肤中如麻豆苦痒，除寒热结，止痢，长肌肉，利五脏，益气轻身。"

《名医别录》："除胸胁痰癖，逐停水，破结实，消胀满，心下急痞痛，逆气，胁风痛，安胃气，止溏泻，明目。"

《本草纲目》："枳实、枳壳大抵其功皆能利气，气下则痰喘止，气行则痰满消，气通则痛刺止，气利则后重除。"

2. 化学成分 本品含挥发油、黄酮苷（主要为橙皮苷、新橙皮苷、柚皮苷等)、N－甲基酪胺、对羟福林、去甲肾上腺素、色胺诺林、脂肪、蛋白质、糖类、胡萝卜素、核黄素等成分。

3. 药理作用　本品能缓解乙酰胆碱或氯化钡所致的小肠痉挛，可使胃肠收缩节律增加；能使胆囊收缩、奥狄氏括约肌张力增加；有抑制血栓形成的作用；具有抗溃疡作用；煎剂对已孕、未孕小鼠离体子宫有抑制作用，对已孕、未孕家兔离体、在位子宫均呈兴奋作用；煎剂或酊剂静脉注射有强心作用，静脉注射能增加冠状动脉、脑、肾血流量，降低脑、肾血管阻力；煎剂给麻醉犬、兔静脉注射有明显的升高血压作用。

4. 现代运用　现代临床常以本品配伍他药，可治疗胆汁反流性胃炎、胃下垂、功能性消化不良、冠心病心绞痛、子宫脱垂、多种原因引起的休克等。

附：枳壳

为芸香科植物酸橙及其栽培变种的干燥未成熟果实。生用或麸炒用。性味、归经、功用与枳实同，但作用较缓和，长于行气开胸，宽中除胀。用法用量及使用注意同枳实。

木香(《神农本草经》)

为菊科植物木香 *Aucklandia lappa* Decne. 的干燥根。主产于云南，称云木香。秋、冬二季采挖，除去泥沙及须根，切段，大的再纵剖成瓣，干燥后撞去粗皮。生用或煨用。

【处方用名】木香、广木香、云木香（生用，行气作用强）；煨木香（煨用，行气作用减缓，止泻作用增强）。

【性味归经】辛、苦，温。归脾、胃、大肠、胆、三焦经。

【功效】行气止痛，健脾消食。

【应用】

1. 用于脾胃气滞证　本品辛行苦泄，善通行脾胃滞气，既能行气止痛，又能健脾消食。用治：①脾胃气滞，常与砂仁、广藿香等同用，如木香调气散(《张氏医通》)；②脾虚气滞，可与人参、白术、陈皮等同用，如香砂六君子汤(《古今名医方论》)、健脾丸(《证治准绳》)；③食积气滞，可与砂仁、枳实、白术等同用，如香砂枳术丸(《摄生秘剖》)。

2. 用于大肠气滞　本品辛行苦降，善行大肠之滞气，为治湿热泻痢里急后重之常用药。用治湿热痢疾之泻下赤白、腹痛、里急后重等，常与黄连配伍，即香连丸(《和剂局方》)，或配伍大黄、芍药、槟榔等，如芍药汤(《素问病机气宜保命集》)。

3. 用于肝胆气滞证　本品气香醒脾，味辛能行，味苦主泄，入三焦和胆经，既能行气健脾，又能疏肝利胆。用治：①湿热郁蒸、气机阻滞之胁痛、黄疸等，可与郁金、大黄、茵陈等配伍；②寒疝腹痛及睾丸偏坠疼痛，可与川楝子、小茴香等同用，如导滞汤(《医方简义》)。

此外，本品芳香能醒脾开胃，故在补益方剂中用之，能减轻补益药的腻滞之性，使补而不滞，如归脾汤(《济生方》)。

【用法用量】 煎服，1.5～6g。

【参考资料】

1. 古籍摘要

《药性论》："治女人血气刺心心痛不可忍，末，酒服之，治九种心痛，积年冷气，痃癖癥块胀痛，逐诸壅气上冲，烦闷。治霍乱吐泻、心腹疞刺。"

《日华子本草》："治心腹一切气，膀胱冷痛，呕逆反胃，霍乱泄泻痢疾，健脾消食，安胎。"

《本草纲目》："木香乃三焦气分之药，能升降诸气。"

2. 化学成分 本品含挥发油（主含木香烃内酯、去氢木香内酯等）、木香碱、菊糖、有机酸、胆胺等成分。

3. 药理作用 本品对胃肠道有兴奋和抑制的双向作用，能促进消化液分泌；能明显拮抗大鼠急性胃黏膜损伤；有明显的利胆作用；能松弛支气管平滑肌；并能抑制链球菌、金黄色与白色葡萄球菌的生长；有利尿及促进纤维蛋白溶解的作用。

4. 现代运用 现代常以本品随证配伍，可治疗慢性萎缩性胃炎、消化性溃疡、胆石症、胆绞痛、胆囊炎、肝炎、小儿肠炎、细菌性痢疾、肠易激综合征、痛经等。

沉香(《名医别录》)

为瑞香科植物白木香 *Aquilaria sinensis*（Lour.）Cilg 含有树脂的木材。主产于海南、广东、云南、台湾等地。全年均可采收，割取含树脂的木材，除去不含树脂的部分，阴干，打碎或研成细粉。生用。

【性味归经】 辛、苦，微温。归脾、胃、肾经。

【功效】 行气止痛，温中止呕，纳气平喘。

【应用】

1. 用于寒凝气滞之胸腹胀痛 本品芳香走窜，味辛行散，性温祛寒，善散胸腹间阴寒之邪，行气以止痛。用治：①寒凝气滞之胸腹胀痛，常与乌药、木香、槟榔等同用；②脾胃虚寒之脘腹冷痛，常配肉桂、附子等，如沉香桂附丸(《卫生宝鉴》)。

2. 用于胃寒呕吐　本品味苦质重性降，善温胃降逆止呕。用治：①寒邪犯胃之呕吐，可与陈皮、胡椒等同用，如沉香丸(《圣济总录》)；②脾胃虚寒之呕吐呃逆，可与丁香、豆蔻、柿蒂等同用。

3. 用于虚喘证　本品既能温肾纳气，又能降逆平喘。用治：①下元虚冷、肾不纳气之虚喘，常与肉桂、附子、补骨脂等同用，如黑锡丹(《和剂局方》)；②上盛下虚之痰饮喘嗽，可与紫苏子、半夏、厚朴等配伍。

【用法用量】煎服，1.5～4.5g，后下。

【参考资料】

1. 古籍摘要

《名医别录》："悉治风水毒肿，去恶气。"

《本草通玄》："沉香温而不燥，行而不泄，扶脾而运行不倦，达肾而导火归元，有降气之功，无破气之害，洵为良品。"

《本草经疏》："沉香治冷气，逆气，气结，殊为要药。"

2. 化学成分　本品含沉香螺旋醇、白木香酸、白木香醛等挥发油，还含树脂等成分。

3. 药理作用　本品对家兔离体小肠运动有抑制作用，使麻醉猫注射乙酰胆碱后肠管收缩幅度减少，蠕动减慢；所含挥发油有促进消化液分泌及胆汁分泌作用，并有麻醉、止痛、肌松等作用；煎剂对结核杆菌、伤寒杆菌、福氏痢疾杆菌均有较强的抗菌作用。

4. 现代运用　现代常以本品配伍他药，可治疗产后尿潴留、肠梗阻、痛经等疾病。

乌药(《本草拾遗》)

为樟科植物乌药 *Lindera aggregata* (Sims) Kosterm. 的干燥块根。主产于浙江、安徽、江苏等地，其中产于浙江天台山者，为道地药材。全年均可采挖，除去细根，洗净，直接晒干或趁鲜切片，晒干。切薄片，生用。

【性味归经】辛，温。归肺、脾、肾、膀胱经。

【功效】行气止痛，温肾散寒。

【应用】

1. 用于寒凝气滞胸腹诸痛证　本品辛温，能温里散寒，行气止痛。用治：①寒凝气滞之胸腹胁肋闷痛，常与香附、甘草等同用，如小乌沉汤(《和剂局方》)；②气滞脘腹胀痛，可配伍木香、青皮等，如乌药散(《太平圣惠方》)；③寒疝腹痛，多与小茴香、青皮、高良姜等同用，如天台乌药散(《医学发明》)；④痛经，可与当归、香附等同用。

2. 用于下元虚冷之尿频、遗尿 本品性温，能温肾散寒，缩尿止遗。用治尿频、遗尿，常与益智仁、山药等同用，即缩泉丸(《校注妇人良方》)。

【用法用量】煎服，3～9g。

【参考资料】

1. 古籍摘要

《本草拾遗》："主中恶心腹痛……宿食不消，天行疫瘴，膀胱痛间冷气攻冲背膂，妇人血气，小儿腹中诸虫。"

《本草衍义》："与沉香同磨作汤，治胸腹冷气，甚稳当。"

《药品化义》："乌药，气雄性温，故快气宣通，疏散凝滞，甚于香附。外解表而理肌，内宽中而顺气。以之散寒气，则客寒冷气自除；驱邪气则天行疫瘴即却；开郁气，中恶腹痛，胸膈胀痛，顿然可减；疏经气，中风四肢不遂，初产血气凝滞，渐次能通，皆藉其气雄之功也。"

2. 化学成分 本品含生物碱及挥发油，油中的主要成分为乌药烷、乌药烃、乌药醇、乌药酸、乌药醇酯等。

3. 药理作用 本品对胃肠道平滑肌有双向调节作用，能促进消化液的分泌；挥发油内服能兴奋大脑皮质，促进呼吸，兴奋心肌，加速血液循环，升高血压；外涂能使局部血管扩张，血液循环加速，缓和肌肉痉挛疼痛；本品还有保肝、镇痛、抗炎、抗菌、抗凝、抗组胺、抗肿瘤等作用。

4. 现代运用 现代临床以本品配伍他药，可治疗小儿遗尿、小儿夜啼、脑梗死、流行性出血热多尿期、原发性脾曲综合征等疾病。

川楝子(《神农本草经》)

为楝科植物川楝 *Melia toosendan* Sieb. et Zucc. 的干燥成熟果实。全国各地均产，以四川产者为佳。冬季果实成熟时采收，除去杂质，干燥。捣碎，生用或炒用。

【处方用名】川楝子、金铃子（生用，有小毒）；炒川楝子（炒后可缓和苦寒之性，降低毒性）。

【性味归经】苦，寒；有小毒。归肝、胃、小肠、膀胱经。

【功效】行气止痛，杀虫。

【应用】

1. 用于肝郁化火诸痛证 本品苦寒，归肝经，能清肝泻火，行气止痛，治疗肝郁诸证，兼有热象者尤为适宜。用治：①肝郁气滞或肝郁化火之胸腹诸痛，每与延胡索配伍，即金铃子散(《素问病机气宜保命集》)；②寒疝腹痛，宜配伍暖肝散寒之品，如小茴香、吴茱萸等，如导气汤(《医方简义》)。

2. 用于虫积腹痛　本品苦寒有毒，能驱杀肠道寄生虫。用治蛔虫，每与槟榔、使君子等同用。

此外，本品苦寒，又能清热燥湿，杀虫疗癣，可用本品焙黄研末，以油调膏，外涂治头癣、秃疮等。

【用法用量】 煎服，4.5～9g；外用适量。

【使用注意】 本品有毒，不宜过量或持续服用，以免中毒。

【参考资料】

1. 古籍摘要

《神农本草经》："主温病伤寒，大热烦狂，杀三虫疥疡，利小便水道。"

《本草纲目》："楝实，导小肠膀胱之热，因引心包相火下行，故心腹痛及疝气为要药。"

《本经逢原》："古方金铃子散，治心包火郁作痛，即妇人产后血结心痛，亦宜用之。以金铃子能降火逆，延胡索能散结血，功胜失笑散而无腥秽伤中之患。"

2. 化学成分　本品含川楝素、异川楝素、楝树碱、山柰醇等成分。

3. 药理作用　本品所含川楝素为驱虫有效成分，作用缓慢而持久，对猪蛔虫有明显的杀灭作用；有松弛奥狄氏括约肌，收缩胆囊，促进胆汁排泄的作用；能兴奋肠管平滑肌，增加其张力和收缩力；对金黄色葡萄球菌、多种真菌有抑制作用；尚有抗炎、抗癌等作用。

4. 现代运用　现代常以本品配伍他药，内服或外用，可治疗胆道蛔虫症、急性胆囊炎、急性乳腺炎、乳腺增生、睾丸疾病、蛲虫病、头癣、秃疮等。

青木香（《新修本草》）

为马兜铃科植物马兜铃 *Aristolochia debilis* Sieb. et Zucc. 的干燥根。主产于江苏、浙江、安徽等地。春、秋二季采挖，除去须根及泥沙，晒干。切片，生用。

【性味归经】 辛、苦，微寒；有毒。归肝、胃经。

【功效】 行气止痛，解毒消肿。

【应用】

1. 用于肝胃气滞证　本品辛行苦泄，入肝胃经，能疏肝理气，和中止痛。用治肝胃气滞之胸胁胀痛、脘腹痞满等，单用即效，或与香附、川楝子等同用。

2. 用于泻痢腹痛　本品苦寒，能清热解毒，辟秽止痛。用治夏令饮食不洁，暑湿内阻所致泻痢腹痛等，可单用研末服，亦可与葛根、黄连、木香等同用。

3. 用于疔疮，湿疮，毒蛇咬伤等　本品苦寒，能清热燥湿，解毒消肿。用治：①疔疮肿毒，可单味研末，水蜜调敷，或以鲜品捣敷；②湿疮，可取本品煎水外洗，或研末外撒，或配伍明矾、炉甘石等；③毒蛇咬伤，可与穿心莲、蚤休等同用。

【用法用量】煎服，3～9g；入散剂，每次1.5～2g；外用适量。

【参考资料】

1. 古籍摘要

《新修本草》："主积聚，诸毒热肿，蛇毒。"

《本经逢原》："治痈肿，痰结、气凝诸痛。"

《本草求真》："青木香，诸书皆言可升可降，可吐可利。凡人感受恶毒，而致胸脯不快，则可用此上吐，以其气辛而上达也。感受风湿而见阴气上逆，则可用此下降，以其苦能泄热也。"

2. 化学成分 本品含挥发油（主要成分为马兜铃酮）、马兜铃酸、青木香酸、木兰花碱、尿囊素、土青木香甲素及丙素等成分。

3. 药理作用 本品煎剂有明显的降低血压作用；总碱对金黄色葡萄球菌、绿脓杆菌、大肠杆菌、变形杆菌等均有不同程度的抑制作用；马兜铃酸有提高机体免疫功能的作用，并能增强腹腔巨噬细胞的吞噬活性；还有致突变和致癌作用。

4. 现代运用 现代常用本品配伍他药或制成制剂，可治疗高血压、五官科急性炎症、胃溃疡、胃炎、胃痉挛、细菌性痢疾等。

附：天仙藤

为马兜铃科植物马兜铃 *Aristolochia debilis* Sieb. et Zucc. 或北马兜铃 *Aristolochia contorta* Bge. 的干燥地上部分。性味苦，温；有小毒。归肝、脾、肾经。功能行气活血，利水消肿。主治脘腹刺痛，关节痹痛，妊娠水肿。煎服，4.5～9g。

香附（《名医别录》）

为莎草科植物莎草 *Cyperus rotundus* L. 的干燥根茎。主产于山东、浙江、湖南等地。秋季采挖，燎去毛须，置沸水中略煮或蒸透后晒干，或燎后直接晒干。生用，或醋炙用。

【处方用名】香附（生用，能够理气解郁）；醋香附（醋制，专入肝经，疏肝止痛作用增强）。

【性味归经】辛、微苦、微甘，平。归肝、脾、三焦经。

【功效】疏肝理气，调经止痛。

【应用】

1. 用于肝郁气滞证 本品味辛行气，主入肝经，善于疏肝解郁，行气止痛，广泛用于肝郁气滞所致诸症。用治：①肝气郁结之胁肋胀痛，多与柴胡、川芎、枳壳等同用，如柴胡疏肝散(《景岳全书》)；②寒凝气滞、肝气犯胃之胃脘疼痛，可与高良姜同用，即良附丸(《良方集腋》)；③寒疝腹痛，多与小茴香、乌药、吴茱萸等同用；④气、血、痰、火、湿、食六郁所致胸膈痞满、脘腹胀痛、呕吐吞酸、饮食不化等，可与川芎、苍术、栀子、神曲同用，即越鞠丸(《丹溪心法》)。

2. 用于肝郁之月经不调、痛经、乳房胀痛等　本品辛行苦泄，善于疏理肝气，调经止痛，为妇科调经要药。用治：①肝郁之月经不调、痛经，可单用，或与柴胡、川芎、当归等同用，如香附归芎汤(《沈氏尊生书》)；②乳房胀痛，多与柴胡、青皮、瓜蒌皮等同用。

【用法用量】煎服，6～9g。

【参考资料】

1. 古籍摘要

《本草纲目》："利三焦，解六郁，消饮食积聚、痰饮痞满、胕肿腹胀、脚气，止心腹、肢体、头目、齿耳诸痛，……妇人崩漏带下，月候不调，胎前产后百病。""乃气病之总司，女科之主帅也。"

《本草求真》："香附，专属开郁散气，与木香行气，貌同实异，木香气味苦劣，故通气甚捷，此则苦而不甚，故解郁居多，且性和于木香，故可加减出入，以为行气通剂，否则宜此而不宜彼耳。"

《本草正义》："香附，辛味甚烈，香气颇浓，皆以气用事，故专治气结为病。"

2. 化学成分　本品含香附烯、香附醇、α－香附酮等挥发油，还含生物碱、黄酮类、三萜类等成分。

3. 药理作用　5%香附浸膏对实验动物离体子宫有抑制作用，能降低其收缩力和张力；挥发油有轻度雌激素样作用，对金黄色葡萄球菌有抑制作用；煎剂可明显增加胆汁流量，并对肝细胞功能有保护作用，还有降低肠管紧张性和拮抗乙酰胆碱的作用；所含总生物碱、苷类、黄酮类及酚类化合物的水溶液有强心、减慢心率及降低血压的作用。

4. 现代运用　现代临床以本品单用或配用，可治疗各种腰痛、痛经、不孕症、乳腺增生症等。

佛手(《滇南本草》)

为芸香科植物佛手 *Citrus medica* L. var. *sarcodactylis* Swingle 的干燥果实。主产于广东、福建、云南、四川等地。秋季采收果实，纵切成薄片，晒干或低温干燥。生用。

【性味归经】辛、苦，温。归肝、脾、胃、肺经。

【功效】疏肝解郁，理气和中，燥湿化痰。

【应用】

1. 用于肝郁气滞证 本品辛温，归肝经，能够疏肝解郁，行气止痛。用治肝郁气滞及肝胃不和之胸胁胀痛、脘腹痞满等，可与柴胡、香附、郁金等同用。

2. 用于脾胃气滞证 本品辛行苦降温通，气味芳香，能醒脾开胃，理气和中。用治脾胃气滞之脘腹胀痛、呕恶食少等，多与木香、香附、砂仁等理气和胃之品同用。

3. 用于痰湿壅肺证 本品苦温，能燥湿化痰。用治痰湿壅肺之咳嗽、痰多，可与丝瓜络、瓜蒌皮、陈皮等配伍。

【用法用量】煎服，3～9g。

【参考资料】

1. 古籍摘要

《本草纲目》："煮酒饮，治痰气咳嗽。煎汤，治心下气痛。"

《本草便读》："佛手，理气快膈，惟肝脾气滞者宜之，阴血不足者，亦嫌其燥耳。"

《本草再新》："治气舒肝，和胃化痰，破积，治噎膈反胃，消癥瘕瘰疬。"

2. 化学成分 本品含柠檬油素、莨菪亭、伞形花内酯、香豆酸、柠檬苦素、豆甾醇、多糖等成分。

3. 药理作用 本品醇提物对肠道平滑肌有明显的抑制作用；有扩张冠状血管、增加冠脉血流量的作用，高浓度时抑制心肌收缩力，减缓心率，降低血压，保护实验性心肌缺血；有一定的平喘、祛痰作用；所含多糖对多环节免疫功能有明显促进作用。

4. 现代运用 现代临床常以本品配伍他药，用于治疗慢性支气管炎、窦性心动过缓、病毒性心肌炎、重症胰腺炎、消化性溃疡、偏头痛、痛经等。

香橼(《本草拾遗》)

为芸香科植物枸橼 *Citrus medica* L. 或香圆 *Citrus wilsonii* Tanaka 的干燥成熟果实。主产于浙江、江苏、广东、广西等地。秋季果实成熟时采收，趁鲜切片，晒干或低温干燥；香圆亦可整个或对剖两半后，晒干或低温干燥。切丝，生用。

【性味归经】辛、微苦、酸，温。归肝、脾、胃、肺经。

【功效】疏肝解郁，理气和中，燥湿化痰。

【应用】

1. 用于肝郁气滞证 本品辛温行散，入肝经而能疏理肝气止痛，功同佛手，但效力较逊。用治肝郁气滞之胁肋胀痛，常与柴胡、郁金、佛手等同用。

2. 用于脾胃气滞证　本品气香醒脾，辛行苦泄，入脾胃以行气宽中。用治脾胃气滞之脘腹胀痛、嗳气吞酸、呕恶等，可与木香、砂仁等同用。

3. 用于湿痰咳嗽　本品苦温，能燥湿化痰以止咳，辛行入肺而理气宽胸。用治湿痰壅滞之痰多、咳嗽、胸闷等，常与陈皮、半夏、茯苓等同用。

【用法用量】煎服，3~9g。

【参考资料】

1. 古籍摘要

《本草拾遗》："去气，除心头痰水。"

《本草从新》："平肝舒郁，理肺气，通经利水。"

《本草便读》："下气消痰，宽中快膈。"

2. 化学成分　本品含橙皮苷、柠檬酸、苹果酸、维生素C、挥发油等成分。

3. 药理作用　本品具有抗炎作用；有抗病毒作用；能降低马血细胞之凝集；有促进胃肠蠕动、健胃及祛痰等作用。

4. 现代运用　现代临床常以本品随证配伍，可治疗浅表性胃炎、胃及十二指肠急慢性炎症、溃疡、胃癌等。

荔枝核(《本草衍义》)

为无患子科植物荔枝 *Litchi chinensis* Sonn. 的干燥成熟种子。主产于福建、广东、广西等地。夏季采摘成熟果实，除去果皮及肉质假种皮，洗净，晒干。生用或盐水炙用。

【处方用名】荔枝核（生用，能够行气散结）；盐荔枝核（盐炙，可增强疗疝止痛作用）。

【性味归经】辛、微苦，温。归肝、胃经。

【功效】行气散结，散寒止痛。

【应用】

1. 用于疝气疼痛，睾丸肿痛　本品味辛能行，味苦能泄，性温祛寒，入肝经，有疏肝理气，散寒止痛之功。用治：①寒凝气滞之疝气疼痛、睾丸肿痛，可与小茴香、青皮等同用，如荔核散(《世医得效方》)；②湿热下注之睾丸肿痛，可与龙胆、川楝子等同用。

2. 用于胃脘痛，痛经，产后腹痛等　本品辛苦而温，有疏肝和胃，理气止痛之功。用治：①肝气郁结、肝胃不和之胃脘疼痛，可与木香研末服，即荔香散(《景岳全书》)；②气滞血瘀之痛经、产后腹痛等，可与香附研末服，即蠲痛散(《校注妇人良方》)。

【用法用量】煎服，4.5 ~9g。

【参考资料】

1. 古籍摘要

《本草衍义》："治心痛及小肠气。"

《本草纲目》："行散滞气，治㿗疝气痛，妇人血气痛。"

《本草备要》："入肝肾，散滞气，辟寒邪，治胃脘痛，妇人血气痛。"

2. 化学成分 本品主要含挥发油，其主要成分为油酸、棕榈酸等；尚含蛋白质、还原糖等成分。

3. 药理作用 本品干浸膏或水和醇两种提取物，能降低实验性糖尿病动物的血糖，类似双胍类降糖药的作用；本品能调节血脂代谢紊乱，并具有抗氧化作用；尚有保肝、抗乙肝病毒作用。

4. 现代运用 现代临床以本品烘干为末口服，可治疗糖尿病。

薤白(《神农本草经》)

为百合科植物小根蒜 *Allium macrostemon* Bge. 或薤 *Allium chinensis* G. Dan 的干燥地下鳞茎。全国各地均有分布，主产于江苏、浙江等地。夏、秋二季采挖，洗净，除去须根，蒸透或置沸水中烫透，晒干。生用。

【性味归经】辛、苦，温。归肺、胃、大肠经。

【功效】通阳散结，行气导滞。

【应用】

1. 用于胸痹 本品辛开苦降温通，善散阴寒凝滞，通阳散结，为治胸痹之要药。用治：①寒痰阻滞、胸阳不振之胸痹，常与瓜蒌、半夏、枳实等配伍，如瓜蒌薤白半夏汤、枳实薤白桂枝汤(《金匮要略》)；②痰瘀胸痹，可与丹参、川芎、降香等同用。

2. 用于胃肠气滞证 本品有行气导滞之功。用治：①胃肠气滞之脘腹痞满、胀痛等，可与砂仁、木香等同用；②湿热泻痢，可与木香、枳实、大黄等配伍。

【用法用量】煎服，5 ~9g。

【参考资料】

1. 古籍摘要

《本草纲目》："治少阴病厥逆泄痢及胸痹刺痛，下气散血。"

《长沙药解》："薤白，辛温通畅，善散壅滞。"

《本草求真》："薤，味辛则散，散则能使在上寒滞立消；味苦则降，降则能使在下寒滞立下；气温则散，散则能使在中寒滞立除；体滑则通，通则能使久痼寒滞立解。是以下痢可除，瘀血可散，喘急可止，水肿可敷，胸痹刺痛可愈，胎产可治，汤火及中恶卒死可救，实通气、滑窍、助阳佳品也。”

2. 化学成分　本品含挥发油、皂苷、含氮化合物、前列腺素、多种氨基酸、微量元素等成分。其中，挥发油中主要含甲基烯丙基三硫、二甲基三硫等；含氮化合物含腺苷、胸苷等成分。

3. 药理作用　本品提取物能明显降低血清过氧化脂质，抗血小板凝集，降低动脉脂质斑块，预防动脉粥样硬化；提取物对动物心肌缺氧、缺血及缺血再灌注心肌损伤有保护作用；煎剂对痢疾杆菌、金黄色葡萄球菌、肺炎球菌均有抑制作用。

4. 现代运用　现代常以本品配伍他药，可治疗冠心病、心绞痛、室性早搏、慢性心功能不全、急慢性支气管炎、阻塞性肺气肿、哮喘、胃炎、痢疾等。

大腹皮(《开宝本草》)

为棕榈科植物槟榔 *Areca catechu* L. 的干燥果皮。又名槟榔衣。主产于海南、广西、云南等地。秋季至次春采收未成熟的果实，煮后干燥，纵剖两瓣，剥取果皮，习称“大腹皮”；春末至秋初采收成熟果实，煮后干燥，剥取果皮，打松，晒干，习称“大腹毛”。切段，生用。

【性味归经】辛，微温。归脾、胃、大肠、小肠经。

【功效】行气宽中，利水消肿。

【应用】

1. 用于胃肠气滞证　本品辛能行散，主入脾胃经，能行气导滞。用治：①食积气滞之脘腹痞胀、嗳气吞酸、大便秘结或泻而不爽等，可与山楂、麦芽、枳实等同用；②湿阻气滞之脘腹胀满，可与广藿香、陈皮、厚朴等同用。

2. 用于水肿，脚气　本品味辛，能开宣肺气而行水消肿。用治：①水肿、小便不利，可与茯苓皮、五加皮等同用，如五皮散(《华氏中藏经》)；②脚气肿痛，可与桑白皮、木通、牵牛子等同用。

【用法用量】煎服，4.5～9g。

【参考资料】

1. 古籍摘要

《开宝本草》：“主冷热气攻心腹，大肠蛊毒，痰膈，醋心。”

《本草纲目》：“降逆气，消肌肤中水气浮肿，脚气壅逆，瘴疟痞满，胎气恶阻胀闷。”

《本经逢原》：“槟榔性沉重，泄有形之积滞；腹皮性轻浮，散无形之滞气。故痞满胀，水气浮肿，脚气壅逆者宜之。惟虚胀禁用，以其能泄真气也。”

2. 化学成分　本品含槟榔碱、槟榔次碱、α－儿茶素、鞣质等成分。

3. 药理作用 本品有兴奋胃肠道平滑肌、促胃肠动力作用；有促进纤维蛋白溶解的作用。

4. 现代运用 现代临床以本品配伍他药，可治疗妇女妊娠水肿、羊水过多等疾病。

甘松（《本草拾遗》）

为败酱科植物甘松 *Nardostachys chinensis* Batal. 或匙叶甘松 *Nardostachys jatamansi* DC. 的干燥根及根茎。主产于四川、甘肃、青海等地。春、秋二季采挖，除去泥沙及杂质，晒干或阴干。切段，生用。

【性味归经】 辛、甘，温。归脾、胃经。

【功效】 行气止痛，开郁醒脾。

【应用】

1. 用于中焦寒凝气滞证 本品味辛行气，芳香醒脾，性温散寒，故能行气消胀，散寒止痛。用治寒凝气滞之脘腹胀痛、不思饮食等，可与木香、砂仁、陈皮等同用。

2. 用于脾胃不和证 本品有开郁醒脾、行气消胀之功。用治气机阻滞之脾胃不和，可与柴胡、郁金、豆蔻等同用。

此外，单用本品泡汤漱口，可治牙痛。

【用法用量】 煎服，3～6g；外用适量。

【参考资料】

1. 古籍摘要

《开宝本草》："主恶气，卒心腹痛满，下气。"

《本草纲目》："甘松芳香，甚开脾郁，少加入脾胃药中，甚醒脾气。"

《本草汇言》："甘松醒脾畅胃之药也。……其气芳香，入脾胃药中，大有扶脾顺气，开胃消食之功。"

2. 化学成分 甘松的根及根茎含马兜铃烯、甘松醇、德比酮、缬草酮、广藿香醇等成分；匙叶甘松的根含呋喃香豆精化合物甘松素、甘松醇、白芷素等成分。

3. 药理作用 本品有镇静、安定、降血压、抗心肌缺血、抗溃疡、抑菌等作用；所含缬草酮有抗心律不齐作用；匙叶甘松能使支气管扩张，甘松提取物对离体平滑肌有拮抗作用。

4. 现代运用 现代常以本品配伍他药，可治疗高脂血症、频发性室性早搏、妊娠浮肿等疾病。

柿蒂(《本草拾遗》)

为柿树科植物柿 *Diospyros kaki* Thunb. 的干燥宿萼。主产于四川、广东、广西、福建等地。冬季果实成熟时采摘，食用时收集，洗净、晒干。生用。

【性味归经】 苦、涩，平。归胃经。

【功效】 降气止呃。

【应用】

用于呃逆　本品味苦降泄，专入胃经，善降胃气而止呃逆，为止呃逆要药，又因其性平和，故凡胃气上逆所致各种呃逆均可应用。用治：①胃寒呃逆，常与丁香、生姜等同用，如柿蒂散(《济生方》)；②虚寒呃逆，常与人参、丁香同用，如丁香柿蒂汤(《症因脉治》)；③胃热呃逆，可配伍黄连、竹茹等，以清胃降逆止呃；④痰浊内阻之呃逆，配伍半夏、陈皮、厚朴等。

【用法用量】 煎服，4.5～9g。

【参考资料】

1. 古籍摘要

《本草拾遗》:“煎服之，止哕气。”

《本草纲目》:“古方单用柿蒂煮汁饮之，取其苦温能降逆气也。《济生》柿蒂散加以丁香、生姜之辛热，以开痰散郁，盖从治之法，而昔人常用之收效矣。”

《本草求真》:“柿蒂味苦性平，虽与丁香同为止呃之味，然一辛热一苦平，合用兼得寒热兼济之妙。”

2. 化学成分　本品含鞣质、羟基三萜酸、糖类、金丝桃苷、有机酸、脂肪油等成分。

3. 药理作用　本品有抗心律失常作用；有镇静、催眠作用；尚有一定的抗生育作用。

4. 现代运用　现代常以本品配伍丁香，可用于治疗各种原因引起的呃逆。

小　结

本类药性味多辛香苦温，主归脾、肝、肺经，长于调理气分、疏畅气机，用以治疗气滞、气逆病证。按其归经不同，其功效又有理气调中、疏肝理气、理气宽胸、破气散结等不同。其中：

1. 陈皮、青皮　同出一物，陈皮为已成熟的果皮，青皮为幼果或未成熟果实的果皮，二者皆辛苦性温，长于理气。但陈皮主入脾肺经，长于理气健脾，兼以燥湿化痰，其性缓和，行气而不破气，为理气健脾之佳品；而青皮偏入肝胆经，其性燥烈，长于疏肝破气，兼以消积化滞。

2. 陈皮、化橘红 均味辛性温，归脾经，能理气调中，燥湿化痰，用治脾胃气滞、脾湿生痰等证。陈皮尤长于理气健脾，兼以燥湿化痰，凡气滞不行，痰湿不化所致的胸腹胀痛、纳呆呕恶等症均可使用，为理气健脾佳品。化橘红还兼有散风寒，消食积，解酒毒的功效，可用于风寒咳嗽、食积呕恶、伤酒等证。

3. 枳实、枳壳 同为一物，接近成熟的果皮为枳壳，幼果为枳实。二者苦辛微寒，均能行气除满、化痰消积，用治脾胃气滞及痰阻胸痞证。但枳实性猛、苦泄破气，积滞便秘多用；而枳壳性缓，偏于理气，气滞胸满腹胀多用。

4. 木香 辛香性温，为理气止痛之常用药，广泛用于多种气滞证，而尤善调肠胃气滞；煨用又可止泻。

5. 沉香 性味辛温，有行气止痛、散寒调中之功，可用于气滞寒凝之脘腹冷痛、呕恶食少等证；又能纳气平喘，用治肾气虚寒之气逆喘息。

6. 乌药 辛香温通，能够行气止痛，偏于理中下焦寒凝，既可理脾胃之气，用治气滞寒凝之胸腹疼痛，又可下达膀胱、温肾散寒，用治膀胱虚冷之小便频数。

7. 川楝子、荔枝核 均能入肝经而行气止痛，用治疝气、睾丸肿痛等。其中，川楝子味苦性寒，对脘腹胁肋胀痛兼热者最为适宜；又能杀虫疗癣，用治蛔虫腹痛；而荔枝核长于祛寒散结止痛，善治寒凝肝脉诸证。

8. 青木香 苦辛微寒，能够行气止痛，解毒消肿，多用治肝胃气滞、泻痢腹痛、毒蛇咬伤、湿疮等证。

9. 香附 辛香性平，善调理肝胆气滞，并能调经止痛，为妇科理气止痛之常用药。多用于肝郁不舒之胁肋胀痛、月经不调等证。

10. 佛手、香橼 均为苦辛性温、芳香平和之品，皆能疏肝和胃，行气止痛，化痰止咳，用治肝胃气滞、痰湿壅肺等证。其中，佛手清香之气尤胜，醒脾开胃、理气快膈之功较佳；而香橼作用稍缓。

11. 薤白 辛开苦降，温通滑利，善于宣通胸中之阳气，散阴寒痰浊之凝结，为治胸痹要药；又能通大肠滞气，用治泻痢后重。

12. 柿蒂 功善降逆，专入胃经，善降上逆之胃气而止呃逆，为治呃逆要药，故凡胃气上逆之呃逆，不论寒热虚实均可应用。

复习思考题

1. 何谓理气药？有哪些主要适应证？

2. 分别写出陈皮、枳实、木香、沉香、青皮、香附、川楝子、乌药、薤白的功效、主要应用。

3. 分别比较枳实与枳壳、川楝子与荔枝核的功效、主治的异同。

第九章 消食药

凡以消化食积为主要作用，主治食积证的药物，称为消食药。

本类药多味甘性平，主归脾胃二经，具有消食化积、和中健胃作用，主要用于食积证，症见脘腹胀满、嗳腐吞酸、恶心呕吐、不思饮食、大便失常等。而食积证的产生，主要由饮食失节，饥饱失常，或暴饮暴食，或饮食不洁，或饮食偏嗜等，进而损伤脾胃，削弱受纳、运化功能，使饮食留滞胃中所致。

使用本类药物时，应根据不同病因作适当配伍。若宿食内停，气机阻滞，需配理气药，以行气消积；若兼中焦虚寒者，则配温中健脾之品，以温里散寒；积滞化热者，当配苦寒清热药，以泻热化积；兼湿阻中焦者，当配芳香化湿药，以化湿醒脾；因脾胃素虚，运化无力而致食积内停者，须配健脾益气之品，以期标本兼顾，消积而不伤正。

消食药以祛邪为主，虽多数力缓，但仍有耗气之弊，故气虚而无积滞者慎用。

山楂（《新修本草》）

为蔷薇科植物山里红 *Crataegus pinnatifida* Bge. var. *major* N. E. Br. 或山楂 *Crataegus pinnatifida* Bge. 的干燥成熟果实。主产于山东、河南、河北等地，以山东产量大，质量好。秋季果实成熟时采收，切片，干燥。生用、炒用或炒焦用。

【处方用名】 山楂（生用，偏于活血祛瘀）；炒山楂（炒用，可缓和对胃的刺激性，长于消食化积）；焦山楂（炒焦，长于消食止泻）。

【性味归经】 酸、甘，微温。归脾、胃、肝经。

【功效】 消食健胃，行气散瘀。

【应用】

1. 用于食积证 本品消食力强，能消化各种饮食积滞，尤为消化油腻肉食积滞之要药，常炒焦并与焦神曲、焦麦芽配伍，合称“焦三仙”，是治疗食积证的常用药组。用治食积证，单用本品煎服即效，或配伍神曲、陈皮等，如保和丸

(《丹溪心法》)。

2. 用于血瘀证　本品性温，入肝经血分，能通行气血，有活血祛瘀止痛之功。用治瘀滞胸胁痛及产后瘀阻腹痛、恶露不尽或痛经、经闭，可单用，或配伍当归、桃仁、红花等活血化瘀之品。

【用法用量】 煎服，9~12g。

【使用注意】 多食本品可引起胃酸过多，故胃酸分泌过多者当慎用。

【参考资料】

1. 古籍摘要

《新修本草》："汁服主水痢，沐头及洗身上疮痒。"

《本草纲目》："化饮食，消肉积、癥瘕、痰饮痞满吞酸、滞血胀痛。"

2. 化学成分　本品含黄酮类、多种有机酸、脂肪酸、皂苷、鞣质、维生素C、无机盐、红色素等成分。

3. 药理作用　本品所含脂肪酸能促进脂肪消化，并增加胃消化酶的分泌而促进消化，且对胃肠功能有一定调整作用；其提取物能扩张冠状动脉，增加冠脉流量，保护心肌缺血缺氧；并可强心、降血压及抗心律失常；有降血脂、抗动脉粥样硬化、抗血小板聚集作用；本品还具有抗氧化、增强免疫力、利尿、镇静、收缩子宫、抑菌等作用。

4. 现代运用　现代临床单用本品或经适当配伍，可治疗消化不良、小儿厌食症、冠心病、高血压病、高脂血症、婴幼儿腹泻、细菌性痢疾、产后瘀滞腹痛、月经不调、急慢性肾盂肾炎、肝炎、下肢软组织损伤、顽固性呃逆、声带息肉、冻疮等疾病。

神曲(《药性论》)

为面粉或麸皮和其他药物混合后经发酵而成的加工品。全国各地均产。其制法是：以面粉或麸皮与杏仁泥、赤小豆粉，以及鲜青蒿、鲜苍耳、鲜辣蓼自然汁，混合拌匀，使干湿适宜，做成小块，放入筐内，复以麻叶或楮叶，保温发酵1周，长出黄菌丝时取出，切成小块，晒干即成。以陈久、无虫蛀者为佳。生用、炒用或炒焦用。

【处方用名】 神曲、六神曲、六曲（生用，健脾开胃，兼发散之功）；炒神曲（麸炒，长于消食和胃）；焦神曲（炒焦，长于消食止泻）。

【性味归经】 甘、辛，温。归脾、胃经。

【功效】 消食和胃。

【应用】

用于食积证　本品味辛行散消食，甘温健脾开胃，用治各种食积证，尤善消米面食积，常炒焦并与焦山楂、焦麦芽同用，合称“焦三仙”。治疗食积证，常与山楂、莱菔子等同用，以增强消食之力，如保和丸(《丹溪心法》)。

此外，丸剂中有金石、贝壳类药物则难以消化，常用神曲糊丸以助消化。

【用法用量】 煎服，6 ~ 15g。

【参考资料】

1. 古籍摘要

《药性论》：“化水谷宿食，癥结积滞，健脾暖胃。”

《本草纲目》：“消食下气，除痰逆、霍乱、泄痢胀满诸气。”

2. 化学成分 本品为酵母制剂，含酵母菌、淀粉酶、维生素 B 复合体、麦角甾醇、蛋白质、脂肪、挥发油等成分。

3. 药理作用 本品有促进消化液分泌，增进食欲，维持正常消化机能等作用。

4. 现代运用 现代临床用本品配伍他药，可治疗小儿单纯性消化不良、泄泻等疾病。

麦芽(《药性论》)

为禾本科植物大麦 *Hordeum vulgare* L. 的成熟果实经发芽而成。全国各地均产。将麦粒用水浸泡后，保持适宜温、湿度，待幼芽长至约 0.5cm 时，晒干或低温干燥。生用、炒用或炒焦用。

【处方用名】 麦芽（生用，长于消食，兼能疏肝）；炒麦芽（炒黄，增强开胃消食作用，并能回乳）；焦麦芽（炒焦，长于消食止泻）。

【性味归经】 甘，平。归脾、胃、肝经。

【功效】 消食和中，回乳消胀。

【应用】

1. 用于食积证 本品善能消食，尤能促进淀粉性食物的消化，宜于消米、面类食积。用治：①食积证，常炒焦，并与焦山楂、焦神曲等同用；②脾虚食积，宜配伍人参、白术等健脾之品，如健脾丸(《证治准绳》)。

2. 用于断乳及乳房胀痛 本品有回乳之功。用治：①妇女哺乳期断乳，单用大剂量生麦芽或炒麦芽煎服即效；②乳汁郁积之乳房胀痛，可与柴胡、青皮等疏肝之品同用。

此外，本品具升发之性，有一定的疏肝作用，可用于肝郁气滞证。但其疏肝之力较弱，仅作辅助用药。

【用法用量】 煎服，9 ~ 15g；回乳炒用，60g。

【使用注意】 哺乳期妇女忌用。

【参考资料】

1. 古籍摘要

《药性论》:“消化宿食，破冷气，去心腹胀满。”

《别录》:“消食和中。”

《本草纲目》:“消化一切米面诸果食积。”

2. 化学成分　本品含淀粉酶、催化酶、麦芽糖、大麦芽碱、腺嘌呤、胆碱、蛋白质、氨基酸、多种维生素等成分。

3. 药理作用　本品有助消化、降血糖作用；对乳汁分泌有双向调节作用，即小剂量（10~15g）催乳，大剂量（60g以上）回乳；还有降血脂、保肝等作用。

4. 现代运用　现代临床用本品或经适当配伍，可治疗婴幼儿腹泻、小儿消化不良、乳溢症、急慢性肝炎、盗汗、糖尿病、浅部真菌感染等疾病。

谷芽(《名医别录》)

为禾本科植物粟 *Setaria italica*（L.）Beauv. 的成熟果实经发芽干燥而得。全国各地均产。将粟谷用水浸泡后，保持适宜的温、湿度，待须根长至约6mm时，晒干或低温干燥。生用、炒用或炒焦用。

【处方用名】谷芽（生用，能开胃消食，下气除胀）；炒谷芽（炒黄，产生香气，增强开胃消食作用）；焦谷芽（炒焦，长于消食止泻）。

【性味归经】甘，温。归脾、胃经。

【功效】消食和中，健脾开胃。

【应用】

用于食积证　本品消食之功似麦芽而力稍缓，对脾虚食少，饮食不消者尤为适宜。用治食积证，可配伍山楂、神曲、麦芽等，以增强消食之功。

【用法用量】煎服，9~15g。

【参考资料】

1. 古籍摘要

《名医别录》:“治寒中，下气，除热。”

《本草纲目》:“快脾开胃，下气和中，消食化积。”

2. 化学成分　本品含蛋白质、淀粉、淀粉酶、麦芽糖、脂肪油等成分。

3. 药理作用　本品能增加消化液的分泌，可促进消化。

4. 现代运用　现代临床以本品为主配伍他药，可治疗消化不良、食积、小儿腹泻等疾病。

莱菔子(《日华子本草》)

为十字花科植物萝卜 *Raphanus sativus* L. 的干燥成熟种子。全国各地均产。夏季果实成熟时采割植株，晒干，搓出种子，除去杂质。捣碎，生用或炒用。

【处方用名】 莱菔子（生用，长于化痰）；炒莱菔子（炒黄，长于消食下气）。

【性味归经】 辛、甘，平。归肺、脾、胃经。

【功效】 消食除胀，降气化痰。

【应用】

1. 用于食积气滞 本品味辛行散，既能消食，又善行气，可治疗食积气滞证。用治食积气滞之脘腹胀满、嗳气吞酸等，常配伍山楂、神曲、陈皮等，如保和丸(《丹溪心法》)。

2. 用于痰壅咳喘 本品味辛行气，能降气化痰。用治痰壅咳喘，症见痰多、色白、质稀等，每与芥子、紫苏子同用，即三子养亲汤(《杂病广要》)。

【用法用量】 煎服，4.5～9g。

【使用注意】 本品辛散耗气，故气虚及无食积、痰滞者慎用；一般不宜与人参同用。

【参考资料】

1. 古籍摘要

《日华子本草》："水研服吐风痰，醋研消肿毒。"

《本草纲目》："下气定喘，治痰，消食，除胀，利大小便，止气痛，下痢后重，发疮疹。"

《医林纂要》："生用吐风痰，宽胸膈，托疮疹；熟用下气消痰，攻坚积，疗后重。"

2. 化学成分 本品含莱菔素、芥子碱、脂肪油、β－谷甾醇、糖类、氨基酸、维生素等成分。

3. 药理作用 本品能增强兔离体回肠的节律性收缩，抑制胃排空；有一定的镇咳、祛痰作用；还能降低血清胆固醇水平，防止冠状动脉粥样硬化；提取液有明显的降血压作用；水提物有抑菌作用。

4. 现代运用 现代临床单用本品或配伍他药，内服或外用，可治疗高血压、高脂血症、小儿营养不良、支气管哮喘、习惯性便秘、婴幼儿泄泻、术后腹胀、急性肠梗阻、湿疹、黄褐斑等疾病。

鸡内金（《神农本草经》）

为雉科动物家鸡 *Gallus gallus domesticus* Brisson 的干燥沙囊内壁。全国各地均产。杀鸡后，取出鸡肫，立即剥下内壁，洗净，干燥。生用、炒用或醋制用。

【处方用名】 鸡内金（生用，长于攻积、通淋化石）；炒鸡内金（炒黄，长于健脾消积，且能矫正不良气味）；醋鸡内金（醋炒，长于疏肝健脾）。

【性味归经】 甘，平。归脾、胃、小肠、膀胱经。

【功效】 健胃消食，涩精止遗。

【应用】

1. 用于食积证　本品消食化积作用较强，并可健运脾胃，广泛用于多种食积证。对于食积病情较轻者，单味研末服即有效；病情较重者，可配山楂、麦芽等，以增强消食化积作用；用治脾虚食积证，须与补气健脾药同用，如白术、山药等。

2. 用于遗精，遗尿　本品有固精缩尿止遗之功。用治：①肾虚遗精，可单用本品炒焦研末，温酒送服；②遗尿，可与菟丝子、桑螵蛸等收涩药同用。

此外，本品尚能化结石，可用于砂石淋、胆结石，常与金钱草、海金沙等配伍，以增强化石、排石之功。

【用法用量】 煎服，3～9g；研末服，每次1.5～3g。

【参考资料】

1. 古籍摘要

《神农本草经》："主泄利。"

《日华子本草》："止泄精，并尿血、崩中、带下、肠风泻痢。"

《滇南本草》："宽中健脾，消食磨胃。"

《本草纲目》："治小儿食疟，疗大人（小便）淋漓、反胃，消酒积。"

2. 化学成分　本品含胃激素、淀粉酶、角蛋白、微量胃蛋白酶、多种维生素、微量元素、氨基酸等成分。

3. 药理作用　本品研粉内服可使胃液分泌量、酸度和消化力提高，胃运动机能明显增强；动物实验可加强膀胱括约肌收缩，减少尿量；酸提取物可加速放射性锶的排泄。

4. 现代运用　现代临床单用本品或经适当配伍，可治疗消化不良、遗精、无阻力性尿失禁、小儿遗尿、尿频、婴幼儿腹泻、萎缩性胃炎、扁平疣等。

鸡矢藤（《生草药性备要》）

为茜草科植物鸡矢藤 Paederia scandens（Lour.）Merr. 的干燥全草或根。主产于我国南方各省。夏季采收全草，秋冬挖掘根部，洗净，全草切段，根部切片，晒干。生用。

【性味归经】 甘、苦，微寒。归脾、胃、肝、肺经。

【功效】 消食健胃，化痰止咳，清热解毒，止痛。

【应用】

1. 用于饮食积滞，小儿疳积 本品味甘，归脾胃经，既消食化积，又健运脾胃。用治：①食积，可单味煎服或配伍山楂、神曲等消食之品；②脾虚食少，可配伍人参、白术等，以增强健脾之功；③小儿疳积，可与山楂、山药、白术等同用。

2. 用于热痰咳嗽 本品性寒入肺经，有清热化痰止咳之功。用治热痰咳嗽，与瓜蒌皮、胆南星、枇杷叶等清热化痰之品同用。

3. 用于多种热毒证 本品苦寒泻火，能清热解毒，消肿止痛。用治：①热毒痢疾、咽喉肿痛，单味煎服即效，或配伍黄芩、金银花等，以增强清热解毒之功；②痈疮疖肿、烫火伤，可用鲜嫩叶洗净捣烂外敷，或配伍其他清热解毒之品。

4. 用于多种疼痛 本品有较好的止痛效果，可治多种痛证，如胃痛、胆绞痛、肾绞痛、痛经、分娩疼痛、神经痛以及各种外伤、骨折、手术后疼痛等。治疗上述诸痛证，须根据不同的病证作相应的配伍。

【用法用量】 煎服，15～60g；外用适量，捣敷患处。

【参考资料】

1. 古籍摘要

《生草药性备要》："其头治新内伤，煲肉食，补虚益肾，除火补血；洗疮止痛，消热散毒。其叶擂米加糖食，止痢。"

《本草纲目拾遗》："治瘰疬用根煎酒，未破者消，已溃者敛。"

2. 化学成分 本品全草含鸡屎藤苷、鸡屎藤次苷、生物碱、齐墩果酸等；叶含熊果酚苷等。

3. 药理作用 本品水蒸馏液腹腔注射对小鼠有明显镇痛作用；有抗惊厥，镇静及局部麻醉作用；所含总生物碱能抑制离体肠肌收缩，而增强离体子宫收缩力；醇浸剂有降压作用；尚有一定的抗菌、抗病毒活性。

4. 现代运用 现代临床以本品为主，制成汤剂、注射剂，可治疗湿疹、神经性皮炎、皮肤瘙痒、慢性骨髓炎、百日咳、牙痛、外伤、疖肿、蜂窝织炎、小儿脱肛、阑尾炎、黄疸型肝炎等疾病。

小　结

本类药均有消食化积之功，皆可用治食积不化证。其中：

1. 山楂、神曲、麦芽　用于消食，常相须为用，炒焦后合称“焦三仙”。然山楂善消油腻肉食积滞，并能行气活血；神曲善消面食、谷食积滞，略兼解表之功；麦芽善消米面薯芋等淀粉性食积，又能回乳消胀，疏肝解郁。

2. 谷芽　消食作用与麦芽相似，常与“焦三仙”配伍。

3. 鸡内金　消食化积之力较强，广泛用于各种食积不化证，又能涩精止遗，化坚消石。

4. 莱菔子　味辛行散，既能消食，又善行气，可治疗食积气滞证；又能降气化痰，可用治痰壅咳喘。

复习思考题

1. 何谓消食药？其功效和适应证分别是什么？
2. “焦三仙”是指哪三味药？它们的功效主治有何异同？
3. 试述鸡内金的功效及主要适应证。

第十章 驱虫药

凡以驱除或杀灭人体寄生虫为主要作用，治疗虫证的药物，称为驱虫药。

本类药物入脾、胃、大肠经，部分药物具有一定的毒性，主要具有驱虫或杀虫作用，用于治疗各种虫证。某些驱虫药兼有消积、行气、利水、润肠、止痒等作用，随证配伍可用于食积、小儿疳积、气滞、水肿、便秘、疥癣瘙痒等证。

中医所称“虫证”，主要是指肠道寄生虫所引起的一类病证，包括蛔虫病、绦虫病、钩虫病、蛲虫病等。虫证多见于小儿，主要因食入生冷不洁而沾有虫卵的食物，复因脾胃不足，湿热内蕴所致。各种虫证临床表现有共同之处，如绕脐腹痛、时发时止、情绪不安、不思饮食或多食善饥、嗜食异物等；迁延日久，则见面黄肌瘦、精神萎靡、腹部膨大、青筋浮露、周身浮肿等。不同的虫证又有各自的特征，如蛔虫病可见脐周阵痛、时吐清涎、睡眠不安、睡中磨牙等症；绦虫病可见食纳减少、大便不调、便中有白色节片状虫体等症；钩虫病可见面色萎黄、爪甲不荣、毛发稀疏易脱等症；蛲虫病可见夜间肛门或会阴奇痒等症。也有部分患者无明显症状，但检查粪便时可发现虫卵。

应用驱虫药，常配伍泻下药，以促使虫体排出体外。再者，治疗虫证，还须辨明虫的类别、患者体质、病情缓急及兼夹证候，选择对证驱虫药物，并进行适当的配伍，如便秘者，配泻下药；有积滞者，可与消食药同用；脾胃虚弱者，当配伍健脾药。

驱虫药一般在空腹时服用，以使药物充分作用于虫体而发挥疗效；应用有毒的驱虫药时，要注意用量用法，以免中毒或损伤正气，对于年老体弱、孕妇等亦当慎用；对发热或腹痛剧烈者，暂时不宜驱虫，待症状缓解后，再应用驱虫药物。

使君子（《开宝本草》）

为使君子科植物使君子 *Quisqualis indica* L. 的干燥成熟果实。主产于广东、广西、云南、四川等地。秋季果皮变紫黑色时采收，除去杂质，干燥。果实可捣碎生用，也可取种仁生用或炒用。

【处方用名】使君子（完整果实捣碎生用，杀虫力胜，多入煎剂）；使君子仁（除去外壳的种仁，生用，功同使君子，多入丸散或嚼食）；炒使君子仁（炒香，长于健脾消积，亦能杀虫）。

【性味归经】甘，温。归脾、胃经。

【功效】杀虫消积。

【应用】

1. 用于蛔虫病，蛲虫病　本品驱蛔虫、蛲虫作用较强，富含油脂而能通便，且味道甘甜适口，尤宜于小儿患者。用治：①小儿蛔虫病，轻症可单用本品炒香嚼服或研末冲服；重症可与苦楝皮、槟榔等同用，如使君子散(《证治准绳》)；②蛲虫病，可与百部、大黄等同用。

2. 用于小儿疳积　本品甘温，既能驱虫，又能健脾消疳。用治小儿疳积之面色萎黄、形体消瘦、不思饮食或多食善饥、腹部胀大、腹痛有虫，常与槟榔、神曲、麦芽等同用，如肥儿丸(《医宗金鉴》)。

【用法用量】煎服，9～12g；炒香嚼服，小儿每岁每日1～1.5粒，1日总量不超过20粒，空腹服用，每日1次，连服3日。

【使用注意】大剂量服用可引起呃逆、眩晕、呕吐、腹泻等不良反应，停药后症状可逐渐缓解；若与热茶同服，亦能引起呃逆、腹泻，故服用时忌饮热茶。

【参考资料】

1. 古籍摘要

《开宝本草》："主小儿五疳，小便白浊，杀虫，疗泻痢。"

《本草纲目》："味甘气温，既能杀虫，又益脾胃，所以能敛虚热而止泻痢，为小儿诸病要药。""忌饮热茶，犯之即泻。"

2. 化学成分　本品主要含使君子酸钾和脂肪油，其油中含油酸、棕榈酸、硬脂酸、肉豆蔻酸、花生酸、甾醇、吡啶类等。

3. 药理作用　10%使君子水浸膏可使蚯蚓麻痹或死亡；使君子仁提取物有较强的麻痹猪蛔虫头部的作用，其有效成分为使君子酸钾；所含吡啶类及油对人、动物均有明显的驱蛔效果；其粉有驱蛲虫作用；水浸剂在体外对某些皮肤真菌有抑制作用。

4. 现代运用　现代临床单用本品或以本品为主配伍组方，可治疗蛔虫病、蛲虫病、小儿脱肛、肠道滴虫病、中耳炎等。

苦楝皮(《名医别录》)

为楝科植物川楝 *Melia toosendan* Sieb. et Zucc. 或楝 *Melia azedarach* L. 的干

燥树皮及根皮。川楝主要分布于四川、贵州、湖南、湖北等地，楝分布于全国大部分地区。春、秋二季剥取，晒干，或除去粗皮，晒干。生用。

【性味归经】 苦，寒；有毒。归肝、脾、胃经。

【功效】 杀虫，疗癣。

【应用】

1. 用于多种寄生虫病 本品苦寒有毒，有较强的杀虫作用，可治疗多种寄生虫病。用治：①蛔虫病，可单用煎服，亦可与使君子、槟榔、大黄等同用；②蛲虫病，可与百部、乌梅同煎，取浓液于晚间作保留灌肠，连用2~4日；③钩虫病，可与槟榔同用。

2. 用于疥癣 本品苦寒，能清热燥湿，杀虫止痒。用治疥疮、头癣、体癣、湿疮、湿疹瘙痒等，可单用研末，以醋或猪脂调涂患处即可，或配伍皂荚以猪脂调涂。

【用法用量】 煎服，4.5~9g；外用适量，研末，用猪脂调敷患处。

【使用注意】 本品有毒，不宜过量或持续久服；体虚者及肝炎、肾炎患者慎服。

【参考资料】

1. 古籍摘要

《名医别录》："疗蛔虫，利大肠。"

《日华子本草》："治游风热毒，风疹恶疮疥癞，小儿壮热。"

《滇南本草》："根皮以杀小儿寸白。"

2. 化学成分 本品含多种苦味的三萜类成分，主要为川楝素、苦楝酮、苦楝萜酮内酯、苦楝萜醇内酯、苦楝萜酸甲酯等。

3. 药理作用 本品煎剂或醇提取物均对猪蛔虫有抑制以至麻痹作用；川楝素为驱蛔的有效成分，能透过虫体表皮，直接作用于蛔虫肌肉，扰乱其能量代谢，导致收缩性疲劳而痉挛；醇提取物还有抗溃疡、止泻、利胆、镇痛、抗炎、抗血栓形成等作用。

4. 现代运用 现代临床单用本品或配伍他药，内服或外用，治疗蛔虫性肠梗阻、体癣、疥疮、滴虫性肠炎、滴虫性阴道炎等。

槟榔(《名医别录》)

为棕榈科植物槟榔 *Areca catechu* L. 的干燥成熟种子。主产于海南、福建、云南、广西、台湾等地。春末至秋初采收成熟果实，用水煮后，干燥，除去果皮，取出种子，干燥。切片，生用、炒用或炒焦用。

【处方用名】 槟榔、大腹子、海南子（生用，作用较强）；炒槟榔（炒黄，可缓和药性)；焦槟榔（炒焦，有消食导滞之功，主要用于食积证)。

【性味归经】苦、辛，温。归胃、大肠经。

【功效】杀虫，消积，行气，利水，截疟。

【应用】

1. 用于多种肠道寄生虫病　本品为广谱驱虫药，对绦虫、蛔虫、蛲虫、钩虫、姜片虫等肠道寄生虫都有驱杀作用，而尤善治疗绦虫病，同时兼有泻下之功，既能驱杀虫体，又有利于虫体的排出。用治：①绦虫病，可单用本品60g，捣为末，以槟榔皮煎水调服，或与南瓜子配伍；②蛔虫病、蛲虫病，可单用，或与使君子、苦楝皮等配伍；③钩虫病，可与贯众、榧子等配伍；④姜片虫病，可与乌梅、甘草配伍。

2. 用于食积气滞证　本品苦泄辛行，温通胃肠，凡胃腑之食积、气滞及肠中积滞，均可用之。用治：①食积，常以焦槟榔与"焦三仙"同用，以增强消食化积之力；②食积气滞之腹胀便秘，常与木香、青皮、大黄等同用，如木香槟榔丸(《儒门事亲》)；③湿热泻痢，可与木香、黄连、芍药等同用，如芍药汤(《素问病机气宜保命集》)。

3. 用于水肿，脚气肿痛　本品辛温，能行气利水，宜用于寒湿所致水湿诸证。用治：①水肿实证之二便不利，常与商陆、泽泻、木通等同用，如疏凿饮子(《济生方》)；②寒湿脚气，可与木瓜、吴茱萸、陈皮等配伍，如鸡鸣散(《证治准绳》)。

4. 用于疟疾　本品有截疟之功。用治疟疾，可配伍常山、草果等以增强治疟之功，如截疟七宝饮(《杨氏家藏方》)。

【用法用量】煎服，3～9g；驱绦虫、姜片虫需用30～60g。

【参考资料】

1. 古籍摘要

《名医别录》："主消谷，逐水，除痰澼，杀三虫伏尸，疗寸白。"

《药性论》："宣利五脏六腑壅滞，破坚满气，下水肿，治心痛、风血积聚。"

《本草纲目》："治泻痢后重，心腹诸痛，大小便气秘，痰气喘息。疗诸疟。"

2. 化学成分　本品含槟榔碱、槟榔次碱、去甲基槟榔次碱、去甲基槟榔碱等生物碱；又含脂肪油、脂肪酸、鞣质、槟榔红色素等成分。

3. 药理作用　本品所含槟榔碱是有效的驱虫成分，能使猪肉绦虫全虫各部都麻痹，对牛肉绦虫仅能使头节和未成熟节片麻痹；对蛲虫、蛔虫、钩虫、肝吸虫、血吸虫都有麻痹或驱杀作用；其煎液对皮肤真菌、流感病毒、幽门螺旋杆菌等均有抑制作用。

4. 现代运用　现代临床以本品为主，随证配伍，可治疗绦虫病、糜烂性胃炎、十二指肠球部溃疡、麻痹性肠梗阻、乳糜尿、小儿咳喘、青光眼等。

南瓜子(《现代实用中药学》)

为葫芦科植物南瓜 *Cucurbita moschata*（Duch.）Poiret 的干燥成熟种子。全国各地均产。夏秋二季果实成熟时采收，取种子，晒干。研粉生用。

【性味归经】甘，平。归胃、大肠经。

【功效】杀虫。

【应用】

用于绦虫病 本品有杀虫之功，主要用于绦虫病，且性味甘平而不伤正气，又有健脾之功。用治绦虫病，大量单用本品研服即效；与槟榔同用则疗效更佳，如验方驱绦方：用本品 60～120g 研粉，冷开水调服，2 小时后服槟榔（60～120g）煎剂，再过 0.5 小时服玄明粉 15g，促使泻下，以利于虫体排出。

此外，本品亦可用治血吸虫病，但须较大剂量（120g～200g），长期服用方可取效。

【用法用量】研粉，冷开水调服，60～120g。

【参考资料】

1. 化学成分 本品含南瓜子氨酸（南氨酸）、脂肪油、蛋白质及维生素 A、B1、B2、C 等成分。

2. 药理作用 本品提取物在体外对牛肉绦虫和猪肉绦虫的中段和后段节片都有麻痹作用，而对其头部及成熟节片则无此作用；所含南瓜子氨酸可抑制和杀灭血吸虫幼虫，使成虫发生形态上的退行性变化。

3. 现代运用 现代临床除用本品治疗寄生虫病外，还用于治疗慢性前列腺炎、下肢慢性溃疡、产后缺乳、尿频等疾病。

鹤草芽(《中华医学杂志》)

为蔷薇科植物龙牙草 *Agrimonia pilosa* Ledeb. 的干燥冬芽。全国各地均产。冬春二季新株萌发前挖取根茎，去老根及棕褐色绒毛，留取幼芽，晒干。研粉生用。

【性味归经】苦、涩，凉。归肝、大肠、小肠经。

【功效】杀虫。

【应用】

用于绦虫病 本品为驱绦专药，对多种绦虫都有作用。用治绦虫病，可单用本品研粉，早晨空腹一次服下，一般于服药后 5～6 小时即可排出虫体。

【用法用量】研粉吞服，每日 30～45g，小儿 0.7～0.8g/kg，每日 1 次，晨起空腹服。

【使用注意】本品有效成分几乎不溶于水，煎服无效；服药后偶见恶心、呕吐、头晕、冷汗等症状，一般可自行缓解。

【参考资料】

1. 化学成分　本品含鹤草酚、仙鹤草内酯、仙鹤草醇、鞣质等成分。

2. 药理作用　本品所含鹤草酚有驱除绦虫的作用，可使绦虫头节、体节发生致死性痉挛，虫体脱离肠壁，排出体外；鹤草酚还可促使血吸虫转移，使虫体萎缩，退化，甚至可杀死成虫；醇提取物有抗肿瘤作用。

3. 现代运用　现代临床用鹤草芽浸膏及其提取物鹤草酚结晶、鹤草酚粗晶片治疗绦虫病；以本品为主配伍他药还可治疗滴虫性肠炎、滴虫性阴道炎、囊虫病及小儿头部疖肿等。

雷丸(《神农本草经》)

为白蘑科真菌雷丸 *Omphalia lapidescens* Schroet. 的干燥菌核。主产于四川、贵州、云南、湖北等地。秋季采挖，洗净，晒干。研粉，生用。

【性味归经】苦，寒；有小毒。归胃、大肠经。

【功效】杀虫消积。

【应用】

1. 用于绦虫病，钩虫病，蛔虫病等　本品可驱杀多种肠道寄生虫，尤以驱杀绦虫为佳。用治：①绦虫，可单用研粉吞服，每次 20g，日服 3 次，连用 3 日，一般在服药后第 2～3 日内，虫体可全部或分段排下，亦可与南瓜子、槟榔等同用；②钩虫、蛔虫，常配伍槟榔、苦楝皮等，如追虫丸(《证治准绳》)；③蛲虫，可与大黄、牵牛子同用；④脑囊虫，可与半夏、茯苓等同用。

2. 用于小儿疳积　本品苦寒，入胃、大肠经，有杀虫消积之功。用治小儿疳积，常与使君子、鹤虱、榧子、槟榔同用，如雷丸散(《杨氏家藏方》)。

【用法用量】研粉服，5～7g/次，饭后用温开水调服，3 次/日，连服 3 日。

【使用注意】本品杀虫的有效成分为蛋白酶，加热 60℃左右即易被破坏而失效，故不宜入煎剂。

【参考资料】

1. 古籍摘要

《神农本草经》：“主杀三虫，逐毒气，胃中热。”

《名医别录》：“逐邪气，恶风汗出，除皮中热、结积、蛊毒，白虫、寸白自出不止。”

《本草求真》：“功专入胃除热，消积化虫，故凡湿热内郁，癫痫狂走，汗出恶风，虫积殆甚，腹大气胀，虫作人声音，服之即能有效。”

2. 化学成分 本品含雷丸素、雷丸多糖、氨基酸、钙、铝、镁等成分。

3. 药理作用 本品浸出液能通过溶蛋白酶作用使蛋白质分解、破坏，虫头不能附于肠壁而排出，可使自然排出的绦虫节片死亡；醇提物有抑蛔作用；雷丸多糖能增强机体的免疫功能，还有明显的抗炎作用。

4. 现代运用 现代临床单用本品，或以本品为主随证配伍，治疗绦虫病、钩虫病、蛲虫病、滴虫病、丝虫病、脑囊虫病、小儿顽固性食积腹痛、厌食症等。

鹤虱(《新修本草》)

为菊科植物天名精 *Carpesium abrotanoides* L. 的干燥成熟果实。主产于华北各地。秋季果实成熟时采收，晒干，除去杂质。生用。

【性味归经】苦、辛，平；有小毒。归脾、胃经。

【功效】杀虫消积。

【应用】

1. 用于多种寄生虫病 本品味苦而辛，苦降辛行，虫得辛则伏，得苦则下，故有杀虫消积之功，可用于多种肠道寄生虫病。用治：①肠道寄生虫，可与苦楝皮、槟榔、使君子等共为末，酒煮面糊为丸，如化虫丸(《医方集解》)；②蛔虫、蛲虫，可单用本品作散剂服。

2. 用于小儿疳积 本品能消积除疳，可治疗小儿疳积。用治湿热蕴结之蛔疳，可与使君子、槟榔、木香等同用，如下虫丸(《医宗金鉴》)。

【用法用量】煎服，3～9g。

【使用注意】本品有小毒，服后可有头晕、恶心、耳鸣、腹痛等反应，故用量不可过大；孕妇、腹泻者忌用。

【参考资料】

1. 古籍摘要

《新修本草》："主蛔、蛲虫，用之为散，以肥肉臛汁，服方寸匕；亦丸、散中用。"

《本经逢原》："善调逆气，治一身痰凝气滞，杀虫。"

2. 化学成分 本品含挥发油，其主要成分为天名精内酯、天名精酮、天名精素、格瑞尼林、埃瓦林、埃瓦内酯等。

3. 药理作用 本品有驱蛔虫作用；其酊剂能杀死绦虫；天名精内酯能使小鼠在短暂兴奋后即转入抑制，四肢肌肉松弛，并呈麻醉状态。

4. 现代运用 现代临床单用本品或随证配伍，可治疗钩虫病、囊虫病、阴道滴虫病、妇女阴痒、妇女外阴白斑病等。

榧子(《名医别录》)

为红豆杉科植物榧 *Torreya grandis* Fort. 的干燥成熟种子。主产于安徽、福建、江苏、浙江等地。秋季种子成熟时采收，除去肉质假种皮，洗净，晒干。捣碎生用。

【性味归经】甘，平。归肺、胃、大肠经。

【功效】杀虫消积，润燥通便。

【应用】

1. 用于多种寄生虫病　本品驱虫谱广，且性味甘平不伤胃，对蛔虫、钩虫、绦虫、姜片虫等多种肠道寄生虫均有效；又能润肠，可促使虫体排出。用治：①蛔虫病，常与使君子、苦楝皮等同用；②钩虫病，单用或与槟榔、贯众同用；③绦虫病，可配伍槟榔、南瓜子；④丝虫病，可与血余炭调蜜为丸服。

2. 用于肠燥便秘　本品甘润平和，入大肠经，有润肠通便之效。用治肠燥便秘，可与火麻仁、郁李仁、瓜蒌仁等润肠通便之品同用。

此外，本品尚有润肺止咳之功，可用治肺燥咳嗽，但作用较弱，以轻证为宜，常与川贝母、沙参等养阴润肺止咳药同用。

【用法用量】煎服，9～15g。

【使用注意】大便溏薄、肺热咳嗽者不宜用。

【参考资料】

1. 古籍摘要

《名医别录》："主五痔，去三虫蛊毒。"

《日用本草》："杀腹间大、小虫，小儿黄瘦，腹中有虫积者食之即愈。又带壳细嚼食下，消痰。"

2. 化学成分　本品含脂肪油，油中主要成分为亚油酸、硬脂酸、油酸，并含麦朊、甾醇、葡萄糖、多糖、挥发油、鞣质等成分。

3. 药理作用　本品含驱除猫绦虫的有效成分；浸膏体外对猪蛔虫、蚯蚓、蚂蟥有毒害作用；5%煎剂2小时可杀死血吸虫尾蚴；脂肪油有驱钩虫作用。

4. 现代运用　现代临床单用本品或配伍泻下药、其他驱虫药等，可治疗小儿蛲虫病、姜片虫病、钩虫病、丝虫病、蛔虫性肠梗阻等。

小　结

本类药都能杀虫，均可用治多种肠道寄生虫病。其中：

1. 使君子、雷丸 均能杀虫消积，用治虫积腹痛和小儿疳积。但使君子偏于杀蛔虫、蛲虫；而雷丸还能杀绦虫。

2. 苦楝皮、槟榔、榧子 均能驱杀多种肠道寄生虫。但苦楝皮苦寒有毒，杀虫之力较强，尤其擅长驱杀蛔虫；槟榔杀虫范围较广，对绦虫病疗效较佳，又兼行气、消积、利水、截疟之功；榧子甘平无毒，既能杀虫，又不伤胃气，且有润肠通便作用。

复习思考题

1. 使用驱虫药应当注意哪些问题？
2. 治疗绦虫病，可选用哪些驱虫药？
3. 雷丸、鹤草芽、南瓜子的用法各有何特点？

第十一章 止血药

凡以制止体内外出血为主要作用，用以治疗出血证的药物，称为止血药。

本类药物能制止出血，适用于各种出血证，上部的出血证，如咯血、吐血、衄血；下部的出血证，如便血、尿血、崩漏、月经过多；外部的出血证，如紫癜、外伤出血等。

本类药物均入血分，主要归心、肝、脾经，其药性有寒、温、散、敛的不同，所以其作用又有凉血止血、化瘀止血、收敛止血、温经止血之分。根据止血药的药性和功效不同，相应分为凉血止血药、化瘀止血药、收敛止血药和温经止血药四类。

应用止血药时，必须根据出血证的病因和病情，作合理选择，并作相应的配伍。如血热妄行之出血，应选用凉血止血药并配伍清热凉血药；气虚不能摄血之出血，应选用收敛止血药并配伍补气药；瘀滞出血，应选用化瘀止血药并配伍活血药和行气药；阳虚出血，应配伍温阳止血药；阴虚阳亢出血者，应配伍滋阴潜阳药；前人有“下血必升举，吐衄必降气”之说，故对便血、崩漏可配伍升举之品，而对吐血、衄血，多属气火上冲，则可配伍降火降气之品。

前人经验认为止血药炮制成炭后，其止血效果更好，有“红见黑则止”的说法，如李时珍说：“烧灰诸黑药，皆能止血。”对部分药物而言，此理论是正确的，因为炒炭后药味多苦、涩，性偏收敛，止血作用增强。但也不能一概而论，有些生药炒炭后，会改变药性，影响止血效果，如侧柏叶、小蓟炒成炭后，止血效果反而比生品差。故止血药是否炒炭，应具体药物具体对待，不可拘泥。

对出血兼瘀者，不宜单独使用凉血止血药和收敛止血药，宜少佐行气、活血之品，以防凉遏恋邪留瘀之弊。大量出血者，会导致气随血脱，危及生命，急当投以大补元气之品，以救气脱。

第一节　凉血止血药

本类药物药性寒凉，多入血分，有清泄血分之火热而止血之功，主要用于血热妄行出血证。

应用本类药物时，常配伍清热凉血药，以增强凉血止血作用；若血热夹瘀之出血，宜与化瘀止血药同用，或少佐行气化瘀之品；急性大出血，可配收敛止血药，以增强止血之功；虚寒性出血，原则上不宜用本类药物。

大蓟(《名医别录》)

为菊科植物蓟 *Cirsium japonicum* Fisch. ex DC. 的干燥地上部分。主产于安徽、山东、江苏等地。夏、秋二季花开时采割地上部分，除去杂质，晒干。生用或炒炭用。

【处方用名】 大蓟（生用，以凉血消肿力胜）；大蓟炭（炒炭后凉性减弱，并增强止血作用）。

【性味归经】 苦、甘，凉。归心、肝经。

【功效】 凉血止血，解毒消痈。

【应用】

1. 用于血热出血证　本品苦甘而凉，入心肝血分，有凉血止血之功。用治血热妄行之吐血、咯血、衄血、崩漏、尿血等，可单用浓煎服，或用鲜品捣汁服，亦可配小蓟、侧柏叶等，如十灰散(《十药神书》)。

2. 用于热毒疮痈　本品性凉苦泄，能散瘀解毒消痈。用治痈肿疮毒，可单用鲜品捣汁服或外敷患处，亦可与其他清热解毒药同用。

【用法用量】 煎服，9～15g；鲜品外用适量，捣敷患处。

【参考资料】

1. 古籍摘要

《名医别录》："主女子赤白沃，安胎，止吐血、鼻衄，令人肥健。"

《滇南本草》："消瘀血，生新血，止吐血、鼻血，治小儿尿血，妇人红崩下血……疮痈久不收口者，生肌排脓。"

2. 化学成分　本品含黄酮和黄酮苷类、三萜类和甾醇、长链炔烯醇、丁香苷、绿原酸、菊糖、三十二烷醇等成分。

3. 药理作用　本品煎液灌胃能显著缩短小鼠凝血时间；煎剂及醇浸剂对家兔子宫呈兴奋作用，但对离体大鼠及在体猫子宫呈抑制作用；对多种细菌有抑制作用；有抗炎、利尿作用；还具有降低脂质过氧化物的形成、抗肿瘤等作用。

4. 现代运用　现代临床用本品随证配伍，可治疗吐血、衄血、高血压病、肝炎、带状疱疹等。

小蓟(《名医别录》)

为菊科植物刺儿菜 *Cirsium setosum*（Willd.）MB. 的干燥地上部分。全国大部分地区均产。夏、秋二季花开时采割，除去杂质，晒干。生用或炒炭用。

【处方用名】 小蓟（生用，以凉血消肿力胜）；小蓟炭（炒炭后凉性减弱，并增强止血作用）。

【性味归经】 苦、甘，凉。归心、肝经。

【功效】 凉血止血，解毒消痈。

【应用】

1. 用于血热出血证　本品性能功用似大蓟而力稍弱，因兼能利尿，故尤治尿血、血淋。用治血热妄行之多种出血证，常配大蓟、白茅根等，如十灰散(《十药神书》)、小蓟饮子(《济生方》)。

2. 用于热毒疮痈　本品苦甘而凉，有清热消痈之功，似大蓟而力较弱。用治热毒疮痈，可单用本品内服，亦可取鲜品捣敷患处。

【用法用量】 煎服，4.5～9g；外用鲜品适量，捣烂敷患处。

【参考资料】

1. 古籍摘要

《本草图经》："止吐血、衄血、下血皆验。大蓟根……破血之外亦疗痈肿，小蓟专主血疾。"

《医学衷中参西录》："善治肺病结核，无论何期用之皆宜。并治一切疮疡肿疼，花柳毒淋，下血涩痛。"

2. 化学成分　本品主要含芦丁等黄酮、蒲公英甾醇等三萜、生物碱、绿原酸等有机酸、甾醇等成分。

3. 药理作用　本品煎剂可明显缩短小鼠出血时间，促进血液凝固，炒炭后止血作用增强；对多种细菌有明显的抑制作用；煎剂及酊剂对离体动物心脏有兴奋作用；还能降低胆固醇、利胆、兴奋子宫等。

4. 现代运用　现代临床以本品单用或配用，可治疗传染性肝炎、风湿性关节炎、吐血、衄血、血尿、糖尿病眼底出血、急性肾小球肾炎、慢性支气管炎等。

地榆（《神农本草经》）

为蔷薇科植物地榆 *Sanguisorba officinalis* L. 或长叶地榆 *Sanguisorba officinalis* L. var. *longifolia*（*Bert.*）Yǘ et Li 的干燥根。前者主产于东北、内蒙古、山东等地；后者习称“绵地榆”，主产于安徽、浙江、江苏等地。春季将发芽时或秋季植株枯萎后采挖，除去须根，洗净，干燥；或趁鲜切片，干燥。切片，生用或炒炭用。

【处方用名】 地榆（生用，清热凉血力胜）；地榆炭（炒炭用，长于止血）。

【性味归经】 苦、酸、涩，微寒。归肝、大肠经。

【功效】 凉血止血，解毒敛疮。

【应用】

1. 用于血热出血证 本品苦寒降泄，作用偏于下焦，善治下焦血热之便血、痔血、血痢、崩漏等。用治：①便血、痔血，常配伍槐花、栀子等；②崩漏，常配地黄、黄芩等。

2. 用于烧烫伤，湿疹，疮疡肿毒 本品既能解毒，又能收敛生肌，为治烫伤要药。用治：①烧烫伤，可单用研末，麻油调敷；②湿疹及皮肤溃烂，可单用浓煎，亦可与苦参、大黄同煎，以纱布浸药外敷；③疮痈初期未成脓者，可单用捣敷或配清热解毒药以增强疗效。

【用法用量】 煎服，9～15g；外用适量，研末涂敷患处。

【使用注意】 大面积烧伤患者，不宜使用地榆制剂外敷，以防地榆所含的水解型鞣质被身体大量吸收而引起中毒性肝炎。

【参考资料】

1. 古籍摘要

《神农本草经》：“地榆，味苦，微寒。主妇人乳痈痛，七伤带下病，止痛，除恶肉，止汗，疗金创。”

《本草衍义》：“性沉降寒，入下焦，热血痢则可用。”

《本草求真》：“性主收敛，既能清降，又能收涩，则清不虑其过泄，涩亦不虑其或滞，实为解热止血药也。”

2. 化学成分 本品主要含地榆素、地榆酸双内酯、没食子酸类等鞣质类成分，地榆苷Ⅰ、地榆苷Ⅱ等三萜苷类成分。

3. 药理作用 本品煎剂可缩短出、凝血时间，并能收缩血管，故有止血作用；水提物涂抹伤口，可促进伤口的愈合；对多种细菌均有明显的抑制作用；还有镇吐、止泻、抗溃疡、抗氧化等作用。

4. 现代运用 现代临床常用本品随证配伍，可治疗各种烧烫伤、放射性湿性皮炎、渗出性皮肤病、带状疱疹、上消化道出血、崩漏、小儿肠伤寒、慢性肛窦炎、溃疡性结肠炎、慢性前列腺炎、白细胞减少症等。

槐花(《日华子本草》)

为豆科植物槐 *Sophora japonica* L. 的干燥花及花蕾。主产于辽宁、河北、河南、山东等地。夏季花开放或花蕾形成时采收，及时干燥，除去枝、梗及杂质。前者习称“槐花”，后者称“槐米”。生用、炒用或炒炭用。

【处方用名】槐花（生用，长于清热凉血，清肝泻火）；炒槐花（炒用，其清热凉血作用次于生品）；槐花炭（炒炭，清热凉血作用极弱，长于止血）。

【性味归经】苦，微寒。归肝、大肠经。

【功效】凉血止血，清肝明目。

【应用】

1. 用于血热出血证 本品苦寒清降，善清泄血分之热，尤擅治便血、痔血等下部出血。用治：①便血、痔血，常与地榆相须为用，亦可配荆芥、侧柏叶等，如槐花散(《集简方》)；②咯血、衄血，可与白茅根、侧柏叶等同用。

2. 用于肝火上炎之目赤、头痛 本品又善清肝明目。用治肝火上炎之目赤、头痛等，可单用本品煎汤代茶，或配夏枯草、菊花等清肝明目之品。

【用法用量】煎服，5～9g。

【参考资料】

1. 古籍摘要

《日华子本草》：“治五痔，心痛，眼赤，杀腹藏虫及热，治皮肤风，并肠风泻血，赤白痢。”

《本草纲目》：“炒香频嚼，治失音及喉痹，又疗吐血衄血，崩中漏下。”

2. 化学成分 本品含芦丁、槐花米甲素、槐花米乙素、槐花米丙素、桦皮醇、槐二醇等成分。

3. 药理作用 本品能缩短凝血时间，炒炭后作用增强；能降低毛细血管的通透性，增强毛细血管的抵抗力；能扩张冠状动脉，增强心肌收缩力，减慢心率，降低血压，防治动脉硬化；水浸剂对多种皮肤真菌有不同程度的抑制作用。

4. 现代运用 现代临床以本品为主，配伍他药，可治疗各种痔疮、咳血、崩漏、眼底出血、高血压、高脂血症、冠心病、心绞痛、脑梗死、银屑病、皮肤炎症、颈淋巴结核、慢性溃疡等。

附：槐角

为槐树的成熟果实。生用或蜜炙用。性味、归经、功用与槐花相似。但本品止血作用比槐花弱，而清降泄热之力则较强，且能润肠，故常用于痔疮肿痛出血之证。煎服，6～9g。

白茅根（《神农本草经》）

为禾本科植物白茅 *Imperata cylindrica* Beauv. var. major (Nees) C. E. Hubb. 的干燥根茎。全国大部分地区均有分布。春、秋二季采挖，洗净，晒干，除去根须及膜质叶鞘，捆成小把。切段，生用或炒炭用。

【处方用名】 白茅根（生用，长于凉血，清热利尿）；茅根炭（炒炭用，增强止血作用）。

【性味归经】 甘，寒。归肺、胃、膀胱经。

【功效】 凉血止血，清热利尿。

【应用】

1. 用于血热出血证 本品甘寒，能够凉血止血，又兼利尿，故尤多用于尿血。用治血热妄行之吐血、衄血、咯血、尿血及崩漏等，可单用大剂量煎服，或配大蓟、小蓟等凉血止血之品，如十灰散(《十药神书》)。

2. 用于热淋，水肿 本品甘寒，归膀胱经，有清热利尿之功。用治：①热淋及血淋，可与小蓟、蒲黄等止血药同用；②水肿、小便不利，可与车前子、赤小豆等同用，以增强利尿之功。

此外，本品还能清泄肺胃蕴热，可用于热病烦渴、胃热呕哕、肺热咳嗽等证。

【用法用量】 煎服，9～30g；鲜品 30～60g。

【参考资料】

1. 古籍摘要

《神农本草经》："主劳伤虚羸，补中益气，除瘀血、血闭、寒热，利小便。"

《本草求真》："白茅根，和上下之阳，清脾胃伏热，生肺津以凉血，为热血妄行上下诸失血之要药。"

2. 化学成分 本品含淀粉及糖类、有机酸、白茅素等三萜、白头翁素等成分。

3. 药理作用 本品能显著缩短出凝血时间；有利尿作用；对结核杆菌、肺炎球菌、卡他球菌等均有抑制作用。

4. 现代运用 现代临床常以本品配伍他药，可治疗尿血、紫癜性肾炎血尿、急慢性肾炎、急性肾功能衰竭、肺结核咯血、癌症晚期发热、甲型肝炎等。

侧柏叶（《名医别录》）

为柏科植物侧柏 *Platycladus orientalis* (L.) Franco 的干燥枝梢及叶。除新

疆、西藏外，几乎遍布全国。多于夏、秋二季采收，阴干。生用或炒炭用。

【处方用名】 侧柏叶（生用，偏于凉血止血）；侧柏炭（炒炭，偏于收敛止血）。

【性味归经】 苦、涩，微寒。归肺、肝、大肠经。

【功效】 凉血止血，生发乌发，祛痰止咳。

【应用】

1. 用于各种出血证 本品性凉味涩，既能凉血，又能收敛止血，适用于各种出血证，而以血热出血为佳。用治：①血热吐衄，可与地黄、艾叶等配伍，如四生丸(《校注妇人良方》)；②肠风痔血或血痢，可配槐花、地榆等；③虚寒性出血，宜配艾叶、炮姜等温经止血之品。

2. 用于脱发及须发早白 本品能生发乌发。用治脱发及须发早白，可用本品制成酊剂外涂，或配伍何首乌、熟地黄等养血乌发之品。

3. 用于咳嗽痰多证 本品有清泄肺热、止咳祛痰之功。用治肺热咳嗽，痰多黄稠等，可配黄芩、瓜蒌等清肺化痰药。

【用法用量】 煎服，6～12g；外用适量。

【参考资料】

1. 古籍摘要

《名医别录》："主吐血，衄血，痢血，崩中赤白。轻身益气，令人耐寒暑，去湿痹，生肌。"

《本草正》："善清血凉血，去湿热湿痹，骨节疼痛。捣烂可敷火丹，散痄腮肿痛热毒。"

《医林纂要·药性》："泄肺逆，泻心火，平肝热，清血分之热。"

2. 化学成分 本品含α－侧柏酮、侧柏烯、小茴香酮、槲皮苷、侧柏双黄酮类、脂肪酸及其酯类、微量元素等成分。

3. 药理作用 本品煎剂可显著缩短凝血时间，止血的有效成分为槲皮苷及鞣质；对金黄色葡萄球菌、卡他球菌、痢疾杆菌、伤寒杆菌等多种细菌均有明显的抑制作用；其煎剂、醇提物及提取物黄酮均有镇咳、祛痰、平喘作用。

4. 现代运用 现代临床常用本品配伍他药，可治疗大面积皮下出血、咯血、骨折术后切口感染、全秃、口腔溃疡、外感咳嗽、脚癣等疾病。

苎麻根(《名医别录》)

为荨麻科植物苎麻 *Boehmeria nivea*（L.）Gaud. 的干燥根和根茎。主产于江苏、山东、陕西等地。冬、春二季采挖，晒干。切片，生用。

【性味归经】 甘，寒。归心、肝经。

【功效】 凉血止血，安胎，清热解毒。

【应用】

1. 用于血热出血证 本品甘寒，入心肝血分，有凉血止血之功。用治血热妄行之吐血、衄血、尿血、崩漏、紫癜等，可单用煎服，亦可随证配伍相应的药物。

2. 用于胎漏下血，胎动不安 本品有清热安胎之功，为治热盛胎动不安、胎漏下血之良药。用治胎热之胎动不安、胎漏下血，可单用，或配当归、阿胶等养血安胎之品。

3. 用于热毒疮疡 本品能清热解毒。用治热毒疮疡，可用鲜根捣烂外敷，或与清热解毒药同用。

此外，本品还有利尿作用，可用于小便不利、水肿、淋证等。

【用法用量】 煎服，10~30g；外用适量，捣敷或煎汤熏洗。

【参考资料】

1. 古籍摘要

《名医别录》："主小儿赤丹，其渍贮汁疗渴，安胎。"

《日华子本草》："治心膈热，漏胎下血，产前后心烦闷，天行热疾，大渴，大狂，服金石药人心热，罯毒箭、蛇虫咬。"

2. 化学成分 本品含酚类、三萜（或甾醇）、绿原酸、咖啡酸等成分。

3. 药理作用 本品口服、静脉或腹腔注射给药，均可显著缩短出、凝血时间；咖啡酸也有止血作用；尚有安胎、抗辐射等作用；对金黄色葡萄球菌有抑制作用。

4. 现代运用 现代临床常以本品配伍他药，可治疗上消化道出血、下消化道出血、胎盘粘连大出血、习惯性流产等。

第二节 化瘀止血药

本类药物既能止血，又能化瘀，能消散瘀血而止血，具有止血而不留瘀的特点。主要用于因瘀血阻滞而血不循经之出血证。取其活血化瘀之功，部分药物还可用于跌打损伤、瘀滞心腹疼痛、经闭、痛经等证。

三七（《本草纲目》）

为五加科植物三七 *Panax notoginseng*（Burk.）F. H. Chen 的干燥根及根茎。主产于云南、广西等地，为道地药材。秋季花开前采挖，洗净，分开主根、支根及根茎，干燥。支根习称“筋条”，根茎习称“剪口”。研粉，生用。

【性味归经】甘、微苦，温。归肝、胃经。

【功效】化瘀止血，消肿定痛。

【应用】

1. 用于体内外各种出血证　本品甘而微苦，性温，既能止血又能化瘀，具有止血不留瘀的特点，故对出血兼瘀者尤为适宜，可广泛用于体内外各种出血证，为止血要药。用治内外出血，单用本品研粉，内服外用均有良效，亦可与花蕊石、血余炭等同用，即化血丹(《医学衷中参西录》)。

2. 用于跌打损伤，瘀滞肿痛　本品能够活血化瘀，消肿止痛，为伤科要药。用治跌打损伤，可单用或配其他活血、行气药。

此外，本品还可用治胸痹心痛、瘀血中风、血瘀经闭、痛经等瘀血诸证，均取其活血化瘀之功。

【用法用量】煎服，3～9g；研粉吞服，每次1～3g；外用适量。

【使用注意】孕妇慎用。

【参考资料】

1. 古籍摘要

《本草纲目》：“止血、散血、定痛。金疮箭伤，跌扑杖伤，出血不止……亦主吐血、衄血、下血、血利、崩中、经水不止、产后恶血不下、血运、血痛、赤目、痈肿、虎咬、蛇伤诸病。”

《本草新编》：“三七根，止血之神药也。”

《本草从新》：“能损新血，无瘀者勿用。”

2. 化学成分　本品主要含四环三萜皂苷活性成分，其主要成分为三七皂苷，并含止血有效成分田七氨酸（三七素），还含黄酮苷、氨基酸等成分。

3. 药理作用　本品有显著的止血作用，能缩短家兔凝血时间；又有显著抗凝作用，能抑制血小板聚集，促进纤溶，并使全血黏度下降；能增加麻醉动物冠脉流量，降低心肌耗氧量，增加心输出量并有抗心律失常作用；还能扩张脑血管，增加脑血流量。此外，还有促进肾上腺皮质功能、镇静、镇痛、抗炎、调节糖代谢、保肝、抗衰老、抗肿瘤、耐缺氧、抗休克等作用。

4. 现代运用　现代临床常用三七粉内服或外用，可治疗各种出血、冠心病、心绞痛、偏头痛、脑血管溢外、挫伤性前房出血、肝损伤、慢性乙型肝炎、高脂血症等。

茜草(《神农本草经》)

为茜草科植物茜草 *Rubia cordifolia* L. 的干燥根及根茎。主产于陕西、江苏、安徽等地。春秋二季采挖，除去泥沙，干燥。切片或切段，生用或炒炭用。

【处方用名】 茜草（生用，长于凉血止血，活血祛瘀）；茜草炭（炒炭，寒性降低，增强收敛止血作用）。

【性味归经】 苦，寒。归肝经。

【功效】 凉血止血，活血通经。

【应用】

1. 用于血热夹瘀的出血证 本品苦寒降泄，专入肝经血分，既能凉血止血，又能活血通经，尤宜治血热兼瘀出血证。用治：①血热妄行之吐血、衄血等，常与大蓟、侧柏叶等同用，如十灰散(《十药神书》)；②血热崩漏，可与地黄、蒲黄等同用。

2. 用于血瘀经闭，跌打损伤，痹证等 本品有活血通经之功，尤宜于治妇科血瘀证。用治：①血瘀经闭、痛经，常配当归、红花等以活血调经；②跌打损伤及风湿痹痛，可单用本品泡酒服，或与鸡血藤、海风藤等同用。

【用法用量】 煎服，6～9g。

【参考资料】

1. 古籍摘要

《神农本草经》："主寒湿风痹，黄疸，补中。"

《本草纲目》："通经脉，治骨节风痛，活血行血。"

2. 化学成分 本品主要含蒽醌类成分，如大叶茜草素、羟基茜草素、异茜草素、茜草酸等。

3. 药理作用 本品能缩短实验动物出血时间，有一定止血作用；提取物有升高白细胞及兴奋子宫作用；还有抗实验性心肌梗死、抗肿瘤、抑制细菌及皮肤真菌等作用。

4. 现代运用 现代临床以本品配伍他药，可治疗月经不调、月经过多、功能性子宫出血、未破裂卵泡黄素化综合征、慢性重症肝炎、肾炎性血尿、小儿泄泻等。

蒲黄(《神农本草经》)

为香蒲科植物水烛香蒲 *Typha angustifolia* L.、东方香蒲 *Typha orientalis* Presl 或同属植物的干燥花粉。主产于江苏、浙江、安徽、山东等地。夏季采收蒲棒上部的黄色雄花序，晒干后碾轧，筛取花粉。剪取雄花后，晒干，成为带有雄花的花粉，即为草蒲黄。生用或炒炭用。

【处方用名】 蒲黄（生用，长于化瘀通淋）；蒲黄炭（炒炭，增强收敛作用，长于止血）。

【性味归经】甘，平。归肝、心经。

【功效】止血，化瘀，利尿。

【应用】

1. 用于各种出血证　本品甘缓不峻，性平而无寒热之偏，既能止血，又能化瘀，对于出血证无论属寒属热，均可随证配伍应用。用治：①出血证，既可单味冲服，亦可配伍其他止血药；②外伤出血，可单用外敷患处。

2. 用于心腹疼痛，产后瘀痛，痛经等　本品能化瘀止痛。用治瘀滞胸痛、胃脘疼痛、产后瘀阻腹痛、痛经等，常与五灵脂同用，即失笑散(《和剂局方》)。

3. 用于血淋　本品能化瘀止血，利尿通淋。用治血淋，常与冬葵子、地黄等同用。

【用法用量】煎服，5~9g，包煎；外用适量，敷患处。

【使用注意】孕妇慎用。

【参考资料】

1. 古籍摘要

《神农本草经》："主心腹膀胱寒热，利小便，止血，消瘀血。"

《本草纲目》："凉血活血，止心腹诸痛。生则能行，熟则能止。与五灵脂同用，能治一切心腹诸痛。"

2. 化学成分　本品主要含黄酮，其主要成分为香蒲新苷、异鼠李素、柚皮素、槲皮素等；还含β-谷甾醇、氨基酸、无机盐等成分。

3. 药理作用　本品对凝血过程的作用，多认为是抑制血液凝固的过程，有抗血小板聚集作用；提取物能增加家兔冠脉流量，并有降压、扩张大血管、改善微循环作用；有降血脂、兴奋子宫及肠道平滑肌作用；对免疫系统的作用，小剂量无明显影响，中剂量抑制免疫，大剂量则增强免疫功能；还有抗炎、镇痛、利胆、抑菌等作用。

4. 现代运用　现代临床常以本品配伍他药，治疗冠心病、心绞痛、高脂血症、急性上消化道出血、十二指肠溃疡、产后出血、急性踝扭伤、急性腮腺炎、玻璃体积血、球后视神经炎、糖尿病眼底出血、视网膜静脉栓塞、口腔感染、鼻中膈黏膜糜烂、乳腺增生等。

花蕊石(《神农本草经》)

为变质岩类岩石蛇纹大理岩。主产于河南、山西、陕西、江苏等地。全年可采，采挖后，除去杂石及泥沙。打碎，生用或煅用。

【处方用名】花蕊石（生用，质坚，有效成分难以煎出）；煅花蕊石（煅用，质地疏松，便于有效成分煎出）。

【性味归经】酸、涩，平。归肝经。

【功效】收敛止血，化瘀。

【应用】

用于各种出血证　本品酸涩而平，专入肝经血分，既能收敛止血，又能化瘀，对出血有瘀滞者较为适宜。用治：①内出血，可单用研末冲服，或与三七、血余炭等止血药同用，即化血丹(《医学衷中参西录》)；②外伤出血，可研末外敷。

此外，本品还可用治跌打损伤，血瘀肿痛，可与乳香、没药等活血止痛药同用。

【用法用量】煎服，4.5～9g；研末服，每次1～2g；外用适量。

【参考资料】

1. 古籍摘要

《嘉祐本草》："主金疮止血，又疗产妇血晕，恶血。"

《本草纲目》："治一切失血伤损，内漏，目翳。""其功专于止血……又能下死胎，落胞衣，去恶血。"

2. 化学成分　本品主要含碳酸钙、碳酸镁，还含少量铁盐、铝盐、锌、铜、钴、镍、铬、镉、铅以及少量酸不溶物等成分。

3. 药理作用　20%花蕊石混悬液灌胃，能缩短正常小鼠凝血时间，并有明显抗惊厥作用。

4. 现代运用　现代临床以本品为主，可治疗青春期崩漏、阴道出血、咯血等疾病。

降香(《神农本草经》)

为豆科植物降香檀 *Dalbergia odorifera* T. Chen 的树干和根的干燥心材。主产于海南、广东、广西、云南等地。全年均可采收，除去边材，阴干。碾成细粉或镑片，生用。

【性味归经】辛，温。归肝、脾经。

【功效】行气活血，止痛，止血。

【应用】

1. 用于瘀阻出血证　本品辛散温通，入肝脾经，能化瘀止血，尤多用于跌打损伤所致的内外伤出血，为伤科常用之品。用治：①外伤出血，可单味研末冲服，亦可与其他化瘀止血药同用；②血瘀或气火上逆的出血，可配伍牡丹皮、郁金等。

2. 用于瘀血阻滞之心腹疼痛，跌打损伤疼痛　本品温通行滞，能活血理气止痛。用治：①胸胁疼痛，常配郁金、桃仁等；②胃脘疼痛，可与蒲黄、五灵脂等同用；③跌打损伤肿痛，可与乳香、没药等活血消肿之品同用。

此外，本品又有辟秽化浊，和中止呕之功，用治夏月秽气内阻脾胃，吐泻、腹痛等，可与广藿香、木香等同用。

【用法用量】 煎服，9～15g，宜后下；外用适量，研细末敷患处。

【参考资料】

1. 古籍摘要

《本草纲目》："疗折伤金疮，止血定痛，消肿生肌。"

《本经逢原》："降真香色赤，入血分而下降，故内服能行血破滞，外涂可止血定痛。"

2. 化学成分　本品主要含挥发油和异黄酮等成分。其中，挥发油主要成分为苦橙油醇等；异黄酮主要成分为刺芝柄花素、降香黄酮等。

3. 药理作用　本品能使血瘀证动物模型的全血粘度降低，还可降低血浆粘度，抑制血小板凝集；可促进小鼠实验性微循环障碍血流的恢复，其抗肾上腺素所致的微动脉收缩作用较强；还有镇静、抗惊厥、镇痛、抑制胆囊收缩等作用。

4. 现代运用　现代用本品配伍他药，可治疗冠心病、心绞痛、小儿病毒性心肌炎、子宫内膜异位症、荨麻疹等。

第三节　收敛止血药

本类药物多具涩味，有收敛止血之功，可用于多种出血证而无明显瘀滞者。对于瘀血阻滞之出血，当慎用；若配伍活血之品，可使止血而不留瘀。

白及(《神农本草经》)

为兰科植物白及 *Bletilla striata*（Thunb.）Reichb. f. 的干燥块茎。主产于四川、贵州、湖南、湖北等地。夏秋二季采挖，除去须根，洗净，置沸水中煮或蒸至无白心，晒至半干，除去外皮，晒干。切薄片，生用。

【性味归经】 苦、甘、涩，微寒。归肺、胃、肝经。

【功效】 收敛止血，消肿生肌。

【应用】

1. 用于各种出血证　本品性涩质粘，主入肺胃经，善于收敛止血，为治疗肺胃出血的要药。用治：①咯血，常配伍枇杷叶、阿胶等，如白及枇杷丸(《证治准绳》)；②吐血，可与乌贼骨同用，即验方乌及散。

2. 用于疮疡肿痛，手足皲裂 本品能消肿散结，生肌敛疮，初期者用之可消肿散结，已溃脓者用之可促进生肌敛疮。用治：①疮疡初起，可单用外敷，或配伍金银花、天花粉等，如内消散（《医宗金鉴》）；②痈肿已溃，久不收口者，可单用本品研末外敷，亦可配用其他生肌敛疮之品；③手足皲裂，肛裂，以白及粉麻油调涂患处。

现代用本品治疗肺结核空洞出血，不仅有良好的止血作用，还能增强抗痨药的治疗效果。

【用法用量】 煎服，6～15g；研粉吞服，每次3～6g；外用适量。

【使用注意】 不宜与乌头类药材同用。

【参考资料】

1. 古籍摘要

《神农本草经》："主痈肿恶疮败疽，伤阴死肌，胃中邪气，贼风鬼击，痱缓不收。"

《本草汇言》："白及，敛气、渗痰、止血、消痈之药也。此药质极粘腻，性极收涩，味苦气寒，善入肺经。"

《本草纲目》："能入肺止血，生肌治疮。"

2. 化学成分 本品主要含黏液质，其主要成分为白及甘露聚糖等。

3. 药理作用 本品有缩短凝血时间及抑制纤溶作用；可减轻盐酸对大鼠胃黏膜的损伤，有保护胃黏膜作用；体外试验对结核杆菌有明显的抑制作用；还有抗肿瘤作用。

4. 现代运用 现代临床以本品为主，随证配伍，可治疗上消化道出血、肺结核咯血、鼻腔黏膜出血、糖尿病眼底出血、胃及十二指肠溃疡、慢性萎缩性胃炎、痤疮、褥疮、溃疡性结肠炎等。

仙鹤草（《滇南本草》）

为蔷薇科植物龙芽草 *Agrimonia pilosa* Ledeb. 的干燥地上部分。全国大部分地区均产。夏、秋二季茎叶茂盛时采割，除去杂质，干燥。切段，生用。

【性味归经】 苦、涩，平。归肺、肝、脾经。

【功效】 收敛止血，止痢，杀虫。

【应用】

1. 用于多种出血证 本品苦涩性平，长于收敛止血，用治出血证，不论寒热虚实皆可应用。用治：①咳血、吐血、尿血、崩漏等，属血热妄行者，常配伍凉血止血药，如地黄、牡丹皮等；②虚寒性出血，宜配补气摄血、温经止血之品，如黄芪、艾叶、炮姜等。

2. 用于泻痢　本品能收敛止泻、止血。用治慢性泻痢，单用本品即效，亦可辨证配伍。

3. 用于阴道滴虫，疟疾　本品有杀虫作用。用治：①疟疾，可单用本品大剂量水煎服；②滴虫性阴道炎，可煎取浓汁，冲洗阴道。

【用法用量】煎服，6～12g；外用适量。

【参考资料】

1. 古籍摘要

《滇南本草》："调治妇人月经或前或后，红崩白带，面寒背寒，腰痛，发热气胀，赤白痢疾。"

《本草纲目拾遗》："葛祖方：消宿食，散中满，下气，疗吐血各病，翻胃噎嗝，疟疾，喉痹，闪挫，肠风下血，崩痢，食积，黄白疸，疔肿痈疽，肺痈，乳痈，痔肿。"

2. 化学成分　本品含仙鹤草素、鞣质、没食子酸、维生素 K、黄酮类、有机酸类等成分。

3. 药理作用　本品有促进凝血作用；有抗菌及抗阴道滴虫作用，并有抗疟作用；对癌细胞有抑制作用；又有调整心律、降低血糖等作用。

4. 现代运用　现代临床以本品为主，随证配伍，可治疗各种出血证、过敏性紫癜、滴虫性阴道炎、美尼尔氏综合征、盆腔炎、糖尿病、各种癌症早期等。

棕榈(《本草拾遗》)

为棕榈科植物棕榈 *Trachycarpus fortunei*（Hook. f.）H. Wendl. 的干燥叶柄。主产于长江以南各省区。采棕时割取旧叶柄下延部分及鞘片，除去纤维状的棕毛，晒干。煅炭用。

【性味归经】苦、涩，平。归肺、肝、大肠经。

【功效】收敛止血。

【应用】

用于多种出血证　本品苦涩性平，炒炭后收涩之性较强，可治多种出血证，尤以崩漏多用，以无瘀滞者为宜。用治：①吐血、便血、尿血、崩漏等出血而无瘀者，单用即效，亦可配伍血余炭、侧柏叶等；②血热妄行之出血，可配大蓟、侧柏叶等凉血止血药，如十灰散(《十药神书》)；③阳虚失血，可与艾叶、炮附子等同用；④脾不统血，冲任不固之崩漏，当与黄芪、白术等同用，以益气摄血。

此外，以其收涩之功，还可用于久泻久痢、妇女带下等证。

【用法用量】煎服，3～9g。

【参考资料】

1. 古籍摘要

《本草拾遗》："烧作灰，主破血止血。"

《本草纲目》："棕炭性涩，若失血去多，瘀滞已尽者，用之切当，所谓涩可去脱也。与乱发同用更良，年久败棕入药尤妙。"

2. 化学成分 本品主要含大量纤维素、鞣质等成分。

3. 药理作用 棕榈煎剂、棕榈炭煎液及混悬液等，均可缩短小鼠出、凝血时间；棕榈皮煎液无止血作用，但其炭的煎液及混悬液有明显止血作用，临床应以煅炭入药为宜。

血余炭(《神农本草经》)

为人发制成的碳化物。取头发，除去杂质，碱水洗去油垢，清水漂净，晒干，焖煅成炭，放凉。

【性味归经】苦、涩，平。归肝、胃经。

【功效】收敛止血，化瘀。

【应用】

用于多种出血证 本品苦涩而平，有类似棕榈的收敛止血作用，但又能散瘀，故不致留瘀为患。用治：①上部之吐血、衄血，可用本品研末，加入鲜藕汁内服；②下部出血，可与棕榈、槐花等同用。

此外，还有补阴利尿之功，常与滑石配伍，用于小便不利、淋证等。

【用法用量】煎服，4.5～9g。

【参考资料】

1. 古籍摘要

《神农本草经》："主五癃，关格不通，利小便水道，疗小儿痫，大人痓。"

《本草纲目》："发乃血余，故能治血病，补阴。"

2. 化学成分 本品主要含优角蛋白、水分、灰分等。其中，灰分中含钙、钠、钾、锌、铜、铁、锰、砷等微量元素。

3. 药理作用 本品能显著缩短出凝血时间及血浆复钙时间，减少出血量，其止血作用可能与其中所含大量钙、铁离子有关；对多种细菌有抑制作用。

藕节(《药性论》)

为睡莲科植物莲 *Nelumbo nucifera* Gaertn. 的干燥根茎节部。主产于浙江、江苏、安徽、湖南等地。秋、冬二季采挖根茎（藕），切取节部，洗净，晒干，除去须根。生用或炒炭用。

【处方用名】藕节（生用，长于散瘀）；藕节炭（炒炭，长于收敛止血）。

【性味归经】甘、涩，平。归肝、肺、胃经。

【功效】收敛止血，散瘀。

【应用】

用于多种出血证　本品甘涩性平，既能收敛止血，又略兼散瘀之功，止血而不留瘀，但本品止血力缓，常须配伍其他止血药，以增强止血作用。用治：①血热出血证，可用鲜品，并配伍地黄、大蓟等凉血止血之品；②虚寒性出血，可炒炭用，并配伍艾叶、炮姜等温经止血之品；③吐血、咯血等，常配白及、侧柏叶等。

【用法用量】煎服，9～15g。

【参考资料】

1. 古籍摘要

《药性论》："捣汁饮，主吐血不止及口鼻并皆治之。"

《本草纲目》："能止咳血，唾血，血淋，溺血，下血，血痢，血崩。"

2. 化学成分　本品含鞣质、氨基酸、淀粉等成分。

3. 药理作用　本品能缩短出凝血时间。

4. 现代运用　现代应用本品可治疗鼻出血、鼻息肉、顽固性膈肌痉挛、急性上消化道出血等疾病。

紫珠（《本草拾遗》）

为马鞭草科植物杜虹花 *Callicarpa formosana* Rolfe 或紫珠 *Callicarpa giraldii* Hesse ex Rehd. 等的干燥叶。主产于长江以南各省。夏秋二季采收，晒干。生用。

【性味归经】苦、涩，凉。归肝、肺、胃经。

【功效】收敛止血，清热解毒。

【应用】

1. 用于各种出血证　本品苦涩性凉，既能凉血止血，又能收敛止血，可广泛用于各种出血证。用治：①呕血、咯血、衄血、尿血、崩漏等，可单用，亦可配伍侧柏叶、大蓟等；②外伤出血，可单用研末外敷患处。

2. 用于疮痈肿毒，毒蛇咬伤，烧烫伤等　本品能清热解毒，生肌敛疮。用治：①疮痈肿毒、毒蛇咬伤，可用鲜品捣汁内服，或外敷患处；②烧烫伤，可用本品煎液湿敷或研粉外敷创面。

【用法用量】煎服，10～15g；研末服，每次1.5～3g；外用适量。

【参考资料】

1. 古籍摘要

《本草拾遗》："解诸毒物，痈疽，喉痹，飞尸蛊毒，毒肿，下瘘，蛇虺，虫螫，狂犬毒，并煮汁服；亦煮汁洗疮肿，除血长肤。"

《植物名实图考》："洗疮毒。治陡发头肿、头风，温酒服，煎水洗之。又治跌打损伤，去风湿。"

2. 化学成分 本品含黄酮类、三萜类、植物甾醇类及其葡萄糖苷等成分。

3. 药理作用 本品注射液均可使人、兔的血小板增加，出血时间、血块收缩时间和凝血酶原时间均缩短，对纤溶系统也有显著的抑制作用；花、叶、根、皮及茎均有抑菌作用，以叶效果最好。

4. 现代运用 现代临床以本品配伍他药，可治疗溃疡性出血、颅脑外伤后出血、上消化道出血、小儿鼻出血、功能性子宫出血等疾病。

第四节 温经止血药

本类药物性多温热，主入肝脾二经而能温经止血，适用于脾不统血，冲任不固之虚寒性出血，如便血、崩漏、紫癜等。

应用本类药物治疗出血证时，证属脾不统血者，当配伍益气健脾药；证属肾虚冲脉失固者，宜配伍益肾暖宫之品。本类药物性温热，血热妄行及阴虚火旺之出血证慎用。

艾叶(《名医别录》)

为菊科植物艾 *Artemisia argyi* Levl. et Vant. 的干燥叶。主产于湖北、山东、安徽、河北等地。夏季花未开时采摘，除去杂质，晒干。生用或炒炭用。

【处方用名】 艾叶（生品性燥，祛寒燥湿力强，但对胃有刺激性，故多外用或捣绒做成艾卷或艾柱用）；醋艾炭（醋炙，温而不燥，能缓和对胃的刺激性，增强散寒止痛的作用）。

【性味归经】 辛、苦，温。归肝、脾、肾经。

【功效】 温经止血，散寒止痛，调经安胎，祛湿止痒。

【应用】

1. 用于虚寒出血证 本品能够温经止血，尤宜于妇女崩漏下血。用治：①崩漏下血，常炒炭用，可配阿胶、地黄、当归等，如胶艾汤(《金匮要略》)；②血热妄行之衄血、咯血，可与生地黄、生柏叶、生荷叶同用，即四生丸(《校注妇人良方》)。

2. 用于虚寒性腹痛　本品辛散温通，有温经散寒止痛之功。用治脾胃虚寒之脘腹冷痛，可配伍干姜、肉桂等。现代多用熟艾叶入布袋兜于脐部，或将艾绒制成艾条、艾柱，点燃温灸，能起到温煦气血，散寒止痛的作用。

3. 用于虚寒性的月经不调、胎动不安　本品能调经止痛，止血安胎。用治：①虚寒性的月经不调、痛经、宫冷不孕等，常配香附、当归等，如艾附暖宫丸(《仁斋直指方论》)；②下焦虚寒，冲任不固之胎动不安、胎漏下血，常与续断、桑寄生等同用。

4. 用于泻痢霍乱，妇女带下及湿疹，疥癣　本品苦温性燥，能祛湿止痒。用治：①寒湿下注之泻痢、带下，单用即效，或配伍干姜、苍术等苦温燥湿之品；②湿疹、疥癣，可单用，亦可与它药配伍煎水外洗或研末外敷。

【用法用量】煎服，3～9g；外用适量，供灸治或熏洗用。

【参考资料】

1. 古籍摘要

《名医别录》："主灸百病，可作煎，止下痢，吐血，下部疮，妇人漏血，利阴气，生肌肉，辟风寒，使人有子。"

《药性论》："止崩血，安胎，止腹痛。止赤白痢及五脏痔泻血。"

2. 化学成分　本品主要含挥发油，油中主要成分为柠檬烯、香叶烯、β-蒎烯、龙脑等；尚含萜类、黄酮醇、甾醇等成分。

3. 药理作用　本品煎剂能使兔血浆凝血活酶时间、凝血酶原时间及凝血酶时间延长，并有促纤维蛋白溶解作用；对兔离体子宫有兴奋作用；生艾叶煎剂对小鼠凝血时间无影响，艾叶制成炭则可缩短凝血时间；艾叶浸剂及提取物能抑制血小板聚集；艾叶油有明显的平喘、镇咳、祛痰作用，并有抗过敏作用；艾叶水浸剂及煎剂对多种致病菌及真菌、病毒有抑制作用。此外，尚有强心、镇静、利胆等作用。

4. 现代运用　现代临床以本品配伍他药，内服、外洗或灸用，可治疗咳嗽、哮喘型支气管炎、慢性肝炎、溃疡性结肠炎、原发性痛经、皮肤瘙痒症、阴痒症、跖疣、鸡眼、寻常疣等。

炮姜(《珍珠囊》)

为姜科植物姜 *Zingiber officinale* Rosc. 的干燥根茎的炮制加工品。主产于四川、贵州、广东、广西等地。冬季采挖，除去须根及泥沙，趁鲜切片晒干或低温干燥。以砂烫至鼓起，表面呈棕褐色，或炒炭至外表色黑，内至棕褐色入药。

【性味归经】苦、涩，温。归脾、肝经。

【功效】温经止血，温中止痛。

【应用】

1. 用于虚寒性吐血、便血、崩漏等 本品苦涩而温，有温经止血作用，为治疗脾阳不足、脾不统血之出血证的要药。用治虚寒性出血，可单用为末服，亦可与艾叶、侧柏叶等同用，或与人参、黄芪、附子等同用，以增强补脾摄血之功。

2. 用于虚寒腹痛、腹泻等 本品有温中止痛、止泻、止呕之功。用治：①中焦虚寒之腹痛、吐泻，可与人参、白术等同用；②脾肾阳虚之腹痛久泻，可配伍炮附子、肉豆蔻等；③产后血虚寒凝之小腹疼痛，与当归、川芎等同用，如生化汤(《傅青主女科》)。

【用法用量】煎服，3~9g。

【参考资料】

1. 古籍摘要

《医学入门》："温脾胃，治里寒水泻，下痢肠澼，久疟，霍乱，心腹冷痛胀满，止鼻衄，唾血，血痢，崩漏。"

《本草正》："阴盛格阳，火不归原，及阳虚不能摄血而为吐血、下血者，但熟留性用之，最为止血要药。"

2. 化学成分 本品含挥发油，主要成分是α-姜烯、水芹烯、莰烯、姜烯酮、姜辣素、姜酮、龙脑、姜醇、柠檬醛等；尚含姜糖脂、淀粉、多种氨基酸等成分。

3. 药理作用 本品醚提物灌胃，能显著缩短小鼠凝血时间，而生姜、干姜的醚提取物则无此作用；其水煎剂、混悬剂灌胃，亦可缩短出凝血时间；炮姜水煎剂灌胃，对应激性、幽门结扎型及醋酸诱发的小鼠胃溃疡均有抑制作用。

4. 现代运用 现代临床应用本品合双氢克尿噻可治疗小儿秋季腹泻。

灶心土(《名医别录》)

为久经柴草薰烧的灶底中心的焦黄土块。又名伏龙肝。拆修柴火灶时，将烧结的土块取下，用刀削去较黑部分及杂质，即可入药。

【性味归经】辛，温。归脾、胃、肝经。

【功效】温经止血，止呕止泻。

【应用】

1. 用于虚寒性出血 本品辛温，善温中收涩以止血。用治脾气虚寒，不能统血之吐血、便血等，可单用煎服，亦可配附子、阿胶、地黄等，如黄土汤(《金匮要略》)。

2. 用于虚寒性呕吐及妊娠恶阻 本品能温胃止呕。用治：①虚寒性呕吐，可单用，亦可配干姜、半夏等；②妊娠恶阻，可配伍紫苏梗、砂仁、姜汁等。

3. 用于虚寒腹痛、泄泻　本品能温脾止泻。用治虚寒腹痛、泄泻等，可单用，亦可配人参、白术、肉豆蔻等。

【用法用量】煎服，15~30g，包煎；或用60~120g，煎汤代水。

【参考资料】

1. 古籍摘要

《名医别录》："治妇人崩中，吐血，止咳逆，止血，消痈肿毒气。"

《日华子本草》："治鼻洪，肠风，带下，血崩，泄精，尿血。"

2. 化学成分　本品主要含硅酸、氧化铝、氧化铁、氧化铅、氧化镁、氧化钠、氧化钾、氧化钙等成分。

3. 药理作用　本品可使血管收缩，分泌物减少；有缩短凝血时间，抑制纤维蛋白溶解酶，增加血小板活性等作用。

小　结

止血药根据药性特点和主治病证的不同，分为凉血止血药、化瘀止血药、收敛止血药及温经止血药四类。

一、凉血止血药

本类药物均有凉血止血作用，主治血热出血证。其中：

1. 大蓟、小蓟　均味甘性凉，入心肝经，具有凉血止血，解毒消痈之功，用治血热出血证及疮疡。然大蓟擅长凉血消肿，多用治吐血、咳血、崩漏及热毒痈肿；小蓟药力较弱，但又兼利尿，擅治尿血、血淋及热淋。

2. 地榆、槐花　均味苦微寒，入肝、大肠经，具有凉血止血的功效，用治血热出血证，善疗下部出血，为治便血、痔血常用药，常相须为用。然地榆善清下焦血分之热，且兼收敛之性，止血之力较强，又善治妇女血热崩漏、月经过多；而槐花善降肝火，为治肝火上炎的头痛、目赤之佳品。

3. 侧柏叶　苦涩微寒，为清凉收涩之品，既可凉血止血，又善收敛止血，用治血热出血，若配伍温经止血之品，又可用于虚寒性出血，并可祛痰止咳，用治咳嗽痰多，外用可治脱发及须发早白。

4. 白茅根　能够凉血止血，清热利尿，用治血热出血及淋证。

二、化瘀止血药

本类药物既可止血，又能化瘀，适用于瘀血内阻、血不循经的出血证，有止血而不留瘀的特点。其中：

三七、蒲黄、茜草 均擅化瘀止血，有止血不留瘀，化瘀不伤新血的特点。既擅治瘀血阻滞而血不归经的出血证，又常用于血瘀经闭、痛经、产后瘀阻、心腹瘀痛及外伤肿痛。然三七为止血化瘀止痛的要药，擅治体内外各种出血，又常用治跌打损伤。而蒲黄性平，血瘀出血不论寒热均可用之，生用活血化瘀止血，并兼利尿；炒炭则收涩止血。茜草生用能凉血化瘀，炒炭善于止血。

三、收敛止血药

本类药物均有收敛止血之功，对多种寒热出血证均可选用，尤宜于出血无瘀滞者。其中：

1. 仙鹤草、白及 均有收敛止血的作用，可用于咯血、吐血、尿血、便血等多种出血证。而仙鹤草味涩能敛，收敛止血作用显著，临床广泛用于各种出血证，又兼有止痢、杀虫之功，可用于泻痢、阴道滴虫、疟疾等；白及质黏而涩，主要用于肺、胃出血证，又兼有消肿生肌之功，可用于疮疡肿痛及手足皲裂等。

2. 棕榈 苦涩性平，炒炭后收涩之性较强，可治多种出血证，尤以崩漏多用，以无瘀滞者为宜。

3. 血余炭 有类似棕榈的收敛止血作用，又能散瘀，故不致留瘀为患，用于多种出血证。但药力较弱，多作辅助药用。

四、温经止血药

本类药物药性温热，能温经止血，多用于虚寒出血证。其中：

艾叶、炮姜 均有温经止血之功，适用于虚寒性出血证。艾叶长于温暖下元、散寒除湿，对崩漏下血、经寒不调、腹中冷痛、宫冷不孕等证，均为常用之品；又能祛痰止咳，主治咳喘痰多；可作灸法原料外用，以透经络、暖气血。然炮姜味苦涩，主入脾肝，善温中阳，摄脾气，主治脾不统血的虚寒性出血；又能温中止痛、止泻，以治虚寒腹痛、腹泻等。

复习思考题

1. 止血药分为哪几类？其适应证分别是什么？
2. 简述小蓟、地榆、三七的性能功效及适应证。
3. 试比较白及与仙鹤草、三七与蒲黄在性味、功效与主治证方面的异同。

第十二章　活血祛瘀药

凡以通利血脉，促进血行，消散瘀血为主要作用，治疗瘀血证的药物，称为活血祛瘀药。

本类药物味多辛、苦，入心、肝血分。味辛行散，味苦疏泄，从而具有活血祛瘀的作用。并通过活血祛瘀作用，产生活血止痛、活血调经、活血消痈、活血疗伤、破血消癥等多种功效。

本类药物适用于一切瘀血之证。瘀血既是病理产物，又是致病因子，其所致病证广泛，遍及内、外、妇、儿、伤各科。如内科常见的瘀血诸痛证（头痛、胸痛、腹痛等）、癥瘕积聚、中风不遂、肢体麻木及痹痛日久；外科疮痈肿痛；伤科之跌打损伤，瘀肿疼痛；妇科常见的血瘀痛经、经闭、产后瘀阻腹痛等。

根据本类药物作用强弱、作用特点的不同，可分为活血止痛药、活血调经药、活血疗伤药、破血消癥药四类。

使用本类药物时，应根据形成瘀血的原因，适当的选择药物，并视病人的具体情况酌情配伍，以标本兼顾。如寒凝血瘀者，应配温里散寒药；热灼血分，瘀热互结者，应配清热凉血、泻火解毒药；风湿痹阻，经脉不通者，应配祛风除湿通络药；久瘀体虚或因虚而瘀者，应配补益药；癥瘕积聚，应配软坚散结药。由于“气为血之帅，血为气之母”，故在使用活血祛瘀药时常配伍理气药，以增强活血祛瘀之效。

本类药物易耗血动血，故对于妇女月经过多及出血证而无瘀血现象者忌用；孕妇慎用或忌用。

第一节　活血止痛药

本类药物多具有辛行走散之性，活血每兼行气，具有良好的止痛作用，主治血瘀诸痛证，如头痛、心痛、胸腹痛、胁肋痛、痛经、产后瘀滞腹痛、风湿痹痛及跌打损伤瘀肿疼痛等。

临床使用本类药物时，应根据病因、病情和疼痛部位的不同，选择相应的药物，并作适当配伍。如肝郁血瘀者，配疏肝理气药；治癥瘕积聚，配活血消癥及软坚散结之品；若伤科跌打损伤，瘀肿疼痛，配活血疗伤药；若外科痈肿疮毒，配伍清热解毒药；若妇科经产诸痛，配养血活血调经之品。

川芎(《神农本草经》)

为伞形科植物川芎 *Ligusticum chuanxiong* Hort. 的干燥根茎。主产于四川、贵州、云南等地，以四川产者质量最佳，为道地药材。夏季当茎上的节盘显著突出，并略带紫色时采挖，除去泥沙，晒后烘干，再去须根。用时切片，生用或酒炙用。

【处方用名】 川芎、芎䓖（生用，能活血行气，祛风止痛）；酒川芎（酒炙，可增强活血止痛作用）。

【性味归经】 辛，温。归肝、胆、心包经。

【功效】 活血行气，祛风止痛。

【应用】

1. 用于血瘀气滞诸痛证 本品辛散温通，既能活血，又能行气，为“血中之气药”，善治血瘀气滞诸痛证，尤为妇科所常用。用治：①血瘀诸证，每与赤芍、桃仁等同用，如桃红四物汤(《医宗金鉴》)；②寒凝血瘀之经闭、痛经等，常与肉桂、当归等同用，如温经汤(《校注妇人良方》)；③产后恶露不行，瘀滞腹痛，常与当归、桃仁等同用，如生化汤(《傅青主女科》)；④肝郁气滞之胁肋胀痛，常与柴胡、白芍、香附等同用，如柴胡疏肝散(《景岳全书》)；⑤心脉瘀阻之胸痹心痛，常与丹参、桂枝、檀香等同用；⑥跌仆损伤，瘀血肿痛，常与乳香、没药等同用；⑦痈疡脓成而正虚难溃者，常与黄芪、当归、皂角刺等同用，如透脓散(《外科正宗》)。

2. 用于头痛，风湿痹痛 本品秉升散之性，能“上行头目”，祛风止痛，为治头痛之要药，随证配伍，可治疗多种头痛，前人有“头痛不离川芎”之说。用治：①风寒头痛，可与羌活、细辛等同用，如川芎茶调散(《和剂局方》)；②风热头痛，可与菊花、石膏等同用；③风湿头痛，与羌活、独活等同用，如羌活胜湿汤(《内外伤辨惑论》)；④血虚头痛，可配当归、白芍等，如加味四物汤(《金匮翼》)；⑤血瘀头痛，配麝香、赤芍等，如通窍活血汤(《医林改错》)；⑥风湿痹证，肢体疼痛麻木，与独活、桂枝、防风等祛风除湿通络之品同用，如独活寄生汤(《备急千金要方》)。

【用法用量】 煎服，3 ~ 9g。

【使用注意】阴虚火旺、多汗、妇女月经过多及孕妇应慎用。

【参考资料】

1. 古籍摘要

《神农本草经》："主中风入脑，头痛，寒痹，筋挛缓急，金疮，妇人血闭无子。"

《珍珠囊》："上行头角，助清阳之气，止痛；下行血海，养新生之血调经。"

《本草汇言》："芎䓖，上行头目，下调经水，中开郁结，血中气药，……尝为当归所使，非第治血有功，而治气亦神验也……味辛性阳，气善走窜而无阴凝粘滞之态，虽入血分，又能去一切风，调一切气。"

2. 化学成分　本品的主要成分为川芎嗪和阿魏酸等，此外还含有挥发油以及内脂素、维生素 A、叶酸、蔗糖、甾醇、脂肪油等。

3. 药理作用　本品所含生物碱能降低血小板表面活性，抑制血小板聚集，预防血栓形成；能抑制血管平滑肌收缩，扩张冠状动脉，增加冠脉血流量，改善心肌缺血缺氧状况；能增加脑及肢体血流量，降低外周血管阻力；所含阿魏酸对免疫系统有一定调节作用，可提高 γ 球蛋白的含量及 T 淋巴细胞的功能；对多种细菌有不同程度的抑制作用；本品还有解除平滑肌痉挛、保护胃黏膜损伤等作用。

4. 现代运用　现代常以本品为主，随证配伍，治疗冠心病心绞痛、缺血性中风、血管性头痛、三叉神经痛、非菌性炎症、功能性子宫出血、慢性肾炎氮质血症、新生儿硬肿症、急性肾炎等。

延胡索（《雷公炮炙论》）

为罂粟科植物延胡索 *Corydalis yanhusuo* W. T. Wang 的干燥块茎。主产于浙江、江苏、湖北、湖南等地。夏初茎叶枯萎时采挖，除去须根，洗净，置沸水中煮至无白心时，取出，晒干。切厚片或捣碎，生用或醋炙用。

【处方用名】延胡索、元胡（生用，传统认为活血祛瘀力强）；醋延胡索（醋制，可增强止痛作用）。

【性味归经】辛、苦，温。归肝、脾经。

【功效】活血，行气，止痛。

【应用】

用于血瘀气滞诸痛证　本品辛散苦泄温通，入血分而能活血化瘀，入气分而能行气通滞，为活血行气止痛之良药，《本草纲目》称其"专治一身上下诸痛"。用治：①胸痹心痛，常与丹参、瓜蒌、薤白等同用；②胃痛，偏寒者，配干姜、高良姜等以温中止痛；偏热者，常与川楝子配伍应用，即金铃子散（《素问病机气宜保命集》)；气滞者，配香附、木香以行气止痛；偏血瘀者，配丹参、五灵脂等以化瘀止痛；③肝郁气滞之胁肋胀痛，常与柴胡、郁金、白芍等同用；④妇女痛经、产后瘀滞腹痛，常与当归、红花、香附等同用；⑤寒疝腹痛，常与小茴香、吴茱萸等同用；⑥跌打损伤，常与乳香、没药等同用；⑦风湿痹痛，可与独活、秦艽、桂枝等同用。

【用法用量】煎服，3~9g；研末吞服，每次1.5~3g。

【参考资料】

1. 古籍摘要

《雷公炮炙论》："心痛欲死，速觅延胡。"

《本草纲目》："延胡索，能行血中气滞，气中血滞，故专治一身上下诸痛。"

2. 化学成分 本品主要成分为多种生物碱，如延胡索甲素、延胡索乙素、延胡索丙素等20余种。

3. 药理作用 本品所含延胡索乙素和丑素有较强的镇痛作用，甲素次之，丙素亦有明显的镇痛作用；有明显的镇静、催眠与安定作用；能够抗溃疡，抑制胃酸分泌；能够增加冠脉流量，抑制心肌钙离子内流，保护心肌；还有保护脑缺血损伤、降低体温、中枢性镇呕等作用。

4. 现代运用 现代常以本品为主，随证配伍，可治疗多种内脏痉挛性或非痉挛性疼痛、冠心病心绞痛、跌扑损伤、痛经、消化性溃疡、麻风病的神经痛、失眠、高血压病等，也可用于局部麻醉。

郁金(《药性论》)

为姜科植物温郁金 *Curcuma wenyujin* Y. H. Chen et C. Ling、姜黄 *Curcuma longa* L.、广西莪术 *Curcuma kwangsiensis* S. G. Lee et C. F. Liang 或蓬莪术 *Curcuma phaeocaulis* Val. 的干燥块根。前两者分别习称"温郁金"和"黄丝郁金"，其余按性状不同习称"桂郁金"或"绿丝郁金"。温郁金（黑郁金）主产于浙江；姜黄（黄丝郁金、广郁金）主产于四川；广西莪术主产于广西；莪术（绿丝郁金）主产于四川。冬季茎叶枯萎后采挖，除去泥沙及细根，蒸或煮至透心，干燥。生用。

【性味归经】辛、苦，寒。归肝、心、胆经。

【功效】活血止痛，行气解郁，凉血清心，利胆退黄。

【应用】

1. 用于血瘀气滞之胸胁腹痛 本品味辛行散，既入血分以活血止痛，又入气分以行气解郁，善治一切血瘀气滞诸痛证，更以治胸胁腹痛为其特长。用治：①血瘀气滞之胸腹胁肋胀痛或刺痛，每与木香、香附等同用，以增强行气解郁，活血止痛之功；②妇女痛经属肝郁有热者，常与柴胡、栀子、当归等同用，如宣郁通经汤(《傅青主女科》)。

2. 用于热病神昏，癫痫 本品辛苦而寒，入心经，能清心开窍而醒神。用治：①湿温病，湿浊蒙蔽心窍，可与石菖蒲、栀子等同用，如菖蒲郁金汤(《温病全书》)；②痰火阻闭心窍之癫痫，与白矾配伍，即白金丸(《摄生众妙方》)。

3. 用于血热出血证 本品苦寒清热降泄，能够清热凉血以止血。用治气火上逆之吐血、衄血、妇女倒经等出血证，常与地黄、牡丹皮等同用，如生地黄汤(《医学心悟》)。

4. 用于肝胆湿热证 本品辛苦而寒，入肝胆经，能够疏泄肝胆，清热利湿退黄。用治：①湿热黄疸，常与茵陈、栀子等同用，以增强清热利湿退黄之功；②胆石症，常与金钱草、海金沙等同用。

【用法用量】煎服，3~9g。

【使用注意】不宜与丁香同用。

【参考资料】

1. 古籍摘要

《药性论》："治女人宿血气心痛，冷气结聚。"

《本草纲目》："治血气心腹痛，产后败血冲心欲死，失心癫狂。"

《本草备要》："行气，解郁，泄血，破瘀。凉心热，散肝郁，治妇人经脉逆行。"

2. 化学成分 本品的主要成分为挥发油，尚含姜黄素、淀粉、多糖、脂肪油等。

3. 药理作用 本品能明显防止主动脉、冠状动脉及其分支内膜斑块的形成，减轻高脂血症；能促进胆汁分泌和排泄；姜黄素对肝脏损伤有一定的保护作用，减轻肝细胞的变性、坏死；本品还有一定的镇痛、抗炎作用。

4. 现代运用 现代常以本品为主，随证配伍，治疗高脂血症、胆石症、癫痫、心律失常、传染性肝炎、化脓性中耳炎、急性乳腺炎、银屑病等。

乳香(《名医别录》)

为橄榄科植物卡氏乳香树 *Boswellia carterii* Birdw. 及其同属植物皮部渗出的树脂。主产于非洲的索马里、埃塞俄比亚和阿拉伯半岛南部等地。春夏二季将树干的皮部由下向上顺序切伤，使树脂由伤口渗出，数天后凝成硬块，收集即得。打碎生用，内服多炒用。

【处方用名】乳香（生用，气味辛烈，对胃的刺激性较强，易引起恶心、呕吐，故多外用）；炒乳香、制乳香（炒后，可缓和药性，利于服用）。

【性味归经】辛、苦，温。归心、肝、脾经。

【功效】活血止痛，消肿生肌。

【应用】

1. 用于跌打损伤，疮疡痈肿　本品苦泄入血，既能活血消痈，散肿止痛，又能排脓去腐，生肌敛疮，为外伤科之要药。用治：①跌打损伤，常与血竭、红花等同用，如七厘散(《良方集腋》)；②疮痈初起，常与金银花、没药等同用，如仙方活命饮(《校注妇人良方》)；③疮疡久溃不敛，常与没药配伍，研末外用，如海浮散(《疮疡经验全书》)；④瘰疬、痰核等，常与麝香、没药、雄黄等同用，如醒消丸(《外科全生集》)。

2. 用于血瘀诸痛证　本品辛香走窜，味苦通泄，善入血分，能行血中气滞，散瘀止痛，可广泛用于一切瘀血阻滞之痛证。用治：①瘀血阻滞之心腹疼痛、癥瘕积聚，常与当归、丹参等同用，如活络效灵丹(《医学衷中参西录》)；②风寒湿痹，常与独活、秦艽等同用，如蠲痹汤(《医学心悟》)。

【用法用量】煎服，3～10g；外用适量。

【使用注意】胃弱者慎用，无瘀滞者及孕妇忌用。

【参考资料】

1. 古籍摘要

《名医别录》："疗风水毒肿，去恶气。"

《本草纲目》："消痈疽诸毒，托里护心，活血定痛伸筋，治妇人难产，折伤。"

《本草汇言》："乳香，活血祛风，舒筋止痛之药也。"

2. 化学成分　本品含乳香脂酸、结合乳香脂酸、乳香树脂烃等树脂，还含树胶、挥发油及少量苦味质等成分。

3. 药理作用　本品有较显著的镇痛、消炎作用；口服乳香能促进多核白细胞增加，加速炎症渗出的吸收，促进伤口的愈合。

4. 现代运用　现代常以本品为主，随证配伍，治疗跌打损伤及骨折、肝脾肿大、肝炎后肝区疼痛、烧烫伤、乳腺增生病、乳头皲裂症、癌症疼痛、面瘫、急性阑尾炎、肛裂、褥疮等。

没药(《药性论》)

为橄榄科植物没药树 *Commiphora myrrha* Engl. 或其他同属植物茎干皮部渗出的油胶树脂。主产于非洲索马里、埃塞俄比亚、阿拉伯半岛南部以及印度等地。采集由裂缝处渗出的白色油胶树脂，于空气中变成红棕色而坚硬的圆块，除去杂质，打碎。生用或炒用。

【**处方用名**】没药（生用，气味浓烈，对胃有一定的刺激性，易引起恶心、呕吐，故多外用）；炒没药、制没药（炒后，可缓和刺激性，便于服用）。

【**性味归经**】苦、辛，平。归心、肝、脾经。

【**功效**】活血止痛，消肿生肌。

【**应用**】

本品功用主治与乳香相似，具有活血止痛，消肿生肌之功　临床用治外伤科跌打损伤，疮疡不敛，内科瘀血所致心腹诸痛等证，二者常相须为用。然乳香偏于行气伸筋，治疗痹证多用；没药偏于散血行瘀，治疗血瘀气滞之胃痛多用。

【**用法用量**】煎服，3～10g；外用适量。

【**使用注意**】胃弱者慎用，孕妇及无瘀滞者忌用。

【**参考资料**】

1. 古籍摘要

《药性论》："主打磕损，心腹血瘀，伤折踒跌，筋骨瘀痛，金刃所损，痛不可忍，皆以酒投饮之。"

《本草纲目》："散血消肿，定痛生肌。""乳香活血，没药散血，皆能止痛消肿生肌，故二药每每相兼而用。"

2. 化学成分　本品含树脂、树胶、挥发油、苦味质、没药酸等成分。

3. 药理作用　本品水浸剂对多种致病性皮肤真菌有不同程度的抑制作用；含油脂部分能降低雄兔高胆固醇血症的血胆固醇含量，能防止动脉粥样斑块的形成；酊剂对黏膜有收敛作用，可用于口腔、咽部溃疡。

4. 现代运用　现代常以本品配伍他药，治疗软组织损伤、高脂血症、血栓性外痔、药物性唇周炎等。

姜黄（《新修本草》）

为姜科植物姜黄 *Curcuma longa* L. 的干燥根茎。主产于四川、广东、广西、福建等地，以产于浙江者为道地药材。冬季茎叶枯萎时采挖，洗净，煮或蒸至透心，晒干，除去须根。切片，生用。

【**性味归经**】辛、苦，温。归脾、肝经。

【**功效**】破血行气，通经止痛。

【**应用**】

1. 用于血瘀气滞诸证　本品辛散苦泄温通，既入血分，又入气分，具有较强的破血行气作用。用治：①血瘀气滞之心腹刺痛，常与当归、木香等同用，以增强活血行气，散寒止痛的作用，如姜黄散(《圣济总录》)；②血瘀经闭、痛经，常与川芎、红花等同用，如姜黄散(《校注妇人良方》)；③跌仆肿痛，配伍乳香、没药等，如姜黄汤(《伤科方书》)。

2. 用于风湿痹痛 本品能外散风湿，内行气血，通经止痛。用治风寒湿痹之肩臂疼痛，常与羌活、防风等同用，如蠲痹汤(《杨氏家藏方》)。

【用法用量】 煎服，3~9g；外用适量。

【使用注意】 血虚无气滞血瘀者慎用，孕妇忌用。

【参考资料】

1. 古籍摘要

《新修本草》："主心腹结积，疰忤，下气，破血，除风热，消痈肿，功力烈于郁金。"

《日华子本草》："治癥瘕血块，痈肿，通月经，治扑损瘀血，消肿毒，止暴风痛，冷气，下食。"

《本草纲目》："治风痹臂痛。"

2. 化学成分 本品主要含挥发油，油中含姜黄酮、芳姜黄酮、姜油烯、水芹烯、龙脑等；还含姜黄素、去甲氧基姜黄素、胭脂树橙、降胭脂树素等成分。

3. 药理作用 本品醇提物有明显的降血脂、增加心肌营养性血流量、增强纤溶酶活性、抑制血小板聚集等作用；能增加胆汁分泌，加强胆囊收缩，作用弱而持久；其煎剂对子宫有兴奋作用。

4. 现代运用 现代常以本品配伍他药，治疗高脂血症、麦粒肿、中耳炎、鼻前庭炎、肩周炎、颈椎病等。

五灵脂(《开宝本草》)

为鼯鼠科动物复齿鼯鼠 *Trogopterus xanthipes* Milne - Edwards 的干燥粪便。主产于河北、山西、甘肃等地。全年均可采收，采收后除去杂质，晒干，根据外形的不同，一般分为"灵脂块"（糖灵脂）与"灵脂米"两类。生用或醋制用。

【处方用名】 五灵脂（生用，有腥臭味，不利于服用，故多外用）；醋五灵脂（醋炙，矫臭矫味，引药入肝，增强止痛作用）。

【性味归经】 苦、甘，温。归肝、脾经。

【功效】 活血止痛，化瘀止血。

【应用】

1. 用于瘀滞诸痛证 本品苦泄温通，专入血分，长于活血止痛。用治：①血瘀诸痛，常与蒲黄相须为用，即失笑散(《和剂局方》)；②血瘀气滞之脘腹刺痛，可与延胡索、香附等同用，如手拈散(《医学心悟》)；③骨折肿痛，多配伍乳香、没药等；④血滞经闭、痛经，宜配伍当归、益母草等。

2. 用于瘀滞出血证 本品炒用有化瘀止血之功。用治血瘀崩漏，月经过多，可单用炒后研末，温酒调服，即五灵脂散(《永类钤方》)，或与三七、蒲黄等同用。

【用法用量】 煎服，3～10g，宜包煎。

【使用注意】 血虚无瘀及孕妇慎服；不宜与人参同用。

【参考资料】

1. 古籍摘要

《开宝本草》："主疗心腹冷气，小儿五疳，辟疫，治肠风，通利气脉，女子月闭。"

《本草纲目》："止妇人经水过多，赤带不绝，胎前产后血气诸痛，男女一切心腹、胁肋、少腹诸痛，疝痛，血痢，肠风腹痛，身体血痹刺痛。"

2. 化学成分　本品主要含维生素A类物质、多量树脂、尿素、尿酸等成分。

3. 药理作用　本品能抑制血小板聚集，降低全血粘度、血浆粘度；可降低心肌细胞耗氧量，提高耐缺氧能力；还有抗应激、抗炎、抗菌、增强免疫等作用。

4. 现代运用　现代临床以本品配伍他药，可治疗过敏性紫癜、毒蛇咬伤、原发性痛经、流行性颌下腺炎、慢性支气管炎等疾病。

第二节　活血调经药

本类药物味多辛苦，主归肝经血分，具有活血化瘀之功，尤善通畅血脉而调妇人经水。主治妇女月经不调、痛经、经闭及产后瘀滞腹痛等证；亦可用于其他瘀血痛证、癥瘕、跌打瘀痛、痈肿疮毒等。

丹参(《神农本草经》)

为唇形科植物丹参 *Salvia miltiorrhiza* Bge. 的干燥根及根茎。主产于四川、安徽、江苏、河南等地。春秋二季采挖，除去泥沙，干燥。生用或酒炒用。

【处方用名】 丹参（生用，能够祛瘀止痛，清心除烦）；酒丹参（酒炒，可缓和寒凉之性，并长于活血）。

【性味归经】 苦，微寒。归心、肝经。

【功效】 活血调经，凉血消痈，清心除烦。

【应用】

1. 用于血滞经闭，月经不调，产后瘀滞腹痛等证　本品专入血分，长于活血化瘀，调经止痛，因其性偏寒凉，故对血瘀有热者最为适宜。用治上述诸证，可单用本品研末酒调服，即丹参散(《校注妇人良方》)；又可与益母草、当归、川芎等同用，以增强活血调经作用。

2. 用于瘀血阻滞之心腹疼痛，癥瘕积聚，热痹肿痛等证 本品长于通行血脉、消癥散结，广泛用于多种瘀血证，为活血化瘀之要药。用治：①瘀血阻滞之心腹刺痛，可与砂仁、檀香等同用，如丹参饮(《医学金针》)；②瘀血内停，日久渐积之癥瘕积聚，可与三棱、莪术等同用；③热痹之关节红肿热痛，常与忍冬藤、秦艽等同用；④热毒疮痈，多配金银花、连翘等清热解毒之品。

3. 用于温病热入营血，心悸失眠等证 本品药性寒凉，入心经，能清心除烦安神。用治：①温病热入营血之心烦、躁扰不宁甚或谵语，常与地黄、玄参等同用，如清营汤(《温病条辨》)；②心阴血不足，虚火内扰之心悸怔忡、失眠多梦，常与地黄、酸枣仁等同用，如天王补心丹(《摄生秘剖》)。

【用法用量】 煎服，9～15g。

【使用注意】 不宜与藜芦同用。

【参考资料】

1. 古籍摘要

《神农本草经》：“主心腹邪气……寒热积聚，破癥除瘕，止烦满。”

《日华子本草》：“养血定志，通利关节……止血崩带下，调妇人经脉不匀，血郁心烦。”

《本草便读》：“丹参，功同四物，能祛瘀以生新，善疗风而散结，性平和而走血……丹参虽有参名，但补血之力不足，活血之力有余，为调理血分之首药。”

2. 化学成分 本品含脂溶性成分，如丹参酮Ⅰ、ⅡA、ⅡB，隐丹参酮等；水溶性成分，如丹参素、原儿茶醛，原儿茶酸等。

3. 药理作用 本品有扩张冠状动脉、增加冠脉流量、改善心肌缺血等作用；并能扩张外周血管，改善微循环；有抗凝血、促进纤维蛋白溶解，抑制血小板凝聚，抑制血栓形成的作用；还有增强免疫、降血糖、抗肿瘤、抗菌、抗炎、解热、镇静、抗过敏、降低胆固醇等作用。

4. 现代运用 现代临床常以本品为主，随证配伍，可治疗冠心病、心绞痛、脑血管疾病、外伤性颅内血肿、肝脾肿大、慢性迁延性肝炎、子宫内膜异位症、痛经、血栓闭塞性脉管炎、呼吸系统疾病、糖尿病等多种疾病。

桃仁(《神农本草经》)

为蔷薇科植物桃 *Prunus persica* (L.) Batsch 或山桃 *Prunus davidiana* (Carr.) Franch. 的干燥成熟种子。主产于四川、陕西、山东、河北等地。果实成熟后采收，除去果肉及核壳，取出种子，晒干。生用、炒用或𬀩用。

【处方用名】 桃仁（生用，活血祛瘀力强）；炒桃仁（炒用，偏于和血润燥，多用于肠燥便秘）；𫫇桃仁（𫫇制，易去皮，除去非药用部分，利于有效成分的溶出，提高药效）。

【性味归经】 苦、甘，平。归心、肝、大肠经。

【功效】 活血祛瘀，润肠通便。

【应用】

1. 用于血瘀证　本品甘平苦泄，入心肝血分，善泄血滞，有较强的活血祛瘀作用，为治血瘀证的常用药。用治：①血瘀经闭、痛经，常与当归、红花等同用，如桃红四物汤(《医宗金鉴》)；②产后恶露不尽、小腹冷痛，常与炮姜、当归等同用，如生化汤(《傅青主女科》)；③瘀血日久之癥瘕积聚，常配桂枝、牡丹皮等，如桂枝茯苓丸(《金匮要略》)；④跌打损伤之瘀滞疼痛，常与红花、大黄等同用，如复元活血汤(《医学发明》)；⑤肠痈，常与大黄、牡丹皮等同用，如大黄牡丹汤(《金匮要略》)。

2. 用于肠燥便秘　本品质润多脂，能润肠通便。用治肠燥便秘，常与当归、火麻仁等同用，如润肠丸(《脾胃论》)。

此外，本品尚有一定的止咳平喘作用，可用于肺痈及咳喘证。

【用法用量】 煎服，4.5～9g。

【使用注意】 孕妇慎用。

【参考资料】

1. 古籍摘要

《神农本草经》："主瘀血，血闭癥瘕，邪气，杀小虫。"

《本草经疏》："桃仁，性善破血，散而不收，泻而无补。"

2. 化学成分　本品含苦杏仁苷、苦杏仁酶、尿囊素酶、乳糖酶、维生素 B_1、挥发油、脂肪油等成分。

3. 药理作用　本品有一定的抗凝及溶血作用，对血流阻滞、血行障碍有改善作用；能降低血液黏度，增加血流量，扩张肝内门静脉；能促进初产妇的子宫收缩及子宫止血；有促进炎症吸收作用，对炎症初期，有较强的抗渗出作用；对呼吸中枢有抑制作用；所含脂肪油有润肠通便的作用。

4. 现代运用　现代常以本品为主，随证配伍，可治疗血管性头痛、三叉神经痛、高血压、顽固性呃逆、消化性溃疡、特发性血尿、急性乳腺炎、急性咽炎、慢性盆腔炎、慢性骨膜炎、骨质增生症、关节扭伤、皮肤瘙痒症、面部黄褐斑、尖锐湿疣等。

红花(《新修本草》)

为菊科植物红花 *Carthamus tinctorius* L. 的干燥花。主产于河南、四川、湖北、云南等地，以产于河南者质优，为道地药材。夏季花由黄变红时采摘，阴干或晒干。生用。

【性味归经】 辛，温。归心、肝经。

【功效】 活血通经，散瘀止痛。

【应用】

1. 用于血滞经闭，痛经，产后瘀滞腹痛等 本品辛散温通，专入心肝血分，能够活血祛瘀，治疗血瘀证，常与桃仁相须为用。用治瘀血阻滞之经闭、痛经、产后腹痛等，常与桃仁、当归等同用，如桃红四物汤(《医宗金鉴》)。

2. 用于癥瘕痞块，跌扑损伤，心腹瘀痛等 本品有良好的通畅血脉，活血消癥，消肿止痛作用。用治：①癥瘕，常与三棱、莪术等同用；②跌打损伤，常与乳香、没药等同用；③心脉瘀阻，胸痹心痛，常与桂枝、丹参等同用；④瘀滞胸痛，日久不愈，常与桃仁、川芎等同用，如血府逐瘀汤(《医林改错》)。

【用法用量】 煎服，3～9g。

【使用注意】 孕妇慎用。

【参考资料】

1. 古籍摘要

《新修本草》："治口噤不语，血结，产后诸疾。"

《本草衍义补遗》："多用则破血，少用则养血。"

《本草纲目》："活血润燥，止痛，散肿，通经。"

2. 化学成分 本品主要含红花黄色素，可分为黄色素Ⅰ、Ⅱ、Ⅲ等成分及红花醌式红花苷、红花多糖等，尚含多种不饱和脂肪酸的甘油酸酯类等。

3. 药理作用 本品水提物有轻度兴奋心脏、增加冠脉血流量及心肌营养性血流量的作用；有抑制血小板聚集、增加纤溶、降血脂作用；煎剂对动物子宫有兴奋作用和雌激素样作用，对已孕子宫尤为明显。

4. 现代运用 现代常以本品为主，随证配伍，可治疗冠心病、心绞痛、脑血栓、血栓闭塞性脉管炎、多种妇科疾病、流行性出血热、丹毒、十二指肠溃疡、传染性肝炎、精神分裂症、血栓外痔、骨折及外伤瘀肿、骨质增生、急慢性肌肉劳损、青少年近视眼等。

附：西红花

为鸢尾科植物番红花 *Crocus sativus* L. 的干燥柱头。又名"番红花"、"藏红花"。性味甘平。归心、肝经。功效：活血祛瘀，凉血解毒，解郁安神。用于经闭、癥瘕、产后瘀阻、温毒发斑、忧郁痞闷、惊悸发狂等。煎服，3～9g。孕妇慎用。

益母草（《神农本草经》）

为唇形科植物益母草 *Leonurus japonicus* Houtt. 的新鲜或干燥地上部分。又名坤草。全国大部分地区均产。鲜品春季幼苗期至初夏花前期采割；干品夏季茎叶茂盛、花未开或初开时采割，切段，晒干。生用。

【性味归经】 苦、辛，微寒。归肝、心、膀胱经。

【功效】 活血调经，利尿消肿。

【应用】

1. 用于妇科血瘀诸证　本品苦泄辛散，主入血分，善于活血祛瘀调经，为妇科经产要药。用治瘀血阻滞之月经不调、痛经、经闭、产后恶露不尽、瘀阻腹痛等证，可单用熬膏服，或与川芎、红花等同用。

2. 用于小便不利，水肿　本品能利水消肿，并有活血祛瘀之功。治疗水瘀互结之水肿、小便不利，可单用，亦可与白茅根、泽兰等同用，以增强活血化瘀，利尿消肿作用。

此外，本品尚有清热解毒作用，可治疗热毒疮痈。

【用法用量】 煎服，9～30g。

【使用注意】 孕妇忌用。

【参考资料】

1. 古籍摘要

《本草纲目》："活血破血，调经解毒。治胎漏，难产，胎衣不下，血晕，血风，血痛，崩中漏下，尿血，泻血，疳痢痔疾，打扑内损，瘀血，大便小便不通。"

《本草拾遗》："主浮肿下水，兼恶毒肿。"

2. 化学成分　本品主要含益母草碱、水苏碱等多种生物碱，尚含苯甲酸、月桂酸等成分。

3. 药理作用　本品水提及醇提液对多种动物的子宫均有兴奋作用；益母草碱能增加冠脉流量，减慢心率，改善微循环；对麻醉兔有利尿作用；水浸剂对皮肤真菌有抑制作用。

4. 现代运用　现代常以本品为主，随证配伍，可治疗多种妇科疾病、肾炎、高粘血症、高血压、冠心病、急性静脉炎、肝硬化腹水、尿路结石、前列腺肥大等。

牛膝(《神农本草经》)

为苋科植物牛膝 *Achyranthes bidentata* Bl. 的干燥根。主产于河南、山东、江苏、浙江等地，以产于河南怀庆者为道地药材，称怀牛膝，是著名的四大怀药之一。冬季茎叶枯萎时采挖，除去须根及泥沙，捆成小把，晒至干皱后，将顶端切齐，晒干。生用或酒炙用。

【处方用名】 牛膝、怀牛膝（生用，长于活血祛瘀，引血下行）；酒牛膝（酒炙，可增强补肝肾，强筋骨，祛瘀止痛作用）。

【性味归经】 苦、酸，平。归肝、肾经。

【功效】 补肝肾，强筋骨，活血通经，引血下行，利尿通淋。

【应用】

1. 用于肝肾不足证　本品酸平，善于补肝肾，强筋骨。用治：①肝肾不足之腰膝疼痛、下肢痿软无力，常与杜仲、续断等同用，如续断丸(《扶寿精方》)；②痹痛日久，肝肾虚损，腰膝疫痛者，配伍独活、桑寄生等，如独活寄生汤(《备急千金要方》)；③湿热成痿，足膝痿软，宜与黄柏、苍术同用，即三妙丸(《医学正传》)。

2. 用于瘀血阻滞诸证　本品入血分，性善下行，长于逐瘀通经，为治妇科瘀血阻滞所致经产诸证之良药。用治：①妇科瘀滞证，与当归、桃仁、红花等同用；②胸中血瘀证，宜配伍桃仁、红花、川芎等，如血府逐瘀汤(《医林改错》)；③跌打损伤，可与续断、乳香、没药等同用。

3. 用于上部火热证　本品能引血（火）下行，以降上炎之火。用治：①血热妄行之上部出血，如吐血、衄血等，可配伍栀子、白茅根等；②肝阳上亢之头痛、眩晕，宜与赭石、龙骨等平肝之品同用，如镇肝息风汤(《医学衷中参西录》)；③胃火上炎之牙痛、口舌生疮等，可配伍石膏、知母等。

4. 用于淋证，水肿等　本品苦泄下降，能利尿通淋。用治：①热淋、血淋，常与冬葵子、车前子、滑石等利尿通淋之品同用，如牛膝汤(《备急千金要方》)；②水肿，配伍附子、桂枝、车前子等，如加味肾气丸(《济生方》)。

【用法用量】 煎服，4.5～9g。

【使用注意】 孕妇慎用。

【参考资料】

1. 古籍摘要

《神农本草经》："主寒湿痿痹，四肢拘挛，膝痛不可屈伸，逐血气，伤热火烂，堕胎。"

《本草纲目》："治久疟寒热，五淋尿血，茎中痛，下痢，喉痹，口疮，齿痛，痈肿恶疮，伤折。”“所主之病，大抵得酒则能补肝肾，生用则能去恶血。”

2. 化学成分　本品含三萜皂苷、多糖、生物碱及香豆素等成分，并含少量昆虫变态激素等。

3. 药理作用　本品所含昆虫变态激素能促进蛋白质合成；醇浸剂对大鼠甲醛性关节炎有明显的抑制作用，具有抗炎和镇痛作用；煎剂能使子宫收缩幅度增强，频率加快，具有兴奋子宫和抗生育作用。

4. 现代运用　现代常以本品为主，随证配伍，治疗多种妇科疾病、跌打损伤、风湿性关节炎、类风湿性关节炎、乳糜尿、麻疹合并喉炎等。

附：川牛膝

为苋科植物川牛膝 *Cyathula officinalis* Kuan 的干燥根。主产于四川、贵州等地。秋、冬二季采挖，除去芦头、须根及泥沙，烘或晒至半干，堆放回润，再烘干或晒干。性味甘、微苦，平。归肝、肾经。功效：逐瘀通经，引血下行，利尿通淋。用于风湿腰膝疼痛，脚痿筋挛，尿血血淋，妇女经闭，癥瘕，跌仆损伤等。煎服，4.5～9g。孕妇忌用。

鸡血藤（《本草纲目拾遗》）

为豆科植物密花豆 *Spatholobus suberectus* Dunn 的干燥藤茎。主产于湖北、四川、江西、河南等地。秋冬二季采收，除去枝叶，切片，晒干。生用。

【性味归经】苦、甘，温。归肝、肾经。

【功效】补血，活血，通络。

【应用】

1. 用于血瘀或血虚之月经不调、痛经、经闭等证　本品苦泄温通，甘温补益，主入血分，既能活血，又能补血，对妇女因血瘀、血虚所致月经不调、痛经、经闭均可应用。用治：①血瘀所致上述诸证，常与川芎、香附等同用；②血虚为病者，可与熟地黄、当归等同用。

2. 用于风湿痹痛，手足麻木，肢体瘫痪等证　本品能活血养血，通经活络。用治：①中风肢体瘫痪，可与黄芪、红花、地龙等同用；②风湿痹痛，手足麻木，常与牛膝、桑寄生、独活等同用。

【用法用量】煎服，9～15g。

【参考资料】

1. 古籍摘要

《本草纲目拾遗》：“其藤最活血，暖腰膝已风瘫。”藤胶“壮筋骨，已酸痛，和酒服……治老人气血虚弱，手足麻木瘫痪等症；男子虚损，不能生育及遗精白浊……妇人经血不调，赤白带下，妇人干血劳及子宫虚冷不受胎。”

《饮片新参》："去瘀血，生新血，流利经脉。治暑痧，风血痹症。"

2. 化学成分 本品含异黄酮类化合物、甾体化合物、三萜类化合物等成分。

3. 药理作用 本品小剂量即能增强子宫节律性收缩，较大剂量收缩更明显；煎剂对实验性家兔贫血有补血作用，又有抗炎作用；能增加实验动物股动脉血流量，降低血管阻力，对血小板聚集有明显的抑制作用。

4. 现代运用 现代常以本品为主，随证配伍，可治疗冠心病、白细胞减少症、血小板减少、闭经、乳腺增生等疾病。

王不留行（《神农本草经》）

为石竹科植物麦蓝菜 *Vaccaria segetalis*（Neck.）Garcke 的干燥成熟种子。除华南外，广布于全国各地。夏季果实成熟、果皮尚未开裂时采割植株，晒干，打下种子，除去杂质，再晒干。生用或炒用。

【处方用名】 王不留行、王不留（生用，长于消痈肿）；炒王不留行、炒王不留（炒后质地松泡，易于煎出有效成分）。

【性味归经】 苦，平。归肝、胃经。

【功效】 活血通经，下乳消肿。

【应用】

1. 用于血滞经闭、痛经 本品入肝走血，其性善行，能够活血通经。用治经行不畅之痛经、经闭，常与当归、香附、川芎等同用，以增强活血调经作用。

2. 用于产后乳汁不下，乳痈肿痛 本品主归肝、胃经，走而不守，能行血脉，通乳汁。用治：①产后乳汁不通，常与穿山甲等同用，如涌泉散(《卫生宝鉴》)；②产后气虚血亏，乳汁稀少，常与人参、黄芪、当归、猪蹄等同用，如通乳丹(《傅青主女科》)；③哺乳期乳汁壅滞而致乳痈肿痛，可与瓜蒌、蒲公英、夏枯草等同用。

此外，本品尚有利尿通淋作用，可用治多种淋证。

【用法用量】 煎服，4.5～9g。

【使用注意】 孕妇慎用。

【参考资料】

1. 古籍摘要

《神农本草经》："主金疮，止血逐痛。出刺，除风痹内寒。"

《本草纲目》："王不留能走血分，乃阳明冲任之药，俗有'穿山甲、王不留，妇人服了乳长流'之语，可见其性行而不住也。"

2. 化学成分 本品含王不留行皂苷、黄酮苷、植物酸钙镁、磷脂、豆甾醇等成分。

3. 药理作用　本品煎剂对动物子宫有明显的兴奋作用，其醇浸液作用更强；有抗着床、抗早孕作用；还有调节生理功能，影响体内代谢的作用。

4. 现代运用　现代常以本品为主，随证配伍，可治疗缺乳症、急性乳腺炎、泌尿系结石、肋间神经痛、带状疱疹等。

干漆(《神农本草经》)

为漆树科植物漆树 *Toxicodendron vernicifluum* (Stokes) F. A. Barkl. 的树脂经加工后的干燥品。主产于福建、江西、安徽、四川等地。一般收集盛漆器具底部留下的漆渣，干燥。煅用或炒用。

【处方用名】生干漆（生品，辛温有毒，慎用）；干漆、煅干漆（煅用，降低毒性和刺激性）。

【性味归经】辛，温；有毒。归肝、脾经。

【功效】破瘀血，消积，杀虫。

【应用】

1. 用于血瘀闭经，癥瘕积聚　本品辛散温通，性善下行，有较强的破血逐瘀作用，故凡瘀血阻滞重证皆可用之，然其性有毒，宜与养血之品同用，使破瘀而不伤正。用治：①妇女月水不通，小腹坚痛，常与当归、白芍等同用；②血瘀经闭、癥瘕积聚，常与牛膝、桃仁等同用。

2. 用于虫积腹痛　本品能够杀虫。用治虫积腹痛，可与苦楝皮、槟榔等同用。

【用法用量】煎服，2.4～4.5g。

【使用注意】孕妇及体虚无瘀者慎用。

【参考资料】

1. 古籍摘要

《神农本草经》："主治绝伤，补中，续筋骨，填髓脑，安五脏，五缓六急，风寒湿痹。生漆，去长虫。"

《药性本草》："能杀三虫，主女人经脉不通。"

《本草经疏》："干漆，能杀虫消散，逐肠胃一切有形之积滞，肠胃既清，则五脏自安，痿缓痹结自调矣。又损伤一证，专从血论，盖血者有形者也，形质受病，惟辛温散结而兼咸味者，可入血分而消之，瘀血消则绝伤自和，筋骨自续，而髓脑自足矣。其主痞结腰痛，女子疝瘕者，亦指下焦血分受寒，血凝所致。利小肠者，取其通行经脉之功耳。至于疗咳嗽，虽非正治，然亦有瘀血停积，发为骨蒸劳瘵，以致咳嗽者，得其消散瘀血之力，则骨蒸退而咳嗽亦除也。"

2. 化学成分　干漆是生漆中的漆酚在虫漆酶（Laccase）的作用下在空气中

氧化生成的黑色树脂物质。

3. 药理作用 本品醇提物在离体平滑肌器官上有拮抗组胺、5－羟色胺、乙酰胆碱的作用；水煎醇沉液对呼吸中枢有兴奋作用。

4. 现代运用 现代以本品配伍他药，可治疗丝虫病、囊虫病等。

月季花(《本草纲目》)

为蔷薇科植物月季 *Rosa chinensis* Jacq. 的干燥花。全国各地均产，主产于江苏、山东、山西、河北等地，尤以江苏产量大、品质优。全年均可采收，花微开时采摘，阴干或低温干燥。生用。

【性味归经】 甘，温。归肝经。

【功效】 活血调经，疏肝解郁，消肿。

【应用】

1. 用于肝郁血滞之月经不调、痛经 本品味甘性温，气味芳香，主入肝经血分，能够疏肝活血而调经。用治气滞血瘀之月经不调、痛经、经闭等，单用即效，亦常与活血行气调经之品当归、香附等同用。

2. 用于疮疡肿毒，跌打肿痛，瘰疬 本品有活血消肿作用。用治上述诸证，可配伍夏枯草、浙贝母、土鳖虫等。

【用法用量】 煎服，1.5～4.5g。

【参考资料】

1. 古籍摘要

《本草纲目》："活血，消肿，敷毒。"

《本经逢原》："为活血之良药，捣敷肿疡用之，痘疮触犯经月之气而伏陷者，用以加入汤药即起。"

《泉州本草》："通经活血化瘀，清肠胃湿热，泻肝火，止咳，止血止痛，消痈毒。治肺虚咳嗽咯血，痢疾，瘰疬溃烂，痈疽肿毒，妇女月经不调。"

2. 化学成分 本品含挥发油、槲皮苷、没食子酸、鞣质、色素等成分。

3. 药理作用 本品所含没食子酸有抗菌、抗病毒作用；花瓣提取物有抗氧化作用；能够抑制血小板聚集；还有增强免疫、利尿、抗癌等作用。

4. 现代运用 现代临床以本品配伍他药，可治疗妇女月经不调、血瘀性闭经、产后子宫脱垂、创伤性肿痛、疮疖肿痛、腰膝肿痛等。

第三节　活血疗伤药

本类药物性味多辛、苦、咸，主归肝、肾经。能够活血化瘀，消肿止痛，续筋接骨，生肌敛疮。主要适用于跌打损伤，瘀肿疼痛，骨折筋损，金疮出血等伤科疾患，也可用于其他瘀血病证。

马钱子(《本草纲目》)

为马钱科植物马钱 *Strychnos nux－vomica* L. 的干燥成熟种子。主产于印度、越南、缅甸、泰国等地。冬季采收成熟果实，取出种子，晒干。生用或制用。

【处方用名】生马钱子（生用，毒性剧烈，仅供外用）；马钱子、制马钱子（制用，毒性降低，可供内服，常制成丸散应用）。

【性味归经】苦，温；有大毒。归肝、脾经。

【功效】通络止痛，散结消肿。

【应用】

1. 用于跌打损伤　本品苦泄散结，消肿止痛，为伤科要药。用治跌打损伤之瘀肿疼痛，常与乳香、没药等同用，如九分散(《急救应验良方》)。

2. 用于痈疽肿痛　本品能散结消肿止痛。用治痈疽肿痛，单用即效，常作外用。

3. 用于风湿顽痹，麻木瘫痪　本品善于搜风除湿，通经络，利关节，止痹痛。用治：①风湿顽痹，麻木不仁，拘挛疼痛甚或瘫痪，单用即效，亦常与麻黄、乳香、全蝎等同用；②手足麻木、半身不遂，可与甘草等同用。

【用法用量】炮制后入丸散用，0.3～0.6g。

【使用注意】不宜生用，不宜多服久服；孕妇禁用。

【参考资料】

1. 古籍摘要

《本草纲目》："伤寒热病，咽喉痹痛，消痞块，并含之咽汁，或磨水噙咽。"

《医学衷中参西录》："开通经络，透达关节之力，远胜于它药。"

2. 化学成分　本品含番木鳖碱、马钱子碱、异番木鳖碱、伪番木鳖碱、番木鳖苷、绿原酸等成分。

3. 药理作用　本品有中枢兴奋作用（治疗量首先兴奋脊髓的反射功能，其次兴奋延髓的呼吸中枢及血管运动中枢，并可提高大脑皮质感觉中枢的机能，中毒量可抑制呼吸中枢）；能够镇咳、祛痰；对多种细菌有不同程度的抑制作用；

所含生物碱具有强烈的苦味，可促进消化机能。

4. 现代运用 现代临床以本品为主，随证配伍，可治疗神经系统疾病、感染性疾病、腰腿痛、功能性不射精、阳痿、周围性面神经麻痹、格林-巴利综合征等。

骨碎补（《药性论》）

为水龙骨科植物槲蕨 *Drynaria fortunei*（Kunze）J. Sm. 的干燥根茎。主产于江西、浙江、福建、台湾等地，以产于江西者质量最佳。全年均可采挖，除去泥沙，干燥，或再燎去茸毛（鳞片）。生用或砂烫用。

【处方用名】骨碎补、申姜、猴姜、毛姜（生用，密被鳞叶，不易除净，且质地坚硬而韧，不利于粉碎和煎煮）；烫骨碎补（砂烫后，质地松脆，易于除去鳞叶，使有效成分易于煎出）。

【性味归经】苦，温。归肾、肝经。

【功效】活血续伤，补肾强骨。

【应用】

1. 用于跌仆损伤 本品苦泄温通，长于活血止痛，续筋接骨，为伤科要药，尤宜于筋伤骨折之证，内服外用均有良效。《本草拾遗》云："骨碎补，本名猴姜，以其主伤折、补骨碎，故命此名"。用治：①跌仆损伤，瘀肿疼痛，可单用本品浸酒服，或水煎服，亦可研末外敷；②金疮伤筋断骨，常与自然铜、没药等同用，如骨碎补散(《太平圣惠方》)。

2. 用于肾虚诸证 本品归肝入肾，具有温补肾阳，强筋健骨，补益虚损之功。用治：①肾虚腰痛脚弱，可与补骨脂、牛膝等同用；②肾虚之耳鸣耳聋、牙松齿痛，常与熟地黄、山茱萸等同用；③肾阳虚之五更泄泻，可配伍肉豆蔻、山药等。

【用法用量】煎服，3~9g；鲜品6~15g；外用鲜品适量。

【参考资料】

1. 古籍摘要

《药性论》："主骨中疼痛，风血毒气，五劳六极，口手不收，上热下冷，悉能主之。"

《开宝本草》："主破血，止血，补伤折。"

《本草纲目》："治耳鸣及肾虚久泻，牙痛。"

2. 化学成分 本品含柚皮苷等异黄酮、骨碎补二氢黄酮苷，尚含骨碎补酸、少量淀粉等。

3. 药理作用 本品能改善软骨细胞，推迟骨细胞的退行性病变；水煎液能促进骨对钙的吸收，并提高血钙和血磷水平，有利于骨折的愈合；所含多糖和双氢黄酮苷有降血脂和抗动脉硬化作用；对链霉素所致急性毒副作用也有防治作用。

4. 现代运用　现代临床以本品为主配伍他药，可治疗链霉素毒副反应、寻常疣等。

自然铜(《雷公炮炙论》)

为硫化物类矿物黄铁矿族黄铁矿，主含二硫化铁（FeS_2）。主产于四川、湖南、湖北、云南等地。采挖后，除去杂质。生用或煅用。

【处方用名】 自然铜（生用，质硬，有效成分难以煎出）；煅自然铜（煅淬后，使质地疏松，便于煎出有效成分）。

【性味归经】 辛，平。归肝经。

【功效】 散瘀，接骨，止痛。

【应用】

跌打损伤，血瘀肿痛，筋伤骨折　本品味辛行散，主入肝经，善走血分，能够散瘀止痛，接骨疗伤，为伤科要药。用治跌打损伤，内服常与乳香、没药、当归、羌活等同用，如自然铜散(《张氏医通》)；外用可与土鳖虫、骨碎补等同用，研末，白蜜调敷。

【用法用量】 煎服，3～9g，宜先煎；多入丸散服，每次0.3g；外用适量。

【参考资料】

1. 古籍摘要

《本草纲目》："自然铜，接骨之功与铜屑同，不可诬也。但接骨之后，不可常服，即便理气活血可尔。"

《日华子本草》："排脓，消瘀血，续筋骨。治产后血邪，安心，止惊悸。"

2. 化学成分　本品主要含二硫化铁，尚含微量铜、镍等成分。

3. 药理作用　本品煎液可使骨痂生长加快，促进骨折愈合；可促进骨髓自身及周围血液中网状细胞和血红蛋白的增生；还有抗真菌作用。

4. 现代运用　现代常以本品为主，随证配伍，治疗创伤骨折所致的软组织损伤早期、扭挫伤等；亦可用于冠心病、心绞痛等。

土鳖虫(《神农本草经》)

为鳖蠊科昆虫地鳖 *Eupolyphaga sinensis* Walker 或冀地鳖 *Steleophaga plancyi* (Boleny) 的雌虫干燥体。又名䗪虫。主产于湖南、湖北、江苏、河南等地。捕捉后置沸水中烫死，晒干或烘干。生用。

【性味归经】咸，寒；有小毒。归肝经。

【功效】破瘀血，续筋骨。

【应用】

1. 用于跌打损伤 本品味咸入血，性寒有小毒，力猛善走，能够破血逐瘀，续筋接骨，为伤科常用之品。用治：①骨折伤痛，可单用本品研末调服，亦可与骨碎补、自然铜、乳香等同用，如接骨紫金丹(《杂病源流犀烛》)；②骨折后期，筋骨软弱者，宜配续断、杜仲等补肾强骨之品，如壮筋续骨丸(《伤科大成》)。

2. 用于血滞经闭，产后瘀阻腹痛，癥瘕痞块 本品活血力强，能破血逐瘀，通经消癥。用治：①血滞经闭，产后瘀阻腹痛，常与大黄、桃仁等同用，如下瘀血汤(《金匮要略》)；②五劳虚极，瘀血内留之干血劳、经闭腹痛，可与大黄、水蛭、虻虫等同用，如大黄䗪虫丸(《金匮要略》)；③癥瘕，常配柴胡、鳖甲、桃仁等，如鳖甲煎丸(《金匮要略》)。

【用法用量】煎服，3 ~9g。

【使用注意】孕妇禁用。

【参考资料】

1. 古籍摘要

《神农本草经》："主心腹寒热洗洗，血积癥瘕，破坚，下血闭。"

《本草纲目》："行产后血积，折伤瘀血，重舌，木舌，小儿腹痛夜啼。"

2. 化学成分 本品含多种氨基酸、少量生物碱、挥发油、蛋白质、糖类、甾族化合物、酚类、有机酸、脂肪等成分。

3. 药理作用 本品水提物可提高心肌和脑对缺血的耐受力，并降低心、脑组织的耗氧量；能降低总胆固醇，可延缓动脉粥样硬化的形成；有抗血栓作用；还有抗肿瘤的作用。

4. 现代运用 现代常以本品配伍他药，治疗面神经麻痹、晚期肿瘤、闪挫伤、骨折、软组织挫伤、血吸虫病、冠心病、肝硬化等。

苏木(《新修本草》)

为豆科植物苏木 *Caesalpinia sappan* L. 的干燥心材。主产于广西、广东、海南、云南等地。多于秋季采伐，除去白色边材，干燥。用时劈成薄片或研成粗末。生用。

【性味归经】甘、咸、辛，平。归心、肝、脾经。

【功效】活血疗伤，祛瘀通经。

【应用】

1. 用于跌打损伤 本品味咸入血，功能行血祛瘀，消肿止痛，故为伤科常用之品。用治跌打损伤，筋伤骨折，瘀血肿痛等，常与乳香、没药等同用，如八厘散(《医宗金鉴》)。

2. 用于血瘀经闭，产后瘀阻腹痛，心腹瘀痛，疮痈肿毒等　本品味辛行散，能活血祛瘀通经。用治：①妇科瘀血阻滞诸证，常与当归、川芎、红花等同用，如通经丸(《类证治裁》)；②心腹瘀痛，常与川芎、丹参、延胡索等同用；③疮痈肿毒，宜配伍金银花、连翘、蒲公英等清热解毒之品。

【用法用量】煎服，3～9g。

【使用注意】孕妇慎用。

【参考资料】

1. 古籍摘要

《新修本草》："主破血，产后血胀闷欲死者。"

《日华子本草》："治妇人血气心腹痛，月候不调及蓐劳，排脓止痛，消痈肿扑损瘀血。"

2. 化学成分　本品含巴西苏木素、苏木酚、挥发油、鞣质等成分。

3. 药理作用　本品所含巴西苏木素能抑制血小板聚集；水煎醇提液可增加冠脉流量，促进微循环；煎剂有镇静催眠作用；可使离体蛙心收缩力增强；水提液有抗癌、抑菌作用；对小鼠的离体子宫有抑制作用。

4. 现代运用　现代临床常以本品配伍他药，治疗冠心病、心绞痛、跌打损伤、血栓性静脉炎、内痔等疾病。

血竭(《雷公炮炙论》)

为棕榈科植物麒麟竭 *Daemonorops draco* Bl. 果实渗出的树脂经加工制成。主产于印度尼西亚、马来西亚、伊朗等国，我国广东、台湾等地亦有种植。秋季采果实，置蒸笼内蒸煮，使树脂渗出；或将树干砍破或钻以若干小孔，使树脂自然流出，凝固而成。打碎研末，生用。

【性味归经】甘、咸，平。归心、肝经。

【功效】祛瘀定痛，止血生肌。

【应用】

1. 用于跌打损伤，瘀滞心腹疼痛等证　本品味咸性平，专入血分，能化瘀止痛、活血疗伤，为伤科所常用。用治：①跌打损伤，瘀血肿痛，常与麝香、乳香、没药等同用，如七厘散(《良方集腋》)；②妇女瘀血痛经、经闭，产后瘀阻腹痛或瘀滞心腹刺痛，可与三棱、莪术、当归等同用。

2. 用于外伤出血，疮疡不敛等　本品具有化瘀止血，生肌敛疮之功。用治：①外伤出血，常与麝香、乳香、没药等同用，研末外敷，如七厘散(《良方集腋》)；②疮疡久溃不敛，常与乳香、没药等同用，如血竭散(《圣济总录》)。

【用法用量】入丸散剂，1~2g；研末撒敷患处或入膏药用。

【使用注意】无瘀血者不宜用；孕妇及月经期患者忌用。

【参考资料】

1. 古籍摘要

《海药本草》："主打伤折损，一切疼痛，补虚及血气搅刺，内伤血聚。"

《本草纲目》："散滞血诸痛。""乳香、没药虽主血病，而兼入气分，此则专于血分者也。"

《新修本草》："心腹卒痛，金疮血出，破积血，止痛，生肉。"

2. 化学成分 本品含血竭素、血竭红素、去甲基血竭素、去甲基血竭红素、黄烷醇等成分。

3. 药理作用 本品对烫伤所致的炎症能加速结痂，促进伤口愈合；对多种致病真菌有不同程度的抑制作用；注射剂能降低血细胞比容，加快红细胞及血小板的电泳速度，缩短家兔血浆再钙化时间，抑制血小板聚集，防止血栓形成；本品可明显增加血浆中环磷酸腺苷的水平，而降低血浆环磷酸鸟苷的含量。

4. 现代运用 现代常以本品为主，随证配伍，治疗上消化道出血等内科出血症、胃溃疡、外伤感染、骨折、遗精、陈旧性心肌梗死等。

刘寄奴(《新修本草》)

为菊科植物奇蒿 *Artemisia anomala* S. Moore 的干燥全草。主产于江苏、浙江、江西等地。夏秋季花开时采收，连根拔起，洗净，鲜用，或晒干，打成捆备用，防夜露雨淋变黑。生用。

【性味归经】辛、苦，温。归心、肝、脾经。

【功效】破瘀通经，止血消肿，消食化积。

【应用】

1. 用于跌打损伤，创伤出血 本品辛苦而温，入心肝二经，有破血通经，散瘀止痛之功。用治：①跌打损伤所致瘀滞肿痛，可单用研末以酒调服，又常与骨碎补、延胡索等同用，如流伤饮(《伤科秘方》)；②金疮出血，可单用鲜品捣烂外敷，又可与茜草、五倍子等同用。

2. 用于血滞经闭，产后瘀阻腹痛 本品辛散苦泄，既可破瘀通经，又能化瘀止痛。用治：①血滞经闭，可与当归、川芎、桃仁等同用；②产后瘀阻腹痛，可与活血通经药益母草、桃仁等同用。

3. 用于食积证 本品芳香醒脾，消食助运。用治食积，可单用煎服，亦可与鸡内金、山楂、白术等同用。

【用法用量】煎服，3～10g；外用适量，研末调敷，亦可用鲜品捣烂外敷。

【使用注意】孕妇慎用。

【参考资料】

1. 古籍摘要

《新修本草》："破血下胀，多服令人下痢。"

《本草经疏》："苦能降下，辛温通行，血得热则行，故能主破血下胀。昔人谓为金疮要药，又治产后余疾，下血止痛者，正以其行血迅速故也。"

2. 化学成分　本品含奇蒿黄酮、香豆精、异泽兰素、脱肠草素、奇蒿内酯等成分。

3. 药理作用　本品缩煎液可使醋酸棉酚引起的大鼠高血清谷丙转氨酶明显下降；对麻醉犬和大鼠有明显的利胆作用；对多种杆菌有抑制作用。

4. 现代运用　现代临床以本品配伍他药，可治疗卵巢囊肿、病毒性肝炎、细菌性痢疾、冠心病、心绞痛、乳糜尿、慢性盆腔炎等。

第四节　破血消癥药

本类药物味多辛苦，药性峻猛，走而不守，能破瘀血消癥积。主要用治瘀血时间较长，程度较重的癥瘕积聚，亦可用于血瘀经闭、瘀血肿痛、偏瘫等症。

莪术(《药性论》)

为姜科植物蓬莪术 *Curcuma phaeocaulis* Val.、广西莪术 *Curcuma kwangsiensis* S. G. Lee et C. F. Liang 或温郁金 *Curcuma wenyujin* Y. H. Chen et C. Ling 的干燥根茎。主产于四川、福建、广东等地。冬季茎叶枯萎后采挖，洗净，蒸或煮至透心，晒干或低温干燥后除去须根及杂质。生用或醋制用。

【处方用名】莪术（生用，能够破血行气，消积止痛）；醋莪术（醋制，可增强止痛作用）。

【性味归经】辛、苦，温。归肝、脾经。

【功效】破血行气，消积止痛。

【应用】

1. 用于血滞经闭，瘀血心腹刺痛，癥瘕积聚等　本品辛散苦泄温通，入气走血，既能行气，又能破血止痛，常与三棱相须为用，治疗血瘀气滞诸痛证。用治：①血瘀经闭，可配伍当归、红花、桃仁等；②心腹刺痛，常与丹参、川芎等同用；③癥瘕积聚，常与香附、当归、延胡索等同用，如莪术散(《寿世保元》)。

2. 用于食积腹痛 本品有破滞气、消食积、止疼痛的作用。治疗食积证，常与槟榔、木香等行气止痛之品同用。

【用法用量】 煎服，6～9g。

【使用注意】 孕妇禁用。

【参考资料】

1. 古籍摘要

《药性论》："治女子血气心痛，破痃癖冷气，以酒醋摩服。"

《日华子本草》："治一切气，开胃消食，通月经，消瘀血，止扑损痛，下血及内损恶血等。"

2. 化学成分 本品主要含挥发油，油中的主要成分为莪术呋喃酮、莪术烯醇、姜黄烯等，尚含棕榈酸、姜黄素等成分。

3. 药理作用 本品有抗癌作用；挥发油能抑制多种致病菌的生长；水提液有抑制血小板聚集、抗血栓形成的作用；还有增强记忆、延缓衰老及抗早孕等作用。

4. 现代运用 现代常以本品为主，随证配伍，治疗小儿病毒性肠炎、小儿闭塞性脑血管炎偏瘫、多种儿科病毒性疾病、宫颈糜烂、霉菌性阴道炎、精神分裂症等。

三棱（《本草拾遗》）

为黑三棱科植物黑三棱 *Sparganium stoloniferum* Buch. – Ham. 的干燥块茎。主产于江苏、河南、山东、江西等地。冬季至次年春采挖，洗净，削去外皮，晒干。生用或醋炙用。

【处方用名】 三棱（生用，破血行气之力较强）；醋三棱（醋炙，可增强止痛作用）。

【性味归经】 辛、苦，平。归肝、脾经。

【功效】 破血行气，消积止痛。

【应用】

本品主治病证与莪术基本相同，二者常相须为用。然本品偏于破血，而莪术偏于破气。

【用法用量】 煎服，4.5～9g。

【使用注意】 孕妇禁用。

【参考资料】

1. 古籍摘要

《日华子本草》："治妇人血脉不调，心腹痛，落胎，消恶血，补劳，通月经，治气胀，消扑损瘀血，产后腹痛，血晕并宿血不下。”

《医学衷中参西录》：“三棱气味俱淡，微有辛意；莪术味微苦，亦微有辛意，性皆微温，为化瘀血之要药。若细核二药之区别，化血之力三棱优于莪术，理气之力莪术优于三棱。”

2. 化学成分　本品含挥发油、β－谷甾醇、芒柄花素、豆甾醇、饱和脂肪酸、三棱酸等成分。

3. 药理作用　本品煎剂可抑制血小板聚集，使动物血栓形成时间明显延长；可直接破坏肿瘤细胞，对实验动物肿瘤模型有一定抑制作用；还有明显的镇痛作用。

4. 现代运用　现代临床以本品配伍他药，可治疗泌尿系结石、血尿、子宫内膜异位症、不孕症、顽固性扁桃体肿大、晚期肿瘤等。

水蛭(《神农本草经》)

为水蛭科动物蚂蟥 *Whitmania pigra* Whitman、水蛭 *Hirudo nipponica* Whitman 或柳叶蚂蟥 *Whitmania acranulata* Whitman 的干燥全体。全国各地均产。夏秋二季捕捉，用沸水烫死，晒干或低温干燥。生用或用滑石粉烫后用。

【处方用名】水蛭（生品有毒，以破血逐瘀为主）；烫水蛭（用滑石粉烫后，可使质地酥脆，利于粉碎，并降低毒性）。

【性味归经】咸、苦，平；有小毒。归肝经。

【功效】破血通经，逐瘀消癥。

【应用】

用于癥瘕积聚，血瘀经闭，跌打损伤等　本品味苦而咸，善入血分，作用峻猛，长于破血逐瘀消癥。用治：①癥瘕、经闭，常与三棱、桃仁等同用；②跌打损伤，瘀肿疼痛，宜与苏木、自然铜等活血疗伤之品同用。

【用法用量】煎服，1.5～3g；入丸散剂，每次0.3～0.5g。

【使用注意】孕妇禁服。

【参考资料】

1. 古籍摘要

《神农本草经》：“主逐恶血，瘀血，月闭，破血逐瘀，无子，利水道。”

《名医别录》：“堕胎。”

《本草衍义》：“治折伤。”

2. 化学成分　本品含水蛭素、蛋白质、氨基酸、肝素、抗血栓素、组胺样物质等成分。

3. 药理作用　本品所含水蛭素能防止血栓形成，对已形成的血栓有溶解作用；能抑制纤维蛋白原转化为纤维蛋白，也能抑制凝血因子的活化及凝血酶诱导的血小板反应，抗凝作用极强大；水煎液能使血中胆固醇和甘油三酯含量降低；注射液能促进脑血肿及皮下血肿吸收；且有终止妊娠的作用。

4. 现代运用 现代常以本品为主，随证配伍，治疗冠心病、心绞痛、高血压、脑出血、高脂血症、突发性耳聋、肝血管瘤、血栓性静脉炎等。

穿山甲(《名医别录》)

为鲮鲤科动物穿山甲 *Manis pentadactyla* Linnaeus 的干燥鳞甲。主产于广西、广东、云南、贵州等地。收集鳞甲，洗净，晒干。生用、砂烫或醋淬用。

【处方用名】 穿山甲（生品，质地坚硬而韧，并有腥臭味，不宜用）；炮山甲（砂炮，质酥脆，易于粉碎及煎出有效成分，腥气极微）；醋山甲（醋淬，增强通经下乳作用）。

【性味归经】 咸，微寒。归肝、胃经。

【功效】 活血消癥，通经下乳，消肿排脓。

【应用】

1. 用于血瘀经闭，癥瘕积聚，风湿痹痛 本品性善走窜，既能活血祛瘀，又能通经消癥。用治：①血瘀经闭，常与川芎、当归等活血通经之品同用；②癥瘕积聚，可与三棱、莪术等同用；③风湿痹痛，麻木拘挛，常与白花蛇、蜈蚣、羌活等同用。

2. 用于产后缺乳 本品味咸入血，通利走窜，具有良好的通经下乳作用，为治疗妇女产后乳汁不下的常用药。用治：①气血亏虚之乳汁稀少者，常与黄芪、当归等补气养血之品同用；②气血壅滞之乳汁不下者，常与王不留行相须为用，以增强通经下乳作用。

3. 用于疮痈肿毒，瘰疬痰核 本品能活血消癥，消肿排脓，对疮痈脓未成者可使其消散，脓已成者可促其溃破，乃疮疡常用之品。用治：①疮疡初起，常与金银花、皂角刺等同用，如仙方活命饮(《校注妇人良方》)；②痈肿脓成不溃，常与黄芪、当归等同用，如透脓散(《外科正宗》)；③瘰疬、痰核，常与夏枯草、浙贝母、玄参等化痰散结之品同用。

【用法用量】 煎服，5～9g，一般炮制后用。

【使用注意】 孕妇慎用。

【参考资料】

1. 古籍摘要

《本草纲目》："除痰疟寒热，风痹强直疼痛，通经脉，下乳汁，消痈肿，排脓血，通窍杀虫。""古方鲜用，近世风疟、疮科、通经下乳，用为要药。盖此物……能窜经络，达于病所故也。……谚云：‘穿山甲、王不留，妇人食了乳长流。’”

《医学衷中参西录》：“穿山甲，味淡性平，气腥而窜，其走窜之性，无微不至，故能宣通脏腑，贯彻经络，透达关窍，凡血凝血聚为病，皆能开之。”

2. 化学成分　本品含硬脂酸等多种游离氨基酸、胆甾醇、挥发油、水溶性生物碱、多种微量元素等成分。

3. 药理作用　本品多种制剂对实验动物有直接扩张血管壁，降低外周阻力，显著增加股动脉血流量的作用；能降低血液黏度；有升高白细胞、抗炎、提高缺氧耐受力的作用。

4. 现代运用　现代常以本品为主，随证配伍，治疗肝硬化、结核病、乳腺增生、慢性溃疡久不收口、前列腺增生症、肩周炎、泌尿系结石、尿潴留、特发性血尿、痤疮、扁平疣、传染性软疣等。

虻虫(《神农本草经》)

为虻科昆虫复带虻 *Tabanus bivittatus* Matsumura 的雌虫干燥全体。主产于广西、四川、浙江、江苏等地。夏、秋季捕捉，捕后用沸水烫死，洗净晒干。生用、焙用或米炒用。

【处方用名】虻虫（生用，腥味较强，破血力猛，并有致泻的副作用）；焙虻虫、米炒虻虫（焙后或米炒，可降低毒性和腥臭气味，便于粉碎）。

【性味归经】苦，微寒；有小毒。归肝经。

【功效】破血，逐瘀，消癥。

【应用】

1. 用于瘀血经闭，癥瘕积聚　本品苦泄性烈有毒，独入肝经血分，而能破血消癥，通利血脉。用治：①血瘀经闭、恶露不下，可与熟地黄、水蛭、桃仁等同用，如地黄通经丸(《校注妇人良方》)；②五劳虚极，干血内停之癥瘕积聚，常与大黄、土鳖虫、水蛭等同用，如大黄䗪虫丸(《金匮要略》)。

2. 用于跌打损伤　本品具有逐瘀疗伤，散结止痛作用。用治跌打损伤，可与乳香、没药等活血疗伤之品同用。

【用法用量】煎服，1～1.5g；研末服，每次0.3g。

【使用注意】孕妇及体虚无瘀、腹泻者忌用。

【参考资料】

1. 古籍摘要

《神农本草经》：“逐瘀血，破下血积，坚痞，癥瘕，寒热，通利血脉及九窍。”

《名医别录》："女子月水不通，积聚，除贼血在胸腹五脏者，及喉痹结塞。"

2. 化学成分 本品含蛋白质、胱氨酸、胆固醇及钙、镁、磷、铁、铜等多种微量元素。

3. 药理作用 本品水提物能明显抑制血小板聚集，降低全血粘度和血浆粘度，改善血液流变学各项指标；有提高小鼠耐缺氧能力的作用；能加强离体蛙心的收缩力；对垂体后叶素所致的急性心肌缺血有一定的改善作用。

4. 现代运用 现代临床以本品配伍他药，可治疗冠心病、心绞痛、血小板增多症、内痔等疾病。

斑蝥(《神农本草经》)

为芫青科昆虫南方大斑蝥 *Mylabris phalerata* Pallas 或黄黑小斑蝥 *Mylabris cichorii* Linnaeus 的干燥体。主产于江苏、河南、山东、辽宁等地。夏、秋二季捕捉，闷死或烫死，晒干。生用或米炒用。

【处方用名】 斑蝥（生用，毒性较大，多外用）；炒斑蝥、米炒斑蝥（米炒，降低毒性，矫其气味，可内服）。

【性味归经】 辛，热；有大毒。归肝、胃、肾经。

【功效】 破血消癥，攻毒蚀疮，引赤发泡。

【应用】

1. 用于血滞经闭，癥瘕积聚 本品药性辛散，入血分，既能破血通经，又能消癥散结。用治血瘀经闭，常与桃仁、大黄等同用，以增强活血调经作用，如斑蝥通经丸(《济阴纲目》)。

2. 用于痈疽，顽癣，恶疮瘰疬等 本品辛散有毒，能攻毒散结消肿。用治：①痈疽肿硬不破，常用本品研末和蒜捣膏贴之；②顽癣，常以本品微炒研末，蜂蜜调敷；③瘰疬、瘘疮，常与白矾、青黛等同用，研末外掺，如生肌干脓散(《证治准绳》)。

【用法用量】 炮制后入丸散，0.03～0.06g；外用适量，研末或浸酒醋，或制油膏涂敷患处。

【使用注意】 本品有大毒，内服慎用；孕妇禁用；外用对皮肤、黏膜有强烈的刺激作用，能引起皮肤发红、灼热、起泡，甚至腐烂，故不宜久敷和大面积使用。

【参考资料】

1. 古籍摘要

《神农本草经》："主寒热、鬼疰蛊毒、鼠瘘、恶疮疽，蚀死肌，破石癃。"

《药性论》："治瘰疬，通利水道。"

《本草纲目》："斑蝥专主走下窍，直至精溺之处，蚀下败物，痛不可挡。"

2. 化学成分　本品主要含斑蝥素，还含蚁酸、油脂、色素等成分。

3. 药理作用　本品所含斑蝥素可刺激人和动物皮肤发红起泡；有抗癌作用；斑蝥素的各种衍生物能刺激骨髓而有升高白细胞的作用；斑蝥素还有增强免疫、抗病毒、抗菌作用；斑蝥灸对家兔实验踝关节炎有明显消肿作用。

4. 现代运用　现代临床以本品或配伍他药，外用或内服，治疗原发性肝癌、神经性皮炎、风湿痛、过敏性鼻炎、气管炎、寻常疣、甲沟炎等疾病。

小　结

本类药物味多辛苦而温，主入肝、心二经血分，具有活血祛瘀作用，并通过活血祛瘀而产生活血止痛、活血调经、活血疗伤、活血消痈及破血消癥等多种功效，其主治范围广，适用于各种瘀血证。

一、活血止痛药

本类药物既能活血，又多兼行气，具有良好的止痛作用，主治血瘀诸痛证。其中：

1. 川芎、延胡索　均能活血行气止痛，均可用治血瘀气滞之痛证。其中，川芎长于活血，能上行头目，祛风止痛，为治头痛之要药，善治多种头痛及风湿痹痛；又能下达血海而活血调经，善治妇人经产诸疾。延胡索长于止痛，凡一身上下诸痛，无论属血瘀、气滞，或血瘀气滞并见，皆可用之。

2. 郁金、姜黄　同源于姜科植物的根茎或块根，均能活血散瘀、行气止痛，用治血瘀气滞之痛证。然而，郁金用其块根，苦寒凉血，行气力强，以治血热瘀滞证为宜，更以治胸胁腹痛为其特点；并能清心解郁、利胆退黄，用治热病神昏、痰火阻闭心窍之癫痫、血热出血、湿热黄疸。姜黄用其根茎，辛温行散，祛瘀力强，以治寒凝气滞血瘀证为佳；又长于行肢臂而祛风湿，善治风寒湿痹肩臂疼痛。

3. 乳香、没药　均能活血止痛，消肿生肌。用治外伤科跌打损伤瘀滞肿痛、痈疽疮疡及瘀滞心腹诸痛等，二药常相须为用。二者区别在于乳香偏于行气伸筋；没药偏于散血化瘀。

4. 五灵脂　既能活血，又能止血，并有止痛作用，多用于瘀滞诸痛证及出血证。

二、活血调经药

本类药物多能通畅血脉而调妇人经水，主治妇女月经不调、痛经、经闭及产后瘀滞腹痛等证。其中：

1. 丹参、川芎 均能活血祛瘀，调经止痛，同治妇科经产诸疾、外伤科疮痈肿毒、跌打损伤等瘀血阻滞证。其中，丹参微寒，长于清血分瘀热，兼能凉血、清心除烦，血瘀有热者用之最宜，并治风湿热痹、热入营血之烦躁不安及心悸失眠等证。川芎性温，长于行气解郁，祛风止痛，适用于血瘀诸证或兼气滞者，并治肝郁气滞证、多种头痛、风湿痹痛。

2. 桃仁、红花 均善活血祛瘀通经，常相须为用，为治妇科血瘀经闭及产后腹痛，内科胸痹心痛之常用药，且消肿止痛力强，外伤瘀肿多用。其中，桃仁兼能润肠通便；红花又善散瘀止痛。

3. 益母草 为妇科经产要药，能活血调经，善治血瘀经产诸证；又能利水消肿，善治水瘀互结之水肿；兼清热解毒，善治热毒疮疡及湿疹瘙痒。

4. 牛膝（怀牛膝）、川牛膝 为同科植物，均能活血通经、引血下行，用治多种瘀血证、气火上逆之出血证、风湿痹痛等。其中，怀牛膝偏于补肝肾，强筋骨，善治肾虚之腰膝酸软、筋骨无力。川牛膝偏于活血通经，利尿通淋，善治风湿阻络之腰膝疼痛、脚痿筋挛、尿血血淋。

5. 鸡血藤 既能活血，又兼补血作用，为活血补血调经之品，善治血瘀或血虚之月经不调、痛经、经闭；又能通经活络，用治风湿痹痛，手足麻木，肢体瘫痪等证。

三、活血疗伤药

本类药物能够活血化瘀，消肿止痛，续筋接骨，生肌敛疮。主要适用于跌打损伤，瘀肿疼痛，骨折筋损，外伤出血等伤科疾患。其中：

1. 马钱子 功能通络止痛，散结消肿，为伤科要药。用于治疗跌打损伤、疮痈肿毒、风湿顽痹等。本品苦温有大毒，不宜生用，不宜多服久服；孕妇禁用。

2. 骨碎补、自然铜、土鳖虫、苏木 均为伤科续筋接骨之常用药，适用于跌打损伤，瘀肿疼痛，筋伤骨折等证。其中，骨碎补长于补肾强筋健骨，用治肾虚腰痛脚弱、耳鸣耳聋、牙齿松动等；自然铜散瘀止痛力强，长于促进骨折愈合，骨折多用；土鳖虫性寒有小毒，力猛善走，破血逐瘀，通经消癥，善治血滞经闭、产后瘀阻腹痛、癥瘕痞块；苏木长于消肿止痛，可用治妇科血瘀经产诸痛、心腹瘀痛、疮痈肿毒。

四、破血消癥药

本类药物药性峻猛，能破瘀血消癥积，主要用治瘀血时间较长，程度较重的癥瘕积聚。其中：

1. 三棱、莪术　均能破血行气、消积止痛，用治癥瘕积聚、经闭、心腹瘀痛及食积脘腹胀痛。其中，三棱偏于破血，莪术偏于破气。

2. 水蛭　有小毒，药力峻猛，能破血逐瘀消癥，可用于血滞经闭、癥瘕积聚、跌打损伤等瘀血重证，为破血消癥之良药。

复习思考题

1. 试述活血祛瘀药的含义、作用、适应证、分类及使用注意。
2. 比较郁金与姜黄、川芎与丹参、牛膝与川牛膝、桃仁与红花、三棱与莪术功用之异同。
3. 分别说出川芎、延胡索、郁金、丹参、益母草、牛膝的功效及主要应用。
4. 运用活血祛瘀药时，应与何类药物相配伍？其依据是什么？

第十三章 化痰止咳平喘药

凡以祛痰或消痰为主要作用，治疗痰证的药物，称为化痰药；以制止或减轻咳嗽喘息为主要作用，治疗咳喘证的药物，称为止咳平喘药。因咳喘多夹痰，痰多易发咳喘，而化痰药多兼止咳、平喘作用，止咳平喘药又每兼化痰作用，故将化痰药与止咳平喘药合并为一章介绍。

本类药物大多具辛、苦或甘味，主入肺经，辛能宣通肺气，苦能燥湿化痰、降泄肺气，甘能润燥，从而具有宣降肺气、化痰止咳、降气平喘等作用。化痰药主要适用于各种痰证，如外感或内伤引起的痰涎阻肺，肺失宣降之痰多、咳嗽、气喘，痰蒙清窍或引动肝风所致的眩晕、癫痫、中风、惊厥，亦可用于痰阻经络所致的瘰疬、瘿瘤、阴疽流注、肢体麻木等；止咳平喘药主要用于各种咳嗽和喘息。

由于痰有寒痰、湿痰、热痰、燥痰等的不同，化痰药的药性有温燥与凉润之别，故本章药一般分为温化寒痰药、清热化痰药和止咳平喘药三类。

应用本类药物，除应根据病证不同，有针对性地选择相应的化痰药及止咳平喘药外，还因痰、咳、喘三者常相互兼杂，故治疗上化痰药多与止咳平喘药配伍使用，并根据痰、咳、喘的不同病因和证型作适当配伍。如外感而致者，配伍解表药；里热者，配伍清热药；里寒者，配伍温里散寒药；虚劳者，配伍补虚药。此外，治疗癫痫、惊厥、眩晕、昏迷等病证，则应分别配伍平肝息风药、开窍药、安神药；治疗瘰疬、瘿瘤，应配软坚散结药；治疗阴疽流注，配伍温阳散寒通滞药。因为“脾为生痰之源”，故治疗痰证时，常配健脾燥湿药，以求标本同治。又因痰易阻滞气机，故配理气药，可使气顺痰消。

使用本类药物时应注意，咳嗽兼有咯血者，不宜使用温燥之性强烈的刺激性化痰药；麻疹初起，虽有咳嗽，不宜单用止咳药，以免恋邪而影响麻疹透发，对收敛及温燥之品尤应忌用。

第一节 温化寒痰药

本类药物药性温燥，有温化寒痰和燥湿化痰作用。适用于寒痰、湿痰证，症见咳嗽气喘、痰多色白、舌苔白腻等；亦可用于由寒痰、湿痰所致的眩晕、肢体麻木、阴疽流注等。

半夏(《神农本草经》)

为天南星科植物半夏 *Pinellia ternata*（Thunb.）Breit. 的干燥块茎。主产于四川、湖北、河南、安徽等地。夏、秋二季采挖，洗净，除去外皮及须根，晒干。生用或制用。

【处方用名】 生半夏（生用有毒，只供外用，长于消肿散结止痛。生品辛烈有毒，不宜内服，故处方中写为半夏者，都应付给炮制品。又因半夏的炮制方法很多，故所付的半夏常因地而异，一般多付给姜半夏或法半夏）；清半夏（用8%白矾溶液炮制，长于燥湿化痰）；姜半夏（用生姜、白矾炮制，长于降逆止呕）；法半夏（用甘草、石灰水炮制，长于燥湿健脾）；半夏曲（用法半夏与赤小豆、苦杏仁、鲜辣蓼、鲜苍耳草及面粉经加工发酵而成，长于化痰消食）。

【性味归经】 辛，温；有毒。归脾、胃、肺经。

【功效】 燥湿化痰，降逆止呕，消痞散结；外用消肿止痛。

【应用】

1. 用于湿痰、寒痰证 本品辛温而燥，入脾、肺经，具有燥湿化痰，温化寒痰之功，为治湿痰要药，亦可用于寒痰证。用治：①湿痰证之咳嗽痰多、色白质稀等，常与陈皮、茯苓等同用，如二陈汤(《和剂局方》)；②痰湿上扰之眩晕头痛，可与白术、天麻等同用，如半夏白术天麻汤(《医学心悟》)；③寒痰证，可与干姜、细辛等配伍。

2. 用于多种呕吐 本品入胃经，善降胃气而止呕，为止呕良药，对各种原因所致呕吐，均可随证配伍应用。用治：①痰饮或胃寒呕吐，与生姜同用，即小半夏汤(《金匮要略》)；②胃热呕吐，常与黄连、竹茹等同用；③妊娠呕吐，常配伍紫苏梗、砂仁等；④胃虚呕吐，可配伍人参、白蜜等，如大半夏汤(《金匮要略》)。

3. 用于心下痞，结胸，梅核气 本品辛散消痞，化痰散结。用治：①寒热互结之心下痞满，常与黄连、黄芩、干姜等配伍，如半夏泻心汤(《伤寒论》)；②痰热结胸，则与黄连、瓜蒌同用，即小陷胸汤(《伤寒论》)；③痰气互结之梅核气，常配伍厚朴、紫苏、茯苓等，如半夏厚朴汤(《金匮要略》)。

4. 用于瘿瘤，痰核，痈疽肿毒等 本品内服能消痰散结，外用消肿止痛。用治：①瘿瘤、痰核，常与海藻、昆布、浙贝母等同用，如海藻玉壶汤(《医宗金鉴》)；②痈疽发背、无名肿毒及毒蛇咬伤等，以生半夏研末，鸡蛋清调敷患处。

此外，本品能燥湿和胃，与秫米同用，可用于痰浊内阻，胃气不和之失眠，即半夏秫米汤(《灵枢》)。

【用法用量】 煎服，3 ~9g；外用适量。

【使用注意】 本品性温燥，阴虚燥咳及咳血者应慎用；不宜与乌头类药材同用。

【参考资料】

1. 古籍摘要

《神农本草经》："治伤寒寒热，心下坚，下气，喉咽肿痛，头眩，胸胀，咳逆肠鸣，止汗。"

《名医别录》："消心腹胸膈痰热满结，咳嗽上气，心下急痛，坚痞，时气呕逆，消痈肿，堕胎。"

《药性论》："消痰，开胃健脾，止呕吐，去胸中痰满，下肺气，主咳结。新生者摩涂痈肿不消，能除瘤瘿。"

2. 化学成分 本品含β-谷甾醇、葡萄糖苷、多种氨基酸、挥发油、皂苷、左旋麻黄碱、胆碱、生物碱及少量脂肪、多糖、淀粉、蛋白质等成分。

3. 药理作用 本品所含生物碱可抑制呕吐中枢而镇吐；各种炮制品均有明显的止咳作用；所含多糖、生物碱具有抗肿瘤作用；水浸剂能抗心率失常；半夏蛋白有明显的抗早孕作用；葡萄糖醛酸的衍生物有显著解毒作用；本品还有抗溃疡、降血脂、降压等作用。

4. 现代运用 现代临床常单用本品或配伍他药，治疗急慢性胃炎、胃及十二指肠溃疡、溃疡性结肠炎、病毒性心肌炎、突发性音哑、慢性咽炎、颈部淋巴结炎、宫颈糜烂、甲状腺肿瘤等。

天南星(《神农本草经》)

为天南星科植物天南星 *Arisaema erubescens*（Wall.）Schott、异叶天南星 *Arisaema heterophyllum* Bl. 或东北天南星 *Arisaema amurense* Maxim. 的干燥块茎。天南星主产于四川、河南、河北等地；异叶天南星主产于江苏、浙江等地；东北天南星主产于东北、内蒙、河北等地。秋、冬二季茎叶枯萎时采挖，除去须根及外皮，干燥。生用或制用。

【处方用名】 生天南星（生用，长于祛风止痉）；天南星、制天南星（用生姜汁、白矾炮制，降低毒性，并长于燥湿化痰）。

【性味归经】苦、辛，温；有毒。归肺、肝、脾经。

【功效】燥湿化痰，祛风止痉；外用消肿散结。

【应用】

1. 用于湿痰、寒痰证　本品苦温燥烈，入肺脾经，燥湿化痰之力甚强。用治：①湿痰阻肺之痰多、咳嗽，常与半夏、陈皮、枳实等配伍，如导痰汤(《传信适用方》)；②寒痰咳嗽，常配伍干姜、细辛等；③肺热咳嗽，可与黄芩同用，即小黄丸(《素问病机气宜保命集》)。

2. 用于风痰证　本品入肝经，走经络，善祛风痰而止痉厥，为治风痰之要药。用治：①风痰眩晕，常与半夏、天麻等同用，如玉壶丸(《和剂局方》)；②风痰留滞经络，症见半身不遂、口眼㖞斜等，常与半夏、白附子、川乌等同用，如青州白丸子(《和剂局方》)；③破伤风，常与天麻、防风、白附子等同用，如玉真散(《外科正宗》)；④癫痫，可与半夏、僵蚕、全蝎等配伍，如五痫丸(《杨氏家藏方》)。

3. 用于痈疽肿痛，毒蛇咬伤　本品外用能消肿散结止痛。用治：①痈疽肿痛，单用生品研末醋调外敷；②毒蛇咬伤，可与雄黄研末外敷。

【用法用量】煎服，3～9g；外用生品适量。

【使用注意】本品燥烈有毒，阴虚燥痰者及孕妇忌用。

【参考资料】

1. 古籍摘要

《神农本草经》："主心痛，寒热结气，积聚伏梁，筋痿拘缓。利水道。"

《开宝本草》："主中风，麻痹，除痰，下气，破坚积，消痈肿，利胸膈，散血堕胎。"

《本草汇言》："天南星，开结闭，散风痰之药也。但其性味辛燥而烈，与半夏略同，而毒则过之。半夏之性，燥而稍缓；南星之性，燥而颇急。半夏之辛，劣而能守；南星之辛，劣而善行。若风痰湿痰急闭涎痰，非南星不能散。"

2. 化学成分　本品含生物碱、三帖皂苷、安息香酸、氨基酸、D－甘露醇、微量元素等成分；其毒性成分为苛辣性毒素。

3. 药理作用　本品煎剂具有明显的镇静、镇痛及抗惊厥作用；所含皂苷能刺激胃黏膜反射性引起气管分泌增加，有祛痰作用；水提物对肿瘤有抑制作用；所含生物碱有抗心律失常作用。

4. 现代运用　现代常以制天南星为主，随证配伍，治疗高脂血症、急性牙龈炎、牙周脓肿、小儿流涎等；醋制天南星敷贴涌泉穴可治疗小儿流涎。

附：胆南星

为制天南星的细粉与牛、羊或猪胆汁加工而成；或为生天南星细粉与牛、羊、猪胆汁经发酵加工而成。性味苦、微辛，凉。归肺、肝、脾经。功能清热化痰，息风定惊。主治痰热咳嗽，咯痰黄稠，中风痰迷，癫狂惊痫等。煎服，3～6g。

旋覆花(《神农本草经》)

为菊科植物旋覆花 *Inula japonica* Thunb. 或欧亚旋覆花 *Inula britannica* L. 的干燥头状花序。主产于河南、河北、江苏、浙江等地。夏、秋二季花开时采收，除去杂质，阴干或晒干。生用或蜜炙用。

【处方用名】 旋覆花（生用，能够降气化痰止呕）；蜜旋覆花（蜜炙，长于润肺止咳）。

【性味归经】 苦、辛、咸，微温。归肺、脾、胃、大肠经。

【功效】 降气化痰，降逆止呕。

【应用】

1. 用于咳喘痰多，胸膈痞满 本品苦降辛开，入肺经，能降气化痰而平喘，消痰行水而除满。用治：①寒痰咳喘，常与半夏、紫苏子等同用；②痰热咳喘，可配伍瓜蒌、桑白皮等；③顽痰，宜配伍海浮石、蛤壳等化痰软坚之品。

2. 用于噫气，呕吐 本品入胃经，善降胃气而止呕噫。用治痰浊中阻，胃气上逆之噫气、呕吐，常与赭石、半夏等配伍，如旋覆代赭汤(《伤寒论》)。

【用法用量】 煎服，3～9g，包煎。

【使用注意】 阴虚劳嗽，津伤燥咳者忌用。

【参考资料】

1. 古籍摘要

《神农本草经》：“主结气胁下满，惊悸。除水，去五脏间寒热，补中，下气。”

《本草汇言》：“旋覆花，消痰逐水，利气下行之药也。主心肺结气，胁下虚满，胸中结痰，呕吐，痞坚噫气，或心脾伏饮，膀胱留饮，宿水等证。”

2. 化学成分 本品含大花旋覆花内酯、单乙酰基大花旋覆花内酯、二乙酰基大花旋覆花内酯等；另含旋覆花佛术内酯、杜鹃黄素、胡萝卜苷、肉豆蔻酸等；欧亚旋覆花含天人菊内酯、异槲皮苷、绿原酸、咖啡酸等成分。

3. 药理作用 本品有明显的镇咳、祛痰作用；所含黄酮类对组胺引起的支气管痉挛性哮喘有明显的保护作用；煎剂对金黄色葡萄球菌、炭疽杆菌有明显抑制作用；欧亚旋覆花内酯对阴道滴虫和溶组织内阿米巴均有较强的杀灭作用。

4. 现代运用　现代常以本品为主，随证配伍，治疗咳嗽、老年食道癌、慢性肝炎、早期牙髓炎及手术后顽固性呃逆等。

附：金沸草

为旋覆花的地上部分。性味功效与旋覆花相似，但长于疏散。内服主要用于外感咳嗽痰多之证，外用用于疔疮肿毒。煎服，4.5～9g。外用鲜品适量，捣汁涂患处。

芥子(《新修本草》)

为十字花科植物白芥 *Sinapis alba* L. 或芥 *Brassica*（L.）Czern. et Coss. 的干燥成熟种子。前者习称“白芥子”，后者习称“黄芥子”。白芥子主产于河南、安徽、四川等地；黄芥子各地均有栽培，而以河南、安徽产量最大。夏末秋初果实成熟时割取植株，晒干，打下种子，除去杂质。生用或炒黄用。

【处方用名】芥子、白芥子（生用，辛散力强，长于散结通络止痛）；炒白芥子、炒芥子（炒用，药性缓和，长于温肺化痰，利气）。

【性味归经】辛，温。归肺经。

【功效】温肺化痰，利气散结，通络止痛。

【应用】

1. 用于寒痰喘咳，悬饮　本品辛散温通，入肺经，能散肺寒，化痰饮，利气机，通经络。用治：①寒痰壅肺之痰多清稀、咳喘胸闷，常与紫苏子、莱菔子同用，即三子养亲汤(《杂病广要》)；②悬饮，症见咳喘、胸满胁痛，常配伍甘遂、大戟，如控涎丹(《三因极一病证方论》)。

2. 用于肢体麻木，关节肿痛，阴疽流注　本品辛散开泄，温通经络，善祛“皮里膜外”之痰，而消肿散结止痛。用治：①痰湿阻络之肢体麻木、关节肿痛，可与马钱子、没药同用，如白芥子散(《校注妇人良方》)；②痰湿流注，阴疽肿毒，常配伍肉桂、鹿角胶、熟地黄等，如阳和汤(《外科证治全生集》)。

【用法用量】煎服，3～9g；外用适量。

【使用注意】本品辛温走散，耗气伤阴，久咳肺虚及阴虚火旺者忌用；消化道溃疡、出血者忌用；外敷能刺激皮肤黏膜，有发泡作用，皮肤过敏者忌用。

【参考资料】

1. 古籍摘要

《本草纲目》：“利气豁痰，除寒暖中，散肿止痛。治喘嗽反胃，痹木脚气，筋骨腰节诸痛。”

《本草经疏》：“白芥子味极辛，气温。能搜剔内外痰结，及胸膈寒痰，冷涎壅塞者殊效。”

2. 化学成分 本品含芥子油苷、白芥子苷、芥子碱、芥子酶、脂肪油、氨基酸等成分。

3. 药理作用 本品小剂量能引起反射性气管分泌，而有祛痰作用；白芥子苷水解后的产物白芥油有较强的刺激作用，可致皮肤充血、发泡；白芥子粉能使唾液分泌，淀粉酶活性增加，小量可刺激胃黏膜，增加胃液、胰腺的分泌，大量可引起呕吐；水浸液对皮肤真菌有抑制作用。

4. 现代运用 现代常用本品外敷，治疗产后尿潴留、变态反应性鼻炎、甲状腺炎、淋巴结炎、慢性深部脓肿、阑尾周围脓肿及面神经麻痹等。

白前(《名医别录》)

为萝摩科植物柳叶白前 *Cynanchum stauntonii*（Decne.）Schltr. ex Levl. 或芫花叶白前 *Cynanchum glaucescens*（Decne.）Hand. - Mazz. 的干燥根茎及根。主产于浙江、江苏、安徽、湖北等地。秋季采挖，洗净，晒干。生用或蜜炙用。

【处方用名】 白前（生用，长于降气化痰）；蜜白前（蜜炙，长于润肺止咳）。

【性味归经】 辛、苦，微温。归肺经。

【功效】 降气化痰止咳。

【应用】

用于痰多、咳喘 本品辛散苦降，入肺经，善降肺气，祛痰涎而平咳喘，性微温而不燥烈，无论寒、热，外感、内伤，新久咳喘均可用之，尤以痰湿或寒痰阻肺，肺气失降者为宜。用治：①外感风寒咳嗽，常与荆芥、桔梗等配伍，如止嗽散(《医学心悟》)；②肺热咳喘，可与桑白皮、葶苈子等同用，如白前丸(《圣济总录》)。

【用法用量】 煎服，3 ~ 9g。

【参考资料】

1. 古籍摘要

《名医别录》："主治胸胁逆气，咳嗽上气。"

《本草纲目》："手太阴药也。长于降气，肺气壅实而有痰者宜之。"

2. 化学成分 柳叶白前根茎中含 β - 谷甾醇、高级脂肪酸、华北白前醇等；芫花叶白前根中含白前皂苷 A ~ K、白前皂苷元 A、B、白前新皂苷 A、B 及白前二糖等。

3. 药理作用 柳叶白前醇、醚提取物有较明显的镇咳和祛痰作用；水提取物有一定的祛痰和抗炎作用，并具有镇痛及抗血栓作用；芫花叶白前各种提取物均有明显镇咳作用；水、醇提取物具有明显祛痰作用；水提取物还有显著的抗炎作用。

4. 现代运用　现代临床以本品配伍他药，可治疗急慢性气管炎、支气管炎等。

白附子(《中药志》)

为天南星科植物独角莲 *Typhonium giganteum* Engl. 的干燥块茎。主产于河南、甘肃、湖北等地，习惯以河南禹县产者质量为佳，故又名禹白附。秋季采挖，除去须根及外皮，晒干。多制后切片用。

【处方用名】 生白附子（生用，毒性较强，长于解毒散结，仅供外用）；白附子、制白附子（用白矾、生姜制，可降低毒性，并增强祛风痰止痉作用）。

【性味归经】 辛，温；有毒。归胃、肝经。

【功效】 祛风痰，止痉，止痛，解毒散结。

【应用】

1. 用于风痰诸证　本品辛温燥烈，善祛风痰而解痉，为治风痰要药。用治：①风痰阻络之口眼㖞斜，常与全蝎、僵蚕同用，即牵正散(《杨氏家藏方》)；②风痰壅盛之惊风、癫痫，常配伍半夏、天南星等；③破伤风，常与防风、天南星、天麻等同用，如玉真散(《外科正宗》)。

2. 用于痰厥头痛，眩晕　本品既可祛风痰，又能止痛，其性上行，善治头面诸疾。用治：①痰厥头痛、眩晕，常配伍半夏、天南星等；②偏头痛，常与川芎、白芷等同用。

3. 用于瘰疬痰核，毒蛇咬伤　本品外用有解毒散结之功。用治瘰疬痰核、毒蛇咬伤，可用鲜品捣烂外敷，亦可与其他解毒药同用。

【用法用量】 煎服，3～6g；外用生品适量捣烂、熬膏或研末以酒调敷患处。

【使用注意】 孕妇慎用；生品内服宜慎。

【参考资料】

1. 古籍摘要

《四川中药志》："性大温，味辛甘，有毒。入胃、肝经。镇痉止痛，祛风痰，治面部病，中风失音，心痛血痹，偏正头痛，喉痹肿痛，破伤风。"

2. 化学成分　本品含皂苷、生物碱、肌醇、尿嘧啶、黏液质等成分。

3. 药理作用　本品有明显的镇静、镇痛及抗惊厥作用；对结核杆菌有一定的抑制作用，其作用与链霉素相似；煎剂及混悬液对实验动物关节肿胀有较强的抗炎作用。

4. 现代运用　现代常以本品为主，配伍其他药制成膏药外敷，可治疗肺结核。

附：关白附

为毛茛科植物黄花乌头 *Aconitum coreanum*（Levl）Raip 的干燥块根。毒性较大，功效偏于散寒湿止痛，现临床已较少应用。

皂荚(《神农本草经》)

为豆科植物皂荚 *Gleditsia sinensis* Lam. 的干燥果实，又名皂角。主产于四川、河北、河南、陕西等地。秋季采摘成熟果实，晒干。切片，生用或炒用。

【处方用名】 皂荚（生用，燥烈之性较强）；炒皂荚（炒后，可缓和其燥烈之性）。

【性味功效】 辛、咸，温；有小毒。归肺、大肠经。

【功效】 祛痰，开窍。

【应用】

1. 用于顽痰阻肺，咳喘痰多 本品辛行通利气道，咸能软化胶结之顽痰，具有较强的祛痰作用。用治痰饮阻肺之胸闷咳喘、咯痰不爽，可用皂荚研末，以蜜为丸，枣汤送服，即皂荚丸(《金匮要略》)。

2. 用于痰涎壅盛，关窍闭阻 本品辛而性窜，有通窍开噤之功。用治中风、痰厥、癫痫等猝然昏厥、口噤不开等窍闭证，常配伍细辛共研为散，吹鼻取嚏而开窍，即通关散(《丹溪心法》)。

此外，本品有散结消肿功效，熬膏外敷，可用治疮肿未溃者。

【用法用量】 煎服，1.5～5g；焙焦研末服，每次1～1.5g；外用适量。

【使用注意】 本品辛散走窜，非顽痰实证体壮者不宜轻投；孕妇、气虚阴亏及有出血倾向者忌用。

【参考资料】

1. 古籍摘要

《神农本草经》："味辛，咸，温，有小毒。治风痹，死肌，邪气，风头泪出，利九窍，杀精物。"

《本草纲目》："通肺及大肠气，治咽喉痹塞，痰气喘咳，风疠疥癣。""其味辛而性燥，气浮而散。吹之导之，则通上下诸窍；服之则治风湿痰喘肿满，杀虫；涂之则散肿消毒，搜风治疮。"

2. 化学成分 本品含三萜类皂苷、鞣质、蜡醇、豆甾醇、谷甾醇、聚糖、树胶等成分。

3. 药理作用 本品所含三萜类皂苷能刺激胃黏膜而反射性地促进呼吸道黏液的分泌，从而产生祛痰作用；煎剂对离体大鼠子宫有兴奋作用；对革兰氏阴性肠内致病菌、皮肤真菌、阴道滴虫有抑制作用；用量过大，可引起中毒，甚至死亡。

4. 现代运用　现代常以本品为主，内服或外用，治疗窦性心动过速、室上性心动过速、肺结核、肺脓肿、肺心病、支气管肺炎、支气管炎、肺不张、小儿厌食、面神经炎、呃逆、滴虫性阴道炎、疥疮、带状疱疹、足癣、漆疮、丹毒、痱子等疾病。

附：皂角刺

为皂荚树的棘刺。性味辛温，归肝、胃经。功能消肿托毒，排脓，杀虫。用于疮疡初起或脓成不溃、疥癣麻风等。煎服，3～9g；外用适量。

第二节　清化热痰药

本类药物多甘寒或凉润，有清化热痰，润燥化痰的作用，部分药物味咸，兼能软坚散结。适用于热痰、燥痰证，症见咳嗽气喘、痰黄质稠或痰少难咯、唇舌干燥；亦可用于癫痫、中风、瘿瘤、瘰疬等。

桔梗(《神农本草经》)

为桔梗科植物桔梗 *Platycodon grandiflorum*（Jacq.）DC. 的干燥根。全国大部分地区均产，以东北、华北产量较大，而以华东地区产者质优。春、秋二季采挖，洗净，除去须根，趁鲜刮去外皮或不去外皮，干燥。生用。

【性味归经】苦、辛，平。归肺经。

【功效】宣肺利咽，祛痰排脓。

【应用】

1. 用于咳嗽，痰多　本品辛散苦泄，入肺经，善开宣肺气，祛痰宽胸，治疗咳嗽、痰多，无论寒热皆可应用。用治：①风寒咳嗽，常与杏仁、紫苏等配伍，如杏苏散(《温病条辨》)；②风热咳嗽，常配桑叶、菊花等，如桑菊饮(《温病条辨》)；③气滞痰阻之胸闷、咳嗽等，可与枳壳、瓜蒌皮等同用。

2. 用于咽痛，失音　本品能开宣肺气以利咽开音，为治咽喉肿痛，声音嘶哑之要药。用治：①外邪犯肺之咽痛失音，配伍甘草，即桔梗汤(《金匮要略方论》)；②热毒炽盛之咽喉肿痛，常配黄芩、射干、牛蒡子等以清热解毒利咽。

3. 用于肺痈　本品辛散上行，善宣肺祛痰排脓。用治肺痈之咳嗽胸痛、咯痰腥臭，常与甘草同用，即桔梗汤(《金匮要略方论》)，或配伍鱼腥草、金银花等以增强清热解毒之力。

此外，本品又可开宣肺气而通二便，用治癃闭、便秘。

【用法用量】煎服，3～9g。

【使用注意】用量过大易致恶心呕吐。

【参考资料】

1. 古籍摘要

《神农本草经》："主胸胁痛如刀刺，腹满肠鸣幽幽，惊恐悸气。"

《珍珠囊药性赋》："其用有四：止咽痛，兼除鼻塞；利膈气，乃治肺痈；一为诸药之舟楫；一为肺部之引经。"

《本草求真》："开提肺气之圣药，可为诸药舟楫，载之上浮。"

2. 化学成分 本品主要成分为桔梗皂苷，尚含菊糖、植物甾醇、蛋白质、脂肪油、维生素等成分。

3. 药理作用 本品所含桔梗皂苷有明显的祛痰和镇咳作用；有增强抗炎和免疫作用；水提物能增强巨噬细胞的吞噬作用，增强中性粒细胞的杀菌力，提高溶菌酶活性；对应激性溃疡有预防作用；桔梗粗皂苷有镇痛、镇静、解热、降血糖、降胆固醇等作用；桔梗皂苷有很强的溶血作用，不宜作注射给药，但口服能在消化道中分解破坏而失去溶血作用。

4. 现代运用 现代常以本品为主，随证配伍，可治疗肺炎、急性咽炎、声带小结、小儿病毒性与消化不良性肠炎等；外用可治黄褐斑。

川贝母(《神农本草经》)

为百合科植物川贝母 *Fritillaria cirrhosa* D. Don、暗紫贝母 *Fritillaria unibracteata* Hsiao et K. C. Hsia、甘肃贝母 *Fritillaria przewalskii* Maxim. 或梭砂贝母 *Fritillariadelavayi* Franch. 的干燥鳞茎。前三者按不同性状习称"松贝"和"青贝"；后者称"炉贝"。主产于四川、甘肃、云南等地。夏、秋二季或积雪融化时采挖，除去须根、粗皮及泥沙，晒干或低温干燥。生用。

【性味归经】苦、甘，微寒。归肺、心经。

【功效】清热化痰，润肺止咳，散结消肿。

【应用】

1. 用于肺虚久咳，肺热燥咳 本品味苦性寒，能清肺化痰，味甘质润，能润肺止咳，为治内伤久咳、燥痰、热痰之要药。用治：①肺虚劳嗽，常与百部、沙参等配伍；②阴虚久咳，常配伍百合、麦冬等，如百合固金汤(《慎斋遗书》)；③肺燥咳嗽，常配杏仁、麦冬等，如贝母散；④肺热咳嗽，与知母同用，即二母散(《证治准绳》)。

2. 用于乳痈，肺痈，瘰疬 本品苦寒，能清热化痰，消肿散结。用治：①热毒壅结之乳痈、肺痈，常与鱼腥草、蒲公英等配伍；②痰火郁结之瘰疬，常与玄参、牡蛎等同用。

【用法用量】 煎服，3~9g；研末冲服，每次1~2g。

【使用注意】 不宜与乌头类药材同用。

【参考资料】

1. 古籍摘要

《神农本草经》：“主伤寒烦热，淋沥邪气，疝瘕，喉痹，乳难，金疮，风痉。”

《本草汇言》：“贝母，开郁，下气，化痰之药也，润肺消痰，止咳定喘，则虚劳火结之证，贝母专司首剂。”

2. 化学成分 本品主要成分为多种生物碱，如川贝母含青贝碱、松贝碱甲和松贝碱乙，并含川贝碱及西贝碱；暗紫贝母含松贝宁及蔗糖；甘肃贝母含有岷贝碱甲、岷贝碱乙；梭砂贝母含有白炉贝碱、炉贝碱等。

3. 药理作用 本品所含总生物碱及非生物碱部分均有镇咳作用；流浸膏和川贝母碱均有祛痰作用；西贝碱有解痉作用；川贝碱和西贝碱有降压作用；贝母总碱有抗溃疡作用。

4. 现代运用 现代常以本品为主，随证配伍，可治急、慢性支气管炎、上呼吸道感染、肝硬化腹水、婴幼儿消化不良、乳头皲裂等。

浙贝母(《本草正》)

为百合科植物浙贝母 *Fritillaria thunbergii* Miq. 的干燥鳞茎。原产于浙江象山，现主产于浙江等地，别名象贝、大贝、浙贝。初夏植株枯萎时采挖，洗净，擦去外皮，拌以煅过的贝壳粉，吸去浆汁，干燥；或取鳞茎，大小分开，洗净，除去芯芽，趁鲜切成厚片，干燥。生用。

【性味归经】 苦，寒。归肺、心经。

【功效】 清热散结，化痰止咳。

【应用】

1. 用于风热咳嗽，痰热咳嗽 本品味苦性寒，能够清泻肺热，化痰止咳，常用于外感风热或痰热郁肺之咳嗽。用治：①风热咳嗽，常与桑叶、牛蒡子等同用；②痰热咳嗽，可与知母、瓜蒌等配伍。

2. 用于瘰疬，乳痈，肺痈 本品味苦性寒，清泄力大，善于清热化痰，散结消痈。用治：①痰火瘰疬，常与玄参、牡蛎配伍，即消瘰丸(《医学心悟》)；②热毒疮痈、乳痈，常配伍连翘、蒲公英、牛蒡子等；③肺痈，常配鱼腥草、芦根、桃仁等。

【用法用量】 煎服，4.5~9g。

【使用注意】 不宜与乌头类药材同用。

【参考资料】

1. 古籍摘要

《本草正》："大治肺痈、肺痿、咳喘、吐血、衄血，最降痰火，善开郁结，止疼痛，消胀满，清肝火，明耳目，除时气烦热，黄疸，淋闭，便血，溺血；解热毒，杀诸虫及疗喉痹，瘰疬，乳痈发背，一切痈疡肿毒。"

《本经逢原》："同青黛治人面恶疮，同连翘治项上结核。皆取其开郁散结，化痰解毒之功也。"

2. 化学成分 本品主要成分为多种生物碱，如浙贝母碱、去氢浙贝母碱、异浙贝母碱、胆碱等，并含浙贝母苷、贝母醇、胡萝卜素、多种二帖类化合物、脂肪酸等。

3. 药理作用 本品醇提物可抑制水浸应激性和盐酸性小鼠胃溃疡形成；浙贝母碱及去氢浙贝母碱有明显镇咳、镇静、镇痛作用；大剂量可使血压中等程度降低，呼吸抑制，小剂量可使血压微升。

4. 现代运用 现代常以本品为主，随证配伍，治疗消化性溃疡、慢性胃炎、急慢性呼吸道感染、慢性气管炎、外阴瘙痒、前列腺肥大、急性尿潴留、肋软骨炎等。

瓜蒌(《神农本草经》)

为葫芦科植物栝楼 *Trichosanthes kirilowii* Maxim. 或双边栝楼 *Trichosanthes rosthornii* Harms 的干燥成熟果实。主产于山东、河南、河北、浙江等地。秋季果实成熟时，连果梗剪下，置通风处阴干。生用。

【处方用名】瓜蒌、全瓜蒌（皮、子合用）；瓜蒌皮（单用壳，长于清热化痰，利气宽胸）；瓜蒌子（单用种子，长于润肺化痰，润肠通便）。

【性味归经】甘、微苦，寒。归肺、胃、大肠经。

【功效】清热化痰，宽胸散结，润肠通便。

【应用】

1. 用于痰热咳喘 本品甘寒质润，苦寒清热，入肺经，善清肺热，润肺燥。用治：①痰热内结之咳嗽痰黄、质稠难咯、胸闷不畅，常与黄芩、枳实、胆南星等配伍，如清气化痰丸(《医方考》)；②燥热伤肺之咯痰不爽、咽喉干痛，常配伍川贝母、桔梗、天花粉等，如贝母瓜蒌散(《医学心悟》)。

2. 用于胸痹，结胸 本品既能清肺胃之热而化痰，又能利气散结而宽胸。用治：①痰气互结，胸阳不通之胸痹，常与薤白、半夏等配伍，如瓜蒌薤白半夏汤(《金匮要略》)；②痰热结胸，常与黄连、半夏同用，即小陷胸汤(《伤寒论》)。

3. 用于痈肿　本品味苦性寒，能清热散结消肿，善治各种痈肿。用治：①肺痈，常与鱼腥草、芦根等配伍；②肠痈腹痛，常配伍败酱草、红藤等；③乳痈初起，常与牛蒡子、皂角刺等同用，如瓜蒌牛蒡汤(《医宗金鉴》)。

4. 用于肠燥便秘　本品甘寒而润，入大肠经，能润燥滑肠。用治肠燥便秘，常与火麻仁、郁李仁等配伍。

【用法用量】煎服，9～15g。

【使用注意】不宜与乌头类药材同用。

【参考资料】

1. 古籍摘要

《名医别录》：“主胸痹，悦泽人面。”

《本草纲目》：“润肺燥，降火，治咳嗽，涤痰结，利咽喉，止消渴，利大肠，消痈肿疮毒。”

2. 化学成分　本品含三萜皂苷、有机酸、盐类、糖类、树脂、色素等成分；瓜蒌皮含多种氨基酸和生物碱等；种子含脂肪油、皂苷等。

3. 药理作用　本品所含皂苷及氨基酸有祛痰作用；本品有降血脂及扩张冠脉作用；对金黄色葡萄球菌、肺炎球菌、绿脓杆菌、溶血性链球菌等均有抑制作用；瓜蒌仁有致泻作用。

4. 现代运用　现代以本品配伍他药，可治疗冠心病、喘息性气管炎、肺心病、哮喘、妇女乳房纤维瘤、乳腺小叶增生、带状疱疹等。

附：瓜蒌皮、瓜蒌子

1. 瓜蒌皮　为瓜蒌的干燥成熟果皮。味甘性寒，归肺、胃经。功能清热化痰，利气宽胸。用于痰热咳嗽，胸闷胁痛。用法用量：煎服，6～9g。反乌头。

2. 瓜蒌子　为瓜蒌的干燥成熟种子。味甘性寒，归肺、胃、大肠经。功能润肺化痰，滑肠通便。用于燥咳痰粘，肠燥便秘等。用法用量：煎服，9～15g。反乌头。

竹茹(《本草经集注》)

为禾本科植物青秆竹 *Bambusa tuldoides* Munro、大头典竹 *Sinocalamus beecheyanus*（Munro）McClure var. Pubescens P. F. Li 或淡竹 *Phyllostachys nigra*（Lodd.）Munro var. henonis（Mitf.）Stapf ex Rendle 的茎秆的干燥中间层。主产于长江流域和南方各省。全年均可采制，取新鲜茎，除去外皮，将稍带绿色的中间层刮成丝条，或削成薄片，捆扎成束，阴干。生用或姜汁炙用。

【处方用名】竹茹（生品，长于清热化痰，除烦）；姜竹茹（姜汁炙用，长于降逆止呕）。

【性味归经】甘，微寒。归肺、胃经。

【功效】清热化痰，除烦止呕。

【应用】

1. 用于肺热咳嗽，痰热心烦不眠 本品性寒，入肺经，善清肺化痰，清热除烦。用治：①肺热咳嗽，咯痰黄稠，常与黄芩、瓜蒌等配伍；②痰火内扰之心烦不眠、惊悸等，配伍陈皮、半夏、枳实等，如温胆汤(《三因极一病证方论》)。

2. 用于胃热呕吐 本品甘寒入胃经，善清胃热而止呕逆，常用治胃热呕吐。用治：①胃热呕吐，与黄连、黄芩等配伍；②胃虚有热呕吐者，常与人参、陈皮等配伍，如橘皮竹茹汤(《金匮要略》)；③胎热恶阻呕吐，可配伍黄芩、枇杷叶等。

此外，本品有凉血止血作用，可用于吐血、衄血、崩漏等。

【用法用量】煎服，4.5～9g。

【参考资料】

1. 古籍摘要

《名医别录》："治呕啘，温气寒热，吐血，崩中，溢筋。"

《本草汇言》："竹茹，清热化痰，下气止呃之药也。如前古治肺热热甚，咳逆上气，呕哕寒热及血溢崩中诸证。此药甘寒而降，善除阳明一切痰气为疾，用治立安，如诸病非因胃热者勿用。"

《本经逢原》："清胃腑之热，为虚烦、烦渴、胃虚呕逆之要药。"

2. 化学成分 本品含生物碱、鞣质、皂苷、氨基酸、还原糖、三萜等成分。

3. 药理作用 竹茹粉对白色葡萄球菌、大肠杆菌、枯草杆菌、伤寒杆菌等均有较强的抑制作用。

4. 现代运用 现代以本品配伍他药，可治疗妊娠恶阻及皮肤溃疡等。

竹沥(《名医别录》)

来源、分布同竹茹。为竹新鲜的茎秆经火烤灼而流出的淡黄色澄清液汁。现一般用安瓿密封保存备用，也可熬膏瓶贮，称竹沥膏。

【性味归经】甘，寒。归心、肺、肝经。

【功效】清热豁痰，定惊利窍。

【应用】

1. 用于痰热咳喘 本品性寒滑利，祛痰力强。用治痰热郁肺之咳喘、痰稠难咯、顽痰胶结等，常与黄芩、半夏等配伍，如竹沥达痰丸(《申氏尊生方》)。

2. 用于中风痰迷，惊痫癫狂 本品性寒入心经，能涤痰热而开窍定惊。用治：①中风口噤、癫狂，可配伍姜汁灌服；②小儿惊风，常与胆南星、牛黄等配伍。

【用法用量】冲服，15～30ml。

【使用注意】本品性寒滑利，寒痰及便溏者忌用。

【参考资料】

1. 古籍摘要

《名医别录》："治暴中风风痹，胸中大热。止烦闷。"

《本草纲目》："竹沥性寒而滑，大抵因风火燥热而有痰者宜之；若寒湿胃虚肠滑之人服之，则反伤肠胃。"

2. 化学成分　本品含多种氨基酸、葡萄糖、果糖、蔗糖、愈创木酚等酚性成分、甲酸等酸性成分。

3. 药理作用　本品有明显的镇咳、祛痰作用；有升高血糖的作用。

4. 现代运用　现代临床以本品为主，随证配伍，可治疗慢性咽炎、重型乙脑、流脑及体癣等。

天竺黄(《蜀本草》)

为禾本科植物青皮竹 *Bambusa textilis* McClure 或华思劳竹 *Schizostachyum chinense* Rendle 等秆内分泌液干燥后的块状物。主产于广西、广东、云南等地。秋、冬二季采收。生用。

【性味归经】甘，寒。归心、肝经。

【功效】清热化痰，清心定惊。

【应用】

用于心肝经痰热证　本品甘寒，入心肝经，善清心、肝之热，化痰定惊。为痰热惊风之要药。用治：①小儿痰热惊风，常与麝香、朱砂等配伍，如抱龙丸(《小儿药证直诀》)；②热病神昏，常配牛黄、钩藤等，如小儿回春丹(《敬修堂药说》)；③中风痰壅，癫痫等，常与郁金、石菖蒲等同用。

【用法用量】煎服，3～9g。

【参考资料】

1. 古籍摘要

《蜀本草》："治石毒发热。"

《开宝本草》："治小儿惊风天吊，镇心明目，去诸风热。疗金疮，止血。滋养五脏。"

《日华子本草》："治中风痰壅，卒失音不语，小儿客忤及痫疾。"

2. 化学成分　本品含甘露醇、硬脂酸、竹红菌甲素、竹红菌乙素、氢氧化钾、硅质等成分。

3. 药理作用　本品所含竹红菌甲素对革兰氏阳性菌有明显的抑制作用；竹

红菌乙素有明显的镇痛抗炎作用，提高痛阈强度优于消炎痛。

4. 现代运用 现代临床以本品配伍他药，可治疗银屑病、白内障、烧烫伤、妇女外阴白色病变及肥厚性瘢痕等。

前胡(《名医别录》)

为伞形科植物白花前胡 *Peucedanum praeruptorum* Dunn 的干燥根。主产于浙江、河南、湖南、四川等地，浙江产者为道地药材。冬季至次春茎叶枯萎或未抽花茎时采挖，除去须根，洗净，晒干或低温干燥。切片，生用或蜜炙用。

【处方用名】 前胡（生用，长于疏散风热，降气化痰）；蜜前胡（蜜炙，长于润肺化痰止咳）。

【性味归经】 苦、辛，微寒。归肺经。

【功效】 降气化痰，疏散风热。

【应用】

1. 用于痰热咳喘 本品辛散苦降，性寒清热，入肺经，能够宣降肺气，化痰止咳。用治痰热壅肺之咳喘胸闷、咯痰黄稠，常与杏仁、贝母等配伍，如前胡散(《太平圣惠方》)。

2. 用于风热咳嗽 本品味辛，能疏散风热，化痰止咳。用治：①外感风热之身热头痛、咳嗽痰多，常与桑叶、桔梗等配伍；②风寒咳嗽，常配伍荆芥、紫苏等，如杏苏散(《温病条辨》)。

【用法用量】 煎服，3～9g。

【参考资料】

1. 古籍摘要

《名医别录》："主疗痰满，胸胁中痞，心腹结气，风头痛，去痰实，下气。治伤寒寒热，推陈致新，明目益睛。"

《本草纲目》："清肺热，化痰热，散风邪。"

《药义明辨》："其功先在散结，结散则气下，而痰亦降，所以为痰气要药。"

2. 化学成分 本品主要含多种类型的香豆素及其苷类，其主要成分为前胡醇、前胡苷等，尚含柠檬烯等挥发油。

3. 药理作用 本品能明显降低心肌梗死 5 小时后血清中乳酸脱氢酶、肌酸激酶及其同工酶的活性；所含总香豆素组分具有较好的解热镇痛抗炎作用。

4. 现代运用 现代常以本品为主，随证配伍，治疗细菌性痢疾、慢性肠炎、小儿腹泻、慢性阻塞性肺疾病合并继发性肺动脉高压等。

海藻(《神农本草经》)

为马尾藻科植物海蒿子 *Sargassum pallidum*（Thurn.）C. Ag. 或羊栖菜 *Sargassum fusiforme*（Harv.）Setch. 的干燥藻体。前者习称“大叶海藻”，后者习称“小叶海藻”。主产于辽宁、浙江、福建、广东等沿海地区。夏、秋二季采捞，除去杂质，洗净，晒干。生用。

【性味归经】咸，寒。归肝、胃、肾经。

【功效】消痰利水，软坚散结。

【应用】

1. 用于瘰疬，瘿瘤，睾丸肿痛 本品咸寒，能消痰软坚散结。用治：①瘰疬，常与玄参、夏枯草等配伍，如内消瘰疬丸(《疡医大全》)；②瘿瘤，常与昆布、浙贝母等同用，如海藻玉壶汤(《外科正宗》)；③睾丸肿痛，常配橘核、川楝子等，如橘核丸(《济生方》)。

2. 用于痰饮，水肿 本品能利水消肿，但作用较弱。治疗痰饮、水肿，多与茯苓、猪苓等利水渗湿药同用。

【用法用量】煎服，6～12g。

【使用注意】反甘草。

【参考资料】

1. 古籍摘要

《神农本草经》：“主瘿瘤气，颈下核，破散结气，痈肿癥瘕坚气，腹中上下鸣，下十二水肿。”

《药性论》：“疗疝气下坠疼痛，核肿。”

2. 化学成分 本品含海藻酸、甘露醇、钾、碘、灰分等成分；其中海蒿子还含马尾藻多糖、岩藻甾醇等；羊栖菜还含羊栖菜多糖 A、B、C 及海藻淀粉等。

3. 药理作用 本品所含碘化物对缺碘引起的地方性甲状腺肿大有明显的治疗作用，并对甲状腺机能亢进，基础代谢率增高有暂时抑制作用；所含海藻酸有抗高血脂作用，并能降低血清胆固醇及减轻动脉粥样硬化；海藻酸有类似肝素样作用，主要表现为抗凝血、抗血栓、降低血粘度及改善微循环等；羊栖菜对枯草杆菌有抑制作用；所含海藻多糖对 I 型单纯疱疹病毒有抑制作用。

4. 现代运用 现代常用本品配伍他药或用海藻提取物治疗脑血栓、急性脑梗死、高脂血症、糖尿病、冠心病、慢性肺原性心脏病、肾病综合征、血栓性静脉炎、视网膜静脉阻塞等。

昆布(《名医别录》)

为海带科植物海带 *Laminaria japonica* Aresch. 或翅藻科植物昆布 *Ecklonia kurome Okam.* 的干燥叶状体。主产于山东、辽宁、浙江等地。夏、秋二季采捞，晒干。生用。

【性味归经】 咸，寒。归肝、胃、肾经。

【功效】 同海藻

【应用】 同海藻，常与海藻相须为用。

【用法用量】 煎服，6~12g。

【参考资料】

1. 古籍摘要

《名医别录》："主十二种水肿，瘿瘤聚结气，瘘疮。"

《本草经疏》："昆布咸能软坚，其性润下，寒能除热散结，故主十二种水肿，瘿瘤聚结气，瘘疮。东垣云：瘿坚如石者，非此不除。正咸能软坚之功也。详其气味、性能、治疗，与海藻大略相同。"

2. 化学成分 本品含藻胶酸、昆布素、半乳聚糖等多糖类、多种氨基酸、多种维生素、胡萝卜素、碘、钾、钙等成分。

3. 药理作用 本品所含碘和碘化物有防治缺碘性甲状腺肿的作用；海带氨酸和钾盐有降压作用；海带氨酸和藻胶酸有降低血清胆固醇的作用；昆布多糖能防治高血糖；所含核酸类物质有良好的抗肿瘤活性，并能提高机体免疫力。

4. 现代运用 现代临床以本品配伍他药，治疗视网膜震荡、玻璃体混浊、便秘等疾病。

蛤壳(《神农本草经》)

为帘蛤科动物文蛤 *Meretrix meretrix* Linnaeus 或青蛤 *Cyclina sinensis* Gmelin 的贝壳。沿海各地区均产。夏、秋二季捕捞，去肉，洗净，晒干。生用或煅用。

【处方用名】 蛤壳、海蛤壳（生用，能够清热化痰，软坚散结）；煅蛤壳（煅用，长于制酸止痛、收敛）。

【性味归经】 苦、咸，寒。归肺、胃经。

【功效】 清热化痰，软坚散结。

【应用】

1. 用于痰热咳喘 本品咸寒入肺经，能清肺热而化痰止咳。用治：①肺热咳喘，常与海浮石、瓜蒌子等配伍；②痰火郁结之胸胁疼痛、咯吐痰血，常与青黛同用，即黛蛤散(《卫生鸿宝》)。

2. 用于瘿瘤，痰核　本品味咸，能软坚散结。用治瘿瘤，痰核，常与海藻、昆布等配伍，如含化丸(《证治准绳》)。

此外，本品有利尿作用，可用于脚气浮肿、小便不利；又能制酸，用于治疗胃痛泛酸等；外用可治疗湿疹、烫伤等。

【用法用量】煎服，6~15g，宜先煎；蛤粉包煎。

【参考资料】

1. 古籍摘要

《神农本草经》："主咳逆上气，喘息，烦满，胸痛寒热。"

《药性论》："治水气浮肿，下小便，治咳嗽上气，项下瘤瘿。"

2. 化学成分　本品含碳酸钙、壳胶质、氨基酸、微量元素等成分。

3. 药理作用　本品有抗衰老作用，能明显降低动物过氧化脂质，提高超氧化物歧化酶的活性；还有消炎、利尿、止血等作用。

4. 现代运用　现代常以本品配伍他药，治疗宫颈糜烂、霉菌性阴道炎、银屑病、带状疱疹、黄水疮、小儿脓疱疮等。

海浮石(《本草拾遗》)

为胞孔科动物脊突苔虫 *Costazia aculeata* Canu et Bassler 和瘤苔虫 *Costazia costazii* Audouin 的骨骼；或火山喷出的岩浆形成的多孔状石块。前者俗称"石花"，主产于浙江、福建、广东等沿海；后者习称"浮石"，主产于辽宁、山东、福建等沿海。全年可采，捞出洗净晒干。捣碎或水飞用。

【性味归经】咸，寒。归肺经。

【功效】清热化痰，软坚散结。

【应用】

1. 用于痰热咳喘　本品性寒入肺经，善清肺热而化痰止咳。用治：①痰热壅肺之咳嗽气喘、咯痰黄稠，常与瓜蒌、贝母等配伍，如清膈煎(《景岳全书》)；②肝火灼肺之痰中带血，常与青黛、栀子等同用，如咳血方(《丹溪心法》)。

2. 用于瘰疬，瘿瘤　本品味咸，能软坚散结。用治瘰疬、瘿瘤，可与海藻、牡蛎等软坚散结之品同用。

此外，本品尚有利尿通淋之功，可用于血淋、石淋等。

【用法用量】煎服，10~15g，打碎先煎。

【参考资料】

1. 古籍摘要

《本草纲目》："消瘤瘿结核疝气，下气，消疮肿。""浮石，入肺除上焦痰热，止咳嗽而软坚，清其上源，故又治诸淋。"

《本草正》："消食，消热痰，解热渴，热淋，止痰嗽喘急，软坚癥，利水湿。"

2. 化学成分 脊突苔虫的骨骼主含碳酸钙，并含少量镁、铁等成分；多孔状石块主要含二氧化硅（SiO_2）及氯、镁等成分。

3. 药理作用 本品有促进尿液分泌及祛除支气管分泌物的作用。

4. 现代运用 现代常以本品为主，随证配伍，治疗肺动脉高压所致的顽固性咯血、支气管扩张咯血、淋巴结核、前列腺增生等。

瓦楞子(《本草备要》)

为蚶科动物毛蚶 *Arca subcrenata* Lischke、泥蚶 *Arca granosa* Linnaeus 或魁蚶 *Arca inflata* Reeve 的贝壳。产于各沿海地区。秋冬至次年春季捕捞，洗净，置沸水中略煮，去肉，干燥。生用或煅用。

【处方用名】 瓦楞子（碾碎生用，长于消痰散结）；煅瓦楞子（煅用，长于制酸止痛）。

【性味归经】 咸，平。归肺、胃、肝经。

【功效】 消痰软坚，化瘀散结，制酸止痛。

【应用】

1. 用于瘰疬，瘿瘤 本品味咸，能消痰软坚散结。用治瘰疬、瘿瘤，常与海藻、昆布等配伍，如含化丸(《证治准绳》)。

2. 用于癥瘕痞块 本品既能消痰软坚，又能化瘀散结。用治气滞血瘀及气滞痰疑之癥瘕痞块，可单用，醋淬为丸，如瓦楞子丸(《万氏家抄方》)。

3. 用于胃痛泛酸 本品煅用有制酸止痛之效。用治胃痛泛酸，可与甘草研粉同用，既能制酸，又能止痛。

【用法用量】 煎服，9~15g，打碎先煎。

【参考资料】

1. 古籍摘要

《本草纲目》："咸走血而软坚，故瓦垄子能消血块，散痰积。"

《医林纂要》："去一切痰积，血积，气块，破癥瘕，攻瘰疬。"

2. 化学成分 本品的主要成分为碳酸钙，并含有机质、镁、铁、硅酸盐、磷酸盐等成分。

3. 药理作用 本品所含碳酸钙能中和胃酸，减轻胃溃疡疼痛。

4. 现代运用 现代常以本品配伍他药，治疗胃及十二指肠溃疡、肝脾肿大、消化道肿瘤、烧烫伤等。

黄药子(《开宝本草》)

为薯蓣科植物黄独 *Dioscorea bulbifera* L. 的干燥块茎。主产于湖南、湖北、江苏等地。秋、冬二季采挖，除去根叶及须根，洗净，切片晒干。生用。

【性味归经】苦，寒；有毒。归肺、肝经。

【功效】化痰散结，消瘿，清热解毒。

【应用】

1. 用于瘿瘤　本品能化痰散结以消瘿瘤。治疗瘿瘤，常与海藻、牡蛎等配伍，如海药散(《证治准绳》)。

2. 用于疮疡肿毒，咽喉肿痛，毒蛇咬伤　本品苦寒，能清热解毒，可用于多种热毒证。治疗上述诸证，可单用或配伍金银花、连翘等清热解毒之品。

此外，本品尚有凉血止血作用，可用于血热出血证，尤宜于咯血，多与凉血止血药同用以增强疗效。

【用法用量】煎服，5~9g；研末服，每次1~2g。

【使用注意】本品有毒，不宜过量；脾胃虚弱及肝肾功能异常者慎用。

【参考资料】

1. 古籍摘要

《开宝本草》："主恶肿疮瘘，喉痹，蛇犬咬毒，取根研服之，亦含亦涂。"

《本草纲目》："凉血，降火，消瘿，解毒。"

2. 化学成分　本品主要成分为黄药子甲、乙、丙素等呋喃去甲基二萜类，并含皂苷、蔗糖、还原糖、淀粉、鞣质等。

3. 药理作用　本品对缺碘性甲状腺肿大有一定的治疗作用；对子宫有兴奋作用；黄药子甲素、乙素、丙素以及薯蓣皂苷等均有抗肿瘤作用，尤其对甲状腺腺瘤有独特的疗效；煎剂体外对多种皮肤真菌及金黄色葡萄球菌有抑制作用；黄药子甲素、乙素、丙素以及鞣质等均能引起急性中毒。

4. 现代运用　现代常用本品治疗甲状腺疾患及消化、呼吸系统肿瘤；还多用于妇科及皮肤黏膜疾患，如宫颈炎、银屑病、皮肤疣、小儿肛瘘、急性软组织损伤、前列腺肥大性尿潴留等。

胖大海(《本草纲目拾遗》)

为梧桐科植物胖大海 *Sterculia lychnophora* Hance 的干燥成熟种子。主产于越南、泰国、柬埔寨、马来西亚等国。4~6月果实成熟开裂时，采收种子，晒干。生用。

【性味归经】甘，寒。归肺、大肠经。

【功效】清肺化痰，利咽开音，润肠通便。

【应用】

1. 用于肺热声哑，咽喉肿痛　本品甘寒质轻入肺经，善开宣肺气，清热化痰，利咽开音。用治肺热音哑，咽喉肿痛，单味泡服即效，或与桔梗、甘草等利咽之品同用。

2. 用于热结便秘　本品甘寒入大肠经，能清泄火热，润肠通便。用治热结便秘，可单味泡服，或配伍清热泻下药，以增强疗效。

【用法用量】沸水泡服或煎服，2～3 枚。

【参考资料】

1. 古籍摘要

《本草纲目拾遗》："治火闭痘，服之立起，并治一切热证劳伤，吐衄下血，消毒去暑，时行赤眼，风火牙痛。"

《本草正义》："善于开宣肺气，并能通泄皮毛，风邪外闭，不问为寒为热，并皆主之。抑能开音治瘖，爽嗽豁痰。"

2. 化学成分　本品种子外层主要成分为胖大海素，果皮含半乳糖、戊糖等成分。

3. 药理作用　本品所含胖大海素对血管平滑肌有收缩作用；能改善黏膜炎症；减轻痉挛性疼痛；水浸液具有缓泻作用；还有降压作用。

4. 现代运用　现代临床可单用本品泡服或配伍在复方中煎服，用治咽喉肿痛、咽源性咳嗽、腹泻等；外敷可治疗红眼病。

礞石(《嘉祐本草》)

为变质岩类黑云母片岩或绿泥石化云母碳酸盐片岩及变质岩类蛭石片岩或水黑云母片岩的石块或碎粒。前两种习称"青礞石"，主产于江苏、浙江、湖南、湖北等地；后两种习称"金礞石"，主产于河南、河北等地。全年可采，除去杂质。煅用。

【性味归经】咸，平。归肺、肝经。

【功效】坠气下痰，平肝镇惊。

【应用】

1. 用于顽痰，老痰　本品质重性烈，沉降下行，有镇坠之功，善消痰下气，而治顽痰、老痰。用治顽痰、老痰之胶固难咳、咳逆喘急等，常与黄芩、大黄等配伍，如礞石滚痰丸(《景岳全书》)。

2. 用于癫狂，惊痫　本品既能消痰下气，又能平肝镇惊，为治惊痫之良药。用治：①痰热壅塞之惊风抽搐，常以煅礞石为末，用薄荷汁和白蜜调服，如夺命散(《婴孩宝鉴》)；②痰积惊痫，可用礞石滚痰丸(《景岳全书》)逐痰降火定惊。

【用法用量】 多入丸散服，每次1～3g。

【参考资料】

1. 古籍摘要

《嘉祐本草》："食积不消，留滞在脏腑，宿食癥块久不瘥，及小儿食积羸瘦，妇人积年食癥，攻刺心腹。"

《本草纲目》："治积痰惊痫，咳嗽喘急。"

《本草备要》："能平肝下气，为治惊利痰之圣药。"

2. 化学成分 青礞石含硅酸盐、镁、铁、铝等成分；金礞石含云母与石英、钾、铁、镁、锰、铝、硅酸等成分。

3. 药理作用 本品有化痰、泻下等作用。

4. 现代运用 现代常以本品配伍他药，治疗癫痫、颈部淋巴结核、冠心病、小儿肺炎重症等。

第三节　止咳平喘药

本类药物味或辛或苦或甘，药性或温或寒，主要具有止咳平喘作用。适用于咳嗽、喘息之证。而咳喘之证，病情复杂，有外感内伤之别，寒热虚实之异，临床使用时，应根据不同证型，选用适宜药物，并作相应配伍。

苦杏仁(《神农本草经》)

为蔷薇科植物山杏 *Prunus armeniaca* L. var. ansu Maxim.、西伯利亚杏 *Prunus sibirica* L.、东北杏 *Prunus mandshurica*（Maxim.）Koehne 或杏 *Prunus armeniaca* L. 的干燥成熟种子。主产于东北、华北、西北、内蒙古等地。夏季采收成熟果实，除去果肉及核壳，晒干。生用，或 㫪用、炒用。

【处方用名】 苦杏仁、杏仁（生用有小毒，能够止咳平喘，润肠通便）；㫪杏仁（㫪后可降低毒性）；炒杏仁（炒制后性温，增强温肺散寒的作用）。

【性味归经】 苦，微温；有小毒。归肺、大肠经。

【功效】 止咳平喘，润肠通便。

【应用】

1. 用于咳嗽气喘 本品味苦而降，入肺经，善降泄肺气而止咳平喘，为治咳嗽要药，随证配伍，可广泛用于多种咳喘证。用治：①风寒咳嗽，常与麻黄、甘草同用，即三拗汤(《伤寒论》)；②风热咳喘，常配伍桑叶、菊花等，如桑菊饮(《温病条辨》)；③燥热咳嗽，常配桑叶、沙参等，如桑杏汤(《温病条辨》)；④肺热咳喘，常与石膏、麻黄、甘草同用，即麻杏甘石汤(《伤寒论》)。

2. 用于肠燥便秘 本品质润多脂，入大肠经，能润肠通便。用治肠燥便秘，常与柏子仁、郁李仁等同用，如五仁丸(《世医得效方》)。

【用法用量】 煎服，4.5～9g。

【使用注意】 本品有小毒，内服不宜过量，以免中毒；婴儿慎用。

【参考资料】

1. 古籍摘要

《神农本草经》：“治咳逆上气雷鸣，喉痹，下气，产乳金疮，寒心奔豚。”

《本草拾遗》：“以利咽喉，去喉痹、痰唾、咳嗽、喉中热结生疮。”

《本草便读》：“功专降气，气降则痰消嗽止。能润大肠，故大肠气闭者可用之。”

2. 化学成分 本品含苦杏仁苷、脂肪油、蛋白质、游离氨基酸、苦杏仁酶、苦杏仁苷酶等成分。

3. 药理作用 本品所含苦杏仁苷分解后产生少量氢氰酸，能抑制呼吸中枢起到镇咳、平喘作用，过量则会引起中毒；苦杏仁油对蛔虫、钩虫及伤寒杆菌、副伤寒杆菌有抑制作用，且有润肠通便作用；所含蛋白质有明显的抗炎及镇痛作用；苦杏仁苷还有抗突变作用。

4. 现代运用 现代临床以本品为主，随证配伍，治疗各种咳嗽、支气管哮喘、上消化道溃疡、高脂血症、老年性皮肤瘙痒症、足癣等。

附：甜杏仁

为蔷薇科植物杏或山杏的部分栽培种而其味甘甜的成熟种子。性味甘平，功效润肺止咳，主要用于虚劳咳嗽或津伤便秘。煎服，5～10g。

紫苏子(《名医别录》)

为唇形科植物紫苏 *Perilla frutescens* （L.） Britt. 的干燥成熟果实。全国各地均产。秋季果实成熟时采收，晒干。生用或炒用，用时捣碎。

【处方用名】 紫苏子（生用，长于降气化痰，润肠)；炒紫苏子（炒用，药性缓和，长于降气平喘)。

【性味归经】 辛，温。归肺、大肠经。

【功效】 降气化痰，止咳平喘，润肠通便。

【应用】

1. 用于咳嗽气喘 本品质润性降，入肺经，善于降肺气、消痰涎而止咳喘。用治：①痰壅气逆之咳嗽气喘，常与芥子、莱菔子同用，即三子养亲汤(《杂病广要》)；②上盛下虚之久咳痰喘，常与肉桂、厚朴等配伍，如苏子降气汤(《和剂局方》)。

2. 用于肠燥便秘　本品富含油脂，能润肠通便。治疗肠燥便秘，常与火麻仁、杏仁等同用，如紫苏麻仁粥(《济生方》)。

【用法用量】煎服，3～9g。

【使用注意】阴虚咳喘及脾虚便溏者慎用。

【参考资料】

1. 古籍摘要

《名医别录》："主下气，除寒中。"

《本草经疏》："定喘，消痰，降气。"

《本经逢原》："为除喘定嗽，消痰顺气之良剂。但性主疏泄，气虚久嗽，阴虚喘逆，脾虚便溏者皆不可用。"

2. 化学成分　本品含亚油酸、亚麻酸等脂肪油，还含蛋白质、氨基酸及挥发油等成分。

3. 药理作用　本品所含紫苏油有明显的降血脂作用；能延长自发性高血压大鼠的存活率，提高大鼠生存能力；还有抗癌作用。

4. 现代运用　现代临床常以本品配伍他药，治疗各种咳喘、胆道蛔虫、高脂血症等。

百部(《名医别录》)

为百部科植物直立百部 *Stemona sessilifolia*（Miq.）Miq.、蔓生百部 *Stemona japonica*（Bl.）Miq. 或对叶百部 *Stemona tuberosa* Lour. 的干燥块根。主产于华东、中南、华南等地区。春、秋二季采挖，除去须根，洗净，置沸水中略烫或蒸至无白心，取出，晒干。生用或蜜炙用。

【处方用名】百部（生用，长于止咳化痰，灭虱杀虫）；蜜百部（蜜炙，长于润肺止咳）。

【性味归经】甘、苦，微温。归肺经。

【功效】润肺止咳，杀虫灭虱。

【应用】

1. 用于新久咳嗽，百日咳，肺痨咳嗽　本品甘润苦降，微温不燥，长于润肺止咳，无论外感、内伤、暴咳、久嗽皆可用之。用治：①风寒咳嗽，常与荆芥、桔梗等配伍，如止嗽散(《医学心悟》)；②气阴两虚之久咳不止，常配伍黄芪、沙参等；③肺痨咳嗽，痰中带血，常与阿胶、川贝母等配伍，如月华丸(《医学心悟》)；④百日咳，常配伍紫菀、贝母、沙参等。

2. 用于蛲虫，阴道滴虫，头虱疥癣 本品有杀虫灭虱之功。用治：①蛲虫，以本品浓煎睡前保留灌肠；②阴道滴虫，可单用，或配伍苦参、蛇床子等煎汤坐浴；③头虱、疥癣，可制成20%乙醇液，或50%水煎剂外搽。

【用法用量】煎服，3～9g；外用适量。

【参考资料】

1. 古籍摘要

《名医别录》："主咳嗽上气。"

《本草经集注》："疗咳嗽，亦主去虱。"

2. 化学成分 本品含多种生物碱，如百部碱、百部定碱、原百部碱、次百部碱、直立百部碱、对叶百部碱、蔓生百部碱等；另含糖类、脂类、蛋白质等成分。

3. 药理作用 本品所含生物碱有中枢性镇咳作用；对支气管痉挛有松弛作用，其强度与氨茶碱相似，但作用缓慢而持久；水浸剂和醇浸剂对头虱、衣虱、蛲虫有杀灭作用；对多种球菌、杆菌、皮肤真菌有抑制作用，尤其对人型结核杆菌有明显的抑制作用。

4. 现代运用 现代临床常以本品为主，配伍应用，治疗肺结核、百日咳、足癣、梨形鞭毛虫病、酒齄鼻等疾病。

桑白皮(《神农本草经》)

为桑科植物桑 *Morus alba* L. 的干燥根皮。全国各地均产。秋末叶落时至次春发芽前采挖，刮去黄棕色粗皮，纵向剖开，剥取根皮，晒干。生用或蜜炙用。

【处方用名】桑白皮（生用，长于泻肺行水）；炙桑白皮（蜜炙，长于润肺止咳）。

【性味归经】甘，寒。归肺经。

【功效】泻肺平喘，利水消肿。

【应用】

1. 用于肺热咳喘 本品甘寒降泄，既能清泄肺热，又能降泻肺中水气而平喘。用治：①肺热咳喘，常与地骨皮、甘草等同用，如泻白散(《小儿药证直诀》)；②肺虚有热之咳嗽气短、潮热盗汗，常配伍人参、五味子等，如补肺汤(《永类钤方》)。

2. 用于水肿 本品能降泻肺气，通调水道而利水消肿。用治水肿，常与茯苓皮、大腹皮等同用，如五皮散(《华氏中藏经》)。

此外，本品有清肝、止血作用，用于肝阳肝火偏旺之头晕目眩、面红目赤及衄血、咯血等。

【用法用量】煎服，6～12g。

【参考资料】

1. 古籍摘要

《神农本草经》："治伤中，五劳六极羸瘦，崩中，脉绝，补虚益气。"

《本草纲目》："桑白皮，长于利小水，乃实则泻其子也。故肺中有水气及肺火有余者宜之。"

2. 化学成分　本品主要成分为多种黄酮类衍生物，如桑根皮素、桑皮色烯素等；另含挥发油、黏液质、鞣质、果胶、糖类、东莨菪碱等成分。

3. 药理作用　本品有轻微而缓慢的降压作用；有利尿作用，能使尿量及钠、钾、氯化物排出量增加；有镇静、抗惊厥、镇痛等作用；对金黄色葡萄球菌、伤寒杆菌、痢疾杆菌等有抑制作用；对肠和子宫有兴奋作用。

4. 现代运用　现代常以本品配伍他药，治疗高血压、小儿流涎、小儿鼻出血、下肢溃疡等疾病。

葶苈子(《神农本草经》)

为十字花科植物独行菜 *Lepidium apetalum* Willd. 或播娘蒿 *Descurainia sophia*（L.）Webb ex Prantl 的干燥成熟种子。前者习称"北葶苈子"，主产于河北、辽宁、吉林、内蒙古等地；后者习称"南葶苈子"，主产于江苏、安徽、河南、山东等地。夏季果实成熟时采割植株，晒干，搓出种子，除去杂质。生用或炒用。

【处方用名】葶苈子（生用，降泄肺气作用较强，长于利水消肿）；炒葶苈子（清炒后，药性缓和，泻肺平喘常用）。

【性味归经】苦、辛，大寒。归肺、膀胱经。

【功效】泻肺平喘，利水消肿。

【应用】

1. 用于痰涎壅盛咳喘证　本品苦降辛散，性寒清热，入肺经，专泻肺中水饮，清泄肺经痰饮而平喘。用治痰涎壅盛之咳逆痰多、喘息不得平卧，常与大枣同用，即葶苈大枣泻肺汤(《金匮要略》)。

2. 用于胸腹积水实证　本品能降泄肺气，通调水道而利水消肿。用治：①湿热蕴阻之腹水肿满，常与防己、椒目、大黄同用，即己椒苈黄丸(《金匮要略》)；②痰热结胸之胸胁积水，常与杏仁、大黄、芒硝同用，合研为丸，即大陷胸丸(《伤寒论》)。

【用法用量】煎服，3～9g，包煎。

【参考资料】

1. 古籍摘要

《神农本草经》："主癥瘕积聚结气，饮食寒热，破坚逐邪，通利水道。"

《名医别录》："下膀胱水，伏留热气，皮间邪水上出，面目浮肿。身暴中风热痱痒，利小腹。"

《本草证义》："葶苈子，苦降辛散，而性寒凉，故能破滞开结，定逆止喘，利水消肿。"

2. 化学成分 独行菜种子含芥子苷、脂肪油、蛋白质、糖类等成分；播娘蒿主要成分为强心苷类，如毒毛旋花子配基、伊夫单苷、葶苈子苷、伊夫双苷等成分。

3. 药理作用 本品提取物有强心作用，能使心肌收缩力增强，心率减慢，对衰弱的心脏可增加输出量，降低静脉压；大剂量可引起心律不齐等强心苷中毒症状；有广谱抗菌作用；葶苈子在很低剂量，即可发挥显著的抗癌效果。

4. 现代运用 现代临床以本品配伍他药，可治疗充血性心力衰竭、高脂血症、结核性渗出性胸膜炎、肝硬化腹水、幽门梗阻、尿路结石、急性咽炎、烧伤等。

紫菀（《神农本草经》）

为菊科植物紫菀 *Aster tataricus* L. f. 的干燥根及根茎。主产于河北、安徽、河南、山西等地。春、秋二季采挖，除去有节的根茎和泥沙，晒干。生用或蜜炙用。

【处方用名】紫菀（生用，长于散寒、降气化痰，外感暴咳多用）；蜜紫菀（蜜炙，长于润肺止咳，肺虚久咳多用）。

【性味归经】苦、辛，温。归肺经。

【功效】润肺下气，化痰止咳。

【应用】

用于痰多咳嗽 本品温而不燥，辛散苦降，入肺经，长于润肺下气，化痰止咳，凡痰多咳嗽，无论新久、寒热、虚实，均可应用。用治：①风寒束肺之咳嗽咽痒，常与荆芥、桔梗等配伍，如止嗽散(《医学心悟》)；②久咳不愈，常配伍款冬花、百部等；③阴虚劳嗽，痰中带血，常与川贝母、阿胶等同用。

【用法用量】煎服，5～9g。

【参考资料】

1. 古籍摘要

《神农本草经》："味苦，温，无毒。主咳逆上气，胸中寒热结气。"

《本草正义》："紫菀柔润有余，虽曰苦辛而温，非燥烈可比。专能开泄肺郁，定咳降逆，宣通窒滞，兼疏肺家气血。凡风寒外束，肺气壅塞，咳呛不爽，喘促哮吼，及气火燔灼，郁为肺痈，咳吐脓血，痰臭腥秽诸证，无不治之；而寒饮蟠踞，浊涎胶固，喉中如水鸡声者，尤为相宜。"

2. 化学成分　本品含紫菀皂苷、紫菀苷、紫菀酮、槲皮素、无羁萜、表无羁萜醇、挥发油等成分。

3. 药理作用　本品煎剂及提取物均有显著的祛痰镇咳作用；对大肠杆菌、痢疾杆菌、伤寒杆菌、副伤寒杆菌、绿脓杆菌等有抑制作用；所含槲皮素有利尿作用；所含表无羁萜醇对小鼠艾氏腹水癌有一定的抗癌作用。

4. 现代运用　现代常以本品配伍他药，治疗肺结核、支气管扩张、肺癌咯血等。

款冬花（《神农本草经》）

为菊科植物款冬 *Tussilago farfara* L. 的干燥花蕾。主产于河南、甘肃、山西、陕西等地。12 月或地冻前当花尚未出土时采挖，除去花梗及泥沙，阴干。生用或蜜炙用。

【处方用名】款冬花（生用，长于化痰止咳）；炙冬花（蜜炙，长于润肺止咳）。

【性味归经】辛、微苦，温。归肺经。

【功效】润肺下气，止咳化痰。

【应用】

用于多种咳嗽　本品与紫菀功效相似，而偏于止咳，为止咳常用药，二者常相须为用。用治：①肺寒咳嗽，常与紫菀、百部、干姜等配伍；②肺热咳喘，常与知母、桑叶等同用，如款冬花汤(《圣济总录》)；③咳喘日久，痰中带血，常与百合同用，即百花膏(《济生方》)；④肺痈咳吐脓痰者，可配伍桔梗、薏苡仁等。

【用法用量】煎服，5～9g。

【参考资料】

1. 古籍摘要

《神农本草经》："味辛，温，无毒。治咳逆上气，善喘，喉痹。"

《本经逢原》："润肺消痰，止嗽定喘。"

2. 化学成分　本品含款冬花碱、款冬花素、款冬二醇、芸香苷、金丝桃苷、氨基酸、鞣质等成分。

3. 药理作用　本品有镇咳、祛痰、平喘作用；醚提取物及煎剂有升血压作用；醚提取物能抑制胃肠平滑肌，有解痉作用；提取物及款冬花素有抗血小板激活因子作用。

4. 现代运用 现代临床常以本品配伍他药，用于咳嗽的治疗。

枇杷叶（《名医别录》）

为蔷薇科植物枇杷 *Eriobotrya japonica*（Thunb.）Lindl. 的干燥叶。主产于长江流域及南方各省。全年均可采收，晒至七八成干时，扎成小把，再晒干。刷去毛，切丝生用或蜜炙用。

【处方用名】 枇杷叶（生用，长于清肺止咳，降逆止呕）；蜜枇杷叶（蜜炙，长于润肺止咳）。

【性味归经】 苦，微寒。归肺、胃经。

【功效】 清肺止咳，降逆止呕。

【应用】

1. 用于肺热咳嗽 本品味苦能降，性寒清热，能清肃肺热以化痰止咳。用治：①肺热咳嗽，常与黄芩、桑白皮等配伍，如枇杷清肺饮(《医宗金鉴》)；②燥热咳喘，常配桑叶、阿胶、杏仁等，如清燥救肺汤(《医门法律》)。

2. 用于胃热呕逆 本品苦寒清降，能清胃热，降胃气，止呕逆。用治胃热呕吐、呃逆，常与竹茹、陈皮等同用。

【用法用量】 煎服，6 ~ 9g。

【参考资料】

1. 古籍摘要

《名医别录》："主卒啘不止，下气。"

《新修本草》："主咳逆不下食。"

《本草纲目》："和胃降气，清热解暑毒，疗脚气。""枇杷叶，治肺胃之病，大都取其下气之功耳。气下则火降痰顺，而逆者不逆，呕者不呕，渴者不渴，咳者不咳矣。"

2. 化学成分 本品含挥发油、皂苷、熊果酸、酒石酸、齐墩果酸、苦杏仁苷、鞣质、维生素 B、维生素 C、山梨糖醇等成分。

3. 药理作用 本品有镇咳、平喘、轻度祛痰作用；煎剂在体外对金黄色葡萄球菌有抑制作用；熊果酸有抗炎作用。

4. 现代运用 现代临床以本品配伍他药，用于治疗咳嗽、小儿急性肾炎等。

马兜铃（《药性论》）

为马兜铃科植物北马兜铃 *Aristolochia contorta* Bge. 或马兜铃 *Aristolochia debi-*

lis Sieb. et Zucc. 的干燥成熟果实。前者主产于黑龙江、吉林、河北等地；后者主产于山东、安徽、江苏、浙江等地。秋季果实由绿变黄时采收，干燥。生用或蜜炙用。

【处方用名】马兜铃（生用，易致恶心呕吐，临床较少用）；蜜马兜铃（蜜炙，缓和苦寒之性，增强润肺止咳之功，减少呕吐的副作用）。

【性味归经】苦、微辛，寒。归肺、大肠经。

【功效】清肺化痰，止咳平喘。

【应用】

用于肺热咳喘　本品辛开苦降，性寒清热，入肺经而善清肺热，降肺气，化痰止咳平喘。用治：①痰热郁肺之咳喘、痰黄等，常与桑白皮、黄芩等配伍；②肺虚久咳，常配阿胶、杏仁等。

此外，本品能清大肠积热而治痔疮肿痛或出血；还能清热平肝降压而治高血压属肝阳上亢者。

【用法用量】煎服，3～9g。

【使用注意】用量不宜过大，以免引起呕吐；虚寒咳喘及脾虚便溏者慎用。

【参考资料】

1. 古籍摘要

《药性论》："主肺气上急，坐息不得，咳逆连连不止。"

《本草经疏》："马兜铃，入肺除热，而使气下降。咳嗽者，气升之病，气降热除，嗽自平矣。痰结喘促，亦肺热病也，宜并主之。血痔瘘疮，无非血热。况痔病属大肠，大肠与肺为表里，清脏热则腑热亦清矣，故亦主之。"

2. 化学成分　北马兜铃含多种马兜铃酸、β-谷甾醇、木兰花碱等成分；马兜铃含马兜铃酸 A、季铵生物碱等成分。

3. 药理作用　本品有明显止咳作用；煎剂有祛痰作用，可缓解支气管痉挛；对多种致病菌有抑制作用；还有避孕、抗肿瘤作用；有温和而持久的降压作用；所含马兜铃酸有较强的肾毒性，可引起急性肾衰竭。

4. 现代运用　现代临床以本品煎剂或浸膏剂内服，可治疗高血压。

白果（《日用本草》）

为银杏科植物银杏 *Ginkgo biloba* L. 的干燥成熟种子。主产于广西、河南、四川、湖北等地。秋季种子成熟时采收，除去肉质外种皮，洗净，稍蒸或略煮后烘干。打碎取种仁，生用或炒用。

【处方用名】白果、银杏（生用有毒，内服用量宜小）；炒白果仁（炒用，毒性降低）。

【性味归经】甘、苦、涩，平；有毒。归肺经。

【功效】敛肺定喘，止带缩尿。

【应用】

1. 用于哮喘痰嗽　本品味涩而收，能收敛肺气而定喘，为治喘咳所常用。用治：①风寒痰喘，可与麻黄、甘草配伍；②肺肾两虚之虚喘，常与五味子、胡桃肉同用；③外感风寒，内有蕴热之喘咳、痰黄等，常配麻黄、黄芩等药，如定喘汤(《摄生众妙方》)；④肺热燥咳无痰，常与麦冬、天冬等配伍。

2. 用于带下，白浊，遗尿　本品收涩而固下焦，能除湿泄浊，收涩止带止遗，为治带下白浊之常用药。用治：①脾虚带下，色白质稀等，常与山药、莲子等同用；②湿热带下，常与黄柏、车前子等配伍，如易黄汤(《傅青主女科》)；③小便白浊，可单用或与萆薢、益智仁等配伍；④遗精、遗尿、尿频，须与熟地黄、山茱萸等补益肝肾之品同用。

【用法用量】煎服，4.5～9g。

【使用注意】本品有毒，大量或生食易引起中毒，不可多用，小儿尤当注意。

【参考资料】

1. 古籍摘要

《医学入门》："清肺胃浊气，化痰定喘，止咳。"

《本草便读》："上敛肺金除咳逆，下行湿浊化痰涎。"

2. 化学成分　种仁含蛋白质、脂肪、淀粉、氰苷、维生素、氨基酸等成分；外种皮含有毒成分银杏酸、氢化白果酸、白果醇等成分；肉质外种皮含白果酸、氢化白果酸、氢化白果亚酸、银杏二酚、白果醇、黄酮类等成分。

3. 药理作用　本品有祛痰和微弱松弛支气管平滑肌作用；能抑制结核杆菌的生长；体外对多种细菌及皮肤真菌有不同程度的抑制作用；能清除机体超氧自由基，具有抗衰老作用；生食白果过量可致中毒，严重者可因呼吸中枢麻痹而死亡。

4. 现代运用　现代临床单用本品或配伍他药，治疗梅尼埃综合征、神经性头痛、支气管哮喘、咳血、遗尿、白带等。

附：银杏叶

为银杏树的干燥叶。性味甘、苦、涩，平。归心、肺、大肠经。功能敛肺平喘，活血止痛。用于肺虚咳喘；高脂血症、高血压、冠心病心绞痛、脑血管痉挛等。煎服，9～12g；或制成片剂、注射剂。

矮地茶(《本草图经》)

为紫金牛科植物紫金牛 *Ardisia japonica*（Thunb.）Blume 的干燥全草。主产于长江流域以南各省。夏、秋二季茎叶茂盛时采挖，洗净，干燥。生用。

【性味归经】苦、辛，平。归肺、肝经。

【功效】止咳平喘，清利湿热，活血化瘀。

【应用】

1. 用于咳喘痰多　本品能够祛痰止咳平喘，因其性平，故治疗咳喘，无论寒热，均可配伍应用。用治：①肺热咳喘痰多，可单用，或配伍枇杷叶、金银花等；②寒痰咳喘，常与麻黄、细辛、干姜等配伍。

2. 用于黄疸，淋证，水肿　本品有清热利湿之功。用治：①湿热黄疸，常与茵陈、虎杖等配伍；②水肿，常配茯苓、泽泻等利水消肿之品；③热淋，常配车前子、滑石等。

3. 用于跌打损伤，风湿痹痛，血滞经闭　本品有活血化瘀，通经止痛之效。用治：①跌打损伤，常单用，以酒、水各半煎服；②风湿痹痛，常与威灵仙、乳香等配伍；③血滞经闭，可配川芎、赤芍等活血之品。

【用法用量】煎服，15～30g。

【参考资料】

1. 古籍摘要

《本草图经》："止时疾膈气，去风痰。"

《草木便方》："治风湿顽痹，肺痿久嗽。涂寒毒肿痛。"

2. 化学成分　本品含挥发油、紫金牛酚、2－甲基腰果二酚、冬青醇、恩贝素、槲皮素、槲皮苷、杨梅苷等成分。

3. 药理作用　本品有明显的镇咳、祛痰作用；煎剂对金黄色葡萄球菌、肺炎球菌、大肠杆菌、伤寒杆菌、痢疾杆菌及流感病毒均有抑制作用；挥发油及紫金牛酚有抗结核杆菌作用。

4. 现代运用　现代常用本品治疗肺结核、胃及十二指肠溃疡出血等。

罗汉果(《岭南采药录》)

为葫芦科植物罗汉果 *Momordica grosvenori* Swingle 的干燥果实。主产于广西、广东等地。秋季果实由嫩绿变深绿色时采收，晾数天后，低温干燥。生用。

【性味归经】甘，凉。归肺、大肠经。

【功效】清热润肺，化痰止咳，润肠通便。

【应用】

1. 用于咳嗽，咽痛 本品味甘性凉，入肺经而善清肺热，润肺燥，利咽开音，化痰止咳。用治：①肺热燥咳，可单用，或与桑白皮、天冬等同用；②咽痛失音，可单用泡茶饮。

2. 用于肠燥便秘 本品甘润，能润肠通便。用治肠燥便秘，可配蜂蜜泡服。

【用法用量】煎服，9～15g；或开水泡服。

【参考资料】

1. 古籍摘要 《岭南采药录》："理痰火咳嗽。"

2. 化学成分 本品含葡萄糖、果糖、维生素、蛋白质、油脂、微量元素等成分。

3. 药理作用 本品水提物有明显的祛痰、镇咳作用；能增强机体的免疫力；提取物对糖尿病小鼠有降血糖作用。

4. 现代运用 现代临床以本品配伍他药，可治疗颈部淋巴结核等。

洋金花(《本草纲目》)

为茄科植物白花曼陀罗 *Datura metel* L. 的干燥花。主产于浙江、江苏、广东、福建等地。4～11月花初开时采收，晒干或低温干燥。生用。

【性味归经】辛，温；有毒。归肺、肝经。

【功效】止咳平喘，止痛，解痉。

【应用】

1. 用于咳喘 本品为麻醉镇咳平喘药，止咳平喘之力较强。用治咳喘无痰或痰少而他药乏效者，可散剂单用，或配烟叶制成卷烟吸入。

2. 用于诸痛证 本品有良好的麻醉止痛作用，可广泛用于多种疼痛病症。用治心腹疼痛、风湿痹痛、跌打损伤等，单用即效，或配伍川乌、草乌、姜黄等。

3. 用于癫痫，小儿慢惊风 本品有解痉止搐之功。治疗惊风、癫痫，常与全蝎、天麻、天南星等配伍。

4. 用于麻醉 本品古时就已用作麻醉药，常与川乌、草乌、姜黄等配伍，如整骨麻药方(《医宗金鉴》)。近代以本品为主，制成中药麻醉剂，广泛用于各种外科手术麻醉，疗效满意。

【用法用量】入丸散剂，0.3～0.6g；作卷烟吸，一日量不超过1.5g；外用适量。

【使用注意】外感及痰热咳喘、青光眼、高血压、心动过速者禁用。

【参考资料】

1. 古籍摘要

《本草纲目》："诸风及寒湿脚气，煎汤洗之；又主惊痫及脱肛；并入麻药。"

《本草便读》："止疮疡疼痛，宣痹着寒哮。"

2. 化学成分　本品主要成分为生物碱，包括东莨菪碱、莨菪碱、阿托品等；另含多种醉茄甾酯类等成分。

3. 药理作用　本品所含东莨菪碱对大脑皮层和皮层下某些部位有抑制作用，但对延髓、脊髓则有不同程度的兴奋作用；有一定的镇痛作用；有阿托品样解痉作用，可抗休克；有散瞳、调节眼麻痹及抑制汗腺分泌作用；所含生物碱小剂量能兴奋迷走神经而使心率减慢，大剂量则阻滞心脏 M 胆碱受体，使心率加快；中毒时主要表现为口干、皮肤潮红、无汗、瞳孔散大、呕吐、眩晕、狂躁不安等。

4. 现代运用　现代临床以本品配伍他药，可治疗婴幼儿哮喘、强直性脊柱炎、变态反应性败血症、精神分裂症、银屑病、美尼尔氏综合征、眩晕等疾病。

小　结

化痰止咳平喘药根据其性能特点和临床应用之不同，分为温化寒痰药、清化热痰药、止咳平喘药三类。

一、温化寒痰药

本类药物具有温化寒痰、燥湿化痰之功，主治寒痰、湿痰证，或由寒痰、湿痰所致的眩晕、肢体麻木、阴疽流注等。其中：

1. 半夏、天南星　辛温有毒，为燥湿化痰之要药，善治湿痰、寒痰。然半夏主入脾胃，重在治脾胃湿痰，且能降逆止呕，消痞散结，为治呕吐要药；天南星入肝经，偏于祛经络风痰而解痉，主治风痰证。二者外用皆有解毒散结消肿之功，而天南星胜于半夏。

2. 天南星、白附子　均辛温燥烈有毒，归肝经，均能燥湿化痰，祛风止痉，用治寒痰、湿痰，以及中风口眼㖞斜、破伤风等；又能消肿止痛，用治痈疽、痰核。然天南星燥湿化痰力较强，善治湿痰、顽痰；而白附子性升上行，善祛头面风痰。

3. 旋覆花　虽为花类质轻，然其性沉降，既能降气化痰，又能降逆止呕，多用于肺气上逆之咳喘及胃气上逆之呕噫等证。

4. 芥子 辛散温通，能散肺寒，化痰饮，利气机，通经络，既可用于咳喘痰多、悬饮等有形之痰，又可用于阴疽流注、肢体麻木、关节肿痛等无形之痰。

二、清化热痰药

本类药物具有清化热痰、润燥化痰之功，主治热痰、燥痰证，以及痰火郁滞所致诸证。其中：

1. 桔梗 苦辛而平，归肺经，为肺经专药，可宣肺利咽，祛痰排脓，用于多种咳嗽、痰多、咽痛、失音、肺痈等证。

2. 川贝母、浙贝母 均能清热化痰，散结消肿，用治痰热咳嗽，瘰疬疮痈。然川贝母味甘为主，长于润肺化痰，肺热燥咳及肺虚久咳多用；浙贝母苦泄力大，善清热散结，外感风热或痰火郁结咳嗽、瘰疬疮痈多用。

3. 瓜蒌皮、瓜蒌仁、全瓜蒌 均属清化热痰药，瓜蒌皮重在清热化痰，宽胸理气；瓜蒌仁重在润燥化痰，润肠通便；全瓜蒌则兼而有之。

4. 竹茹、竹沥、天竺黄 均能清化热痰，用治痰热咳喘。然竹茹偏入肺胃经，善除烦止呕，常治胃热呕吐及痰火内扰之心烦失眠等；竹沥则清热化痰，化痰力强，又能定惊利窍，多用于中风痰迷、痰热惊痫等；天竺黄偏于清心定惊，主治痰热惊痫。

5. 白前、前胡 均能降气化痰，治肺气上逆咳喘痰多，常相须为用。然白前性微温，尤以治寒痰咳喘为宜；前胡性微寒，兼能宣散风热，外感、内伤均可，尤多用于外感风热，肺气失宣之证。

6. 海藻、昆布 均性味咸寒，有消痰软坚，利水消肿之功，为治瘰疬、瘿瘤之常用药。然海藻作用稍缓，昆布作用较强。

7. 蛤壳 苦咸而寒，能够清热化痰，软坚散结，常用于痰热咳喘、瘿瘤、痰核。

8. 黄药子 苦寒有毒，既能消痰软坚散结，又能清热解毒，凉血止血，用治瘿瘤、疮痈肿毒、血热出血等证。

三、止咳平喘药

本类药物有宣肺祛痰、降气平喘、润肺止咳之功，适用于肺失宣降之咳嗽喘息证。其中：

1. 苦杏仁、紫苏子 均有止咳平喘、润肠通便之功，用治咳喘气逆、肠燥便秘。然苦杏仁有小毒，善肃肺平喘，为治咳喘要药；而紫苏子降气消痰，多治上盛下虚之久咳痰喘。

2. 杏仁、桃仁 均以种仁入药，具有润肠通便之功，可治肠燥便秘。然杏仁苦温，善降肺气而止咳平喘，为治咳喘要药；桃仁苦甘性平，善活血祛瘀以通经，用治各种瘀血证，亦兼止咳平喘之功。

3. 桑白皮、葶苈子　均能泻肺平喘，利水消肿，用治咳嗽喘满、水肿、小便不利等实证。然桑白皮甘寒，药性较缓，重在清泻肺热，主治肺热喘咳及风水皮水；而葶苈子苦寒，药力较猛，重在泻肺实，行痰水，主治痰水壅盛，喘满不得平卧及胸腹积水等。

4. 紫菀、款冬花　均性温而不燥，能润肺化痰止咳，治咳嗽无论新久、寒热、虚实，均可用之，两者常相须为用。然紫菀长于化痰，款冬花长于止咳。

5. 马兜铃、枇杷叶　均能清肺化痰止咳，用治肺热咳喘。然马兜铃善清降肺气而平喘，用治肺热喘急，兼能清肠疗痔，用治痔疮肿痛出血；枇杷叶偏于润肺止咳而治肺燥咳嗽，兼能清胃止呕，治胃热呕吐。

6. 百部　味甘质润，能润肺止咳，善治肺痨咳嗽、百日咳等；又能杀虫，可用治蛲虫、阴道滴虫等。

7. 白果　味涩收敛，能敛肺定喘，兼有化痰之功，为治喘咳所常用；又能止带缩尿，可用治带下、白浊、遗尿、遗精等证。

复习思考题

1. 何谓化痰药？有哪些主要适应证？

2. 何谓止咳平喘药？有哪些主要适应证？

3. 半夏、天南星、白附子、旋覆花、桔梗、川贝母、瓜蒌、苦杏仁、紫苏子、款冬花各有什么功效？

4. 分别比较半夏与天南星、川贝母与浙贝母、葶苈子与桑白皮功用的异同点。

第十四章 安神药

凡以安神定志为主要作用，用以治疗心神不宁病证的药物，称为安神药。

心藏神，主神志；肝藏魂，主疏泄，性喜条达。心、肝二脏的功能与人的神志活动有着密切的关系。本类药物多为矿石类、贝壳类与植物种子类药物，主入心、肝二经，具有镇惊安神或养心安神之效。主要适用于心神不宁所致的惊悸、失眠、健忘、多梦，以及惊风、癫狂、痫证等神志异常的病证。但心神不宁证有虚实之分，可由多种原因引起。若热邪内扰，痰热内阻等导致烦躁不安、惊悸、失眠，多属于实证；而阴血不足，心肾不交，心脾两虚，心失所养所致虚烦不眠、心悸怔忡、健忘失眠、眩晕等，多属于虚证。

根据本类药物的性能及适应证的不同分为两类。一类为矿石、贝壳类药物，因其“重则能镇”，具有镇心安神的作用，称为重镇安神药，适用于心神不安属实证者；一类为植物类药物，因其质润性补，具有养心滋肝等作用，称为养心安神药，适用于心神不宁属虚证者。

运用本类药物须根据不同的病因病机选择适宜的药物，并进行相应的配伍。若阴血虚少者，当配伍滋血养阴的药物；证属心脾两虚者，当配伍补益心脾之品；属心肾不交者，当配伍滋阴降火，交通心肾之品；若心火亢盛者，配清心降火药物；痰浊内阻扰心者，配伍化痰清热药；肝阳上亢者，配伍平肝潜阳药；血瘀气滞者，配伍活血化瘀、理气开郁药。此外，惊风、癫狂、痫证等证，多以化痰开窍或平肝息风药为主，而本类药物常作辅助之品。

矿石类安神药入煎剂时，宜打碎先煎、久煎；入丸、散服，易伤脾胃，故不宜长期服用，并须酌情配伍健脾养胃之品；部分药物有毒，更须慎用，不宜过量或长期服用，以防中毒。

第一节 重镇安神药

本类药物多为矿石、化石及贝壳类药物，重镇沉降，具有重镇安神之功。主要用于心火亢盛，痰热内阻，惊恐等引起的烦躁不安、惊悸、失眠以及惊风、癫狂、痫证等证。部分药物兼有平肝潜阳作用，可用治肝阳上亢之头晕目眩。

朱砂（《神农本草经》）

为硫化物类矿物辰砂族辰砂，主含硫化汞（HgS）。主产于湖南、四川、贵州、云南等地。采挖后，选取纯净者，用磁铁吸净含铁的杂质，再用水淘去杂石和泥沙，研细水飞，晾干或40℃以下干燥。生用。

【性味归经】甘，微寒；有毒。归心经。

【功效】镇心安神，清热解毒。

【应用】

1. 用于心神不安实证　本品甘寒质重，专入心经，功善镇心、清心而安神，尤宜于心火亢盛之心神不安。用治：①心火亢盛之心神不安，常配伍黄连、莲子心等；兼有心血不足者，常配伍当归、地黄等滋阴养血之品，如朱砂安神丸（《内外伤辨惑论》）；②高热神昏，惊厥抽搐者，配伍牛黄、麝香等，如安宫牛黄丸（《温病条辨》）；③小儿急惊风，常与牛黄、钩藤等同用；④癫痫，与磁石、神曲同用，即磁朱丸（《备急千金要方》）。

2. 用于疮疡肿毒，咽喉肿痛，口舌生疮　本品甘寒，能够清热解毒，内服、外用均可。用治：①疮疡肿毒，常配伍雄黄、五倍子等，如紫金锭（《百一选方》）；②咽喉肿痛、口舌生疮，多与冰片、硼砂等配伍，如冰硼散（《外科正宗》）。

【用法用量】多入丸散服，每次0.1～0.5g；外用适量。

【使用注意】本品有毒，内服不宜过量或持续服用，以防汞中毒；忌火煅，火煅则析出水银，有剧毒；肝肾功能异常者应慎用。

【参考资料】

1. 古籍摘要

《神农本草经》："养精神，安魂魄，益气，明目。"

《本草从新》："泻心经邪热，镇心定惊……解毒，定癫狂。"

2. 化学成分　本品主要含硫化汞（HgS），尚含雄黄、磷灰石、微量元素等成分。

3. 药理作用　本品能降低大脑中枢神经的兴奋性，有镇静、催眠、抗惊厥、抗心律失常等作用；有解毒防腐作用，外用能抑制或杀灭皮肤细菌和寄生虫；本品为汞的化合物，汞与蛋白质的巯基有特别的亲和力，高浓度时，可抑制多种酶的活性；进入体内的汞，主要分布在肝肾，而引起肝肾损害，并可透过血－脑脊液屏障，直接损害中枢神经系统。

4. 现代运用 现代临床以本品配伍他药内服或外用，可治疗失眠、口腔溃疡、精神分裂症、幻听、小儿夜啼、婴儿腹泻、包皮龟头溃疡等。

磁石(《神农本草经》)

为氧化物类矿物尖晶石族磁铁矿，主含四氧化三铁（Fe_3O_4）。主产于江苏、山东、辽宁、广东等地。采挖后，除去杂石。生用或煅淬用。

【处方用名】 磁石（生用，长于镇惊安神，平肝潜阳）；煅磁石（打碎火煅醋淬研细用，长于聪耳明目，纳气定喘）。

【性味归经】 咸，寒。归心、肝、肾经。

【功效】 镇惊安神，平肝潜阳，聪耳明目，纳气定喘。

【应用】

1. 用于心神不宁，惊悸，癫狂等证 本品咸寒质重，可镇惊安神，宁心定志。用治：①阴虚阳亢之心神不宁、烦躁不安、惊悸失眠等，与朱砂、神曲同用，即磁朱丸(《备急千金要方》)；②痰浊蒙蔽心窍之癫狂，须与化痰开窍之品配伍，如石菖蒲、牛黄等。

2. 用于肝阳上亢证 本品质重，有平潜肝阳之功，又可镇惊安神，尤宜用于肝阳上亢兼心神不宁者。用治肝肾阴虚，肝阳上亢之头晕、目眩、头痛、烦躁易怒、失眠等，可配伍石决明、龙骨、牡蛎等。

3. 用于肝肾阴虚，耳聋目暗 本品有养肾益阴，聪耳明目之效。用治：①肝肾亏虚之耳鸣、耳聋，常与五味子、山药、山茱萸等配伍，如耳聋左慈丸(《广温热论》)；②肝肾不足之视物模糊、头昏目暗，常配伍养肝明目之品，如枸杞子、菊花、菟丝子等。

4. 用于肾虚气喘 本品能重镇摄纳，益肾平喘。用治肾不纳气之虚喘，常配伍五味子、核桃仁、蛤蚧等补肾纳气之品。

【用法用量】 煎服，9～30g，先煎。

【参考资料】

1. 古籍摘要

《神农本草经》："主周痹风湿，肢节肿痛……除大热烦满及耳聋。"

《本草纲目》："色黑入肾，故治肾家诸病而通耳明目。"

2. 化学成分 本品主要含四氧化三铁，还含砷、锰、镉、铬、铜、锌、铅、钛等微量元素；火煅醋淬后，主要含三氧化二铁及醋酸铁等成分。

3. 药理作用 本品可抑制中枢神经系统，有镇静、抗惊厥作用；经火煅醋淬后，其砷含量明显降低，其镇静及抗惊厥作用明显增强，故宜火煅醋淬后入药；因其含铁，故对缺铁性贫血有补血作用；还有抗炎、镇痛等作用。

4. 现代运用　现代临床以本品为主，随证配伍，可治疗高血压病、癫痫、缺铁性贫血、顽固性幻听、老年耳鸣、浆液性耳软骨膜炎、血管性头痛、乳腺增生症、扁平疣、系统性红斑狼疮、输尿管结石、慢性胆囊炎、胆石症等。

龙骨(《神农本草经》)

为古代哺乳动物如三趾马、犀类、鹿类、牛类、象类等的骨骼化石或象类门齿的化石。主产于山西、内蒙古、河南、河北等地。全年均可采挖，除去泥土及杂质。生用或煅用。

【处方用名】龙骨（生用，长于镇惊安神，平肝潜阳）；煅龙骨（煅用，长于收敛固涩）。

【性味归经】甘、涩，平。归心、肝、肾经。

【功效】镇惊安神，平肝潜阳，收敛固涩。

【应用】

1. 用于心神不宁，心悸失眠，惊痫癫狂　本品甘涩性平，质重沉降，能够镇惊安神，可用于各种神志不安证。用治：①心神不宁、心悸失眠、健忘多梦等，常与朱砂、酸枣仁等安神药同用；②惊痫抽搐、癫狂发作，常与牛黄、胆南星等化痰止痉药同用。

2. 用于肝阳上亢　本品质重沉降，生用有较强的平肝潜阳作用。用治肝阳上亢之眩晕、头痛等，常配伍代赭石、牡蛎等，如镇肝息风汤(《医学衷中参西录》)。

3. 用于滑脱诸证　本品煅用有收敛固涩之功，可用于多种滑脱证。用治：①肾虚遗精滑精，常配伍牡蛎、芡实等，如金锁固精丸(《医方集解》)；②心肾两虚之遗尿、尿频，常配伍桑螵蛸、龟甲等，如桑螵蛸散(《本草衍义》)；③气虚不摄，冲任不固之白带、崩漏，常配伍黄芪、五味子等，如固冲汤(《医学衷中参西录》)；④表虚自汗、阴虚盗汗，常与牡蛎、黄芪等同用。

4. 用于湿疮痒疹，疮疡久溃不敛　本品煅烧研末外用，有吸湿敛疮生肌之效。用治湿疮、疮疡溃久不敛等，常与枯矾等份，共研细末，撒敷患处。

【用法用量】煎服，9～30g，先煎；外用适量。

【参考资料】

1. 古籍摘要

《神农本草经》："咳逆，泄痢脓血，女子漏下，癥瘕坚结，小儿热气惊痫。"

《药性论》："逐邪气，安心神，止冷痢及下脓血，女子崩中带下，止梦泄精，夜梦鬼交，治尿血，虚而多梦纷纭加而用之。"

2. 化学成分　本品主要含碳酸钙、磷酸钙，尚有铁、钾、钠、镁等成分。

3. 药理作用 本品所含钙盐吸收后，有促进血液凝固、降低血管壁的通透性及抑制骨骼肌的兴奋等作用；有抗惊厥、镇静、催眠等作用。

附：龙齿

为药材龙骨原动物的牙齿化石。采掘龙骨时即可收集龙齿，碾碎生用或火煅用。性味甘、涩，凉。归心、肝、肾经。有镇静安神作用。适用于惊痫、心悸、失眠、多梦等证。用法用量与龙骨相同。

琥珀(《名医别录》)

为古代松科植物，如枫树、松树的树脂埋藏地下经年久转化而成的化石样物质。主产于广西、云南、辽宁等地。全年均可采收。研末用。

【性味归经】甘，平。归心、肝、膀胱经。

【功效】镇惊安神，活血散瘀，利尿通淋。

【应用】

1. 用于心神不宁，惊风，癫痫 本品甘平质重，有镇心定惊安神之功。用治：①心神不宁、惊悸失眠、健忘多梦等，常配伍朱砂、远志等，如琥珀定志丸(《杂病源流犀烛》)；②小儿惊风、癫痫发作，可配天南星、天竺黄等，如琥珀抱龙丸(《幼科发挥》)。

2. 用于瘀血证 本品有活血通经，散瘀消癥作用，可用于多种瘀血证。用治：①阴囊血肿、产后瘀血肿痛等，单用本品研末冲服；②血瘀气滞之经闭、痛经，可与当归、莪术、乌药等同用；③心血瘀阻，胸痹心痛，与三七同用，研末服；④癥瘕积聚，与三棱、鳖甲等同用。

3. 用于淋证，癃闭 本品具有利尿通淋之功。用治：①淋证尿痛、癃闭等，可单用研粉冲服；②血淋，可与小蓟、白茅根等同用；③石淋，常配伍金钱草、木通等。

【用法用量】研末冲服或入丸散，每次1.5～3g。

【参考资料】

1. 古籍摘要

《名医别录》：“主安五脏，定魂魄……消瘀血，通五淋。”

《本草拾遗》：“止血，生肌，合金疮。”

2. 化学成分 本品含树脂、挥发油、琥珀氧松香酸、琥珀松香酸、琥珀酸等成分。

3. 药理作用 本品所含琥珀酸有中枢抑制作用，能镇静、降温、抗惊厥；对中性粒细胞有抑制作用。

4. 现代运用 现代临床以本品配伍他药，可治疗胸痹心痛、神经官能症、泌尿系结石、慢性前列腺炎、痛经、阻塞性输卵管炎、腹部术后腹痛、腰椎骨质增生、脑震伤等。

珍珠(《药性论》)

为珍珠贝科动物马氏珍珠贝 *Pteria martensii*（Dunker)、蚌科动物三角帆蚌 *Hyriopsis cumingii*（Lea）或褶纹冠蚌 *Cristaria plicata*（Leach）等双壳类动物受刺激形成的珍珠。天然珍珠主产于广东、广西、台湾等地；淡水养殖珍珠主产于江苏、黑龙江、安徽、上海等地。天然珍珠全年可采，以12月份为多；淡水养殖2~3年，秋末后采收。自动物体内取出，洗净，干燥。碾细水飞用。

【性味归经】甘、咸，寒。归心、肝经。

【功效】镇惊安神，明目退翳，解毒生肌。

【应用】

1. 用于心神不宁，惊风，癫痫　本品甘咸性寒，质重镇怯，有镇惊安神，定惊止痉作用。用治：①心神不安，单用即效，可用珍珠豆大一粒，研末与蜜和服；②心虚有热之心神不宁、虚烦不眠者，常与酸枣仁、柏子仁等同用；③小儿痰热之急惊风，高热神昏抽搐，常配伍牛黄、胆南星等，如金箔镇心丸(《杂病源流犀烛》)；④小儿惊痫，可配伍朱砂、牛黄等，如镇惊丸(《证治准绳》)；⑤小儿惊啼及夜啼，可与朱砂、麝香等同用。

2. 用于目赤翳障，视物不清　本品有清肝明目退翳之效。用治：①肝经风热或肝火上攻之目赤涩痛、目生翳膜，常配青葙子、菊花、石决明等，如真珠散(《证治准绳》)；②眼目翳障初起，可与琥珀、熊胆等同用，研极细末，点眼。

3. 用于口舌生疮，咽喉肿痛，疮疡久溃不愈　本品有清热解毒，收敛生肌之效，可用治多种热毒疮疡，尤宜于疮疡溃破而久不收口者。用治：①口舌生疮，配伍硼砂、黄连、冰片等；②咽喉肿痛溃烂，可与牛黄同用；③疮疡溃烂，久不收口，常配炉甘石、黄连、血竭等，研极细末外敷，如珍珠散(《张氏医通》)。

【用法用量】入丸散用，每次0.1~0.3g；外用适量。

【参考资料】

1. 古籍摘要

《日华子本草》："安心，明目，驻颜色。"

《本草求真》："真珠入手少阴心经、足厥阴肝经。盖心虚有热，则神气浮游；肝虚有热，则目生翳膜。除二经之热，故能镇心明目也。"

2. 化学成分　本品主要成分为碳酸钙，还含角壳蛋白、氨基酸等成分。

3. 药理作用　本品有镇静、镇痛、抗惊厥、退热、抑制皮层电活动等作用；

能增强免疫、抗衰老、抗肿瘤、抗辐射等。

4. 现代运用 现代临床以本品随证配伍，内服或外用，可治疗失眠、复发性口腔溃疡、皮肤溃疡、褥疮、创面溃疡、烫伤肉芽创面、子宫颈糜烂、高血压等。

附：珍珠母

为蚌科动物三角帆蚌 *Hyriopsis cumingii*（Lea）、褶纹冠蚌 *Cristaria plicata*（Leach）或珍珠贝科动物马氏珍珠贝 *Pteria martensii*（Dunker）的贝壳。性味咸、寒。归肝、心经。能够平肝潜阳，定惊明目。用于头晕目眩，烦躁失眠，肝热目赤，肝虚目昏等。煎服，10～25g，先煎。

第二节　养心安神药

本类药物多为植物种子、种仁，甘润滋养，具有滋养心肝，养阴补血等作用。主要用于阴血不足、心脾两虚、心肾不交等所致的心悸怔忡、虚烦不眠、健忘多梦等神志不安属虚证者。

酸枣仁(《神农本草经》)

为鼠李科植物酸枣 *Ziziphus jujuba* Mill. var. *spinosa*（Bunge） Hu ex H. F. Chou 的干燥成熟种子。主产于河北、陕西、山西、山东等地。秋末冬初采收成熟果实，除去果肉及核壳，收集种子，晒干。生用或炒用。

【处方用名】 酸枣仁（生用，与炒酸枣仁作用相近）；炒酸枣仁（炒后，便于粉碎和煎出有效成分，且能增强养心安神的作用）。

【性味归经】 甘、酸，平。归心、肝、胆经。

【功效】 养心益肝，安神，敛汗。

【应用】

1. 用于心悸失眠 本品有养心阴、益肝血而安神之效，广泛用于多种心神不安证，为养心安神要药。用治：①阴血不足之心悸怔忡、失眠健忘等，常与当归、何首乌等同用；②肝虚有热之虚烦失眠，常配伍知母、茯苓等，如酸枣仁汤（《金匮要略》）；③心脾气血两虚之心悸失眠，常配伍人参、当归等，如归脾汤；④心肾阴血不足之心悸失眠、健忘梦遗，常配伍地黄、玄参等，如天王补心丹（《摄生秘剖》）。

2. 用于自汗，盗汗 本品味酸，能收敛止汗。用治自汗、盗汗，常与牡蛎、五味子等同用。

【用法用量】 煎服，9～15g。

【参考资料】

1. 古籍摘要

《神农本草经》："主心腹寒热，邪结气聚，四肢酸疼湿痹，久服安五脏，轻身延年。"

《本草纲目》："其仁甘而润，故熟用疗胆虚不得眠，烦渴虚汗之证；生用疗胆热好眠，皆足厥阴、少阳药也。"

2. 化学成分　本品含酸枣仁皂苷A及B、三萜类化合物、黄酮类化合物、脂肪油、氨基酸、维生素C、多糖、植物甾醇等成分。

3. 药理作用　本品有镇静、催眠、镇痛、抗惊厥、降血脂作用；所含总皂苷有抗心肌缺血作用；其水溶成分可引起血压持续下降；还有增强免疫功能及兴奋子宫等作用。

4. 现代运用　现代临床以本品为主，随证配伍，可治疗失眠、继发性睡眠障碍、神经衰弱、更年期综合征、心血管神经官能症、美尼尔氏综合征等。

远志（《神农本草经》）

为远志科植物远志 *Polygala tenuifolia* Willd. 或卵叶远志 *Polygala sibirica* L. 的干燥根。主产于山西、陕西、吉林、河南等地。春、秋二季采挖，除去须根及泥沙，晒干。切段，生用或制用。

【处方用名】远志（生品多外用，长于消痈肿）；制远志（与甘草同制，长于安神益智，祛痰）。

【性味归经】苦、辛，温。归心、肾、肺经。

【功效】宁心安神，祛痰开窍，消散痈肿。

【应用】

1. 用于惊悸，失眠健忘　本品苦辛而温，既能开心气而宁心安神，又能通肾气而强志不忘，善于交通心肾，为安定神志之佳品。用治心肾不交之失眠、健忘、惊悸，常配伍人参、茯神等，如安神定志丸（《医学心悟》）。

2. 用于痰多咳嗽，痰阻心窍　本品味辛通利，既能祛痰，又能利心窍。用治：①痰湿阻肺之痰多咳嗽，可与杏仁、贝母、桔梗等同用；②痰阻心窍之癫痫发狂，常与石菖蒲、郁金等同用。

3. 用于痈疽疮毒　本品能疏通气血之壅滞而消痈散肿，可用治一切痈疽，不论寒热虚实均可应用。用治痈疽疮毒，可单用研末，黄酒送服，并可外用调敷患处。

【用法用量】煎服，3～9g；外用适量。

【参考资料】

1. 古籍摘要

《神农本草经》："主咳逆伤中，补不足，除邪气，利九窍，益智慧，耳目聪明，不忘，强志，倍力。"

《药品化义》："远志，味辛重大雄，入心开窍，宣散之药。凡痰涎伏心，壅塞心窍，致心气实热，为昏聩神呆、语言蹇涩，为睡卧不宁，为恍惚惊怖，为健忘，为梦魇，为小儿客忤，暂以豁痰利窍，使心气开通，则神昏自宁也。"

2. 化学成分 本品含多种三萜类皂苷，主要成分为远志皂苷 A～G 和细叶远志素等；还含糖及糖苷类、生物碱等成分。

3. 药理作用 本品有镇静、催眠、抗惊厥、祛痰作用；煎剂对离体的未孕及已孕子宫均有兴奋作用；醇浸剂对人型结核杆菌、痢疾杆菌、伤寒杆菌等均有抑制作用；所含皂苷有溶血作用；煎剂具有抗衰老作用。

4. 现代运用 现代临床以本品配伍他药，可治疗失眠、慢性疲劳综合征、急性乳腺炎、气管炎咳嗽、神经性耳聋等疾病。

柏子仁(《神农本草经》)

为柏科植物侧柏 *Platycladus orientalis*（L.）Franco 的干燥成熟种仁。主产于山东、河南、河北、陕西等地。秋、冬二季采收成熟种子，晒干，除去种皮，收集种仁。生用或制霜用。

【处方用名】 柏子仁（生用，长于养心安神，润肠通便）；柏子仁霜（去油制霜用，可消除滑肠致泻的作用）。

【性味归经】 甘，平。归心、肾、大肠经。

【功效】 养心安神，润肠通便。

【应用】

1. 用于心悸失眠 本品甘平滋润，能养心安神，常用于阴血不足，神失所养的心悸怔忡、虚烦不眠。用治：①心阴不足之虚烦不眠、盗汗等，常配伍人参、牡蛎等，如柏子仁丸(《普济本事方》)；②心肾不交之心悸、梦遗、健忘，常配伍熟地黄、麦冬等，如柏子养心丸(《体仁汇编》)。

2. 用于肠燥便秘 本品富含油脂，能滑润大肠而通便。用治体虚肠燥便秘，常配伍郁李仁、杏仁等，如五仁丸(《世医得效方》)。

【用法用量】 煎服，3～9g。

【参考资料】

1. 古籍摘要

《神农本草经》："主惊悸，安五脏，益气，除风湿痹。"

《本草纲目》："养心气，润肾燥，安魂定魄，益智宁神。""柏子仁，性平而不寒不燥，味甘而补，辛而能润，其气清香，能透心肾，益脾胃。"

2. 化学成分　本品主要含脂肪油、挥发油、皂苷等成分；而脂肪油中主要含不饱和脂肪酸。

3. 药理作用　本品的水及乙醇提取物有增强记忆力、镇静作用；因含大量脂肪油，故有润肠通便作用。

4. 现代运用　现代临床以本品配伍他药可治疗盗汗、闭经、习惯性便秘等。

合欢皮(《神农本草经》)

为豆科植物合欢 *Albizia julibrissin* Durazz. 的干燥树皮。主产于湖北、安徽、浙江等地。夏季花开放时择晴天采收，及时晒干。生用。

【性味归经】甘，平。归心、肝经。

【功效】安神解郁，活血消肿。

【应用】

1. 用于忿怒忧郁，烦躁不眠　本品甘平，有疏肝解郁，悦心安神之效。用治情志不遂，忿怒忧郁，烦躁不安，失眠多梦等，可单用，或配伍柏子仁、首乌藤等。

2. 用于跌打骨折，疮痈肿毒　本品能活血消肿。用治：①跌打损伤、骨折肿痛，常与桃仁、红花、当归等配伍；②疮痈肿毒，常与蒲公英、紫花地丁、连翘等同用。

【用法用量】煎服，6～12g；外用适量，研末调敷。

【参考资料】

1. 古籍摘要

《神农本草经》："主安五脏，利心志，令人欢乐无忧。"

《本草纲目》："和血，消肿，止痛。"

2. 化学成分　本品含三萜、黄酮、木脂素、生物碱、鞣质及多糖等成分。

3. 药理作用　本品有镇静、催眠作用；合欢总苷有兴奋子宫、抗早孕作用；还有抗肿瘤、增强免疫等作用。

4. 现代运用　现代临床以本品配伍他药可治疗各种失眠、慢性盆腔炎、腮腺炎等疾病。

附：合欢花

为豆科植物合欢的干燥花序。药性、功效与合欢皮相似，有安神解郁功效。多用于心神不安，忧郁失眠等。煎服，4.5～9g。

首乌藤(《何首乌录》)

为蓼科植物何首乌 *Polygonum multiflorum* Thunb. 的干燥藤茎。主产于河南、湖北、广西、江苏等地。秋、冬二季采割，除去残叶，捆成把，干燥。切段，生用。

【性味归经】 甘，平。归心、肝经。

【功效】 养心安神，祛风通络。

【应用】

1. 用于虚烦失眠，多梦等 本品甘平，有滋养补血安神之效。用治：①阴血虚少之失眠、多梦等，常与合欢皮同用；②阴虚阳亢之惊悸、失眠，常与龙骨、柏子仁等同用。

2. 用于血虚身痛，风湿痹痛 本品能养血祛风，通络止痛。用治血虚身痛、风湿痹痛，常与鸡血藤、当归、川芎等补血活血通络之品同用。

此外，单用本品煎汤外洗，可治皮肤痒疹。

【用法用量】 煎服，9～15g；外用适量，煎洗患处。

【参考资料】

1. 古籍摘要

《本草纲目》："风疮疥癣作痒，煎汤洗浴，甚效。"

《本草从新》："补中气，行经络，通血脉，治劳伤。"

《本草正义》："治夜少安寐。"

2. 化学成分 本品主要含蒽醌类，其主要成分为大黄素、大黄酚等。

3. 药理作用 本品有镇静、催眠作用；能促进免疫功能。

4. 现代运用 现代临床以本品配伍他药，可治疗神经衰弱性失眠、斑秃、放射性皮炎等疾病。

灵芝(《神农本草经》)

为多孔菌科真菌赤芝 *Ganoderma lucidum*（Leyss. ex Fr）Karst. 或紫芝 *Ganoderma sinense* Zhao, Xu et Zhang 的干燥子实体。赤芝主产于华北、西南等地；紫芝主产于浙江、江西、湖南、广西等地。两者现有人工栽培。全年采收，除去杂质，剪除附有朽木、泥沙及培养基质的下端菌柄，阴干或在 40～50℃烘干。生用。

【性味归经】 甘，平。归心、肺、肝、肾经。

【功效】 益气安神，止咳平喘。

【应用】

1. 用于心神不安，失眠，惊悸等　本品甘平，具有益气安神之功。用治心气不足、心脾两虚或气血不足等心神失养所致的神疲体倦、心悸、健忘、失眠等，可单用或配伍当归、酸枣仁、龙眼肉等养血安神之品。

2. 用于咳喘痰多　本品能补益肺气，止咳平喘。用治肺虚咳喘及虚寒咳嗽等，可单用或与半夏、五味子、人参等同用。

3. 用于虚劳证　本品有益气补虚之效，常用作强壮补气之品。用治气血虚少之食少便溏、神疲乏力等虚劳证，或年老体衰，肝肾不足之腰膝酸软、眩晕、倦怠等，可单用，或与补气养血及补益肝肾之品同用。

【用法用量】煎服，6～12g。

【参考资料】

1. 古籍摘要

《神农本草经》：“赤芝，主胸中结，益心气，补中，增智慧，不忘。久食，轻身不老，延年神仙。紫芝，主耳聋，利关节，保神，益精气，坚筋骨，好颜色。久服，轻身不老，延年。”

《本草纲目》：“疗虚劳，治痔。”

2. 化学成分　本品含灵芝多糖、灵芝酸、腺苷、赤芝孢子内酯、赤芝孢子酸、灵芝多肽、氨基酸等成分。

3. 药理作用　本品有镇静、镇痛、抗惊厥作用；能松弛支气管平滑肌，有祛痰、镇咳、平喘作用；能强心、抗心肌缺血、抗血栓、降血压；有保肝、抗溃疡、降血糖及抗辐射作用；对人体免疫系统有双向调节作用；并能抗肿瘤、抗衰老。

4. 现代运用　现代临床以本品配伍他药，可治疗慢性支气管炎、消化不良、神经衰弱、冠心病、肝炎、高脂血症、高血压、白细胞减少症、再生障碍性贫血、克山病、肿瘤、糖尿病等。

小　结

安神药具有镇惊安神或养心安神之效，主要用于心神不宁所致诸证。根据其性能特点的不同，可分为重镇安神药和养心安神药两类。

一、重镇安神药

本类药多为质重之品，有重镇安神之效，主要适用于心火亢盛、痰热扰心或惊吓等所致的心神不安实证。其中：

1. 朱砂 甘寒质重，专入心经，长于镇心、清心以安神，最宜用于心火亢盛之心神不安，又能清热解毒，可治多种热毒证。但有毒性，用之宜慎。

2. 龙骨、磁石 均入心肝经，既能镇惊安神，又能平肝潜阳，常用于心神不宁、肝阳上亢等证，均为镇心、平肝之要药。但龙骨甘平质重，镇惊安神效良，用于各种神志不安证；且煅用又善收敛固涩，为治滑脱诸证及湿疮痒疹、疮疡久溃不敛之常用药。磁石咸寒质重，善益肾阴、镇浮阳而安心神，治肾虚肝旺，肝火上炎而扰心神之证；又能益肾而聪耳明目，纳气平喘，为治肝肾亏虚之目暗耳聋及肾虚喘促的佳品。

3. 琥珀 甘平质重，有镇惊安神，活血散瘀，利尿通淋之功，可用治心神不宁实证、瘀血证、淋证、癃闭等。

二、养心安神药

本类药物具有养心安神作用，主要用于阴血不足、心脾两虚、心肾不交等导致的心神不安诸证。其中：

1. 酸枣仁、柏子仁 均性味甘平，有养心安神作用，治阴血不足，心神失养之心悸、失眠等，常相须为用。但酸枣仁兼入肝经，偏于养心阴，益肝血，多用于心肝阴血不足之心神不宁，又能敛汗，治自汗、盗汗。柏子仁又入肾经，养心滋肾，尤宜于心阴虚及心肾不交之心神不宁，且能润肠通便，治肠燥便秘。

2. 远志 辛开苦泄，有交通心肾之功，长于安神定志，又兼祛痰作用，故适宜于心肾不交之心神不宁及痰阻心窍的癫痫发狂，并治疗咳嗽、痰多黏稠之患；又能消散痈肿，用治痈疽疮毒等。

3. 合欢皮 疏肝悦心，能解郁安神，宜用于忿怒忧郁的烦躁不宁，又可活血散瘀，用治跌打骨折、痈肿疮毒等。

复习思考题

1. 何谓安神药？分为哪几类？各适用于哪些病证？
2. 分别比较龙骨与磁石、酸枣仁与柏子仁的功用异同点。
3. 简述朱砂、龙骨、磁石、珍珠的用法用量。
4. 试述朱砂的使用注意。

第十五章　平肝息风药

凡以平肝潜阳、息风止痉为主要作用，治疗肝阳上亢或肝风内动病证的药物，称平肝息风药。

本章药物多为介类、昆虫类、矿石类和动物类药材，皆入肝经。分别具有平肝潜阳、息风止痉的功效，部分药物兼有清肝明目、解毒、散结、通络等作用。主要适用于肝阳上亢之头痛、眩晕；肝风内动之惊痫、抽搐。也用于肝热目赤，肝火上扰之心神不宁，风中经络之口眼㖞斜，瘰疬痰核，疮痈，风湿痹痛等证。

根据药物性能及适应证的不同，平肝息风药分为以平肝阳为主的平肝潜阳药和以息肝风为主的息风止痉药两类。由于肝阳上亢常常引动肝风，而息风止痉的药物常兼有平肝作用，故两类药物常相互配伍应用，合称平肝息风药。

应用平肝息风药时，首先应根据病证的不同，选用平肝潜阳药或息风止痉药；再根据病因、病机和兼证不同予以相应的配伍。如阴虚阳亢者，多配伍滋养肝肾之阴的药物；肝火上炎致肝阳上亢者，配清肝泻火药；肝阳上亢兼心悸、失眠者，配伍安神药；肝阳化风致肝风内动者，应选择息风止痉药与平肝潜阳药并用；热极生风者，配清热泻火药；因阴虚血亏，肝失濡养致筋急者，配滋阴养血药；因痰致癫痫抽搐者，又当配伍祛痰药；脾虚慢惊者，当配用补气健脾药以治本；肝风内动兼窍闭神昏者，当配伍开窍药。

本类药物有寒凉、温燥之不同，应注意区别使用。凡性质偏于寒凉的药物，宜用于肝经热盛者，不宜用于脾虚慢惊者；少数性质偏于温燥的药物，阴虚血亏者当忌用。

第一节　平肝潜阳药

本类药物多为质重的介类或矿石类药材，质重下潜，具有平肝潜阳作用，部分药物兼有清肝热、安心神、降逆等作用。主要适用于肝阳上亢证，症见头晕、目眩、耳鸣、头痛头昏、烦躁易怒等。本类药物还常与息风止痉药或安神药配伍，治疗肝风内动之痉挛抽搐或肝阳上扰之烦躁不眠。

石决明(《名医别录》)

为鲍科动物杂色鲍 *Haliotis diversicolor* Reeve、皱纹盘鲍 *Haliotis discus* hannai Ino、羊鲍 *Haliotis ovina* Gmelin、澳洲鲍 *Haliotis ruber* （Leach）、耳鲍 *Haliotis asinina* Linnaeus 或白鲍 *Haliotis laevigata*（Donovan） 的贝壳。分布于广东、福建、辽宁、山东等沿海地区。夏、秋二季捕捉，去肉，洗净，干燥。打碎，生用或煅用。

【处方用名】 石决明、生石决明（生用，能够平肝潜阳，清肝明目）；煅石决明（煅用，平肝潜阳功效缓和，略兼有收敛固涩作用）。

【性味归经】 咸，寒。归肝经。

【功效】 平肝潜阳，清肝明目。

【应用】

1. 用于肝阳上亢 本品咸寒清热，质重潜镇，专入肝经，有平肝阳，清肝热之功。用治：①肝肾阴虚、肝阳上亢之眩晕、头痛，常配地黄、白芍、牡蛎等，如镇肝息风汤(《医学衷中参西录》)；②肝阳上亢伴有肝火上炎之头痛、烦躁、目赤者，配伍夏枯草、钩藤、菊花等；③肝热风动之惊痫抽搐，多配牡蛎、地黄、白芍等，如阿胶鸡子黄汤(《伤寒论》)。

2. 用于各种目疾 本品善清肝火而有明目退翳之效，故治疗肝火目疾常用。用治：①肝火上炎之目赤肿痛，配伍决明子、菊花等；②风热目赤翳障，配伍菊花、蝉蜕、谷精草等，如石决明散(《证治准绳》)；③肝虚血少之目涩、视物昏花，可与熟地黄、枸杞子、菟丝子等补益肝肾药配伍；④青盲雀目，可与苍术、猪肝同用。

【用法用量】 煎服，3～15g，先煎。

【参考资料】

1. 古籍摘要

《名医别录》："主目障翳痛，青盲。"

《医学衷中参西录》："石决明味微咸，性微凉，为凉肝镇肝之要药。肝开窍于目，是以其性善明目。研细水飞作敷药，能治目外障；作丸、散内服，能消目内障。为其能凉肝，兼能镇肝，故善治脑中充血作疼作眩晕，因此证多系肝气、肝火挟血上冲也。"

2. 化学成分 本品含碳酸钙、有机质、少量镁、铁、硅酸盐、磷酸盐、硫酸盐、氯化物、碘等成分。

3. 药理作用　本品有镇静作用；在胃中能中和过多的胃酸；有抗感染作用，对金黄色葡萄球菌、大肠杆菌、绿脓杆菌等有较强的抑菌力，还能抗流行性感冒病毒；酸性提取物有显著的抗凝血作用；杂色鲍贝壳能增强耐缺氧能力，还可扩张气管、支气管平滑肌；其内层水解液有一定的保肝作用。

4. 现代运用　现代以本品为主，随证配伍，内服或外用，可治疗胃酸过多所致的胃脘痛、外伤出血、脑血栓、内耳眩晕症、癫痫、急性湿疹、扁平疣和痤疮等。

牡蛎（《神农本草经》）

为牡蛎科动物长牡蛎 *Ostrea gigas* Thunberg、大连湾牡蛎 *Ostrea talienwhanensis* Crosse 或近江牡蛎 *Ostrea rivularis* Gould 的贝壳。我国沿海一带均有分布。全年均可采收，去肉，洗净，晒干。打碎，生用或煅用。

【处方用名】牡蛎、生牡蛎（生用，能够潜阳补阴，重镇安神，软坚散结）；煅牡蛎（煅用，增强收敛固涩作用）。

【性味归经】咸，微寒。归肝、肾经。

【功效】潜阳补阴，重镇安神，软坚散结，收敛固涩。

【应用】

1. 用于肝阳上亢　本品入肝、肾二经，咸寒属阴而质重下潜，有清热平肝潜阳的作用。用治：①肝肾阴虚、肝阳上亢之眩晕耳鸣、失眠心悸，配龙骨、龟甲、白芍等，如镇肝息风汤(《医学衷中参西录》)；②温病邪热灼烁真阴之虚风内动，配龟甲、鳖甲、地黄等，如大定风珠(《温病条辨》)。

2. 用于心神不安　本品质重而镇静安神。用治惊悸怔忡、失眠多梦等，与龙骨相须为用，以达重镇安神之效，如桂枝甘草龙骨牡蛎汤(《伤寒论》)。

3. 用于瘰疬痰核，癥瘕痞块等　本品味咸，能软坚散结。用治：①痰火郁结之瘰疬、痰核，常配浙贝母、玄参等，以化痰散结，如消瘰丸(《医学心悟》)；②血瘀气结之癥瘕痞块，多配丹参、鳖甲等。

4. 用于滑脱诸证　本品煅用长于收敛固涩，常与煅龙骨相须为用。用治：①自汗、盗汗，与黄芪、浮小麦、麻黄根同用，即牡蛎散(《和剂局方》)；②肾虚精关不固之遗精、滑精，常与沙苑子、芡实等同用，如金锁固精丸(《医方集解》)；③崩漏、带下，可配煅龙骨、山药、乌贼骨等。

【用法用量】煎服，9～30g，先煎。

【参考资料】

1. 古籍摘要

《神农本草经》："主伤寒寒热，温疟洒洒，惊恚怒气，除拘缓，鼠瘘，女子带下赤白。"

《药性论》："主治女子崩中，止盗汗，除风热，止痛。"

《本草纲目》："化痰软坚，清热除湿，止心脾气痛，痢下，赤白浊，消疝瘕积块，瘿疾结核。"

2. 化学成分 本品主含碳酸钙，还含磷酸钙、硫酸钙、氧化铁、无机元素镁、铝、钠及有机质等成分。

3. 药理作用 本品水提物具有增强免疫作用，并对青蛙坐骨神经有局部麻醉作用；煅牡蛎有抗实验性胃溃疡的作用；所含钙盐能致密毛细血管，降低血管的渗透性；还有抗酸及轻度镇静、消炎作用；本品入胃后与胃酸作用形成可溶性钙盐，经吸收后可调节机体电解质平衡，抑制神经、肌肉的兴奋。

4. 现代运用 现代以本品为主，随证配伍，内服或外用，可治疗各种眩晕、肝脾肿大、胃酸过多、肺结核盗汗、乳房包块、慢性肝炎、过敏性紫癜等。

赭石(《神农本草经》)

为氧化物类矿物刚玉族赤铁矿，主含三氧化二铁（Fe_2O_3）。主产于山西、河北、河南、山东等地。采挖后，除去杂石。打碎，生用或煅淬用。

【处方用名】 赭石、代赭石（生用，能够平肝潜阳，降逆）；煅赭石（煅淬用，增强平肝止血作用）。

【性味归经】 苦，寒。归肝，心经。

【功效】 平肝潜阳，降逆，止血。

【应用】

1. 用于肝阳上亢 本品为矿石类药材，质重主降，长于镇潜肝阳，苦寒又能清降肝火。用治：①肝阳上亢兼肝火偏盛者，常配石决明、夏枯草等以清肝泻火；②肝肾阴虚，肝阳上亢者，配龟甲、牡蛎、白芍等，以滋阴潜阳，如镇肝息风汤(《医学衷中参西录》)。

2. 用于胃气上逆诸证及气逆喘息 本品质重降气，既降上逆之胃气而止呕、止呃、止噫，又降上逆之肺气而平喘。用治：①胃气上逆之呕吐、呃逆、噫气，常配旋覆花、生姜、半夏等，如旋覆代赭汤(《伤寒论》)；②肺肾不足之气逆喘息，配人参、山茱萸、核桃仁等，如参赭镇气汤(《医学衷中参西录》)；③痰浊阻肺之喘息，配伍皂角、贝母等。

3. 用于血热出血证 本品性寒，入心肝血分而凉血止血，加之质重降逆，尤宜于气火上逆之出血证。用治：①血热妄行之吐血、衄血，常配白芍、竹茹等，如寒降汤(《医学衷中参西录》)；②血热崩漏，可配伍禹余粮、赤石脂、五灵脂等，如震灵丹(《和剂局方》)。

【用法用量】 煎服，9～30g，先煎。

【使用注意】孕妇慎用。

【参考资料】

1. 古籍摘要

《神农本草经》："腹中毒邪气，女子赤沃漏下。"

《本草再新》："平肝降火，治血分去瘀生新，消肿化痰，治五淋崩带，安产堕胎。"

《医学衷中参西录》："能生血兼能凉血，而其质重坠，又善镇逆气，降痰涎，止呕吐，通燥结。""治吐衄之证，当以降胃为主，而降胃之药，实以赭石为最效。"

2. 化学成分　本品主含三氧化二铁（Fe_2O_3），并含硅、铝、钛、镁、钙、铅、砷等成分。

3. 药理作用　本品内服后能收敛胃肠壁，保护黏膜面，对肠壁有兴奋作用，使肠蠕动亢进；所含铁质能促进红细胞及血红蛋白的新生，还能止血；对中枢神经系统有镇静作用；对离体蛙心有抑制作用。

4. 现代运用　现代以本品为主，随证配伍，可治疗内耳眩晕症、青年早衰脱发、精神分裂症、癫痫、癔症、牙痛、幽门或贲门痉挛、胃下垂、胃扩张、顽固性呃逆、胆汁反流性胃炎、肠梗阻、消化道癌症、肺结核、支气管扩张咯血、百日咳、扁平疣、难产等。

蒺藜（《神农本草经》）

为蒺藜科植物蒺藜 *Tribulus terrestris* L. 的干燥成熟果实。主产于东北、华北及西北等地，秋季果实成熟时采割植株，晒干，打下果实，除去杂质。生用或炒用。

【处方用名】蒺藜、刺蒺藜、白蒺藜（生用，辛散有毒，长于祛风明目）；炒蒺藜（炒用，缓其辛散，降低毒性，长于平肝疏肝）。

【性味归经】辛、苦，微温；有小毒。归肝经。

【功效】平肝解郁，祛风止痒，明目。

【应用】

1. 用于肝阳上亢　本品苦降辛散，入肝经，有平抑肝阳之功。用治肝阳上亢之头痛眩晕，常配钩藤、珍珠母、菊花等，以增强平肝之功。

2. 用于肝郁气滞证　本品辛散苦泄，入肝经，有疏肝解郁、调理气机之功。用治：①肝气郁结之胸胁疼痛，常配柴胡、香附、青皮等；②产后肝郁乳汁不通、乳房胀痛，单用研末服，或配青皮、穿山甲、王不留行等。

3. 用于风热目赤翳障　本品辛散，能疏散风热而明目，为祛风明目常用之品。治疗风热上犯之目赤肿痛、多泪多眵、翳膜遮睛等，多配菊花、决明子、蔓荆子等，如白蒺藜散(《张氏医通》)。

4. 用于风疹瘙痒 本品轻扬外散，善于祛风止痒。用治风疹瘙痒，常配防风、荆芥、地肤子等；用治白癜风，可单用本品研末冲服。

【用法用量】 煎服，6～9g。

【参考资料】

1. 古籍摘要

《神农本草经》：“主恶血，破癥结积聚，喉痹，乳难。久服，长肌肉，明目。”

《本草蒙荃》：“疗双目赤痛，翳生不已。治遍身白癜，瘙痒难当。”

《本草备要》：“泻肺气而散肝风。”

2. 化学成分 本品含刺蒺藜苷、呋甾醇二糖苷、山萘酚、山萘酚－3－葡萄糖、槲皮素、维生素C、薯蓣皂苷元等成分。

3. 药理作用 本品水或醇提物有缓和的降血压作用，能抗动脉粥样硬化和抗血小板聚集，阻止动脉、心肌和肝脏的脂质沉着；还有利尿、性强壮和抗衰老等作用，能用于预防更年期综合征；皂苷有明显的抗心肌缺血作用。

4. 现代运用 现代临床以本品为主，随证配伍，可用于治疗冠心病心绞痛、小儿秋季腹泻、手部脱屑发痒症、白癜风和疖肿等。

罗布麻(《陕西中草药》)

为夹竹桃科植物罗布麻 *Apocynum venetum* L. 的干燥叶。主产于我国东北、西北、华北等地。夏季采收，除去杂质，干燥。生用。

【性味归经】 甘、苦，凉。归肝经。

【功效】 平肝，清热，利尿。

【应用】

1. 用于肝阳上亢 本品苦凉，入肝经而有清肝热，平肝阳之功。用治：①肝火上炎之头晕目眩、烦躁失眠，可单用本品煎服或开水冲泡代茶饮，或配伍夏枯草、钩藤、野菊花等；②肝阳上亢之头晕目眩，可配牡蛎、石决明、赭石等。

2. 用于浮肿，尿少 本品能清热利水。用治水肿，可单用，或配车前子、木通、茯苓等，以利水消肿。

【用法用量】 煎服，6～12g。

【参考资料】

1. 古籍摘要 《陕西中草药》：“清凉泻火，强心利尿，降血压。治心脏病，高血压，神经衰弱，肾炎浮肿。”

2. 化学成分　本品主要含黄酮苷、槲皮素（罗布麻宁）、异槲皮苷、芸香苷、金丝桃苷等，还含β-谷甾醇、延胡索酸、多种氨基酸、蒽醌、鞣质、多糖、东莨菪素、三萜类物质及氯化钾等。

3. 药理作用　本品能增加冠状动脉血流量，具有强心作用；煎液或黄酮苷有降压作用；水浸液或袋泡茶等有降血脂和血小板解聚作用，还有增强免疫功能、抗衰老、增加肾血流以及利尿作用；另有镇静安神、抗辐射、抗化疗副作用和抗自由基损伤等作用。

4. 现代运用　现代以本品及其制剂，可治疗高血压病、神经衰弱、高脂血症、心功能不全、肾炎水肿和慢性支气管炎等。

第二节　息风止痉药

本类药物主入肝经，有息肝风、止抽搐之功效。适用于温病热极动风、肝阳化风及血虚生风等所致的眩晕欲仆、项强肢颤、痉挛抽搐；或风阳挟痰，痰热上扰之癫痫、惊风抽搐；或破伤风之风毒侵袭引动内风所致肢体痉挛抽搐、角弓反张；或风中经络所致口眼㖞斜等。

另外，部分药物兼有平肝潜阳、清泻肝火、祛风等作用，可用于肝阳上亢所致头晕目眩，肝火目赤肿痛以及风疹瘙痒、痹证疼痛等。

羚羊角（《神农本草经》）

为牛科动物赛加羚羊 *Saiga tatarica* Linnaeus 的角。主产于新疆、青海等地。猎取后锯取其角，晒干。镑片或研粉用。

【性味归经】 咸，寒。归肝、心经。

【功效】 平肝息风，清肝明目，散血解毒。

【应用】

1. 用于肝风内动　本品咸寒质重，既能清肝热，又能息肝风，为治热极生风要药。用治：①温病热盛所致高热惊痫、神昏痉厥、手足抽搐，或小儿热极生风，常配钩藤、菊花、白芍等，如羚角钩藤汤（《通俗伤寒论》）；②妇女子痫，配伍防风、独活、酸枣仁等；③癫痫发狂，可与钩藤、郁金、天竺黄等同用。

2. 用于肝阳上亢　本品质重性降，有平肝潜阳之功。用治肝阳上亢之头痛眩晕、烦躁失眠等，常配伍石决明、菊花、龟甲等。

3. 用于肝火上炎之目赤翳障　本品入肝经而能清肝明目。治疗肝火上炎之目赤肿痛、羞明流泪、目生翳障，常配决明子、龙胆草、黄芩等，如羚羊角散

(《和剂局方》)。

4. 用于温毒发斑，壮热神昏 本品入心肝经，能泻火解毒散血，使气血两清。用治：①温病气血两燔之壮热躁狂、神昏谵语，常配石膏、麝香等制成丸或散，如紫雪丹(《外台秘要》)；②温病热毒炽盛之壮热、神昏、发斑等，则配入白虎汤中，如羚犀石膏知母汤(《温热经纬》)。

【用法用量】 煎服，1～3g，单煎2小时以上；磨汁或研粉服，每次0.3～0.6g。

【参考资料】

1. 古籍摘要

《神农本草经》："主明目，益气起阴，去恶血注下……安心气。"

《本草纲目》："入厥阴肝经甚捷……肝主木，开窍于目，其发病也，目暗障翳，而羚羊角能平之。肝主风，在合为筋，其发病也，小儿惊痫，妇人子痫，大人中风搐搦，及筋脉挛急，历节掣痛，而羚羊角能舒之。"

2. 化学成分 本品含磷酸钙、角蛋白、不溶性无机盐、多种氨基酸、卵磷脂、脑磷脂、神经鞘磷脂、磷脂酰丝氨酸、磷脂酰肌醇等成分。

3. 药理作用 本品对中枢神经系统有抑制作用；动物实验显示还有镇痛、镇静、抗惊厥和降压等作用；能兴奋实验动物十二指肠、子宫平滑肌；煎剂对疫苗引起的家兔体温升高有显著对抗作用。

4. 现代运用 现代临床以本品配伍他药或制成制剂，可治疗小儿肺炎、小儿外感发热、急性扁桃体炎、流感、麻疹、高血压、神经性疼痛、脑血栓、破伤风、血小板减少性紫癜等。

附：山羊角

为牛科动物青羊 *Naemorhedus goral* Hardwicke 的角。性味咸、寒，归肝经。功效为平肝镇惊。适用于肝阳上亢所致的头晕、目眩，肝火上炎所致的目赤肿痛以及中风、惊痫等。其功效与羚羊角相似，虽作用较弱，仍可作为羚羊角的代用品使用，剂量常酌情增加。煎服，10～15g。

牛黄(《神农本草经》)

为牛科动物牛 *Bos taurus domesticus* Gmelin 的干燥胆结石，又称天然牛黄。主产于我国西北和东北地区，河南、河北、江苏等地亦产。宰牛时，如发现有牛黄，即滤去胆汁，将牛黄取出，除去外部薄膜，阴干；由牛胆汁或猪胆汁经提取加工制成的产物，称人工牛黄。生用。

【性味归经】 苦，凉。归心、肝经。

【功效】 凉肝息风，化痰开窍，清热解毒。

【应用】

1. 用于热极生风　本品归肝经，性凉清热凉肝，息风止痉。用治温病热极生风或小儿急惊风，可单用本品为末，竹沥冲服，或配朱砂、钩藤、全蝎等，如牛黄散(《证治准绳》)。

2. 用于窍闭神昏　本品气味芳香，入心肝经，能清心开窍。用治温病热入心包、中风以及癫痫所致的高热神昏、痰壅谵语、痉厥口噤等，常与麝香、钩藤等同用，如安宫牛黄丸(《温病条辨》)。

3. 用于多种热毒证　本品苦凉，有清热解毒作用，用治咽喉肿痛、口舌生疮、疮疡肿毒等热毒证，内服、外用均有良效。用治：①热毒咽痛、口舌生疮，配黄芩、雄黄等，如牛黄解毒丸(《全国中药成药处方集》)；②咽喉肿痛溃烂，或乳蛾、喉痧，可与珍珠共为末，吹喉，如珠黄散(《绛囊撮要》)；③热毒疮疡，常与麝香、乳香、没药等同用，如犀黄丸(《外科证治全生集》)。

【用法用量】入丸、散剂，每次0.15～0.35g；外用适量，研末敷患处。

【参考资料】

1. 古籍摘要

《神农本草经》："主惊痫寒热，热盛狂痓。"

《名医别录》："疗小儿百病，诸痫热，口不开；大人癫狂。又堕胎。"

《本草从新》："清心解热，利痰凉惊，通窍辟邪。治中风入脏，惊痫口禁，小儿胎毒，痰热诸疾。"

2. 化学成分　本品主含胆汁酸（包括胆酸和去氧胆酸）及胆红素，并含胆绿素、胆汁酸盐、胆甾醇、麦角甾醇、脂肪酸、卵磷脂、粘蛋白、肽类、牛磺酸等成分。

3. 药理作用　本品有镇静、抗惊厥、解热、镇痛作用，有降压、强心、抗心律失常、抗心肌损伤的作用；可调节血脂，降低血清总胆固醇及脂质过氧化物，并抑制血小板聚集，预防血栓形成和防治动脉粥样硬化；还有抗炎、抗病毒、抗过敏、镇咳、祛痰、平喘、保肝、利胆、解痉、抗肿瘤、增强机体免疫力等作用；人工牛黄对金黄色葡萄球菌、肝炎病毒、乙型脑炎病毒有抑制作用，还有抗肿瘤、抗辐射、抗疲劳、解毒等作用。

4. 现代运用　现代临床以本品配伍他药或用本品制剂，用于治疗上呼吸道感染、小儿高热惊厥、癫痫、乙型脑炎、冠心病、急性胰腺炎、急性黄疸型肝炎、白血病、肝癌、食道癌、胃癌、宫颈癌、乳腺癌等。

钩藤(《名医别录》)

为茜草科植物钩藤 *Uncaria rhynchophylla*（Miq.）Jacks.、大叶钩藤 *Uncaria*

macrophylla Wall.、毛钩藤 *Uncaria hirsuta* Havil.、华钩藤 *Uncaria sinensis* (Oliv.) Havil. 或无柄果钩藤 *Uncaria sessilifructus* Roxb. 的干燥带钩茎枝。主产于长江流域各地及福建、广东、广西等地。秋、冬二季采收，去叶，切段，晒干。生用。

【性味归经】甘，凉。归肝、心包经。

【功效】息风定惊，清热平肝。

【应用】

1. 用于肝风内动 本品味甘性凉，既能息风止痉，又能清泄肝热。用治：①热盛动风，常配伍羚羊角、白芍、菊花等，如羚角钩藤汤(《通俗伤寒论》)；②小儿急惊风，与天麻、全蝎、蝉蜕等配伍，如钩藤饮子(《小儿药证直诀》)；③各种惊痫抽搐、妊娠子痫，常配天竺黄、蝉蜕、黄连等，如钩藤饮子(《普济方》)；④中风之半身不遂、口眼㖞斜等，可与桑枝、地龙等同用。

2. 用于肝阳上亢 本品性凉入肝经，既能清泄肝热，又能平抑肝阳。用治肝阳上亢之头晕目眩、烦躁不眠等，配伍天麻、石决明、菊花等，如天麻钩藤饮(《杂病证治新义》)。

【用法用量】煎服，3～12g，后下。

【参考资料】

1. 古籍摘要

《名医别录》："主小儿寒热，十二惊痫。"

《本草纲目》："大人头旋目眩，平肝风，除心热，小儿内钓腹痛，发斑疹。"

《本草述》："治中风瘫痪，口眼歪斜，及一切手足走注疼痛，肢节挛急。又治远年痛风瘫痪，筋脉拘急作痛不已者。"

2. 化学成分 本品含吲哚生物碱类，如钩藤碱、异去氢钩藤碱、异钩藤碱、柯南因碱、钩藤酸甲酯、去氢钩藤碱、硬毛钩藤碱等，还含黄酮类化合物（如金丝桃苷)、鞣质等成分。

3. 药理作用 本品煎剂给小鼠腹腔注射，能产生明显的镇静作用；乙醇浸膏能制止豚鼠癫痫发作，而显示抗惊厥作用；煎剂、含有本品的各种复方制剂及钩藤总生物碱都有降压作用；钩藤碱能扩张血管，减少外周阻力，降低平均动脉压，降低心肌耗氧量，并能对抗乌头碱、氯化钡、氯化钙诱发的心律失常，对兔血小板聚集有明显促解聚和抑制血栓形成作用；本品还有平喘作用。

4. 现代运用 现代临床以本品为主配伍他药，可治疗高血压病、偏头痛、哮喘病、眩晕症、链霉素反应、更年期或老年期抑郁症及小儿夜啼等。

天麻(《神农本草经》)

为兰科植物天麻 *Gastrodia elata* Bl. 的干燥块茎。主产于四川、云南、贵州等地，现各地多有栽培。立秋至次年清明前采挖，洗净，除去粗皮，蒸透，低温干燥。切片，生用。

【性味归经】 甘，平。归肝经。

【功效】 息风，平肝，祛风通络。

【应用】

1. 用于肝风内动　本品专入肝经，能息风止痉，且甘平质润，作用平和，凡肝风内动，无论寒热虚实，皆可配用，为治内风之圣药。用治：①小儿急惊风，可配钩藤、羚羊角、全蝎等，即钩藤饮(《医宗金鉴》)；②小儿脾虚慢惊，可配人参、白术、僵蚕等，如醒脾丸(《普济本事方》)；③破伤风，常配天南星、白附子等，如玉真散(《外科正宗》)。

2. 用于肝阳上亢　本品能息肝风，平肝阳，为治眩晕头痛的良药。用治：①肝阳上亢之头痛、眩晕，常配伍钩藤、黄芩、牛膝等，如天麻钩藤饮(《杂病证治新义》)；②风痰上扰之眩晕、头痛，常与半夏、白术、茯苓等配伍，如半夏白术天麻汤(《医学心悟》)。

3. 用于风湿痹痛　本品能够祛风通络而止痛。用治：①风中经络之手足不遂，肢体麻木或筋骨疼痛等，常配没药、制乌头等，如天麻丸(《圣济总录》)；②风湿痹痛，与秦艽、桑寄生等同用，如秦艽天麻汤(《医学心悟》)。

【用法用量】 煎服，3～9g。

【参考资料】

1. 古籍摘要

《神农本草经》：“久服益气力，长阴肥健，轻身延年。”

《本草纲目》：“天麻入厥阴之经而治诸病。……眼黑头旋，风虚内作，非天麻不能治。天麻乃定风草，故为治风之神药。”

《本草汇言》：“主头风、头痛，头晕虚眩，癫痫强痉，四肢挛急，语言不顺，一切中风，风痰。”

2. 化学成分　本品含天麻苷（天麻素）、香荚兰醇、香荚兰醛、维生素 A 类物质、香草醇、柠檬酸甲酯、琥珀酸、棕榈酸、β-谷甾醇等成分。

3. 药理作用　本品所含天麻苷具有镇静作用，能够降低中枢神经系统的兴奋性；香荚兰醇或香荚兰醛能延长由戊四氮引起的阵发性惊厥的潜伏期，起到抗惊厥作用；水煎剂可提高电击痉挛的阈值，有效制止癫痫样发作；所含多糖具有免疫活性，能增强机体的非特异性免疫功能及调节体液免疫、细胞免疫；本品还有降压、减慢心率、抗心肌缺血、抗心律失常、抗炎、耐疲劳和延缓衰老等作用。

4. 现代运用 现代以本品配伍他药或制成制剂，可用于治疗轻型破伤风、癫痫、神经衰弱、脑外伤综合征、眩晕症、血管紧张性头痛、偏头痛、面肌痉挛、高脂血症、老年血管性痴呆、坐骨神经痛、三叉神经痛、眶上神经痛等。

地龙(《神农本草经》)

为钜蚓科动物参环毛蚓 *Pheretima aspergillum*（E. Perrier）、通俗环毛蚓 *Pheretima vulgaris* Chen、威廉环毛蚓 *Pheretima guillelmi*（Michaelsen）或栉盲环毛蚓 *Pheretima pectinifera* Michaelsen 的干燥体。前者主产于广东、广西、福建等地，习称“广地龙”；后三者全国各地均有分布，习称“沪地龙”。广地龙春季至秋季捕捉，沪地龙夏季捕捉，及时剖开腹部，除去内脏及泥沙，洗净，晒干或低温干燥。生用。

【性味归经】 咸，寒。归肝、脾、膀胱经。

【功效】 清热息风，通络，平喘，利尿。

【应用】

1. 用于高热神昏，惊痫抽搐，癫痫 本品咸寒，善清肝热，有息风定惊之效。用治：①温病高热狂躁、神昏谵语、痉挛抽搐，可配伍钩藤、僵蚕、牛黄等，以清热息风止痉；②小儿急惊风，可用本品研烂，配朱砂末为丸服。

2. 用于热痹，中风 本品走窜，长于通行经络，且性寒清热。用治：①风湿热痹之关节红肿疼痛，常配防己、秦艽、忍冬藤等；②寒湿痹痛，关节屈伸不利，常配伍川乌、天南星、乳香等，如小活络丹(《和剂局方》)；③气虚血滞之中风半身不遂，常与黄芪、当归、川芎等配伍，如补阳还五汤(《医林改错》)。

3. 用于肺热喘咳 本品寒凉入肺，清肺热而平喘。用治痰热壅肺或热邪犯肺之哮喘，可配伍麻黄、杏仁、石膏等，以增强清热平喘之功。

4. 用于水肿，尿闭 本品咸寒下行，既能清热，又利水道。治疗热结膀胱之水肿、尿闭不通等，可与车前子、木通等同用，以增强利尿通淋作用。

【用法用量】 煎服，4.5～9g。

【参考资料】

1. 古籍摘要

《神农本草经》：“味咸寒。主蛇瘕，去三虫，杀长虫，仍自化作水。”

《本草拾遗》：“疗温病大热，狂言，主天行诸热，小儿热病癫痫。”

《本草纲目》：“性寒而下行，性寒故能解诸热疾，下行故能利小便，治足疾而通经络也。”“主伤寒疟疾，大热狂烦，及大人小儿小便不通，急慢惊风，历节风痛。”

2. 化学成分　本品含地龙解热碱、蚯蚓素、蚯蚓毒素、多种氨基酸、次黄嘌呤、腺嘌呤、鸟嘌呤、花生四烯酸、琥珀酸、胆碱、胆甾醇、无机元素等成分。

3. 药理作用　本品水煎剂及地龙解热碱均有良好的解热作用；广地龙酊剂、热浸液、煎剂等均有缓慢而持久的降压作用；广地龙中所含的次黄嘌呤具有显著的舒张支气管作用；地龙还能抑制血栓形成，促进血栓溶解，有强抗凝血作用，并使已凝固的纤维蛋白溶解；地龙热浸液、醇提溶液能镇静、抗惊厥，还有抑制肿瘤细胞生长、抗溃疡、利尿、退黄等作用；地龙所含多种氨基酸和特殊酶类能促进皮肤的新陈代谢，具有美容作用。

4. 现代运用　现代以本品为主配伍他药或制成制剂，内服或外用，可治疗高血压、小儿支气管哮喘、哮喘性支气管炎、慢性肾功能衰竭、泌尿道结石、消化道溃疡、精神分裂症、百日咳和血尿、带状疱疹、慢性荨麻疹、腮腺炎、下肢慢性溃疡、水火烫伤、中耳炎和脉管炎等。

全蝎（《蜀本草》）

为钳蝎科动物东亚钳蝎 *Buthus martensii* Karsch 的干燥体。主产于河南、山东、湖北等地。春末至秋初捕捉，除去泥沙，置沸水或沸盐水中，煮至全身僵硬，捞出，置通风处，阴干。生用。

【性味归经】辛，平；有毒。归肝经。

【功效】息风止痉，攻毒散结，通络止痛。

【应用】

1. 用于抽搐痉挛　本品入肝经，既平息肝风而止搐，又搜风通络而止痉，为治疗痉挛抽搐要药。用治：①各种原因所致的痉挛抽搐，常配蜈蚣，共研细末服用，如止痉散（《经验方》）；②小儿惊风之高热神昏、抽搐痉挛，常配钩藤、羚羊角、天麻等，共奏清热息风止痉之效；③脾虚慢惊，常配人参、白术、天麻等，以益气健脾治本；④痰迷心窍之癫痫抽搐，配伍郁金、蝉蜕、天南星等；⑤风中经络之口眼㖞斜、半身不遂，配伍白附子、僵蚕等，如牵正散（《杨氏家藏方》）。

2. 用于疮疡，瘰疬　本品味辛，能解毒散结而治疗诸疮肿毒，以外用为主。用治：①诸疮肿毒，配伍栀子，麻油煎黑去渣，入黄蜡化成膏外敷；②瘰疬，本品焙焦，黄酒服下，以消颌下肿硬。

3. 用于顽固性偏正头痛，风湿顽痹　本品味辛外散风邪，并通经络而止痛。用治：①顽固性偏正头痛，常配蜈蚣、僵蚕、川芎等；②风寒湿顽痹，筋脉拘挛，甚则关节变形，可与麝香研细末，温酒送服，或配伍川乌、白花蛇、没药等，以祛风通络，活血舒筋。

【用法用量】煎服，3～6g。

【参考资料】

1. 古籍摘要

《开宝本草》："疗诸风隐疹及中风半身不遂，口眼㖞斜，语涩，手足抽掣。"

《本草图经》："治小儿惊搐。"

《本草纲目》："主治小儿惊痫风搐，大人痃疟，耳聋，疝气，诸风疮，女子带下，阴脱。"

2. 化学成分 本品含蝎毒、三甲胺、甜菜碱、牛黄酸、软脂酸、硬脂酸、胆甾醇、卵磷脂、胺盐、多种氨基酸等成分。

3. 药理作用 本品有明显的抗癫痫作用，并对马钱子碱、烟碱引起的惊厥有较强的对抗作用；能影响血管运动中枢的机能，扩张血管，抑制肾上腺素的升压作用而降压，并能明显延长凝血时间，减轻血栓重量，对血栓形成有抑制作用；还有抗肿瘤、镇痛等作用；蝎毒有一定的免疫活性，能影响细胞色素氧化酶和琥珀酸氧化酶系统，造成胎儿骨骼异常，有致畸作用。

4. 现代运用 现代临床以本品为主，随证配伍，可治疗癫痫、急性发作性疼痛、脑血栓形成、血栓闭塞性脉管炎、慢性荨麻疹、乳腺小叶增生、化脓性中耳炎、腮腺炎、百日咳、骨结核、淋巴结结核、小儿厌食症、小儿麻痹症和泪道疾患等。

蜈蚣(《神农本草经》)

为蜈蚣科动物少棘巨蜈蚣 *Scolopendra subspinipes multilans* L. koch 的干燥体。全国各地均产。春、夏二季捕捉，用竹片插入头尾，绷直，干燥。微火焙黄用。

【性味归经】辛，温；有毒。归肝经。

【功效】息风止痉，攻毒散结，通络止痛。

【应用】

1. 用于痉挛抽搐 本品入肝经，性善走窜，通达内外，其息风止痉、搜风通络作用与全蝎相似，较之更强，常相须为用，以增强疗效，能治疗多种原因引起的痉挛抽搐。用治：①小儿口撮、手足抽搐，常配钩藤、全蝎、僵蚕等，如撮风散(《证治准绳》)；②风中经络之口眼㖞斜，可将蜈蚣研末，用防风、僵蚕各10g 煎汤送服；③破伤风，配伍天南星、防风等，如蜈蚣星风散(《医宗金鉴》)。

2. 用于疮疡，瘰疬，毒蛇咬伤等 本品味辛有毒，解毒散结力强。用治：①恶疮肿毒，配伍雄黄、猪胆汁，制膏药外用，如不二散(《拔萃方》)；②瘰疬溃烂，以本品与茶叶共为细末外用；③毒蛇咬伤，配伍白芷、雄黄、樟脑，焙黄研细末，香油调搽肿处。

3. 用于顽固性头痛，风湿顽痹　本品通络止痛作用与全蝎相似，常相须为用，以增强止痛效果。用治：①久治不愈之头痛或偏正头痛，配天麻、川芎、白僵蚕等；②风湿顽痹，可配防风、独活、威灵仙等，以增强祛风除湿、通络止痛之功。

【用法用量】煎服3～5g。

【使用注意】孕妇禁用。

【参考资料】

1. 古籍摘要

《神农本草经》："啖诸蛇虫鱼毒，……去三虫。"

《宝庆本草折衷》："治小儿急慢惊风，潮搐，项背反折，大人中风瘫痪，骨节疼痛，牙疼，偏正头风。"

《本草纲目》："治小儿惊痫风搐，脐风口噤、丹毒、秃疮、瘰疬、便毒、痔漏、蛇瘕、蛇瘴、蛇伤。"

2. 化学成分　本品含两种类似蜂毒的有毒成分，即类组胺样物质及溶血蛋白，尚含油酸、亚油酸、脂肪酸、多种氨基酸、胆甾醇、蛋白质、糖类及微量元素锌、钙、镁等成分。

3. 药理作用　本品有抗肿瘤、镇痛、抗炎等作用；其水提物对金黄色葡萄球菌、大肠杆菌等有一定抑制作用，而对各种致病真菌亦有较强的抑制作用；能提高巨噬细胞的吞噬能力而增强免疫功能；对烟碱和士的宁引起的小鼠惊厥有明显对抗作用；水溶性去蛋白提取液能明显增强心肌收缩力。

4. 现代运用　现代以本品为主，随证配伍，可治疗周围性面神经麻痹、顽固性偏头痛、癫痫、破伤风、慢性肾炎、小儿痉咳、复发性口腔溃疡、软组织感染和阳痿等，外用可治疗无名肿毒、鸡眼、疥疮和带状疱疹等。

僵蚕(《神农本草经》)

为蚕蛾科昆虫家蚕 *Bombyx mori* Linnaeus 4～5龄的幼虫感染（或人工接种）白僵菌 *Beauveria bassiana*（Bals.）Vuillant 而致死的干燥体。主产于浙江、江苏、四川等养蚕区。多于春、秋季生产，将感染白僵菌病死的蚕干燥。生用或炒用。

【处方用名】僵蚕、白僵蚕（生用，辛散之力较强，长于祛风定惊）；炒僵蚕（炒用，疏风解表之力减缓，长于化痰散结）。

【性味归经】咸、辛，平。归肝、肺、胃经。

【功效】祛风定惊，化痰散结。

【应用】

1. 用于惊风抽搐 本品能息肝风，止抽搐，兼以化痰。用治：①小儿痰热壅盛所致惊风，配伍胆南星、牛黄、全蝎等，如千金散(《寿世保元》)；②小儿脾虚久泻、慢惊抽搐，配伍人参、白术、天麻等，如醒脾散(《古今医统》)；③破伤风，常配伍全蝎、蜈蚣、钩藤等，如撮风散(《证治准绳》)。

2. 用于风中经络，口眼㖞斜 本品能辛散祛风。用治中风之口眼㖞斜，常与全蝎、白附子同用，以祛风止痉，如牵正散(《杨氏家藏方》)。

3. 用于风热头痛，咽喉肿痛，风疹瘙痒等 本品味辛，能疏散风热以止痛、止痒。用治：①风热上犯之头痛、目赤，常配桑叶、荆芥、木贼等，如白僵蚕散(《证治准绳》)；②风热上攻之咽喉肿痛、声音嘶哑，配伍桔梗、甘草、薄荷等；③风疹瘙痒，可配伍薄荷、蝉蜕等以增强祛风止痒之功。

4. 用于瘰疬、痰核 本品味咸，能软坚散结，并有化痰之功。用治痰热互结之瘰疬、痰核等，常配浙贝母、夏枯草、玄参等。

【用法用量】 煎服，5～9g。

【参考资料】

1. 古籍摘要

《神农本草经》："主小儿惊痫、夜啼，去三虫，灭黑䵟，令人面色好，男子阴疡病。"

《医学启源》："去皮肤间诸风。"

《本草纲目》："散风痰结核，瘰疬，头风，风虫齿痛，皮肤风疮，丹毒作痒，……一切金疮，疔肿风痔。"

2. 化学成分 本品含蛋白质、脂肪、多种氨基酸、草酸铵、多种无机元素、变态活性刺激素、促蜕皮甾酮等成分。

3. 药理作用 本品水煎剂及所含草酸铵有良好的抗惊厥作用；提取液动物实验中显示有镇静、抗凝血、降血糖作用；对金黄色葡萄球菌、大肠杆菌、绿脓杆菌等有较弱的抑制作用。

4. 现代运用 现代以本品为主，随证配伍，可治疗小儿高热惊厥、颌下淋巴结炎、面神经麻痹、癫痫、破伤风、高脂血症、糖尿病等。

附：雄蚕蛾

为蚕蛾科昆虫家蚕 *Bombyx mori* L. 的雄性全虫。性味咸、温，归肝、肾经。功效为补肝益肾，壮阳涩精。适用于肾阳不足所致的阳痿、遗精、白浊以及尿血、创伤、烫伤等。

小　结

平肝息风药根据其性能特点和临床应用的不同，分为平肝潜阳药和息风止痉药两类。

一、平肝潜阳药

本类药物具有平肝潜阳作用，主要用于肝阳上亢证。其中：

1. 石决明、赭石　均为质重沉降之品，有平潜肝阳之效，治疗肝阳上亢证。而石决明又善清肝明目，用于治疗肝火上攻之目赤肿痛、翳障等；赭石则善降逆气，而止呕、止呃，又能降肺气而平喘，且能凉血止血而治吐衄。

2. 牡蛎、龙骨　均属质重沉降之品，既善平肝潜阳、镇惊安神，用治肝阳上亢、心神不安；又善收敛固涩，用治滑脱诸证，以上作用每相须为用。然牡蛎尚能软坚散结，常用治瘀核、瘰疬、癥瘕积聚等证。

3. 蒺藜　有小毒，入肝经，有平抑肝阳，疏肝解郁，活血祛风，明目，止痒等功效，可用于肝阳上亢、肝气不舒、风热目疾、瘙痒等。

二、息风止痉药

本类药物以息肝风、止抽搐为主要功效，主治肝风内动。其中：

1. 羚羊角、牛黄　均性寒凉，归肝、心经，均有良好的清热息风止痉作用。用治温热病热极生风，可相须为用；又均有清热解毒作用，但羚羊角用于热毒发斑证，牛黄用于热毒郁结之咽喉肿痛溃烂、痈疽疔毒等证。此外，羚羊角又善平肝潜阳、清肝明目，用于治肝阳上亢之头晕目眩及肝火上炎之目赤肿痛、头痛，且能清肺止咳而用治肺热咳喘。牛黄则能清心、化痰开窍，用于痰热阻闭心窍之中风、惊风、癫痫等。

2. 钩藤、天麻　均能息风止痉，用治多种原因的肝风内动，常相须为用；其中天麻，作用平和，无论寒热虚实，皆可用之。二者又能平抑肝阳，治肝阳上亢，可相须为用，天麻此功显著，为止眩晕之良药。此外，钩藤微寒，还能清肝热，凉肝止痉，用于肝火上攻之头痛、头晕及肝热小儿夜啼。天麻又能祛外风，通经络，止痛，常用于风湿痹痛及风中经络之肢体麻木、痉挛抽搐等。

3. 地龙　咸寒，入肝经，有较强的清热定惊，息风止痉之效，常用治热极生风、高热惊痫、癫狂；又善清肺热平喘，治疗肺热咳喘；且入膀胱经，治疗热结膀胱所致小便不利；还能通行经络，用治热痹、中风等。

4. 僵蚕、全蝎、蜈蚣 都有息风止痉的作用，治肝风内动痉挛抽搐之证，可相须为用。三药相比，僵蚕性较平和，药力最弱，用于肝风内动轻证，兼能祛风止痛，化痰散结，用治风热头痛、目赤、咽痛、瘰疬痰核等。全蝎药性较强，药力较大，用于肝风内动较重之证。蜈蚣性猛力强，用于肝风内动重证。全蝎和蜈蚣都兼有攻毒散结，通络止痛的作用，可用治恶疮肿毒及顽固性头痛、风湿痹证等。

复习思考题

1. 平肝息风药分为哪几类？其作用、适应证分别是什么？
2. 简述羚羊角、天麻、全蝎的性味、功效、主要临床应用及用法用量。
3. 分别比较龙骨与牡蛎、天麻与钩藤、羚羊角与牛黄的功用异同。

第十六章　开窍药

凡以开窍醒神为主要功效，治疗闭证神昏的药物，称为开窍药。因本类药物气味芳香，故又称为芳香开窍药。

开窍药味辛芳香，具有走窜之性，主入心经，具有开窍醒神的作用。主要用于温热病热陷心包、痰浊蒙蔽清窍之神昏、谵语，以及惊风、癫痫、中风等猝然昏厥、痉挛抽搐等。有些药物还兼有活血行气、消肿止痛的功效，可用于血瘀气滞所致的心胸脘腹疼痛、阴疽肿毒、经闭、癥瘕、跌仆损伤、风湿痹痛等。

神志昏迷有虚实之分，实证即闭证，虚证即脱证。闭证是指各种实邪阻闭心窍导致神志昏迷的一类证候，多由热邪内陷心包，或痰湿、秽浊、瘀血等实邪阻闭心窍所致，症见神志昏迷、口噤握拳、脉搏有力等。闭证又有寒闭、热闭之别，寒闭兼有面青、身凉、苔白、脉迟等；热闭兼有面赤、身热、苔黄、脉数等。脱证是指阴阳亡失，或气血虚极而心窍失荣导致神志昏迷的一类证候，每由大汗、大吐、大泻、大出血等病因所致，症见神志昏迷、口开手撒、脉虚无力，兼有汗出、遗尿等，治宜急救回阳，益气固脱，非开窍药所宜。

闭证神昏当选用开窍药治疗，以开窍醒神、救急治标。但临证尚需分辨寒闭、热闭，以治病求本。治疗寒闭证，宜选用辛温开窍药，并与温里散寒药配伍，组成温开剂；治疗热闭证，宜选用辛凉开窍药，并与清热泻火药、清热解毒药、清热凉血药等配伍，组成凉开剂；痰浊内闭者，宜配伍化痰药；伴有抽搐者，宜配伍息风止痉药；兼烦躁不安者，宜配伍安神药。

开窍药为救急、治标之品，且能耗伤正气，故只宜暂用，不可久服，并忌用于脱证。其药性辛香走窜，有效成分易于挥发，故不入煎剂，内服只入丸、散剂。孕妇慎用或禁用。

麝香(《神农本草经》)

为鹿科动物林麝 *Moschus berezovskii* Flerov、马麝 *Moschus sifanicus* Przewalski 或原麝 *Moschus moschiferus* Linnaeus 成熟雄体香囊中的干燥分泌物。又名当门子、

寸香、元寸。主产于四川、西藏、云南、陕西等地。野麝多在冬季至次春猎取，猎获后，割取香囊，阴干，习称“毛壳麝香”；剖开香囊，除去囊壳，习称“麝香仁”。家麝直接从其香囊中取出麝香仁，阴干或用干燥器密闭干燥。密封、避光、置阴凉干燥处保存。

【性味归经】辛，温。归心、脾经。

【功效】开窍醒神，活血通经，消肿止痛，催产下胎。

【应用】

1. 用于闭证神昏 本品味辛气极香，走窜之性甚烈，有极强的开窍醒神作用，为开窍醒神之要药，无论寒闭、热闭，用之皆效，因其性温而尤宜于寒闭。用治：①温病热陷心包、痰热蒙蔽心窍、小儿惊风及中风痰厥等热闭神昏，常与牛黄、冰片等配伍，如安宫牛黄丸(《温病条辨》)、至宝丹(《和剂局方》)；②中风卒昏、中恶、食物不洁或痰湿阻闭心窍等寒闭神昏，常与苏合香、安息香等配伍，如苏合香丸(《和剂局方》)。

2. 用于血瘀经闭，癥瘕，心腹暴痛，跌打损伤，风寒湿痹等 本品温通走窜，可行血中之瘀滞，开经络之壅塞，活血通经以止痛。用治：①血瘀经闭，常与当归、红花、桃仁等同用；②癥瘕，配伍水蛭、虻虫等，如化癥回生丹(《温病条辨》)；③心腹暴痛，常与牛黄、苏合香等配伍，如麝香保心丸(《中国药典》)；④跌打损伤、骨折肿痛，可与血竭、乳香等配伍，如七厘散(《良方集腋》)、八厘散(《医宗金鉴》)；⑤风寒湿痹之疼痛，顽固不愈者，可与川乌、全蝎等配伍，如麝香丸(《校注妇人良方》)。

3. 用于阴疽肿毒，咽喉肿痛 本品有良好的活血散结、消肿止痛作用，内服、外用均有良效。用治：①阴疽肿毒，坚硬疼痛，常与雄黄、乳香等配伍，如醒消丸(《外科证治全生集》)；②咽喉肿痛，可与牛黄、蟾酥等配伍，如六神丸(《中药制剂手册》)。

4. 用于难产，死胎，胞衣不下 本品有活血通经、催产下胎之效。用治难产、死胎等，可与肉桂为散同用，即香桂散(《张氏医通》)。

【用法用量】入丸散，每次0.03～0.1g；外用适量。

【使用注意】本品为走窜通关之品，易耗气伤阳，夺血伤阴，凡气血阴阳虚弱者均应慎用；脱证及孕妇禁用。

【参考资料】

1. 古籍摘要

《神农本草经》：“主辟恶风，杀鬼精物，温疟，蛊毒，痫痓，去三虫。”

《本草纲目》：“通诸窍，开经络，透肌骨，解酒毒，消瓜果食积。治中风、中气、中恶，痰厥，积聚癥瘕。”“盖麝香走窜，能通诸窍之不利，开经络之壅遏，若诸风、诸气、诸血、诸痛，惊痫、癥瘕诸病，经络壅闭，孔窍不利者，安得不用为引导以开之通之耶！非不可用也，但不可过耳。”

2. 化学成分 本品含麝香酮、麝香醇、甾族化合物、长链脂肪酸类化合物、无机盐、尿素、纤维素及蛋白激活剂等成分。

3. 药理作用 本品对中枢神经系统呈双向调节作用，小剂量兴奋，大剂量抑制；可显著减轻脑水肿，增强中枢神经系统对缺氧的耐受性，改善脑循环；有镇痛作用；有增强心肌收缩力、抗心肌缺血、抑制血小板聚集、抗血栓、升压及增加呼吸频率的作用；对离体及在位子宫呈明显兴奋作用；本品还有抗炎、抑菌、抗肿瘤及类似睾丸酮的作用。

4. 现代运用 现代应用本品或配伍他药制成制剂，治疗肝癌、食道、胃及直肠等消化道肿瘤、心绞痛急性发作、心肌梗死等疾病。

冰片(《新修本草》)

为龙脑香科植物龙脑香 *Dryobalanops aromatica* Gaertn. f. 树干经水蒸气蒸馏所得的结晶，习称“梅片”，又称“龙脑冰片”、“龙脑香”、“龙脑”。由菊科植物艾纳香 *Blumea balsamifera*（L.）DC. 叶经水蒸气蒸馏提取的结晶，习称“艾片”，又称“艾粉”、“艾纳香”。梅片主产于印度尼西亚苏门答腊、婆罗洲、南洋等地；艾片主产于广东、广西、云南、贵州等地。现多用合成冰片，又称“机制冰片”，是用樟脑、松节油等经化学方法合成的，亦称“合成龙脑”。主产于各地的香料厂或制药厂。冰片应贮于密闭容器内，置阴凉干燥处保存，研粉用。

【性味归经】 辛、苦，微寒。归心、脾、肺经。

【功效】 开窍醒神，清热止痛。

【应用】

1. 用于闭证神昏 本品有开窍醒神之功，但开窍之力不及麝香，二者常相须为用。然其性偏寒凉，为凉开之品，更宜用于热闭神昏。用治：①温热病神昏、痰热内闭、暑热卒厥、小儿惊风等，常与牛黄、麝香等配伍，如安宫牛黄丸(《温病条辨》)；②中风或感受时行疫疠之气所致寒闭神昏，常与麝香、苏合香等配伍，如苏合香丸(《和剂局方》)。

2. 用于目赤肿痛，咽喉肿痛，疮疡肿毒，烧烫伤等热毒证 本品辛苦而微寒，有清热止痛、解毒消肿、防腐生肌之功，适宜于热毒蕴结所致病证，为五官科、外科常用药。用治：①目赤肿痛，单用点眼即效，也可与炉甘石、硼砂等制成滴眼药水，如八宝眼药水(《全国中药成药处方集》)；②咽喉肿痛、口舌生疮等，常与硼砂、朱砂、玄明粉同用，即冰硼散(《外科正宗》)，共研细末，吹敷患处；③疮疡肿毒，溃后不敛，可配伍牛黄、珍珠等，如八宝丹(《疡医大全》)；

④烫火伤，常与虎杖、黄柏同用，即烧伤灵酊(《中国药典》)。

【用法用量】入丸散剂，每次0.15～0.3g；外用适量。

【使用注意】孕妇慎用。

【参考资料】

1. 古籍摘要

《新修本草》："主心腹邪气，风湿积聚，耳聋。明目，去目赤肤翳。"

《本草纲目》："疗喉痹，脑痛，鼻瘜，齿痛，伤寒舌出，小儿痘陷，通诸窍，散郁火。"

2. 化学成分 龙脑冰片主要含右旋龙脑、β－榄香烯、石竹烯等倍半萜类成分和齐墩果酸、麦珠子酸、积雪草酸、龙脑香醇等三萜类成分；艾片含左旋龙脑等；机制冰片主要含龙脑、异龙脑等成分。

3. 药理作用 本品局部应用能轻微刺激感觉神经，有一定的止痛及温和的防腐作用；内服可迅速通过血脑屏障并改善其通透性，在脑内蓄积时间长、含量高；对金黄色葡萄球菌、大肠杆菌、猪霍乱弧菌、红色毛癣菌等有抑制作用；有减慢心率、部分回升冠状动脉血流量和降低心肌耗氧量的作用；能延长小鼠耐缺氧的时间，抗心肌缺血；对中、晚期妊娠小鼠有引产作用；具有促进神经胶质细胞的分裂和生长作用。

4. 现代运用 现代临床以本品或配伍他药，内服或外用，可治疗肺癌、乳腺癌等晚期肿瘤疼痛、外科感染性炎症、外阴瘙痒症及急、慢性化脓性中耳炎等。

石菖蒲(《神农本草经》)

为天南星科植物石菖蒲 *Acorus tatarinowii* Schott 的干燥根茎。主产于四川、浙江、江苏等地。秋、冬二季采挖，除去须根及泥沙，晒干。切片，生用或鲜用。

【性味归经】辛、苦，温。归心、胃经。

【功效】开窍醒神，化湿和胃，宁心益智。

【应用】

1. 用于窍闭神昏证 本品味辛气香，能开窍醒神，但力量较弱，又具化湿辟秽之效，故适用于痰湿、秽浊蒙蔽清窍之窍闭神昏。用治：①痰热蒙蔽心包所致高热、神昏，常与竹沥、郁金等配伍，如菖蒲郁金汤(《温病全书》)；②痰热癫痫抽搐，可与枳实、竹茹等配伍，共奏清热化痰、开窍补虚之功，如清心温胆汤(《杂病源流犀烛》)；③湿浊蒙蔽之头晕、嗜睡、健忘、耳鸣等，常与茯苓、远志等配伍，如安神定志丸(《医学心悟》)。

2. 用于湿阻中焦证　本品能芳香化湿，醒脾开胃，进食消胀。用治：①湿浊中阻之脘痞、腹胀，可与广藿香、苍术、砂仁等同用；②湿热蕴结胃肠之霍乱吐泻、胸脘痞闷、不思饮食等，常与黄连、厚朴等配伍，如连朴饮（《霍乱论》）。

3. 用于心神不安证　本品入心经而能宁心神，益心智。用治：①心神失养之健忘，可与人参、茯苓等同用，如不忘散（《证治准绳》）；②心神失养之心悸、失眠、多梦，可配伍人参、白术、酸枣仁、茯神等，如安神定志丸（《杂病源流犀烛》）。

【用法用量】煎服，3～9g；鲜品加倍。

【参考资料】

1. 古籍摘要

《神农本草经》："主风寒湿痹，咳逆上气，开心孔，补五脏，通九窍，明耳目，出音声。久服轻身，不忘，不迷惑，延年。"

《本草纲目》："治中恶卒死，客忤癫痫，下血崩中，安胎漏，散痈肿。捣汁服，解巴豆、大戟毒。"

《本草从新》："辛苦而温，芳香而散，开心孔，利九窍，明耳目，发声音，去湿除风，逐痰消积，开胃宽中，疗噤口毒痢。"

2. 化学成分　本品含细辛醚等挥发油、氨基酸、有机酸和糖类等成分。

3. 药理作用　本品煎剂有中枢性镇静、抗惊厥作用；能促进消化，制止胃肠的异常发酵；煎剂能杀死腹水癌细胞，挥发油有显著抗癌作用；高浓度浸出液对常见致病性皮肤真菌有抑制作用；还有抗心律失常、降脂等作用。

4. 现代运用　现代用本品提取的α-细辛醚或以本品为主，随证配伍，可治疗癫痫和癫痫持续状态、老年性痴呆、健忘、失眠、慢性胃炎、胃溃疡、儿童智力低下、流行性脑炎、乙型脑炎、呕吐等。

苏合香（《名医别录》）

为金缕梅科植物苏合香树 *Liquidambar orientalis* Mill. 的树干渗出的香树脂经加工精制而成。又名苏合香油、苏合油。主产于欧、亚、非三洲交界的土耳其、叙利亚、埃及等国。我国广西、云南有栽培。初夏将树皮击伤或割至木部，使香树脂渗入树皮内，于秋季剥下树皮，榨出香树脂，残渣加水煮后再压榨，榨出的香树脂即为普通苏合香。将其溶解在酒精中，过滤，蒸去酒精，即成精制苏合香。通常贮于铁桶中，并灌以清水浸之以防香气走失，置于阴凉处保存。

【性味归经】辛，温。归心、脾经。

【功效】开窍醒神，辟秽止痛。

【应用】

1. 用于寒闭神昏 本品辛开温通，有开窍醒神之功，且芳香辟秽，故宜治面青、身凉、苔白、脉迟之寒闭神昏。用治中风痰厥、惊痫等属于寒邪、痰浊内闭者，常与麝香、安息香等配伍，如苏合香丸(《和剂局方》)。

2. 用于心腹冷痛，满闷 本品辛温芳香，具辟秽散寒止痛之效。用治痰浊或寒凝气滞之心腹痞满、冷痛等，常与冰片、乳香、檀香等同用，即冠心苏合丸(《中国药典》)。

【用法用量】入丸散剂，每次0.3～1g。

【使用注意】阴虚有热者及孕妇慎用。

【参考资料】

1. 古籍摘要

《名医别录》："主辟恶……温疟，蛊毒，痫痓，去三虫，除邪。"

《本草纲目》："气香窜，能通诸窍脏腑，故其功能辟一切不正之气。"

《本经逢原》："能透诸窍藏，辟一切不正之气。凡痰积气厥，必先以此开导，治痰以理气为本也。凡山岚瘴湿之气袭于经络，拘急弛缓不均者，非此不能除。但性燥气窜，阴虚多火人禁用。"

2. 化学成分 本品主要含树脂和油状液体，含萜类化合物，包括苏合香树脂醇、齐墩果酮酸、苯乙酸、桂皮酸乙酯、桂皮醇、桂皮酸酯、香荚兰醛、桂皮酸等成分。

3. 药理作用 本品为刺激性祛痰药，并有较弱的抗菌作用，可用于各种呼吸道感染；又有温和的刺激作用，可缓解局部炎症，并能促进溃疡与创伤的愈合；有增强耐缺氧能力、抗血栓形成、抗血小板聚集、改善冠脉血流量、抗心肌缺血等作用。

4. 现代运用 现代临床以本品与冰片等配伍制成的苏冰滴丸、冠心苏合丸内服，治疗冠心病心绞痛；配伍他药还可用于治疗三叉神经痛、过敏性鼻炎等疾病。

安息香(《新修本草》)

为安息香科植物白花树 *Styrax tonkinensis*（Pierre）Craib ex Hart. 的干燥树脂。进口安息香主产于印度尼西亚、泰国；我国广西、云南、广东等地亦产。树干经自然损伤或于夏、秋二季割裂树干，收集流出的树脂，阴干，置阴凉干燥处保存。用时捣碎，研粉生用。

【性味归经】辛、苦，平。归心、脾经。

【功效】开窍醒神，祛痰辟秽，行气活血，止痛。

【应用】

1. 用于闭证神昏　本品味辛行散，芳香走窜，辛开苦泄，有与苏合香相似的开窍醒神之功，但力量较弱；其性平不燥，香而不烈，药性平和，可广泛用治闭证神昏，无论寒热均可；又善祛痰辟秽，故最宜用于痰湿秽浊之邪蒙蔽心窍所致的中风、气厥、中恶昏迷。用治：①中暑、中恶、中风、温病热陷心包、癫痫等热闭神昏证，常与麝香、牛黄等药配伍，如至宝丹(《和剂局方》)；②中寒气闭、痰壅气阻之中风、中恶客忤胸腹满痛或感受时行疫疠之气所致寒闭神昏，常与苏合香、檀香等配伍，如苏合香丸(《和剂局方》)。

2. 用于气滞血瘀之心腹疼痛及产后血晕　本品具有行气活血、止痛之效。用治：①气滞血瘀所致的心腹闷痛，用本品研末，温水送服即效，或与苏合香、沉香等配伍，如苏合香丸(《和剂局方》)；②产后血晕，口噤垂死，可与五灵脂同用共研细末，姜汤送下即效。

此外，本品外敷溃疡疮面，有促进疮面愈合的作用。

【用法用量】入丸散剂，每次0.6～1.5g；外用适量，涂敷。

【使用注意】孕妇慎用。

【参考资料】

1. 古籍摘要

《新修本草》：“治心腹恶气。”

《本草便读》：“治卒中暴厥，心腹诸痛。”

2. 化学成分　本品含泰国树脂酸、苯甲酸松柏醇酯、苯甲酸、苯甲酸桂皮醇酯等成分。

3. 药理作用　本品酊剂有刺激性祛痰作用；外用可作局部防腐剂，能促进溃疡及创伤的愈合。

4. 现代运用　现代临床常以本品配伍苏合香治疗冠心病心绞痛、心肌梗死等疾病。

小　结

本类药物辛香走窜，功能开窍醒神，主治闭证神昏。其中：

1. 麝香、冰片　均善开窍醒神，用治闭证神昏，两者常相须为用；但麝香性温、气极香，作用极强，为开窍醒神之要药，寒闭、热闭神昏均可应用，尤适宜治寒闭。而冰片开窍醒神之力不及麝香，且味苦性微寒，兼能清热，更适宜治热闭。此外，麝香又擅活血通经、消肿止痛，用治血瘀经闭、癥瘕、心腹暴痛、跌打损伤、风寒湿痹等。冰片又能清热止痛，祛湿止痒，用治热毒目赤肿痛、咽痛口疮、疮疡肿痛等，为五官科、外科和皮肤科常用药。

2. 石菖蒲 能开窍醒神，化湿和胃，宁心益智，用于治痰湿或湿浊之邪蒙蔽心窍所致诸证、湿阻中焦证及健忘、失眠等。

3. 苏合香 长于散寒辟秽，开窍醒神，多用治寒闭神昏，常与麝香相须为用。兼能活血行气止痛，用治痰浊、血瘀或寒凝气滞之胸腹冷痛、满闷。

复习思考题

1. 试述开窍药的含义、功效、适应证及使用注意。
2. 试述麝香、冰片、石菖蒲、苏合香的功效、临床应用和用法用量。
3. 比较麝香与冰片在功效及应用方面的异同。

第十七章　补虚药

凡以补益正气，纠正人体气血阴阳虚衰的病理偏向，治疗虚证的药物，称为补虚药，亦称补益药。

味甘能补，故补虚药大多具有甘味。本类药物具有补虚作用，能够扶助正气、补益精微，治疗由于人体正气虚衰、精微物质亏耗而引起的多种虚弱证候。具体而言，其补虚作用又有补气、补阳、补血、补阴的不同，分别治疗气虚证、阳虚证、血虚证、阴虚证。此外，有的药物还分别兼有祛寒、润燥、生津、清热、收涩等功效，分别适用于不同的病证。

根据本类药的性能、功效及适应证的不同，本章内容分为补气药、补阳药、补血药、补阴药四类。

临床运用补虚药时，应根据虚证的不同类型而选用相应的补虚药。一般而言，气虚证主要选用补气药，血虚证主要选用补血药，阳虚证主要选用补阳药，阴虚证主要选用补阴药。其次，气血阴阳四者之间，在生理上互相依存，在病理上互相影响，临床上单一的虚证并不多见。如阳虚多兼气虚，而气虚多致阳虚；阴虚多兼血虚，而血虚也易致阴虚。因此，补气药与补阳药、补血药与补阴药往往相互配伍。气血互生，阴阳互根，故对于气血两虚或阴阳俱虚者，则应气血兼顾、阴阳双补。本类药物除有补虚扶弱的作用外，还可配伍祛邪药，用于邪盛正虚或正气虚弱而病邪未尽的证候，以起到“扶正祛邪”的作用，达到邪去正复的目的。

临床应用补虚药时应注意：补虚药为虚证而设，身体健康、正气不虚者，不宜滥用，以免破坏机体阴阳之间的相对平衡，或导致气血失和，即误用补虚药有“误补益疾”之弊；实邪方盛，正气未虚者，则以祛邪为要，不宜使用本类药物，以免“闭门留寇”。部分补虚药药性滋腻，影响脾胃的运化，在服用补虚药时应注意顾护脾胃，适当配伍健脾消食药，或配伍行气药以行气防滞。虚证病程一般较长，故久服补虚药时，一般多作丸、散剂或膏剂，以便于保存和服用；若入汤剂则宜久煎，可使药味尽出。

第一节　补气药

本类药物性味大多甘温或甘平，能够补益脏腑之气，增强机体的机能，具有补气的功效，适用于气虚证。

气虚证主要包括脾气虚证和肺气虚证。脾气虚证的临床表现有神疲倦怠、食欲不振、面色萎黄、消瘦、大便溏泻、脘腹虚胀、苔白、脉缓等；肺气虚证表现为少气懒言、语声低微、咳喘无力、易出虚汗等。此外，少数补气药还具有补元气、补心气、补肾气等作用，可分别用于元气虚、心气虚、肾气虚等证。

使用本类药物治疗气虚证时，不同的气虚证则应选用不同的补气药，同时要根据兼证的不同而酌情配伍，如气虚与阳虚同时存在，则配伍补阳药；兼见阴虚者则配补阴药。

部分补气药性质壅滞，易致中满，服用时可适当配伍理气药，以防气滞湿阻而出现胸闷、腹胀纳呆等。

人参（《神农本草经》）

为五加科植物人参 *Panax ginseng* C. A. Mey. 的干燥根及根茎。主产于吉林、辽宁、黑龙江，以吉林抚松县产量最大，质量最好，为道地药材。栽培的又称"园参"；播种在山林野生状态下自然生长的又称"林下参"，习称"籽参"。一般栽培 6 ~ 7 年后收获。多于秋季采挖，洗净晒干或烘干。生用或研粉用。

【处方用名】人参、生晒参（生晒参为园参晒干者，长于补气生津，复脉固脱，补脾益肺）；红参（将原药材蒸制后干燥，长于大补元气，复脉固脱，益气摄血）。

【性味归经】甘、微苦，平。归脾、肺、心经。

【功效】大补元气，补脾益肺，生津止渴，安神益智。

【应用】

1. 用于气虚欲脱证　本品能够大补元气，复脉固脱，为拯危救脱之要药。用治：①因大汗、剧泻、大失血或大病、久病而致元气虚极欲脱，气短神疲、脉微欲绝之危证，均可单用本品浓煎取汁服，即独参汤(《景岳全书》)；②亡阳虚脱，配伍附子以益气回阳，即参附汤(《正体类要》)；③气虚欲脱兼见汗多、口渴之气阴两伤者，常配麦冬、五味子以益气敛阴，即生脉散(《内外伤辨惑论》)。

2. 用于脾肺气虚证　本品归脾肺经，能补气健脾，益气补肺，为补脾气、益肺气之要药。用治：①脾气虚弱之倦怠乏力、食少便溏，配白术、茯苓、甘草，即四君子汤(《和剂局方》)；②脾虚中气下陷，配黄芪、柴胡、升麻等，如补中益气汤(《脾胃论》)；③脾气虚弱，运化无力，以致气血两虚者，配白术、当归等，如归脾汤(《济生方》)、八珍汤(《正体类要》)；④肺气不足，气喘乏力，常配五味子、黄芪等；⑤肺肾两虚之咳喘，配伍蛤蚧、杏仁等，如人参蛤蚧散(《卫生宝鉴》)。

3. 用于热伤气津之口渴及消渴证　本品既能补气，又能生津，可用于阴津不足或气津两伤等证。用治：①身热汗多、口渴、脉虚大无力，可与石膏、知母等配伍，如白虎加人参汤(《伤寒论》)；②消渴，常配黄芪、天花粉、山药等，如玉液汤(《医学衷中参西录》)。

4. 用于气血亏虚之心悸、失眠、健忘　本品入心经，能补益心气，安神益智。用治气血亏虚之心神失养，可与当归、酸枣仁等配伍，如归脾汤(《济生方》)，亦可配伍生地黄、丹参等，如天王补心丹(《摄生秘剖》)。

此外，本品与解表药、攻下药等配伍，有扶正祛邪之功，可用于气虚外感或热结里实而邪实正虚之证。

【用法用量】另煎兑服，3～9g；研末吞服，每次2g；急救脱证可用至15～30g。

【使用注意】反藜芦；畏五灵脂。

【参考资料】

1. 古籍摘要

《神农本草经》：“补五脏，安精神，定魂魄，止惊悸，除邪气，明目，开心益智。”

《本草经疏》：“人参能回阳气于垂绝，却虚邪于俄顷……。”

《本草汇言》：“补气生血，助精养神之药也。”

2. 化学成分　本品含多种人参皂苷、挥发油、氨基酸、微量元素、有机酸、糖类、维生素等成分。

3. 药理作用　本品具有抗休克作用，注射液对失血性休克、急性中毒性休克效果尤为显著；能兴奋垂体－肾上腺皮质系统，提高应激反应能力；能促进蛋白质的合成，调节胆固醇代谢，促进造血系统的功能，增强机体免疫功能，增强性腺机能；对神经活动的兴奋和抑制过程均有增强作用，能增强神经活动过程的灵活性，提高脑力劳动功能；有抗疲劳、降低血糖，以及抗过敏、抗利尿、抗癌等作用；人参的药理活性常因机体的机能状态不同而呈双向调节作用，因此认为人参是具有“适应原样”作用的典型代表药。

4. 现代运用　现代临床单用本品或配伍他药或用本品提取物内服，治疗糖尿病、白血病化疗患者、阳痿、肾性贫血、休克、肺心病、白细胞减少、慢性肝炎、病毒性心肌炎、肿瘤等。

西洋参(《本草从新》)

为五加科植物西洋参 *Panax quinquefolium* L. 的干燥根。均系栽培品，主产于东北、西北、华北等地。秋季采挖3~6年的根，晒干或低温干燥。切片，生用。

【性味归经】 甘、微苦，凉。归心、脾、肺、肾经。

【功效】 补气养阴，清热生津。

【应用】

1. 用于气阴两伤证 本品能补益元气，但作用弱于人参；其药性偏凉，兼能清热养阴，生津止渴。用治：①热病之气阴两伤或阴伤之口渴、心烦、脉细数无力等，可单用煎服，或配伍麦冬、竹叶等养阴生津之品，如清暑益气汤(《温热经纬》)；②消渴，可与黄芪、山药等同用。

2. 用于肺气虚及肺阴虚证 本品能补肺气，养肺阴而清肺火。用治邪热耗伤肺之气阴，症见短气喘促、咳嗽痰少、痰中带血等，常配麦冬、川贝母等养阴润肺之品。

本品尚能补心气、养心阴，用于气阴两虚之心悸、失眠、多梦，常配甘草、麦冬等；又能补脾气、益脾阴，用于气阴两虚之纳呆食滞、口渴多饮，可配太子参、山药、神曲、麦芽等；还能补肾气、益肾阴，用于肾虚之腰膝酸软、遗精滑精，宜配山茱萸、沙苑子等。

【用法用量】 另煎兑服，3~6g。

【使用注意】 不宜与藜芦同用。

【参考资料】

1. 古籍摘要

《本草从新》:“补肺降火，生津液，除烦倦。虚而有火者相宜。”

《医学衷中参西录》:“能补助气分，兼能补益血分，为其性凉而补，凡欲用人参而不受人参之温补者，皆可以此代之。”

2. 化学成分 本品含多种人参皂苷、松香芹醇等挥发油、氨基酸、淀粉、多糖、无机盐等成分。

3. 药理作用 本品具有抗休克作用，能明显提高失血性休克大鼠的存活率；具有抗惊厥、镇静、抗心率失常、抗心肌缺血、强心、利尿、护肝、增强免疫力、抗缺氧、抗疲劳、抗应激等作用。

4. 现代运用 现代临床以本品单用或配用，可治疗病毒性心肌炎、慢性胃炎、病态窦房结综合征、胃术后排空延迟症、小儿尿频、慢性咽炎等。

党参(《本草从新》)

为桔梗科植物党参 *Codonopsis pilosula*（Franch.）Nannf.、素花党参 *Codonopsis pilosula* Nannf. var. *modesta*（Nannf.）L. T. shen 或川党参 *Codonopsis tangshen* Oliv. 的干燥根。主产于山西、陕西、甘肃、四川等地。秋季采挖，洗净，晒干，切厚片。生用。

【性味归经】甘，平。归脾、肺经。

【功效】补益脾肺，养血生津。

【应用】

1. 用于脾肺气虚证　本品甘平，归脾、肺经，善补脾肺之气，然补气之力不及人参，常代替人参治疗脾肺气虚轻证。用治：①中气不足之体虚倦怠、食少便溏等，常配白术，茯苓等；②肺虚之咳嗽喘促、气短懒言等，常配黄芪、五味子等。

2. 用于气血两虚证　本品既能补气，又能补血，可用于气血两虚之面色苍白或萎黄、体倦乏力、头晕、心悸等。用治上述诸症，常与黄芪、白术、当归、熟地等配伍，以增强益气补血之功。

3. 用于气津两伤证　本品既能补气，又能生津，可用于气津两伤之轻证。用治热伤气津之体倦气短、口渴多饮等，常配伍麦冬、五味子等。

此外，治气虚外感、虚人便秘等虚实夹杂的证候，可配伍解表药或攻下药，以扶正祛邪。

【用法用量】煎服，9～30g。

【使用注意】不宜与藜芦同用。

【参考资料】

1. 古籍摘要

《本草从新》："补中益气，和脾胃，除烦渴。"

《本草正义》："力能补脾养胃，润肺生津，健运中气，本与人参不甚相远。"

2. 化学成分　本品含甾醇、党参苷、党参多糖、党参内酯、生物碱、氨基酸等成分。

3. 药理作用　本品水提物及醇提物能调节中枢神经系统的兴奋和抑制过程；煎剂及正丁醇提取物能改善学习记忆过程；醇提物及党参多糖能增强免疫功能；煎剂还能改善微循环、改善血液流变性、抗血栓形成；还有提高机体适应性、调节胃肠运动、抗溃疡、抑菌、抗癌、升高白细胞、抗炎、抗氧化、抗衰老、抗辐射、镇痛等作用。

4. 现代运用　现代用本品配伍他药，可治疗冠心病、室性早搏、病态窦房结综合征、心力衰竭、高脂血症、白细胞减少症、肾性贫血、糖尿病多发性周围神经病变、视网膜脱离手术后低眼压、消化性溃疡、慢性乙型肝炎、慢性萎缩性胃炎、胎动不安、胎漏、功能性子宫出血、崩漏等疾病。

太子参(《中国药用植物志》)

为石竹科植物孩儿参 *Pseudostellaria heterophylla*（Miq.）Pax ex Pax et Hoffm. 的干燥块根。主产于江苏、安徽、山东等地。夏季茎叶大部分枯萎时采挖，置沸水中略烫后晒干或直接晒干。生用。

【性味归经】 甘、微苦，平。归脾、肺经。

【功效】 补气健脾，生津润肺。

【应用】

1. 用于脾气虚弱，胃阴不足之食少倦怠 本品能补脾气，养胃阴，作用平和，为清补之品。用治脾气虚弱，胃阴不足之食少倦怠、口干舌燥，常配山药、石斛等。

2. 用于肺虚燥咳及心悸失眠等 本品既能益气生津润肺，又能养心以安神。用治：①气虚津伤之燥咳，常配沙参、麦冬等；②气阴两虚之心悸失眠、虚热多汗，可配酸枣仁、五味子等以增强安神之功。

【用法用量】 煎服，9～30g。

【参考资料】

1. 古籍摘要

《饮片新参》："补脾肺元气，止汗生津，定虚悸。"

《中国药用植物志》："治小儿出虚汗为佳。"

2. 化学成分 本品含氨基酸、多糖、皂苷、黄酮、鞣质、香豆素、甾醇、三萜等成分。

3. 药理作用 本品对淋巴细胞增殖有明显的刺激作用；有抗缺氧、抗衰老作用。

4. 现代运用 现代临床以本品配伍他药，可治疗小儿腹泻、慢性肺心病急性发作、慢性支气管炎、支气管哮喘等疾病。

黄芪(《神农本草经》)

为豆科植物蒙古黄芪 *Astragalus membranaceus*（Fisch.）Bge. var. *mongholicus*（Bge.）Hsiao 或膜荚黄芪 *Astragalus membranaceus*（Fisch.）Bge. 的干燥根。主产于内蒙古、山西、甘肃、黑龙江等地，产于山西绵山者，习称"西黄芪"或"绵芪"，为道地药材。春、秋二季采挖，除去须根及根头，晒干。生用或蜜炙用。

【处方用名】黄芪（生用，长于益卫固表，托毒生肌，利水消肿）；蜜黄芪（蜜炙，长于益气补中）。

【性味归经】甘，微温。归脾、肺经。

【功效】补气升阳，益卫固表，托毒生肌，利水消肿。

【应用】

1. 用于脾胃气虚证 本品甘温入脾，长于补中益气、升阳举陷，为补气升阳之要药。用治：①脾胃气虚之食少、腹泻、气短乏力，配伍白术、茯苓等；②中气下陷之内脏下垂，常配人参、柴胡、升麻等，如补中益气汤(《脾胃论》)；③血虚证，与当归配伍，即当归补血汤(《内外伤辨惑论》)。

2. 用于肺气虚证 本品能补肺气，益卫气，从而具有固表止汗之功。用治：①肺气虚弱之咳喘气短，配紫菀、五味子等；②表虚自汗，常配麻黄根、牡蛎等，如牡蛎散(《和剂局方》)；③虚人感冒，配防风、白术，即玉屏风散(《丹溪心法》)。

3. 用于疮痈内陷之脓成不溃或溃久难敛 本品能够补气生肌，托毒排脓。用治：①疮疡脓成而不溃，常用生黄芪配伍川芎、穿山甲等，如透脓散(《外科正宗》)；②疮疡溃后不敛或内陷，宜配伍人参、当归、肉桂等，如十全大补汤(《和剂局方》)。

4. 用于气虚水肿、小便不利 本品既能补脾益气以治本，又能化气以利水，为治气虚水肿之要药。用治气虚水湿失运之水肿、小便不利，常配防己、白术等，如防己黄芪汤(《金匮要略》)。

此外，本品还能补气以行血，用治气虚血滞之半身不遂，常配当归、川芎等，如补阳还五汤(《医林改错》)；能补气摄血，用治气虚不摄之便血、崩漏，常配人参、当归等，如归脾汤(《济生方》)；能补气生津以止渴，可用治气虚津亏之消渴证，常配天花粉、葛根等，如玉液汤(《医学衷中参西录》)。

【用法用量】煎服，9～30g。

【参考资料】

1. 古籍摘要

《神农本草经》："主痈疽，久败疮，排脓止痛……补虚。"

《名医别录》："补丈夫虚损，五劳羸瘦，止渴，腹痛，泄痢，益气，利阴气。"

《本草纲目》："元素曰：黄芪甘温纯阳，其用有五：补诸虚不足，一也；益元气，二也；壮脾胃，三也；去肌热，四也；排脓止痛，活血生血，内托阴疽，为疮家圣药，五也。"

2. 化学成分 本品含苷类、黄酮、多糖、氨基酸、微量元素等成分。

3. 药理作用 本品能促进机体的代谢、抗疲劳；能升高低血糖，降低高血糖；能增强和调节机体的免疫功能，可提高机体的抗病力；有明显的利尿作用，能消除实验性肾炎尿蛋白；增强心肌收缩力，保护心血管系统，抗心律失常，扩张冠状动脉和外周血管，降低血压；能降低血小板粘附力，减少血栓形成；还有降血脂、抗衰老、抗缺氧、保肝等作用。

4. 现代运用 现代以本品为主配伍他药，可治疗过敏性鼻炎、慢性鼻炎、冠心病、缺血性脑血管病、慢性肾炎、慢性肝炎；以黄芪注射液肌注或静脉滴注治疗冠心病、病毒性心肌炎、慢性肾炎、胃及十二指肠溃疡、萎缩性胃炎等。

白术(《神农本草经》)

为菊科植物白术 *Atractylodes macrocephala* Koidz. 的干燥根茎。主产于浙江、湖北、湖南、江西等地，习惯认为浙江于潜产者质量最佳，习称“于术”，为道地药材。冬季下部叶枯黄、上部叶变脆时采收，除去泥沙，烘干或晒干，再除去须根，切厚片。生用、土炒或麸炒用。

【处方用名】 白术（生用，长于燥湿利水）；土白术（用灶心土细粉炒本品，长于补脾止泻）；炒白术（用蜜炙麦麸炒本品，长于健脾消胀）。

【性味归经】 苦、甘，温。归脾、胃经。

【功效】 补脾益气，燥湿利水，固表止汗，安胎。

【应用】

1. 用于脾胃气虚证 本品甘温补中，味苦燥湿，故能健脾燥湿，为补气健脾之要药。用治：①脾胃气虚证，配人参、茯苓、甘草，即四君子汤(《和剂局方》)；②脾胃虚寒之脘腹冷痛、吐泻，常配人参、干姜、甘草，即理中丸(《伤寒论》)；③脾虚夹湿之泄泻，常配人参、茯苓、薏苡仁等，如参苓白术散(《和剂局方》)。

2. 用于脾虚湿停之水肿、痰饮 本品既能补气健脾，又能燥湿利水，为治痰饮、水肿之良药。用治：①脾虚失运之水肿、小便不利，配茯苓、猪苓等，如五苓散(《伤寒论》)；②阳虚水肿，配附子、生姜等，如真武汤(《伤寒论》)；③脾虚失运之痰饮，配桂枝、茯苓、甘草，即苓桂术甘汤(《金匮要略》)。

3. 用于气虚自汗 本品能补脾益气，培土生金而益气固表止汗。用治气虚自汗证，配黄芪、防风，即玉屏风散(《丹溪心法》)。

4. 用于脾气虚弱之胎动不安 本品之所以安胎，在于健脾以补后天，生化之源充足，则胎元得养，胎动自安，常配砂仁、苏梗等。配黄芩可治热迫胎动不安；配菟丝子、川续断又治肾虚胎动，如泰山磐石散(《古今医统大全》)。

【用法用量】 煎服，6～12g。

【使用注意】本品苦温而燥，故阴虚内热或津液不足者慎用。

【参考资料】

1. 古籍摘要

《神农本草经》："主风寒湿痹，死肌，痉，疸，除热，消食。"

《本草汇言》："白术，乃扶植脾胃，散湿除痹，消食除痞之要药。脾虚不健，术能补之；胃虚不纳，术能助之。"

2. 化学成分　本品含挥发油，其主要成分为苍术醇、苍术酮、白术内酯等，还含多种氨基酸、多糖、炔类及维生素 A 等成分。

3. 药理作用　本品对肠管活动有双向调节作用；有防治实验性胃溃疡的作用；能保护肝脏，防止四氯化碳所致的肝糖原减少；所含多糖能增强免疫功能；挥发油有抗肿瘤作用；本品还有强壮、利尿、降血糖、抗血凝、扩张血管、降血压等作用。

4. 现代运用　现代以本品为主配伍他药，可治疗小儿秋季腹泻、肠易激综合征、急慢性肠炎、溃疡性结肠炎、儿童功能性消化不良、便秘、耳源性眩晕、前庭神经炎、中心性视网膜脉络膜病变、白细胞减少症、糖尿病、糖尿病腹泻、肝硬化腹水、小儿急性肾炎、慢性尿路感染、原发性高血压、颈性眩晕、血管性头痛、儿童慢性鼻窦炎等。

山药(《神农本草经》)

为薯蓣科植物薯蓣 *Dioscorea opposita* Thunb. 的干燥根茎。主产于河南、江苏、广西、湖南等地，河南产者习称"怀山药"，为道地药材。冬季茎叶枯萎后采挖，切去根头，洗净，除去外皮及须根，干燥；再经浸软闷透，搓压为圆柱状，晒干，打光，习称"光山药"，润透，切厚片。生用或麸炒用。

【处方用名】山药（生用，长于养阴生津）；炒山药（麸炒，长于补脾健胃）。

【性味归经】甘，平。归脾、肺、肾经。

【功效】补脾养胃，生津益肺，补肾涩精。

【应用】

1. 用于脾胃虚弱证　本品甘平，既补气又养阴，补而不滞，滋而不腻，为平补脾胃之佳品。用治：①脾虚之食少、便溏，常配人参、白术等，如参苓白术散(《和剂局方》)；②脾虚带下，常配白术、人参等，如完带汤(《傅青主女科》)。

2. 用于肺虚喘咳　本品既能补肺气，又能养肺阴。用治：①肺虚喘咳，可配太子参、南沙参等；②肺肾两虚之气喘、久咳，配熟地黄、山茱萸、五味子等，如七味都气丸(《医宗己任编》)。

3. 用于肾虚不固之遗精、尿频等 本品既补肾气，又滋肾阴，并能固肾精。用治肾虚不固之遗精、尿频，常配熟地黄、山茱萸等，如六味地黄丸(《小儿药证直诀》)、肾气丸(《金匮要略》)等。

此外，取本品益气养阴之功，可用治气阴两亏之消渴证，常与黄芪、知母等益气生津之品同用，如玉液汤(《医学衷中参西录》)。

【用法用量】 煎服，9～30g。

【参考资料】

1. 古籍摘要

《神农本草经》："主伤中，补虚羸，除寒热邪气，补中益气力，长肌肉。"

《本草纲目》："益肾气，健脾胃。"

2. 化学成分 本品含薯蓣皂苷元、皂苷、黏液质、胆碱、淀粉、多糖、糖蛋白、游离氨基酸、维生素C等成分。

3. 药理作用 本品煎剂有降血糖、增强雄性激素样作用；所含多糖能增强免疫功能，有抗衰老作用；对实验大鼠脾虚模型有预防和治疗作用，对离体肠管运动有双向调节作用。

4. 现代运用 现代临床以本品为主，随证配伍，可治疗小儿秋季腹泻、婴幼儿腹泻、消化不良、溃疡性口腔炎、湿疹等疾病。

甘草(《神农本草经》)

为豆科植物甘草 *Glycyrrhiza uralensis* Fisch.、胀果甘草 *Glycyrrhiza inflata* Bat. 或光果甘草 *Glycyrrhiza glabra* L. 的干燥根及根茎。主产于内蒙古、山西、甘肃、新疆等地，以内蒙古产者为道地药材。春、秋二季采挖，除去须根，晒干。切厚片，生用或蜜炙用。

【处方用名】 甘草（生用偏凉，长于清热解毒，祛痰止咳）；炙甘草（蜜炙偏温，长于补中缓急，益气复脉）。

【性味归经】 甘，平。归心、肺、脾、胃经。

【功效】 益气补中，清热解毒，祛痰止咳，缓急止痛，调和药性。

【应用】

1. 用于气虚证 本品入心经，能补益心气、益气复脉，又归脾经，有补气健脾之功，唯其力缓，常作为补气之辅助品。用治：①心气不足之心动悸、脉结代，常重用本品，配以人参、阿胶、地黄等，如炙甘草汤(《伤寒论》)；②脾胃气虚证，常与人参、白术、茯苓同用，即四君子汤(《和剂局方》)。

2. 用于热毒疮疡、咽喉肿痛、药食中毒 本品生用，性微寒，长于清热解毒。用治：①热毒疮疡，常配金银花、穿山甲等，如仙方活命饮(《校注妇人良方》)；②咽喉肿痛，宜与桔梗、板蓝根、薄荷等解毒利咽之品同用；③药物、食物中毒，可单用或与绿豆煎汤服。

3. 用于痰多咳嗽 本品能止咳，兼能祛痰，随证配伍，可用于多种原因所致的咳嗽，如湿痰、燥痰、寒痰、热痰、风热、风寒等，均可配伍他药治疗，但一般不作为主药应用。

4. 用于脘腹及四肢挛急疼痛 本品有良好的缓急止痛作用，与白芍配伍，名芍药甘草汤(《伤寒论》)。临床常以芍药甘草汤为基础，随证配伍，用于血虚、血瘀、寒凝等多种原因所致的脘腹、四肢挛急疼痛。

5. 用于调和药性 本品在许多方剂中都可发挥调和药性的作用。通过解毒，可降低方中某些药物的毒烈之性，如四逆汤(《伤寒论》)中用本品缓和附子的毒性；通过缓急止痛，可减轻某些药物对胃肠的刺激作用所引起的腹痛，如调胃承气汤(《伤寒论》)中甘草对大黄的调和作用；其甘味浓郁，可矫正方中药物的滋味。

【用法用量】煎服，1.5~9g。

【使用注意】反海藻、大戟、甘遂、芫花；因本品味甘滞中，湿盛中满腹胀者不宜用；大剂量长期服用，可引起水肿、高血压。

【参考资料】

1. 古籍摘要

《神农本草经》：“主五脏六腑寒热邪气，坚筋骨，长肌肉，倍气力，金疮肿，解毒。”

《本草汇言》：“和中益气，补虚解毒之药也。”

《本草正》：“（甘草）得中和之性，有调补之功，故毒药得之解其毒，刚药得之和其性，表药得之助其外，下药得之缓其速。……随气药入气，随血药入血，无往不可，故称国老。惟中满勿加，恐其作胀；速下者勿入，恐其缓功，不可不知也。”

2. 化学成分 本品主要含有甘草酸、甘草甜素等三萜皂苷和甘草素等多种黄酮类，另含生物碱、多糖等成分。

3. 药理作用 本品有类似肾上腺皮质激素样作用；能镇静、保肝、解热、抗炎、抗过敏、抗心律失常、降血脂及抗动脉粥样硬化；能抗溃疡，对组胺引起的胃酸分泌过多有抑制作用；有抗酸和缓解胃肠平滑肌痉挛的作用；所含甘草次酸、甘草黄酮均有明显的镇咳、祛痰作用；甘草多糖、甘草酸、甘草次酸可抗病毒、抗菌、抗病原虫、抗肿瘤。

4. 现代运用 现代临床以本品配伍他药，可治疗慢性咽炎、消化道溃疡、抑郁症、食物中毒、急性乳腺炎、尿崩症、银屑病、痤疮等。

大枣(《神农本草经》)

为鼠李科植物枣 *Ziziphus jujuba* Mill. 的干燥成熟果实。主产于河北、河南、山东、陕西等地。秋季果实成熟时采收，晒干。生用。

【性味归经】甘，温。归脾、胃经。

【功效】补中益气，养血安神。

【应用】

1. 用于脾气虚证 本品甘温，能补脾益气，唯补气力缓，只作辅助之品。用治脾胃气虚之食少便溏、倦怠乏力，可与人参、白术等同用，以增强益气健脾之功。

2. 用于血虚证及脏躁证 本品入血分而能养血安神，为治疗心失所养，心神无主之脏躁证的要药。用治：①血虚之面色萎黄、失眠等，常配地黄、阿胶等；②脏躁证，配伍甘草、小麦，即甘麦大枣汤(《金匮要略》)。

此外，本品能缓和药物的峻烈之性，并能固护正气，使之攻邪而不伤正，如十枣汤(《伤寒论》)中的大枣能缓和甘遂等的毒烈之性；本品常与生姜同用，可扶正祛邪，调和营卫，如桂枝汤(《伤寒论》)。

【用法用量】煎服，6～15g 或 3～10 枚。

【参考资料】

1. 古籍摘要

《神农本草经》："主心腹邪气，安中养脾……和百药。"

《名医别录》："补中益气，强力，除烦闷。"

2. 化学成分 本品含有机酸、三萜苷类、生物碱类、黄酮类、糖类、维生素类、氨基酸、挥发油、微量元素等成分。

3. 药理作用 本品能增强肌力，增加体重；能增加胃肠黏液，保护肝脏；能提高体内单核吞噬细胞系统的吞噬功能；有增加白细胞内环磷酸腺苷含量，抗变态反应的作用；有镇静催眠作用；还有抑制癌细胞增殖、抗突变、镇静及镇咳祛痰等作用。

4. 现代运用 现代临床以本品配伍他药，可用于过敏性紫癜、再生障碍性贫血、白细胞减少症、慢性萎缩性胃炎、小儿哮喘、更年期综合征等多种疾病的治疗。

蜂蜜(《神农本草经》)

为蜜蜂科昆虫中华蜜蜂 *Apis cerana* Fabricius 或意大利蜂 *Apis mellifera* Linnaeus 所酿的蜜。全国各地均产。春至秋季采收，过滤后用。

【性味归经】 甘，平。归肺、脾、大肠经。

【功效】 补中缓急，润燥，解毒。

【应用】

1. 用于脾胃虚弱之脘腹疼痛　本品既能益气补中，又可缓急止痛。用治脾虚失养之脘腹疼痛，常与芍药、甘草等同用。

2. 用于肺虚燥咳及肠燥便秘　本品质润，既能润肺止咳，又能润肠通便。用治：①肺虚燥咳，可配人参、地黄等，如琼玉膏(《洪氏集验方》)；②肠燥便秘，大量单用即效，亦可与当归、黑芝麻等同用。

3. 用于疮毒及乌头类药物之解毒　本品外用涂敷疮肿、烫伤，有解毒和保护疮面的作用。与乌头、附子等药物同煎，可降低毒性；服乌头类药物中毒者，大剂量服用本品，有一定的解毒作用。

此外，许多丸剂、膏剂等方剂，常以蜂蜜作赋形剂，如六味地黄丸(《小儿药证直诀》)、肾气丸(《伤寒论》)等；某些中药炮制时采用蜜炙，可缓和药性，如蜜炙麻黄；止咳类药物用本品炮制时，大多能增强润肺止咳之功，如蜜炙紫菀、蜜炙桑叶等。

【用法用量】 煎服或冲服，15～30g；外用适量。

【使用注意】 凡湿阻中满，便溏或泄泻者均应慎用。

【参考资料】

1. 古籍摘要

《神农本草经》："安五脏诸不足，益气补中，止痛解毒，除众病，和百药。"

《本草纲目》："蜂蜜入药之功有五：清热也，补中也，解毒也，润燥也，止痛也。生则性凉，故能清热；熟则性温，故能补中；甘而和平，故能解毒；柔而濡泽，故能润燥；缓可去急，故能止心腹肌肉疮疡之痛；和可以致中，故能调和百药而与甘草同功。"

2. 化学成分　本品主要含葡萄糖、果糖、蔗糖等多种糖类，还含无机盐、蜡质、维生素、有机酸及微量元素等成分。

3. 药理作用　本品能增强体液免疫功能；对多种细菌有抑杀作用；有解毒作用，以多种形式使用均可减弱乌头毒性，以加水同煎解毒效果最佳；能够加速肉芽组织生长，促进创伤组织愈合；有促进实验动物小肠运动的作用，缩短排便时间。

4. 现代运用　现代临床以本品配伍他药，可治疗创伤性溃疡、烧伤、乌头中毒、神经衰弱、支气管哮喘、慢性支气管炎、关节炎、口腔炎、肠梗阻等。

白扁豆(《名医别录》)

为豆科植物扁豆 *Dolichos lablab* L. 的干燥成熟种子。主产于江苏、河南、安徽等地。秋季采收，晒干。生用或炒用。

【处方用名】 白扁豆（生用，长于解暑化湿）；炒白扁豆（炒用，长于健脾止泻）。

【性味归经】 甘，微温。归脾、胃经。

【功效】 补气健脾，化湿。

【应用】

1. 用于脾气虚证 本品既能补气健脾，又能化湿，药性温和，补而不腻，为健脾化湿之良药。用治：①脾虚湿滞之食少、便溏或泄泻，常配人参、白术、茯苓等，如参苓白术散(《和剂局方》)；②脾气虚弱，湿浊下注之白带过多，可与白术、薏苡仁、茯苓等健脾化湿之品同用。

2. 用于暑湿吐泻 本品既能化湿，又有解暑之功。用治夏月外寒内湿之阴暑证，常与香薷、厚朴同用，即香薷散(《和剂局方》)。

【用法用量】 煎服，9～15g。

【参考资料】

1. 古籍摘要

《名医别录》:“主和中，下气。”

《本草纲目》:“止泄痢，消暑，暖脾胃，除湿热，止消渴。”

2. 化学成分 本品含蛋白质、维生素、胡萝卜素、脂肪、微量元素、植物凝集素 A、B 等成分。

3. 药理作用 本品煎剂能抑制痢疾杆菌；水提物能抗病毒，且对食物中毒引起的呕吐、急性胃炎等有解毒作用；植物凝集素 B 有抗胰蛋白酶活性作用，凝集素 A 为毒性成分，可引起肝坏死。

4. 现代运用 现代临床以本品配伍他药，可治疗夏季中暑、慢性肠炎、妇女白带增多等疾病。

附：扁豆衣、扁豆花

1. 扁豆衣 为白扁豆的干燥种皮。性能功效与白扁豆相似而健脾之力稍弱，偏于消暑化湿，主治暑湿吐泻及脚气浮肿等证。煎服，5～10g。

2. 扁豆花 为白扁豆的花。性味甘淡而平。功能消暑化湿，多用于暑湿泄泻及带下等证。煎服，5～10g。

刺五加(《全国中草药汇编》)

为五加科植物刺五加 *Acanthopanax senticosus*（Rupr. et Maxim.）Harms 的干燥根、根茎或茎。主产于辽宁、吉林、黑龙江等地。春、秋采挖，洗净，干燥。切片，生用。

【性味归经】辛、微苦，温。归脾、肺、肾、心经。

【功效】益气健脾，补肾强腰，养心安神。

【应用】

1. 用于脾肺气虚证　本品既能补脾气、益肺气，又略兼祛痰平喘之功。用治脾肺气虚之体倦乏力、食欲不振、咳嗽气喘，单用即效，或配伍蛤蚧。

2. 用于肾虚腰膝酸软　本品能补肾助阳，强筋健骨。用治：①肾虚腰膝酸软、体虚乏力，单用即可，或配伍杜仲、桑寄生等；②肾虚阳痿，多与补肾助阳之品同用。

3. 用于心脾两虚证　本品能益气健脾，补心养血安神。用治心脾两虚，心神失养之失眠、健忘、多梦，可单用浸酒，或配伍何首乌、石菖蒲等。

【用法用量】煎服，9～27g。

【参考资料】

1. 化学成分　本品主要含刺五加苷 A、B、C、D、E、F、G 等多种糖苷，还含多糖、绿原酸、芝麻素、苦杏仁苷等成分。

2. 药理作用　本品及其苷类提取物具有抗疲劳、抗辐射、抗应激、抗肿瘤、抗病毒、抗炎、抗菌、止咳、祛痰、扩张支气管、调节内分泌、增强免疫、提高机体对温度变化的适应力及耐缺氧、解毒等作用；能改善大脑皮层的兴奋—抑制过程、提高脑力劳动的效能；并有抗心率失常、改善大脑供血量、调节血压等作用。

3. 现代运用　现代临床应用刺五加片口服预防急性高原反应；刺五加注射液治疗脑梗死；应用本品治疗白细胞减少症、冠心病、糖尿病、高脂血症、神经衰弱等疾病。

红景天(《四部医典》)

为景天科植物大花红景天 *Rhodiola crenulata*（Hook. f. et Thoms.）H. Ohba 的干燥根及根茎。秋季花茎凋枯后采挖，除去粗皮，洗净，晒干。切片，生用。

【性味归经】甘、苦，平。归肺、心经。

【功效】益气健脾，清肺平喘，活血化瘀。

【应用】

1. 用于脾气虚证 本品既能补气健脾，又兼收涩止带之功。用治：①脾虚体倦，单用即效；②脾虚带下，可配伍白术、芡实、薏苡仁等健脾祛湿之品。

2. 用于肺热证 本品性平偏凉，能养肺阴，清肺热，平喘咳。用治肺阴不足之咳嗽痰黏、咯血，可单用，或配伍沙参、贝母等润肺止咳之品。

3. 用于血瘀证 本品有活血化瘀之功，配伍其他活血药，可用于跌打损伤等血瘀证的治疗。

【用法用量】煎服，3～6g。

【参考资料】

1. 化学成分 本品含红景天苷、红景天苷元、二苯甲基六氢吡啶、没食子酸、β－谷甾醇等成分。

2. 药理作用 本品具有抗疲劳、抗缺氧、抗寒冷、抗辐射等作用；能提高工作效率、提高脑力活动，并能增强脑干网状系统的兴奋性，增强对光、电刺激的应答反应；能增强甲状腺、肾上腺、卵巢的分泌功能，提高肌肉总含量和RNA的水平，使血液中血红蛋白和红细胞数增加；能对抗破伤风毒素；红景天素对S_{180}肉瘤细胞有抑制作用。

3. 现代运用 现代临床应用红景天糖浆口服可以治疗高原红细胞增多症。

第二节 补阳药

本类药物性味多甘温，主入肾经，主要功效为补肾助阳，适用于肾阳虚证，症见畏寒肢冷、腰膝冷痛、尿频遗尿、男子阳痿、早泄、滑精、女子带下清稀、宫寒不孕、舌淡胖有齿痕、苔白滑、脉沉迟等。部分药物尚能补精血、强筋骨，用于精血不足、筋骨痿软等；有的尚能祛风除湿或活血消肿，可治疗风湿痹痛、跌仆损伤等；部分药物兼能温脾阳、益心阳，分别用于脾阳虚证、心阳虚证。

应用本类药物时，应注意气血阴阳间的相互关系。肾阳虚者，易致外寒侵袭，兼有表证者，宜配伍解表药；兼有里证者，宜配伍温里药。阳虚兼有气虚者，又宜与补气药同用。阴阳互根互用，治疗肾阳虚证，多配伍补养肾阴的药物，以求阴阳相长。

本类药性多温燥，易助热伤阴，故实热证、阴虚火旺证患者均当慎用。

鹿茸（《神农本草经》）

为鹿科动物梅花鹿 *Cervus nippon* Temminck 或马鹿 *Cervus elaphus* Linnaeus 的

雄鹿未骨化密生茸毛的幼角。前者习称“花鹿茸”，主产于吉林、辽宁、河北等地；后者习称“马鹿茸”，主产于黑龙江、吉林、内蒙古、新疆等地。东北产马鹿茸，习称“东马鹿茸”；西北产马鹿茸，习称“西马鹿茸”，均为道地药材。夏、秋二季锯取鹿茸，经加工后，阴干或烘干。用时燎去茸毛，刮净，切薄片，名“鹿茸片”。劈成碎块或研成细粉用。

【性味归经】甘、咸，温。归肾、肝经。

【功效】补肾壮阳，益精养血，强筋健骨，调补冲任，托毒生肌。

【应用】

1. 用于肾阳虚诸证　本品甘温，入肾经，能够补肾壮阳，为补肾壮阳要药。用治：①肾阳虚衰之腰膝冷痛、畏寒肢冷、溲清便溏等，单用研末冲服即可，或与附子、五味子等配伍，如十补丸(《济生方》)；②肾阳虚衰之阳痿滑精、带下清稀，常与五味子、杜仲等配伍，如鹿茸大补汤(《杂病源流犀烛》)。

2. 用于精血不足证　本品甘咸质柔，为血肉有情之品，善能益精养血。用治精血不足之头晕耳鸣、须发早白、不孕不育等，常与熟地黄、山茱萸等配伍，如参茸固本丸(《全国中药成药处方集》)。

3. 用于小儿发育迟缓，老年骨折等　本品能够补益肝肾，益精养血而强筋健骨。用治肾虚骨痿、小儿发育迟缓等，常与麝香、五加皮等配伍，如加味地黄丸(《医宗金鉴》)。

4. 用于肝肾虚损，冲任不固之崩漏、带下　本品为精血结聚所成，有补益肝肾，调补冲任，固崩止带之功。用治肾虚不固之崩漏、带下，常与熟地、续断等配伍，如鹿茸散(《证治准绳》)。

5. 用于疮疡溃久不敛，阴疽肿毒　本品有温养精血，托毒生肌之效。用治疮疡不敛、阴疽等，常与黄芪、肉桂等配伍，如阳和汤(《外科证治全生集》)。

【用法用量】研末冲服，1～2g。

【参考资料】

1. 古籍摘要

《神农本草经》：“主漏下恶血，寒热惊痫，益气强志，生齿不老。”

《本草纲目》：“生精补髓，养血益阳，强筋健骨。治一切虚损，耳聋目暗，眩晕虚痢。”

2. 化学成分　本品含雌二醇、雌酮等雌激素、雄激素、脑磷脂、神经磷脂、卵磷脂、氨基酸、多糖、硫酸软骨素 A、前列腺素等成分。

3. 药理作用　本品具有促进核酸和蛋白合成，调节内分泌和新陈代谢，促进生长发育；增强机体免疫功能，增强体力，减轻疲劳，改善睡眠和阳虚状态下能量代谢低下的病理变化；增强胃肠道的蠕动和消化液的分泌，促进饮食；提高造血机能，促进红细胞、血红蛋白和网织红细胞的新生，尤其促进红细胞的新生，升高白细胞；抗脂质过氧化，抑制单胺氧化酶的活性；提高机体对冷热刺激的适应性；抗应激，抑制应激性溃疡；强心，纠正心律失常，提高耐缺氧能力；增强学习记忆能力，加速条件反射建立；提高性机能，促进子宫发育，提高子宫张力，增强收缩节律等作用。

4. 现代运用 现代用本品制剂或以本品为主，随证配伍，可治疗房室传导阻滞、乳腺增生症、老年性遗尿、出血性紫癜、慢性再生障碍性贫血、足跟痛等。

附：鹿角、鹿角胶、鹿角霜

1. 鹿角 为鹿科动物马鹿或梅花鹿已骨化的角或锯茸后翌年春季脱落的角基，分别习称“马鹿角”、“梅花鹿角”、“鹿角脱盘”。味咸，性温。归肝、肾经。功能温肾阳，强筋骨，行血消肿。用于阳痿遗精，腰脊冷痛，阴疽疮疡，乳痈初起，瘀血肿痛。煎服，6～15g。

2. 鹿角胶 为鹿角经水煎煮、浓缩制成的固体胶。味甘、咸，性温。归肾、肝经。功能温补肝肾，益精养血。主治肝肾不足所致的腰膝酸冷，阳痿遗精，虚劳羸瘦，崩漏下血，便血尿血，阴疽肿毒。烊化兑服，3～6g。

3. 鹿角霜 为鹿角去胶质的角块。味咸，性温。归肝、肾经。功能温肾助阳，收敛止血。用于阳虚经寒的多种滑脱证，如尿频遗尿、滑精早泄、带下量多、月经过多、崩漏下血、腹冷泄泻、尿血便血等。煎服，9～15g，先煎。

紫河车（《本草拾遗》）

为健康人的干燥胎盘。将新鲜胎盘除去羊膜及脐带，反复冲洗至去净血液，蒸或置沸水中略煮后，干燥。砸成小块或研成细粉用。

【性味归经】 甘、咸，温。归心、肺、肾经。

【功效】 补肾填精，益气养血。

【应用】

1. 用于肾气不固及精血亏虚证 本品甘咸性温，为血肉有情之品，善能温肾助阳，益精养血。用治：①肾气不固之阳痿、滑精，精血亏虚之头晕、耳鸣、须发早白等，单用久服即效，或与人参、熟地黄、天冬同用，即河车封髓丹（《症因脉治》）；②气血两虚之面色萎黄、产后乳少等，与茯苓、山药等配伍，即河车丸（《症因脉治》）。

2. 用于肺肾两虚之咳喘 本品能补益肺肾气阴而纳气平喘，为治肺肾两虚证之良药。用治：①肺肾虚喘，可单用，或与人参、熟地黄等配伍，如紫河车丸（《医学正传》）；②肺肾阴虚，虚火上炎之咳喘，常与熟地黄、知母等配伍，如河车大造丸(《景岳全书》)。

【用法用量】研末吞服,每次2~3g。

【参考资料】

1. 古籍摘要

《本草拾遗》:"主气血羸瘦,妇人劳损。"

《本草图经》:"男女虚损劳极,不能生育,下元衰惫。"

《本经逢原》:"能峻补营血,用以治骨蒸羸瘦,喘嗽虚劳之疾,是补之以味也。"

2. 化学成分 本品含蛋白质、氨基酸、促性腺激素A、B、雌酮、溶菌酶、激肽酶、多种抗体、多种干扰素、细胞生成素、多糖等成分。

3. 药理作用 本品具有增强机体免疫功能,能提高机体抗病能力;能促进乳腺、子宫、阴道、卵巢、睾丸的发育;具有抗癌、抗过敏、延缓衰老等作用。

4. 现代运用 现代临床以胎盘组织注射液或胎盘脂多糖注射液,肌肉或穴位注射,可治疗慢性肝炎、慢性荨麻疹、慢性支气管炎、喘息型支气管炎、支气管哮喘、空洞型肺结核、斑秃等。

冬虫夏草(《月王药诊》)

为麦角菌科真菌冬虫夏草菌 *Cordyceps sinensis* (BerK.) Sacc. 寄生在蝙蝠蛾科昆虫幼虫上的子座及幼虫尸体的干燥复合体。主产于四川、西藏、青海、甘肃等地。夏初子座出土、孢子未发散时挖取,晒至六七成干,除去似纤维状的附着物及杂质,晒干或低温干燥。生用。

【性味归经】甘,平。归肺、肾经。

【功效】补肺益肾,止血,化痰。

【应用】

1. 用于肺肾两虚之喘促短气、劳嗽痰血 本品既能补益肺肾,又能纳气平喘,兼能止血化痰。用治肺肾气阴不足之喘促短气、劳嗽痰血等,常与五味子、阿胶等配伍。

2. 用于肾阳亏虚之腰膝酸痛、阳痿遗精、带下 本品能补肾阳,益肾精。用治肾精不足之腰膝酸痛、阳痿遗精、带下等,可单用浸酒服,或与巴戟天、菟丝子等同用。

此外,病后体虚不复,可用本品同鸭、鸡或猪肉等炖服,有补虚扶弱之效。

【用法用量】煎服,3~9g;亦可入丸、散剂。

【参考资料】

1. 古籍摘要

《本草从新》："保肺益肾，止血化痰，已劳嗽。"

《药性考》："秘精益气，专补命门。"

《重庆堂随笔》："具温和平补之性，为虚疟、虚痞、虚胀、虚痛之圣药，功胜九香虫。凡阴虚阳亢而为喘逆痰嗽者，投之悉效，不但调经种子有专能也。"

2. 化学成分 本品含多种核苷类、麦角甾醇等甾醇类、D-甘露醇、虫草酸多糖醇、环肽化合物、氨基酸、脂肪酸、维生素、生物碱、微量元素等成分。

3. 药理作用 本品具有祛痰、平喘、镇静、抗惊厥等作用；能够抗菌、抗病毒、抗炎；还能促进肾上腺皮质激素的合成与分泌、抗应激；能减慢心率、降血压、抗实验性心率失常、抗心肌缺血、降低胆固醇及甘油三酯、抑制血栓形成；有一定的抗癌作用，并能提高细胞免疫功能；还有一定的拟雄激素样作用和抗雌激素样作用，对性功能紊乱有调节恢复作用。

4. 现代运用 现代临床以本品胶囊内服，可治疗心律失常、高脂血症、血小板减少症、流行性出血热急性肾损害、更年期综合征、性功能衰退；以人工虫草菌丝制剂，可治疗乙型肝炎、肝炎后肝硬化、慢性肾功能衰竭、慢性阻塞性肺气肿、耳鸣、变态反应性鼻炎等。

肉苁蓉(《神农本草经》)

为列当科植物肉苁蓉 *Cistanche deserticola* Y. C. Ma 或管花肉苁蓉 *Cistanche tubulosa*（Schrenk）Wight 的干燥带鳞叶的肉质茎。主产于内蒙古、甘肃、新疆、青海等地。产于内蒙古阿拉善、巴彦淖尔者，量大质优，为道地药材。多于春季苗未出土或刚出土时采挖，除去花序，切段，晒干。切厚片，生用或酒制用。

【处方用名】肉苁蓉、寸芸、大芸（生用，长于补肾益精，润肠通便）；酒苁蓉（酒炙，长于补肾助阳）。

【性味归经】甘、咸，温。归肾、大肠经。

【功效】补肾阳，益精血，润肠通便。

【应用】

1. 用于肾阳不足，精血亏虚证 本品甘咸性温质柔，善温肾助阳，益精补血。用治：①肾虚精亏之腰膝酸软、筋骨无力，常与巴戟天、杜仲等配伍，如金刚丸(《张氏医通》)；②阳痿不育，常与熟地黄、菟丝子等配伍，如肉苁蓉丸(《证治准绳》)；③宫冷不孕，常与鹿角胶、紫河车等配伍，如延龄育子丸(《医便》)。

2. 用于肠燥便秘 本品能温养精血而润燥滑肠，对于肾阳不足、精血亏虚者尤为适宜。用治肠燥便秘兼有精血亏虚者，单用大剂量煎服即效，亦可与当归、牛膝等配伍，如济川煎(《景岳全书》)。

【用法用量】 煎服，6~9g。

【参考资料】

1. 古籍摘要

《神农本草经》："主五劳七伤，补中，除茎中寒热痛，养五脏，强阴，益精气，多子，妇人癥瘕。"

《本草汇言》："养命门，滋肾气，补精血之药也。男子丹元虚冷而阳道久沉，妇人冲任失调而阴气不治，此乃平补之剂，温而不热，补而不峻，暖而不燥，滑而不泄，故有从容之名。"

2. 化学成分　本品含甜菜碱、β-谷甾醇、胡萝卜苷、三十烷醇、咖啡酸糖脂、甘露醇、硬脂酸、柳得洛苷等成分。

3. 药理作用　本品水浸液有降低血压、促进小鼠唾液分泌、抗动脉粥样硬化、调整内分泌、促进代谢、增强记忆、激活肾上腺释放皮质激素、增加实验动物体重和肌力、使大白鼠垂体前叶、卵巢、子宫的重量增加、增强机体免疫力、促进肠蠕动、缩短通便时间等作用。

4. 现代运用　现代临床以本品随证配伍，可治疗高脂血症、骨质增生、肾囊肿、卵巢囊肿、更年期综合征、口腔溃疡、慢性咽炎、老年多尿症、氟骨症等。

蛤蚧(《雷公炮炙论》)

为壁虎科动物蛤蚧 *Gekko gecko* Linnaeus 的干燥体。主产于广西、广东、云南、贵州等地。全年均可捕捉，除去内脏，拭净，用竹片撑开，使全体扁平顺直，低温干燥。用时除去鳞片及头足，切成小块；或取蛤蚧块，黄酒浸润后，烘干。

【处方用名】 蛤蚧（生用，长于补肺益肾，纳气定喘，助阳益精）；酒蛤蚧（酒制，长于补肾壮阳）。

【性味归经】 甘、咸，平。归肺、肾经。

【功效】 补肺益肾，纳气定喘，助阳益精。

【应用】

1. 用于肺肾虚喘　本品味甘而咸，性平质柔，主入肺肾经，善补肺肾之气而纳气平喘，为治肺肾虚喘之要药。用治肺肾两虚之咳喘短气，常与人参、杏仁等配伍，如人参蛤蚧散(《卫生宝鉴》)。

2. 用于肾阳不足，精血亏虚之阳痿精少　本品有补肾阳，益精血之功。用治阳痿、精少，可单用浸酒服，或与补骨脂、巴戟天等同用，如养真丹(《御药院方》)。

【用法用量】煎服，3 ~6g；多入丸、散或酒剂。

【参考资料】

1. 古籍摘要

《海药本草》："主肺痿上气，咯血咳嗽。"

《本草备要》："补肺润肾，益精助阳，治渴，定喘止嗽，肺痿咯血，气虚血竭。"

《本草纲目》："补肺气，益精血，定喘止嗽，疗肺痈，消渴，助阳道。"

2. 化学成分 本品含蛋白质、脂肪、微量元素、氨基酸、胆固醇、硫酸钙等成分。

3. 药理作用 本品具有雄激素样和雌激素样双重作用，延长小鼠交尾时间，使卵巢、子宫质量增加；可增强机体的免疫功能；能提高自由基代谢酶的活性，同时显著降低 LPO 含量，具有抗衰老作用；还具有抗高温、耐低温、耐缺氧、解痉平喘、抗炎、降血糖等作用。

4. 现代运用 现代临床以本品随证配伍，可治疗肾结石、膀胱结石、阴囊湿疹、酒渣鼻、神经衰弱、支气管哮喘、慢性气管炎、喘息型支气管炎等。

核桃仁(《开宝本草》)

为胡桃科植物胡桃 *Juglans regia* L. 的干燥成熟种子。又称胡桃仁。主产于河北、山西、山东等地。秋季果实成熟时采收，除去肉质果皮，晒干，再除去核壳及木质隔膜。生用。

【性味归经】甘，温。归肾、肺、大肠经。

【功效】补肾填精，益肺纳气，润肠通便。

【应用】

1. 用于肾虚精亏诸证 本品甘温，归肾经，有补肾填精之效。用治肾虚精亏之腰膝酸软、尿频遗尿、阳痿滑精、带下量多等，常与杜仲、补骨脂同用，即青娥丸(《和剂局方》)。

2. 用于肺肾两虚之喘咳 本品能补益肺肾，纳气平喘。用治肺肾虚喘，常与人参、生姜同用，即人参胡桃汤(《济生方》)。

3. 用于肠燥便秘 本品质柔油润，能润燥滑肠。用治老人、虚人、血少津亏之肠燥便秘，可单用，或与火麻仁、柏子仁等润肠通便之品配伍。

此外，本品尚有排石之功，可用于泌尿系结石，用食油将本品炸酥，捣如膏状服用。

【用法用量】煎服，6～9g。

【参考资料】

1. 古籍摘要

《开宝本草》："食之令人肥健，润肌，黑发。"

《本草纲目》："补气养血，润燥化痰，益命门，利三焦，温肺润肠。治虚寒喘嗽，腰脚重痛，心腹疝痛，血痢肠风，散肿毒，发痘疮，制铜毒。"

2. 化学成分　本品含脂肪油、蛋白质、微量元素、胡萝卜素、维生素 B_2、黄酮类、苷类、槲皮素、山柰醇、糖类等成分。

3. 药理作用　本品具有增加体重、镇咳、提高血清蛋白、促进生长、抗氧化、抗衰老等作用。

4. 现代运用　现代临床以本品配伍他药，内服可治疗糖尿病、尿路结石；外用可治疗皮炎、湿疹、慢性化脓性中耳炎、牙本质过敏症等。

锁阳(《本草衍义补遗》)

为锁阳科植物锁阳 *Cynomorium songaricum* Rupr. 的干燥肉质茎。主产于内蒙古、甘肃、青海、新疆等地。春季采挖，除去花序，切段，晒干。切薄片，生用。

【性味归经】甘，温。归脾、肾、大肠经。

【功效】补肾阳，益精血，润肠通便。

【应用】

1. 用于肾阳不足之腰膝痿软、阳痿滑精、宫寒不孕　本品甘温，入肾经，能温补肾阳、益精补血。用治：①肾虚之腰膝痿软、筋骨无力，常与熟地黄、龟甲等配伍，如虎潜丸(《丹溪心法》)；②阳痿滑精、宫寒不孕，常与鹿茸、阳起石等配伍，如固精丸(《济生方》)。

2. 用于肠燥便秘　本品质润，能润肠通便。用治老人或病后肠燥便秘属精血亏虚、肾阳不足者，单用本品炼蜜为膏，酒服即效，或与肉苁蓉、核桃仁等同用。

【用法用量】煎服，5～9g。

【参考资料】

1. 古籍摘要

《本草衍义补遗》："益精血，利大便。虚人大便燥结者，啖之可代苁蓉，煮粥弥佳；不燥结者勿用。"

《本草从新》："益精兴阳，润燥养筋，治痿弱，滑大肠。泄泻及阳易举而精不固者忌之。"

2. 化学成分 本品含三萜皂苷、花色苷、鞣质、淀粉、蛋白质、脂肪、还原糖、挥发油等成分。

3. 药理作用 本品具有促进免疫球蛋白的形成，增强机体免疫力的作用；可兴奋造血功能，促进粒系祖细胞的生长；能够提高糖皮质激素的水平，改善衰老征象；还有通便作用。

4. 现代运用 现代临床以本品配伍他药，可治疗胃及十二指肠溃疡、慢性肾炎、阳痿、早泄、肠燥便秘、原发性血小板减少性紫癜等。

海马(《本草拾遗》)

为海龙科动物线纹海马 *Hippocampus kelloggi* Jordan et Snyder、刺海马 *Hippocampus histrix* Kaup、大海马 *Hippocampus kuda* Bleeker、三斑海马 *Hippocampus trimaculatus* Leach 或小海马（海蛆）*Hippocampus japonicus* Kaup 的干燥体。主产于广东、山东、福建、台湾等沿海地区。夏、秋二季捕捞，洗净，晒干；或除去皮膜及内脏，晒干。捣碎或研末用。

【性味归经】甘、咸，温。归肝、肾经。

【功效】温肾益精，活血散瘀，消肿止痛。

【应用】

1. 用于肾阳虚衰，精血亏虚诸证 本品甘咸而温，入肾经，功善温肾壮阳益精。用治阳虚精亏之阳痿精少、宫寒不孕、尿频遗尿，单用研末或浸酒服即效，亦可配伍阳起石、附子等，如补真丹(《宣明论方》)。

2. 用于癥瘕积聚及跌仆损伤 本品能活血散瘀，消肿止痛。用治癥瘕及跌仆损伤，常与大黄、青皮等配伍，如木香汤(《圣济总录》)。

3. 用于阴疽疮疡 本品能补益精血。用治气血不足之阴疽日久而不消、溃久难敛，可与穿山甲、麝香等配伍，如海马拔毒散(《急救仙方》)。

【用法用量】煎服，3～9g；外用适量，研末敷患处。

【参考资料】

1. 古籍摘要

《本草拾遗》："性温，无毒。主妇人难产。"

《本草纲目》："暖水脏，壮阳道，消癥块，治疔疮肿毒。"

《本草新编》："入肾经命门，专善兴阳，功不亚于海狗。更善堕胎，故能催生也。"

2. 化学成分 本品含蛋白质、脂肪、多种维生素、糖类、多种微量元素等成分。

3. 药理作用 本品具有性激素样作用，能延长交尾时间；还有抗衰老、抗血栓、抗辐射、抗应激等作用。

4. 现代运用　现代临床以本品随证配伍，可治疗阳痿、不孕、夜尿频繁、哮喘、肝脾肿大、肝硬化腹水、外伤肿痛、阴疽、小儿暑疖、脓疱疮、乳腺癌等。

杜仲(《神农本草经》)

为杜仲科植物杜仲 *Eucommia ulmoides* Oliv. 的干燥树皮。主产于贵州、四川、湖北、湖南等地。4~6月剥取，刮去粗皮，堆置“发汗”至内皮呈紫褐色，晒干。切块或丝，生用或盐水炙用。

【处方用名】杜仲（生品较少应用，只限于浸酒）；盐杜仲、炒杜仲（盐水炙，偏于补肝肾，强筋骨，安胎）。

【性味归经】甘，温。归肝、肾经。

【功效】补肝肾，强筋骨，安胎。

【应用】

1. 用于肝肾虚损证　本品味甘性温，入肝肾经，功能平补肝肾，为治肝肾虚损之腰膝酸痛的要药。用治：①肾虚腰痛，单用浸酒服即效，或与补骨脂、核桃仁同用，即青娥丸(《和剂局方》)；②肾虚阳痿、尿频、带下，可与山茱萸、菟丝子等配伍，如右归丸(《景岳全书》)。

2. 用于肾虚不固之胎动不安、崩漏等　本品善补肝肾，固冲止血以安胎。用治：①肾虚不固之胎动不安，常与续断、大枣同用，即杜仲丸(《证治准绳》)；②崩漏，可与山茱萸、续断等同用。

【用法用量】煎服，6~9g。

【参考资料】

1. 古籍摘要

《神农本草经》：“主腰脊痛，补中，益精气，坚筋骨，强志，除阴下痒湿，小便余沥，久服轻身耐老。”

《本草汇言》：“凡下焦之虚，非杜仲不补；下焦之湿，非杜仲不利；足胫之酸，非杜仲不去；腰膝之痛，非杜仲不除。……补肝益肾，诚为要药。”

2. 化学成分　本品含杜仲胶、杜仲苷、杜仲醇、酚类、绿原酸、脂肪、黄酮类、鞣质、氨基酸等成分。

3. 药理作用　本品具有扩张血管、降血压作用；具有减少胆固醇的吸收、使小鼠肝糖原含量显著升高、保护肝脏的作用；能够增强机体免疫功能；还有镇静、镇痛、增强肾上腺皮质功能、抗应激、延缓衰老等作用。

4. 现代运用　现代临床以本品为主配伍他药，可治疗高血压、坐骨神经痛、高脂血症、肾病综合征等。

续断(《神农本草经》)

为川续断科植物川续断 *Dipsacus asperoides* C. Y. Cheng et T. M. Ai 的干燥根。主产于四川、湖北、湖南、贵州等地，以四川产者为道地药材，故又名川续断。秋季采挖，除去根头及须根，用微火烘至半干，堆置“发汗”至内部变绿色时，再烘干。切薄片，生用、酒炙或盐炙用。

【处方用名】续断（生用，偏于补肝肾，强筋骨，祛风湿）；酒续断（酒炙，长于活血疗伤）；盐续断（盐水炙，长于补肝肾，强筋骨，止血安胎）。

【性味归经】甘、苦、辛，微温。归肝、肾经。

【功效】补肝肾，强筋骨，止血安胎，活血疗伤。

【应用】

1. 用于肝肾不足之腰膝酸软，风湿痹痛 本品味甘性温，辛散苦燥，既善补益肝肾，强筋健骨，又能祛风除湿。用治：①肝肾不足之腰膝酸软、筋骨无力，常与杜仲、牛膝等配伍，如续断丸(《扶寿精方》)；②风寒湿痹，常与杜仲、桑寄生、独活等配伍。

2. 用于肾虚不固之胎漏下血、崩漏 本品有补肝肾，调冲任，止血安胎之效。用治：①胎漏下血、胎动欲坠，常与菟丝子、桑寄生、阿胶同用，即寿胎丸(《医学衷中参西录》)；②崩漏，可与黄芪、龙骨等配伍，如安冲汤(《医学衷中参西录》)。

3. 用于跌打损伤，瘀肿疼痛 本品辛行苦泄温通，能活血疗伤，消肿止痛，为骨伤科常用药。用治：①跌打损伤、瘀肿疼痛，可与乳香、牛膝等配伍，如续命丹(《幼幼新书》)；②骨折，与乳香、没药等配伍，如续绝汤(《医林纂要》)。

【用法用量】煎服，9～15g。

【参考资料】

1. 古籍摘要

《神农本草经》：“主伤寒，补不足，金疮痈伤折跌，续筋骨，妇人乳难。”

《本草经疏》：“入足厥阴、少阴，为治胎产、续绝伤、补不足、疗金疮、理腰肾之要药也。”

《本草汇言》：“续断，补续血脉之药也。大抵所断之血脉非此不续，所伤之筋骨非此不养，所滞之关节非此不利，所损之胎孕非此不安。久服常服，能益气力。有补伤生血之效，补而不滞，行而不泄，故女科、外科取用恒多也。”

2. 化学成分 本品含三萜皂苷、挥发油、龙胆碱、β－谷甾醇、胡萝卜苷、蔗糖、无机元素等成分。

3. 药理作用　本品能够兴奋子宫；具有抗菌、抗炎、杀虫、增强机体免疫、抗氧化等作用；还有镇痛、止血、促进组织再生、促进骨损伤愈合、催乳等作用。

4. 现代运用　现代临床以本品随证配伍，可治疗习惯性流产、腰腿痛、遗精、带下、崩漏、骨折、关节扭挫伤等。

菟丝子(《神农本草经》)

为旋花科植物菟丝子 *Cuscuta chinensis* Lam. 的干燥成熟种子。主产于江苏、辽宁、吉林、河北等地。秋季果实成熟时采收植株，晒干，打下种子，除去杂质。生用或盐水炙用。

【处方用名】菟丝子（生用，能补肾，明目，止泻）；**盐菟丝子**（盐水炙，能引药入肾，长于补肾固精，安胎）。

【性味归经】甘、涩，温。归肝、肾、脾经。

【功效】补益肝肾，固精缩尿，安胎，明目，温脾止泻。

【应用】

1. 用于肝肾不足证　本品甘涩性温，能补肾阳，益肾精，具有补而不峻、温而不燥的特点，适用于肝肾不足、肾气不固所致诸证。用治：①肝肾不足之腰膝酸软，常与杜仲、山药等配伍，如右归丸(《景岳全书》)；②肾虚不固之阳痿、遗精，常与五味子、覆盆子等配伍，如五子衍宗丸(《丹溪心法》)；③肾虚不固之小便不禁，常与桑螵蛸、鹿茸等配伍，如菟丝子丸(《世医得效方》)；④带下、尿浊，常与茯苓、莲子同用，即茯菟丸(《和剂局方》)。

2. 用于肾虚不固之胎动不安　本品有补肝肾、安胎之功。用治肾虚胎动不安，常与续断、桑寄生、阿胶同用，即寿胎丸(《医学衷中参西录》)。

3. 用于肝肾不足之目昏眼花　本品能补养肝肾而益精明目。用治肝肾不足之目昏眼花，与熟地黄、车前子同用，即驻景丸(《备急千金要方》)。

4. 用于脾肾阳虚泄泻　本品能温肾助阳，温脾止泻。用治脾肾阳虚之泄泻，常与人参、补骨脂等同用，如脾肾双补丸(《先醒斋医学广笔记》)。

此外，本品还能治肾虚消渴，可单用煎汁服，或配合枸杞子、麦冬等。

【用法用量】煎服，6～12g；外用适量。

【参考资料】

1. 古籍摘要

《神农本草经》："主续绝伤，补不足，益气力，肥健。"

《药性论》："治男女虚冷，添精益髓，去腰疼膝冷，又主消渴热中。"

2. 化学成分　本品含胆甾醇、菜油甾醇、β－谷甾醇、豆甾醇、三萜酸类、树脂、糖类等成分。

3. 药理作用 本品煎液能够强心、增强机体免疫功能、促进造血功能；能抑制肠蠕动，而兴奋离体子宫；可增强下丘脑－垂体－卵巢促黄体功能，有类似雌激素样作用；可降低胆固醇、软化血管、降压、保肝、延缓衰老；还有抑菌、抗癌等作用。

4. 现代运用 现代临床以本品随证配伍，内服可治疗白癜风、糖尿病、尿路感染、不孕症、肾病综合征、阳痿；外用可治疗带状疱疹、痤疮等。

沙苑子(《本草图经》)

为豆科植物扁茎黄芪 *Astragalus complanatus* R. Br. 的干燥成熟种子。主产于陕西、安徽、河北、山西等地，陕西产者，量大质优，又名沙苑蒺藜、潼蒺藜。秋末冬初果实成熟尚未开裂时采割植株，晒干，打下种子，除去杂质，晒干。生用或盐水炙用。

【处方用名】 沙苑子、沙苑蒺藜（生用，长于补肝肾）；盐沙苑子（盐水炙，引药入肾，增强补肾作用）。

【性味归经】 甘，温。归肝、肾经。

【功效】 补益肝肾，固精，缩尿，明目。

【应用】

1. 用于肾虚不固证 本品有补肾阳，益肾阴，固精缩尿之功。用治：①肾虚腰痛，可与杜仲、巴戟天、肉苁蓉等配伍；②肾虚之滑精早泄、带下量多，常与龙骨、芡实等配伍，如金锁固精丸(《医方集解》)。

2. 用于肝肾不足之目昏眼花 本品有补益肝肾明目之功。用治肝肾亏虚之目昏眼花，常与菟丝子、决明子等配伍，如补肝丸(《千金翼方》)。

【用法用量】 煎服，9～15g。

【参考资料】

1. 古籍摘要

《本草纲目》："补肾，治腰痛泄精，虚损劳乏。"

《本草汇言》："沙苑蒺藜，补肾涩精之药也。……能养肝明目，润泽瞳仁，能补肾固精，强阳有子，不烈不燥，兼止小便遗沥，乃和平柔润之剂也。"

2. 化学成分 本品含氨基酸、多肽、酚类、鞣质、甾醇、三萜、生物碱、黄酮类、脂肪酸、维生素 A 样物质、微量元素等成分。

3. 药理作用 本品能提高机体免疫功能，具有适应原样作用；具有降血脂、改善血液流变学指标、抑制血小板凝聚、保肝等作用；还有抗炎、降压等作用。

4. 现代运用 现代临床以本品随证配伍，可治疗腰痛、阳痿遗精、早泄、白带过多、眩晕等。

淫羊藿(《神农本草经》)

为小檗科植物淫羊藿 *Epimedium brevicornum* Maxim.、箭叶淫羊藿 *Epimedium sagittatum*（Sieb. et Zucc.）Maxim.、柔毛淫羊藿 *Epimedium pubescens* Maxim.、巫山淫羊藿 *Epimedium wushanense* T. S. Ying 或朝鲜淫羊藿 *Epimedium koreanum* Nakai 的干燥地上部分。主产于陕西、湖北、四川、山西等地。夏、秋季茎叶茂盛时采割，除去粗梗及杂质，晒干或阴干。切丝生用或羊脂油炙用。

【处方用名】淫羊藿、仙灵脾（生用，偏于祛风湿、强筋骨）；炙淫羊藿（羊脂油炙，偏于补肾壮阳）。

【性味归经】辛、甘，温。归肝、肾经。

【功效】补肾阳，强筋骨，祛风湿，止咳平喘。

【应用】

1. 用于肾阳虚证　本品性味甘温，有温肾壮阳、暖宫起痿之功。用治：①肾虚不固之尿频遗尿，常与巴戟天、桑螵蛸等同用；②肾阳虚所致的阳痿、宫冷不孕等，可单味浸酒服，亦可与杜仲、巴戟天等配伍，如赞育丹(《景岳全书》)。

2. 用于肝肾不足之筋骨痿软无力　本品能补肝肾，强筋骨。用治筋骨痿软无力、痿废不用，可与杜仲、巴戟天等配伍。

3. 用于风湿痹痛　本品能祛风湿，并能补肝肾，强筋骨，对风湿痹痛，伴肝肾虚损者，尤为适宜。用治风湿痹痛，可单用浸酒服，或与威灵仙、桂心等配伍，如仙灵脾散(《太平圣惠方》)。

4. 用于肺肾两虚之咳喘　本品能够温肾助阳，纳气平喘。用治肺肾虚喘，常与核桃仁、五味子等配伍。

【用法用量】煎服，3～9g。

【参考资料】

1. 古籍摘要

《神农本草经》:“主阴痿绝伤，茎中痛。利小便，益气力，强志。”

《日华子本草》:“治一切冷风劳气，补腰膝，强心力，丈夫绝阳不起，女子绝阴无子，筋骨挛急，四肢不任，老人昏耄，中年健忘。”

2. 化学成分　本品含淫羊藿苷等黄酮苷、甾醇、生物碱、挥发油、多糖、维生素 E、鞣质、脂肪酸等成分。

3. 药理作用　本品能增强机体免疫功能，特别是能改善肾虚病人免疫功能低下的病理状态；能增强性机能；能够扩张外周血管，降低外周阻力，改善微循环，并能增加组织和冠脉血流量；具有强心、降压、抗心律失常作用；能祛痰、镇咳、平喘；还有降血糖、降血脂、抗炎、预防骨质疏松、抗衰老、抑制骨髓灰质炎病毒等作用。

4. 现代运用 现代临床以本品制剂或以本品为主，随证配伍，可治疗冠心病、心绞痛、病毒性心肌炎、高血压、高脂血症、慢性支气管炎、白细胞减少症、贫血、小儿麻痹症后四肢痿软无力、面神经麻痹、更年期综合征、神经衰弱、尿崩症、糖尿病及其并发症、慢性萎缩性胃炎、功能性子宫出血、慢性盆腔炎、抑郁型精神分裂症、股骨头坏死、肾病综合征等。

巴戟天(《神农本草经》)

为茜草科植物巴戟天 *Morinda officinalis* How 的干燥根。主产于广东、广西、福建等地。全年均可采挖，洗净，除去须根，晒至六七成干，轻轻捶扁，晒干。蒸或盐蒸或煮，趁热除去木心者，称“巴戟肉”，切段，干燥。生用或制用。

【处方用名】 巴戟天、巴戟肉（生用，长于祛风湿、强筋骨）；盐巴戟天（盐水炙，能引药入肾，温而不燥，长于补肾助阳）；制巴戟天（甘草水炙，降低燥烈之性）。

【性味归经】 甘、辛，微温。归肾、肝经。

【功效】 补肾阳，强筋骨，祛风湿。

【应用】

1. 用于肾阳虚证 本品甘温质柔，温而不燥，能补肾助阳。用治：①肾阳虚衰之阳痿、早泄、滑精、不育、不孕等，常与鹿茸、菟丝子等配伍，如参茸固本丸(《全国中药成药处方集》)；②下元虚冷之少腹冷痛、尿频遗尿，常与桑螵蛸、菟丝子等配伍，如巴戟丸(《圣济总录》)。

2. 用于肝肾不足之筋骨痿软，风湿痹痛 本品既可补肝肾、强筋骨，又能祛风湿。用治：①肝肾不足之筋骨痿软、腰膝疼痛，常与杜仲、肉苁蓉等配伍，如金刚丸(《张氏医通》)；②风湿久痹，损伤肝肾，常与羌活、肉桂等配伍，如巴戟散(《太平圣惠方》)。

【用法用量】 煎服，3 ~9g。

【参考资料】

1. 古籍摘要

《神农本草经》：“主大风邪气，阳痿不起，强筋骨，安五脏，补中增志益气。”

《本草备要》：“补肾益精，治五劳七伤，辛温散风湿，治风湿脚气水肿。”

2. 化学成分 本品含多种低聚糖、甲基异茜草素等蒽醌类、环烯醚萜苷、甾醇、有机酸等成分。

3. 药理作用　本品具有增加体重、抗疲劳、兴奋下丘脑－垂体－肾上腺皮质系统、提高性激素、类皮质激素水平等作用；还有升高白细胞、提高机体免疫功能等作用。

4. 现代运用　现代临床以本品随证配伍，可治疗小儿百日咳、蛋白尿、慢性再生障碍性贫血等疾病。

仙茅(《海药本草》)

为石蒜科植物仙茅 *Curculigo orchioides* Gaertn. 的干燥根茎。主产于四川、云南、贵州等地。秋、冬二季采挖，除去根头和须根，洗净，干燥。切段，生用。

【性味归经】辛，热；有毒。归肾、肝、脾经。

【功效】温肾壮阳，强筋骨，祛寒湿，温脾止泻。

【应用】

1. 用于肾阳不足，命门火衰证　本品辛热性燥，能补肾壮阳，主要用治肾阳虚衰重证。治疗肾阳不足，命门火衰之尿频遗尿、阳痿精冷，常与淫羊藿、刺五加、巴戟天等同用。

2. 用于肾虚腰痛　本品既能温肾助阳，又能强筋健骨。用治肾虚腰膝酸软、筋骨无力等，用本品浸酒服用，或配伍杜仲、淫羊藿等。

3. 用于寒湿久痹　本品有较强的祛风除湿功效。用治痹证日久之筋骨不利、拘挛疼痛，可与威灵仙、羌活等配伍，如仙茅丸(《圣济总录》)。

4. 用于脾肾阳虚之泄泻　本品能温煦脾阳而止冷泻。用治脾肾阳虚之久泻、脘腹冷痛，可与补骨脂、干姜、白术等温补脾肾药配伍。

此外，本品常用于妇女月经不调及更年期高血压，可与淫羊藿、黄柏、知母、当归等同用。

【用法用量】煎服，3～9g。

【参考资料】

1. 古籍摘要

《海药本草》："主风，补暖腰脚，……强筋骨。"

《本草纲目》："仙茅，性热。补三焦、命火之药也。惟阳弱精寒，禀赋素怯者宜之。若体壮阳火炽盛者，服之反能动火。"

《本草正义》："仙茅乃补阳温肾之专药，亦兼能祛除寒痹，与巴戟天、仙灵脾相类，而猛烈又过之。"

2. 化学成分　本品含石蒜碱、丝兰皂苷、β－谷甾醇、脂肪、杨梅酮苷、鞣质、淀粉、仙茅素A、仙茅苷、苔黑酚葡萄糖苷、黏液质、生物碱等成分。

3. 药理作用　本品有增强机体免疫、升高 Na^+、K^+－ATP 酶的活性、抗缺氧、抗高温、镇静、镇痛、解热、抗惊厥、抗炎作用；还有雄性激素样作用。

4. 现代运用 现代临床以本品随证配伍，可治疗阳痿、遗精、老年遗尿症、白塞氏综合征、慢性肾炎、不孕症、风湿性关节炎、更年期高血压等。

补骨脂（《雷公炮炙论》）

为豆科植物补骨脂 *Psoralea corylifolia* L. 的干燥成熟果实。主产于四川、河南、安徽、陕西等地。秋季果实成熟时采收果序，晒干，搓出果实，除去杂质。生用或盐水炙用。

【处方用名】 补骨脂、破故纸（生用，温燥性强，长于补肾壮阳）；盐补骨脂（盐水炙，缓和燥性，引药入肾，增强温肾助阳、纳气、止泻功效）。

【性味归经】 辛、苦，温。归肾、脾经。

【功效】 补肾壮阳，温脾止泻，纳气平喘。

【应用】

1. 用于肾阳不足证 本品有温肾壮阳，固精缩尿之功。用治：①肾阳不足之腰膝冷痛、筋骨痿软等，常与杜仲、核桃仁同用，即青娥丸(《和剂局方》)；②下元虚冷之尿频、遗尿，常与小茴香等份为丸服，即破故纸丸(《魏氏家藏方》)；③阳痿滑精、带下量多，常与菟丝子、核桃仁等配伍，如补骨脂丸(《和剂局方》)。

2. 用于脾肾阳虚之五更泄泻 本品能补肾温脾，固肠止泻。用治脾肾阳虚之五更泻，常与五味子、肉豆蔻、吴茱萸同用，即四神丸(《内科摘要》)。

3. 用于肾阳不足之虚喘 本品能补肾助阳、纳气平喘。用治肾不纳气之虚喘，常与胡芦巴、沉香等配伍，如黑锡丹(《和剂局方》)。

此外，本品可用于白癜风、斑秃等，研末用酒浸制成20%～30%酊剂，外涂患处。

【用法用量】 煎服，6～9g；外用20%～30%酊剂涂患处。

【参考资料】

1. 古籍摘要

《药性论》："主男子腰疼，膝冷，囊湿，逐诸冷痹顽，止小便利，腹中冷。"

《开宝本草》："治五劳七伤，风虚冷，骨髓伤败，肾冷精流及妇人血气堕胎。"

2. 化学成分 本品含补骨脂素等香豆素类、补骨脂甲素等多种黄酮类、甘油三酯等多种脂肪酸类、单萜类、挥发油、豆甾醇、皂苷、胡萝卜苷、葡萄糖、树脂、不挥发萜类油、有机酸等成分。

3. 药理作用 本品具有较强的雌激素样作用，能兴奋离体子宫、离体和在体肠管；能增强机体免疫和内分泌功能；可促进骨髓造血、升高白细胞、缩短凝血时间；能够扩张冠状动脉、兴奋心脏、提高心脏功能；对气管平滑肌有舒张作用；还有抗衰老、抗肿瘤、抑菌、杀虫等作用。

4. 现代运用 现代临床以本品随证配伍，内服可治疗白细胞减少症、再生障碍性贫血、病态窦房结综合征、高脂血症、冠心病、低血压、肺源性心脏病、小儿脱肛、老年性便秘、慢性隐匿性肾炎、小儿遗尿症、肾病综合征、泌尿系结石、更年期综合征、痛经、慢性阴道炎、功能性子宫出血、乳腺增生、颈椎病、复发性口疮、白癜风、银屑病等；外用可治疗扁平疣、传染性软疣、外阴营养不良、外阴白斑、足跟痛等。

益智(《本草拾遗》)

为姜科植物益智 *Alpinia oxyphylla* Miq. 的干燥成熟果实。主产于海南、广东、广西、云南等地。夏、秋间果实由绿变红时采收，晒干或低温干燥。生用或盐水炙用。

【处方用名】益智、益智仁（生用，长于温脾止泻，摄唾）；盐益智仁（盐水炙用，长于温肾固精缩尿）。

【性味归经】甘、辛、涩，温。归脾、肾经。

【功效】温肾固精缩尿，暖脾止泻摄唾。

【应用】

1. 用于肾气不固证 本品甘温，能补肾助阳，味涩功兼固涩，尤善于固精缩尿止带。用治肾气不固之遗精、尿频、带下量多等，常与乌药、山药同用，即缩泉丸(《校注妇人良方》)。

2. 用于脾胃虚寒诸证 本品有温肾暖脾，止泻摄唾之效。用治：①口中多涎、多唾、小儿流涎不止，可与菟丝子、白术等配伍，如补养丸(《瑞竹堂方》)；②脾胃虚寒之泄泻，常与附子、干姜同用，即益智散(《和剂局方》)。

【用法用量】煎服，3～9g。

【参考资料】

1. 古籍摘要

《本草拾遗》："治遗精虚漏，小便余沥，……夜多小便者。"

《本草备要》："能涩精固气，温中进食，摄涎唾，缩小便。治呕吐泄泻，客寒犯胃，冷气腹痛，崩带泄精。"

2. 化学成分 本品主要含桉油精、姜烯、姜醇、d－松油醇、绿叶烯、香附酮等挥发油，还含维生素、氨基酸、胡萝卜苷、糖类、脂类、蛋白质、微量元素等成分。

3. 药理作用 本品具有抗利尿、减少唾液分泌的作用；可抑制心肌内钠钾泵、明显增强豚鼠左心房收缩力；能抑制前列腺素合成酶的活性而有抗炎作用；还有抑制回肠收缩、抑制肉瘤细胞增长、抗溃疡、升高白细胞等作用。

4. 现代运用 现代临床以本品随证配伍，内服或外敷，可治疗尿频、遗尿、习惯性流产、遗精、腹痛等。

韭菜子（《名医别录》）

为百合科植物韭菜 *Allium tuberosum* Rottl. 的干燥成熟种子。全国各地均有栽培。秋季果实成熟时采收果序，晒干，搓出种子，除去杂质。生用或盐水炙用。

【处方用名】 韭菜子（生用，偏于固精，缩尿，止带）；炒韭菜子（盐水炙，引药入肾，长于补肾助阳）。

【性味归经】 辛、甘，温。归肝、肾经。

【功效】 温肾助阳，固精缩尿，止带。

【应用】

用于肾阳不足证 本品既能温肾助阳，又能固精缩尿止带。用治：①肾阳不足之遗尿尿频、阳痿遗精、带下量多等，可单用本品，每日空腹嚼食10~20粒，盐汤送服，或与龙骨同用，即固真散(《证治准绳》)；②肾阳虚衰之腰膝酸软冷痛，常与鹿茸、肉苁蓉同用，即韭子散(《太平圣惠方》)。

【用法用量】 煎服，3~9g。

【参考资料】

1. 古籍摘要

《名医别录》："主梦泄遗精，尿白。"

《滇南本草》："补肝肾，暖腰膝，兴阳道，治阳痿。"

《本草纲目》："治小便频数，遗尿，女人白淫白带。"

2. 化学成分 本品含生物碱、皂苷、硫化物、苷类、蛋白质、维生素C等成分。

3. 药理作用 本品具有健胃、杀灭肠内细菌、清理肠道及雄性激素样作用。

4. 现代运用 现代单用本品或配伍他药，可治疗顽固性呃逆、小儿神经性尿频等。

阳起石（《神农本草经》）

为硅酸盐类矿石阳起石 *Actinolite* 或阳起石石棉 *Actinolite asbestos* 的矿石。主产于河北、河南、湖北、山东等地。全年可采，煅红透，黄酒淬过，碾细末用。

【性味归经】 咸，温。归肾经。

【功效】温肾壮阳。

【应用】

用于肾阳虚证　本品长于壮阳起痿，暖宫助孕。用治：①肾虚之阳痿早泄，可与鹿茸、菟丝子等配伍，如补真丸(《济生方》)；②肾阳不足之宫冷不孕，常与鹿茸、菟丝子等配伍，如阳起石丸(《妇科玉尺》)；③肾阳不足之腰膝冷痛，常与钟乳石、附子同用，即阳起石丸(《杂病源流犀浊》)。

【用法用量】煎服，3~6g。

【参考资料】

1. 古籍摘要

《神农本草经》："主崩中漏下，破子脏中血，癥瘕结气，寒热腹痛无子，阴痿不起。"

《本草纲目》："阳起石，右肾命门气分药也，下焦虚寒者宜之，然亦非久服之物。"

2. 化学成分　本品含硅酸镁、硅酸钙、少量的微量元素等成分。

3. 药理作用　本品具有增加血中矿物质的作用。

4. 现代运用　现代临床以本品配伍他药，可治疗阳痿、遗精、早泄、性欲低下、功能性子宫出血、不孕症等。

胡芦巴(《嘉祐本草》)

为豆科植物胡芦巴 *Trigonella foenumgraecum* L. 的干燥成熟种子。主产于安徽、四川、河南等地。夏季果实成熟时采割植株，晒干，打下种子，除去杂质。生用或盐水炙用。

【处方用名】胡芦巴（生用，偏于温肾祛寒止痛）；炒胡芦巴（盐水炙，引药入肾，增强温肾助阳作用）。

【性味归经】甘、苦，温。归肾、肝经。

【功效】温肾助阳，祛寒止痛。

【应用】

1. 用于肾阳虚证　本品甘温，归肾经，能温肾助阳。用治肾阳不足之阳痿、滑精，常与淫羊藿、韭菜子等配伍，如沉香保生丸(《普济方》)。

2. 用于肾阳不足，阴寒凝滞诸证　用治：①寒凝下焦之疝痛，常与小茴香、吴茱萸等配伍，如胡芦巴丸(《和剂局方》)；②经寒腹痛，可与补骨脂、小茴香等配伍；③寒湿脚气，常与补骨脂、木瓜同用，即胡芦巴丸(《杨氏家藏方》)。

【用法用量】煎服，4.5~9g。

【参考资料】

1. 古籍摘要

《嘉祐本草》:“主元脏虚冷气。得附子、硫黄，治肾虚冷，腹胁胀满，面色青黑；得茴香子、桃仁，治膀胱气甚效。”

《本草纲目》:“治冷气疝瘕，寒湿脚气；益右肾，暖丹田。”“右命门药也，元阳不足，冷气潜伏，不能归元者，宜之。”

2. 化学成分 本品含龙胆宁碱、番木瓜碱、胆碱、胡芦巴碱、薯蓣皂苷、β-谷甾醇、雅姆皂苷元、荭草素、槲皮素、木樨草素、菸酰胺、黏液质、脂肪油、蛋白质、挥发油、苦味质、维生素 B_1 等成分。

3. 药理作用 本品具有缓解胃肠平滑肌痉挛、抑制肿瘤细胞增长、镇咳、祛痰、催乳、通便、降糖等作用。

4. 现代运用 现代临床以本品配伍他药，内服可治疗糖尿病、疝气、腹痛、阳痿、单纯性肥胖症等；外用可治疗关节痛、痛风、外伤等。

第三节 补血药

本类药物药性多甘温而质润，以滋补生血为主要功效，适用于血虚证。

血虚证主要与脾、心、肝、肾关系密切，脾为气血化生之源，生化不足则面色萎黄、唇甲苍白；心主血而藏神，心血不足，心神失养，则心悸怔忡、失眠健忘；肝藏血，血虚则眩晕耳鸣、妇女月经延后、量少色淡、甚至闭经；肾藏精，精能生血，故血虚又常兼肾之阴精亏虚，见腰膝酸软、须发早白等。

应用本类药物时，要顾及气、血、阴液之间的关系。血虚常导致阴虚，当配伍补阴药，或选用既能补血又能滋阴的药物；气能生血，故在补血的方剂中多配伍补气药；脾为气血生化之源，治疗血虚证，又常配伍补气健脾药。

本类药物多滋腻，妨碍运化，故对于湿阻中焦，脘腹胀满，食少便溏者不宜用。必要时可与健脾消食药同用，以助运化。

当归(《神农本草经》)

为伞形科植物当归 *Angelica sinensis* (Oliv.) Diels 的干燥根。主产于甘肃、陕西、四川、云南等地，以甘肃岷县产者量大质优，称之为“岷当归”。秋末采挖，除去须根及泥沙，待水分稍蒸发后，捆成小把，上棚，用烟火慢慢熏干。切薄片，生用或酒炙用。

【处方用名】 当归（生用质润，长于补血调经，润肠通便）；酒当归（酒炙，增强活血通经，祛瘀止痛作用)；全当归（整个根，传统认为长于补血活血）；归头（根头部，传统认为长于止血）；归身（主根，传统认为长于补血）；归尾(支根及根梢部，传统认为长于活血)。

【性味归经】甘、辛，温。归肝、心、脾经。

【功效】补血，活血，调经，止痛，润肠。

【应用】

1. 用于血虚诸证　本品甘温质润，能补血养血，为补血要药。用治：①血虚证，与熟地黄、白芍、川芎同用，即四物汤(《仙授理伤续断秘方》)；②气虚血少者，常与黄芪配伍，即当归补血汤(《内外伤辨惑论》)。

2. 用于血瘀证　本品味辛而温，入血分，能够活血，可广泛用于多种血瘀证。用治：①血瘀证，与桃仁、红花、川芎等同用，如桃红四物汤(《医宗金鉴》)；②气虚血瘀之中风偏瘫，配伍黄芪、桃仁、地龙等，如补阳还五汤(《医林改错》)。

3. 用于月经病　本品既能补血，又能活血，可用于多种月经病，如月经不调、痛经、经闭等，为妇科调经良药。因气滞而致血瘀者，常配香附、桃仁等；因寒凝所致者，常配肉桂、川芎等，如温经汤(《校注妇人良方》)；因血热所致者，常配赤芍、牡丹皮等；因血虚所致者，可与熟地黄、白芍等同用。

4. 用于跌打损伤，风湿痹痛，疮痈肿痛　本品能活血消肿，止痛，补血生肌，为外科所常用。用治：①跌打损伤，常配川芎、红花等，如复元活血汤(《医学发明》)；②风湿痹痛，肢体麻木，常配羌活、桂枝等；③热毒疮疡初起，可配金银花、穿山甲等，如仙方活命饮(《校注妇人良方》)；④痈疽溃后，气血不足者，可配人参、黄芪等。

5. 用于阴血虚亏之肠燥便秘　本品能养血润肠通便。用治肠燥便秘，常配肉苁蓉、牛膝等，如济川煎(《景岳全书》)。

【用法用量】煎服，6～12g。

【使用注意】湿盛中满，大便滑泄者，当慎用。

【参考资料】

1. 古籍摘要

《神农本草经》："主咳逆上气，温疟寒热洗洗在皮肤中。妇人漏下绝子，诸恶疮疡，金疮。"

《日华子本草》："主治一切风，一切血，补一切劳，破恶血，养新血及主癥癖。"

《医学启源》："气温味甘，能和血补血，尾破血，身和血。"

2. 化学成分　本品含藁本内酯、当归酮、香荆芥酚等挥发油，还含阿魏酸、丁二酸、尿嘧啶、糖类、维生素、氨基酸、豆甾醇、谷甾醇等成分。

3. 药理作用 本品所含挥发油和阿魏酸能抑制子宫平滑肌收缩，而其水溶性或醇溶性非挥发性物质，则能使子宫平滑肌兴奋，对子宫的作用取决于子宫的机能状态而呈双向调节作用；煎剂能显著促进实验动物血红蛋白及红细胞生成，当归多糖能促进骨髓造血功能；浸膏对实验动物有显著扩张冠脉、抗心肌缺血、抗心律失常及扩张血管作用，煎剂及醇提液能抗心律失常、扩冠、降低心肌耗氧量、抗血小板聚集、抗血栓形成；对实验性高脂血症有降低血脂作用；对非特异性和特异性免疫功能都有增强作用；对四氯化碳引起的小鼠肝损伤有保护作用，并能促进肝细胞再生；藁本内酯有平喘作用；还有镇静、镇痛、抗炎、抗缺氧、抗辐射损伤等作用。

4. 现代运用 现代临床用当归注射液静脉注射或穴位注射治疗慢性肝炎、肝硬化、脑血栓、冠心病、癫痫、眼面肌震颤抽搐、糖尿病周围神经病变、肋软骨炎、剑突综合征、肩周炎、坐骨神经痛、膝关节骨性关节炎、慢性腰肌劳损、骨质增生、浅表静脉炎、银屑病、精索静脉曲张、带状疱疹后遗肋间神经痛、妇科疾病疼痛、先兆流产、产后身痛、血栓性外痔、小儿直肠脱垂等；配伍他药可治疗难治性肾病综合征、紫癜肾炎、类风湿性关节炎、雷诺病、溃疡性结肠炎、再生障碍性贫血、寻常痤疮、顽固性失眠、经前期紧张综合征等。

熟地黄（《本草图经》）

为玄参科植物地黄 *Rehmannia glutinosa* Libosch. 的块根经加工炮制而成。通常以黄酒拌蒸至内外色黑、油润，或直接蒸至黑润而成，切厚片用。

【性味归经】甘，微温。归肝、肾经。

【功效】补血滋阴，益精填髓。

【应用】

1. 用于血虚诸证 本品甘温味厚，能补阴益精而生血，为补血要药。用治血虚之面色萎黄、心悸失眠及妇女月经不调、崩漏，与当归、川芎、白芍同用，即四物汤(《仙授理伤续断秘方》)。

2. 用于肝肾阴虚证 本品能滋补肾阴，益精填髓，为滋补肾阴之要药。用治：①肾阴不足之盗汗、遗精，常配山茱萸、山药等，如六味地黄丸(《小儿药证直诀》)；②肝肾精血亏虚之头晕耳鸣、腰膝酸软、须发早白，可与何首乌、枸杞子等同用，如七宝美髯丹(《医方集解》)。

【用法用量】煎服，9～15g。

【使用注意】本品滋腻碍脾，有碍消化，故脾虚食少及腹满便溏等均不宜用；重用或久服时，宜与陈皮、砂仁同用，以免粘腻碍胃。

【参考资料】

1. 古籍摘要

《医学启源》："补血虚不足，虚损血衰之人须用，善黑须发。"

《珍珠囊》："主补血气，滋肾水，益真阴。"

《本草纲目》："填骨髓，长肌肉，生精血，补五脏内伤不足，通血脉，利耳目，黑须发。"

2. 化学成分　本品含梓醇、地黄素、甘露醇、维生素A类物质、多种糖类、氨基酸等成分。

3. 药理作用　本品能对抗连续服用地塞米松后血浆皮质酮浓度的下降，并能防止肾上腺皮质萎缩，促进肾上腺皮质激素的合成；煎剂有抗衰老、抗甲状腺机能亢进、强心、利尿、降血糖、升高外周白细胞、抗菌等作用。

4. 现代运用　现代临床以本品为主配伍他药，可治疗男性不育症、小儿肾病综合征、充血性心力衰竭、糖尿病、类风湿性关节炎、骨质疏松症、各种贫血、药源性便秘等。

白芍(《神农本草经》)

为毛茛科植物芍药 *Paeonia lactiflora* Pall. 的干燥根。主产于浙江、安徽、四川等地。夏、秋二季采挖，洗净，除去头尾及细根，置沸水中煮后除去外皮或去皮后再煮，晒干，切薄片。生用、炒用或酒炒用。

【处方用名】白芍、生白芍（生用，长于养阴，平肝阳）；炒白芍（炒后寒性缓和，长于养血和营）；酒白芍（酒炙，长于调经止血，柔肝止痛）。

【性味归经】苦、酸，微寒。归肝、脾经。

【功效】养血敛阴，平抑肝阳，柔肝止痛。

【应用】

1. 用于血虚证　本品味苦而酸，性微寒，能养血敛阴，调经止痛。用治：①血虚证，常与熟地黄、当归、川芎同用，即四物汤(《仙授理伤续断秘方》)；②阴虚血热之月经先期量多、崩漏不止，可与阿胶、地骨皮等同用。

2. 用于阴虚盗汗，表虚自汗　本品味酸能收，能敛阴和营而止汗。用治：①阴虚盗汗，常配地黄、牡蛎等；②营卫不和之表虚自汗，常配桂枝、甘草等，如桂枝汤(《伤寒论》)。

3. 用于肝气郁结证，肝阳上亢证，诸痛证　本品入肝经血分，能养肝血，敛肝阴，平肝阳，而柔肝止痛，为治疗肝经诸痛之良药。用治：①肝郁血虚之胁肋、乳房胀痛，配柴胡、当归等，如逍遥散(《和剂局方》)；②肝郁脾虚之痛泻证，与防风、白术、陈皮同用，即痛泻要方(《景岳全书》)；③肝阴不足，肝阳上亢之头痛眩晕，配牛膝、龙骨、牡蛎等，如镇肝息风汤(《医学衷中参西录》)；④脘腹、四肢挛急疼痛，配伍甘草，能缓急止痛，即芍药甘草汤(《伤寒论》)。

【用法用量】 煎服，5～15g。

【使用注意】 不宜与藜芦同用。

【参考资料】

1. 古籍摘要

《神农本草经》："主邪气腹痛，……止痛，利小便，益气。"

《本草求真》："赤芍药与白芍药主治略同，但白则有敛阴益营之力，赤则只有散邪行血之意；白则能于土中泻木，赤则能于血中活滞。"

2. 化学成分 本品含芍药苷、牡丹酚、芍药花苷、芍药内酯苷、氧化芍药苷、苯甲酰芍药苷、挥发油等成分。

3. 药理作用 本品所含芍药苷有较好的解痉作用，对大鼠胃、肠、子宫平滑肌呈抑制作用；并有一定的镇静、镇痛、抗惊厥、降压、扩张血管等作用；所含总苷对小鼠免疫系统具有调节作用；有增强心肌营养性血流量的作用；醇提物对大鼠蛋清性、甲醛性急性炎症均有显著抑制作用；水煎剂对某些细菌和致病真菌有抑制作用。

4. 现代运用 现代临床以本品配伍甘草，治疗便秘、面肌抽搐、肌肉痉挛；以芍药注射液肌肉注射治疗各种疼痛；用白芍总苷片治疗类风湿性关节炎等疾病。

何首乌(《日华子本草》)

为蓼科植物何首乌 *Polygonum multiflorum* Thunb. 的干燥块根。主产于河南、湖北、广西、广东等地。秋、冬二季叶枯萎时采挖，削去两端，洗净，切厚片或块，干燥，称"生首乌"；以黑豆汁拌蒸，晒干，称"制何首乌"。

【性味归经】 苦、甘、涩，温。归肝、心、肾经。

【功效】 制用：补益精血。生用：截疟，解毒，润肠通便。

【应用】

1. 用于精血亏虚之头晕眼花、须发早白、腰膝酸软 本品制用能补肝肾，益精血，乌须发，强筋骨，并有益肾固精作用，且性质温和，不寒、不燥、不腻，能平补肝肾精血，为滋补良药。用治：①血虚失养之面色萎黄、失眠健忘，常配当归、熟地黄、酸枣仁等；②精血亏虚之须发早白、腰膝酸软，可与当归、枸杞子等同用，如七宝美髯丹(《医方集解》)。

2. 用于体虚久疟，瘰疬，疮痈，肠燥便秘等 本品生用能截疟，解毒，润肠通便。用治：①疟疾日久，气血虚弱者，与人参、当归同用，如何人饮(《景岳全书》)；②瘰疬，常配夏枯草、土贝母等；③痈疽疮疡，常配金银花、连翘等；④血燥生风之皮肤瘙痒，常配荆芥、防风等，或与艾叶煎汤外洗；⑤老人或血虚肠燥便秘，常与当归、肉苁蓉等同用。

【用法用量】煎服，6～12g。

【使用注意】大便溏泄及湿痰较重者不宜服用。

【参考资料】

1. 古籍摘要

《日华子本草》："味甘久服令人有子，治腹藏宿疾，一切冷气及肠风。"

《开宝本草》："主瘰疬，消痈肿，疗头面风疮，五痔，止心痛，益血气，黑髭鬓，悦颜色，久服长筋骨，益精髓，延年不老；亦治妇人产后及带下诸疾。"

《本草纲目》："能养血益肝，固精益肾，健筋骨，乌髭发，为滋补良药，不寒不燥，功在地黄、天冬诸药之上。"

2. 化学成分　本品含大黄酚、大黄素等蒽醌类化合物、卵磷脂、淀粉、脂肪等成分。

3. 药理作用　本品对实验家兔血清胆固醇的增高有抑制作用，能减轻动脉内膜斑块的形成和脂质沉积，从而缓解动脉粥样硬化的形成；煎剂能增强免疫功能，对特异性免疫功能以增强T淋巴细胞功能为主；卵磷脂有促进血细胞新生和发育、增加肝糖原、健脑益智作用；蒽醌类成分有泻下作用，但经炮制后，泻下作用不再出现；本品还有减慢心率、增加冠脉流量、抗心肌缺血等作用。

4. 现代运用　现代临床用首乌片治疗高脂血症；单用本品治疗血管性痴呆、高脂血症、小儿神经性尿频等；配伍他药治疗高脂血症、肛裂、桡神经损伤等疾病。

阿胶(《神农本草经》)

为马科动物驴 *Equus asinus* L. 的干燥皮或鲜皮经煎煮、浓缩制成的固体胶。主产于山东、浙江、河北、河南等地，以山东省东阿县的产品最为著名。捣成碎块或以蛤粉烫炒成珠用。

【处方用名】阿胶（长于补血止血，滋阴润燥）；阿胶珠（滋腻之性减弱，并长于益肺润燥）。

【性味归经】甘，平。归肺、肝、肾经。

【功效】补血，止血，滋阴，润燥。

【应用】

1. 用于血虚证　本品味甘性平，为血肉有情之品，为补血要药。用治血虚失养之面色萎黄、眩晕、心悸等，单用即效，或配伍熟地黄、当归等，如阿胶四物汤(《杂病源流犀烛》)。

2. 用于出血证 本品性质粘腻，有良好的止血作用，对于出血兼血虚者，尤为适宜。用治：①阴虚血热之吐血、衄血，常与蒲黄、地黄等同用；②脾胃虚寒之便血、吐血，配伍白术、附子等，如黄土汤(《金匮要略》)；③崩漏下血及妊娠下血等，常配地黄、艾叶等，如胶艾汤(《金匮要略》)。

3. 用于阴虚证 本品既能补血，又能滋阴润燥，可用于多种阴虚证。用治：①阴虚火旺之心烦不眠，常配伍黄连、白芍等，如黄连阿胶汤(《伤寒论》)；②阴虚风动之手足瘈疭，常配伍地黄、白芍等，如大定风珠(《温病条辨》)；③肺虚火盛之干咳少痰、甚则咳血，可与牛蒡子、杏仁等同用，如补肺阿胶汤(《小儿药证直诀》)；④燥热伤肺之干咳无痰，常配石膏、桑叶等，如清燥救肺汤(《医门法律》)。

【用法用量】 烊化兑服，3～9g。

【使用注意】 本品性质滋腻，有碍消化，凡脾胃虚弱者不宜用。

【参考资料】

1. 古籍摘要

《神农本草经》：“主心腹内崩，劳极洒洒如疟状，腰腹痛，四肢酸痛，女子下血，安胎。”

《本草纲目》：“疗吐血、衄血、血淋、尿血、肠风下痢。女人血痛、血枯，经水不调，无子，崩中，带下，胎前产后诸疾。”

《名医别录》：“主丈夫小腹痛，虚劳羸瘦，阴气不足，脚酸不能久立，养肝气。”

2. 化学成分 本品主要含骨胶原及其水解产生的多种氨基酸，如赖氨酸、精氨酸、组氨酸、胱氨酸等，尚含铁、锌、钙、锶等多种微量元素。

3. 药理作用 本品能促进血中红细胞和血红蛋白的生成；能改善动物体内钙平衡，促进钙的吸收和在体内的存留；可预防和治疗进行性肌营养障碍；可使血压升高而抗休克；能提高机体的免疫力；还有抗疲劳、耐缺氧、增强记忆、保健等作用。

4. 现代运用 现代临床单用本品或配伍他药治疗各种贫血、白细胞减少症等。

龙眼肉(《神农本草经》)

为无患子科植物龙眼 *Dimocarpus longan* Lour. 的干燥假种皮。主产于广东、福建、台湾、广西等地。夏、秋二季采收成熟果实，干燥，除去壳、核，晒至干爽不黏。生用。

【性味归经】甘，温。归心、脾经。

【功效】补益心脾，养血安神。

【应用】

用于心脾两虚、气血不足之心悸、失眠、健忘等　本品甘温质润，性质平和，为滋补良药。用治：①上述诸证，可单用代茶饮，也可配伍黄芪、人参等，如归脾汤(《济生方》)；②年老体衰、产后、大病之后，气血不足者，可用本品与白糖蒸熟，开水冲服，名玉灵膏(《随息居饮食谱》)。

【用法用量】煎服，9～15g。

【参考资料】

1. 古籍摘要

《神农本草经》："主安志，厌食，久服强魂，聪明轻身不老，通神明。"

《本草求真》："龙眼气味甘温，多有似于大枣，但此甘味更重，润气尤多，于补气之中，又更存有补血之力，故书载能益脾长智，养心保血，为心脾要药。是以心思劳伤而见健忘怔忡惊悸，及肠风下血，俱可用此为治。"

2. 化学成分　本品含葡萄糖、蔗糖、多种维生素、蛋白质、酒石酸、腺嘌呤、胆碱等成分。

3. 药理作用　本品能刺激造血系统，增加红细胞及血红蛋白，升高血小板；有一定镇静和健胃作用；可显著延长小鼠常压耐缺氧存活时间，减少低温死亡率，延长动物高温下存活时间；能增强免疫功能；醇提物能明显影响大鼠垂体－性腺轴的内分泌机能。

4. 现代运用　现代临床以本品配伍山茱萸治疗乳糜尿，配伍他药治疗男性不育症、冠心病心绞痛、失眠等。

第四节　补阴药

本类药物性味大多甘寒质润，以滋养阴液，生津润燥为主要功效，适用于阴虚证。

根据药物归经的不同，本类药物具有补肺阴、补胃阴、补肾阴、补肝阴、补心阴等具体的功效，分别适用于肺阴虚、胃（脾）阴虚、肾阴虚、肝阴虚、心阴虚证。不同脏腑的阴虚证，其临床表现不同，如肺阴虚证可见口燥咽干、干咳少痰、甚则咯血等；胃阴虚证可见舌绛苔剥、咽干口渴、饥不欲食、或胃中嘈杂、大便干结等；脾阴虚证多为气阴两虚，症见食少腹胀、口干少津、呕呃、便秘等；肾阴虚证可见腰膝酸软、牙齿松动、耳鸣遗精等；由于肝肾同源，二者互相资生，肝阴不足多见两目干涩、视物昏花、头晕耳鸣、耳聋等；心阴虚则见心悸怔忡、失眠多梦等。

由于补阴药的作用各有所长，选药要有针对性，如肺阴虚者，选用归肺经的补阴药；肾阴虚者，选用归肾经的补阴药。同时要根据兼证的不同，分别配伍相应的药物，如对于热邪伤阴而余热未尽者，常与清热药同用；阴虚阳亢者，常与平肝潜阳药同用；阴虚内热者，应配清退虚热药；阴虚血亏者，配补血药。另外，根据阴阳互根的原理，在应用补阴药时，可配伍补阳药，使阳升而阴长。

本类药物大多寒凉滋腻，故脾虚便溏、痰浊内阻者，宜慎用。

北沙参(《本草汇言》)

为伞形科植物珊瑚菜 *Glehnia littoralis* Fr. Schmidt ex Miq. 的干燥根。主产于山东、江苏、河北、辽宁等地，而以山东莱阳胡城产者质量最佳，称为“莱胡参”。夏、秋二季采挖，除去须根，洗净，稍晾，置沸水中烫后，除去外皮，干燥，或洗净直接干燥。切片或切段，生用。

【性味归经】甘、微苦，微寒。归肺、胃经。

【功效】养阴清肺，益胃生津。

【应用】

1. 用于肺阴虚证 本品味甘而性微寒，能养肺阴、润肺燥、清肺热。用治：①阴虚肺燥或肺热伤阴之干咳痰少、咽喉干燥等，常与麦冬相须为用，如沙参麦冬汤(《温病条辨》)；②阴虚肺痨之咳嗽咯血，可配熟地黄、知母、贝母等，如月华丸(《医学心悟》)。

2. 用于胃阴虚证 本品甘而微寒，能养胃阴，生津液，清胃热。用治：①胃阴虚有热之口渴咽干、舌红少苔、大便干结等，常配麦冬、玉竹等，如益胃汤(《温病条辨》)；②胃阴不足而兼脾气亏虚者，宜与山药、太子参等养阴益气之品同用。

【用法用量】煎服，4.5～9g。

【使用注意】不宜与藜芦同用。

【参考资料】

1. 古籍摘要

《本草汇言》引林仲先医案：“治一切阴虚火炎，似虚似实，逆气不降，清气不升，为烦，为渴，为胀，为满，不食，用真北沙参五钱水煎服。”

《本草从新》：“专补肺阴，清肺火，治久咳肺痿。”

2. 化学成分 本品主要含香豆素类成分佛手柑内酯、补骨脂素、花椒毒素等，还含多糖、生物碱、淀粉等。

3. 药理作用　本品醇提物有降低体温和镇痛作用；水浸液在低浓度时对离体蟾蜍心脏的收缩加强，浓度增高则出现抑制直至心室停跳，但可以恢复；多糖对免疫功能有抑制作用。

4. 现代运用　现代临床以本品配伍他药，可治疗慢性咽炎、感冒后久咳、喉源性咳嗽、放射性口腔干燥症、放射性食管炎、萎缩性胃炎、顽固性呃逆、小儿支原体肺炎、小儿迁延性肺炎、小儿秋季腹泻、糖尿病、干眼症、骨结核、抗痨所致消化道不良反应等。

南沙参（《神农本草经》）

为桔梗科植物轮叶沙参 *Adenophora tetraphylla*（Thunb.）Fisch 或沙参 *Adenophora stricta* Miq. 的干燥根。主产于安徽、江苏、浙江等地。春秋二季采挖，除去须根，趁鲜刮去粗皮，洗后干燥。切厚片或短段，生用。

【性味归经】甘，微寒。归肺、胃经。

【功效】养阴清肺，清胃生津，补气，化痰。

【应用】

1. 用于肺阴虚证　本品甘润，性微寒，能补肺阴，润肺燥，兼清肺热，其润肺清肺之力略逊于北沙参，又兼补气化痰之功。用治肺阴虚或气阴两虚之干咳少痰、咯血或咽干音哑等，常与北沙参、麦冬等同用，以增强养阴润肺之功。

2. 用于胃阴虚证　本品能养胃阴，清胃热，补气健脾，有气阴双补之效。用治热病后期，气阴两虚而余热未清不受温补者，常与玉竹、地黄、麦冬等同用。

【用法用量】煎服，9～15g。

【使用注意】不宜与藜芦同用。

【参考资料】

1. 古籍摘要

《神农本草经》："主血积惊气，除寒热，补中，益肺气。"

《本草纲目》："清肺火，治久咳肺痿。"

2. 化学成分　轮叶沙参主要含三萜类皂苷、黄酮类化合物、蒲公英萜酮、沙参醇等；沙参主要含呋喃香豆精类。

3. 药理作用　本品煎剂可提高细胞免疫力，抑制体液免疫，具有调节免疫平衡的功能；又有祛痰、强心、抗真菌等作用；所含多糖对亚慢性受照小鼠损伤具有明显的保护作用，其机制与抗氧化作用有关。

4. 现代运用　现代临床以本品配伍生薏苡仁、霜桑叶、杏仁等治疗慢性支气管炎急性发作、久咳等。

麦冬(《神农本草经》)

为百合科植物麦冬 *Ophiopogon japonicus*（Thunb.）Ker－Gawl. 的干燥块根。主产于四川、浙江、贵州、湖北等地，以浙江、四川、贵州产量大，质量好，为道地药材。夏季采挖，洗净，反复曝晒、堆置，至七、八成干，除去须根，干燥。生用。

【性味归经】 甘、微苦，微寒。归肺、胃、心经。

【功效】 养阴润肺，益胃生津，清心除烦。

【应用】

1. 用于肺阴虚证 本品甘而微苦，微寒质润，能够养肺阴，润肺燥，清肺热，为治肺阴虚证之要药。用治：①燥邪伤肺之干咳少痰、口干咽燥，可配人参、石膏、杏仁等，如清燥救肺汤(《医门法律》)；②肺肾阴虚、虚火上炎之咳嗽、痰少、咯血等，常配百合、地黄、熟地黄等，如百合固金汤(《慎斋遗书》)。

2. 用于胃阴虚证 本品甘寒质润，长于养阴益胃，生津止渴，广泛用于胃阴虚热之证。用治：①热伤胃阴之口渴，常配沙参、玉竹等，如益胃汤(《温病条辨》)、沙参麦冬汤(《温病条辨》)；②肠燥便秘，与玄参、地黄同用，即增液汤(《温病条辨》)。

3. 用于心阴虚证或温病热扰心营 本品甘寒养阴，味苦清心，故能养阴清心，除烦安神。用治：①温热病热入心营之身热夜甚、心烦口渴、舌绛等，常配地黄、玄参等，如清营汤(《温病条辨》)；②阴虚有热，心失所养之心烦失眠，常配地黄、酸枣仁等，如天王补心丹(《摄生秘剖》)。

【用法用量】 煎服，6～12g。

【参考资料】

1. 古籍摘要

《神农本草经》："主心腹结气，……胃络脉绝，羸瘦短气。"

《本草汇言》："清心润肺之药。主心气不足……；或肺热肺燥……；或虚劳客热……；或脾胃燥涸，虚秘便难。"

《本草正义》："去心热，止烦热。"

2. 化学成分 本品含多种甾体皂苷、β－谷甾醇、豆甾醇、黄酮、糖类、氨基酸、维生素 A 样物质、多种微量元素等成分。

3. 药理作用 本品能增强网状内皮系统的吞噬能力，升高外周白细胞，提高免疫功能；能增强垂体－肾上腺皮质系统作用，提高机体适应性；能显著提高实验动物耐缺氧能力，增加冠脉流量，对心肌缺血有明显保护作用，并能抗心律失常、改善心肌收缩力；体外实验对多种细菌有抑制作用；家兔肌肉注射本品煎剂，能升高血糖，家兔口服水、醇提物则有降血糖作用。

4. 现代运用　现代临床以本品配伍他药，可治疗病毒性心肌炎、心力衰竭、变异性心绞痛、慢性心功能不全、顽固性呃逆、慢性咽炎、慢性萎缩性胃炎、小儿秋季腹泻、干眼症、放射性口腔干燥症、久咳、喉源性咳嗽、低血压、糖尿病、抗痨所致消化道不良反应等疾病。

天冬（《神农本草经》）

为百合科植物天冬 *Asparagus cochinchinensis*（Lour.）Merr. 的干燥块根。主产于贵州、四川、广西等地。秋、冬二季采挖，洗净，除去茎基和须根，置沸水中煮或蒸至透心，趁热除去外皮，洗净，干燥，切薄片。生用。

【性味归经】 甘、苦，寒。归肺、肾经。

【功效】 养阴润燥，清肺生津。

【应用】

1. 用于肺阴虚证　本品性质甘润，苦寒之性较强，能够养肺阴，润肺燥，清肺热。用治：①阴虚肺热之燥咳、痰稠难咯，单用熬膏即效，如天门冬膏（《医学正传》），亦可配伍麦冬、沙参、川贝母等；②劳嗽咯血，或干咳痰粘、痰中带血，配伍麦冬、川贝母、阿胶等。

2. 用于肾阴虚证及内热消渴、肠燥便秘等　本品能滋肾阴，降虚火，生津润燥。用治：①阴虚火旺之潮热、盗汗、遗精，常配熟地黄、黄柏等，即三才封髓丹（《卫生宝鉴》）；②心肾阴虚血少之心悸失眠等，可与酸枣仁、远志等安神药同用，如天王补心丹（《摄生秘剖》）；③消渴，常配人参、地黄等；④热病伤阴之肠燥便秘，常与地黄、当归等同用。

【用法用量】 煎服，6～12g。

【使用注意】 本品甘寒滑肠，滋腻性强，脾虚便溏者不宜应用。

【参考资料】

1. 古籍摘要

《神农本草经》："主诸暴风湿偏痹，强骨髓，杀三虫，去伏尸。"

《本草汇言》："润燥滋阴，降火清肺之药也。统理肺肾火燥为病，如肺热叶焦，发为痿痈，吐血咳嗽；烦渴传为肾消，骨蒸热劳诸证，在所必需者也。"

2. 化学成分　本品含天冬酰胺、β－谷甾醇及5－甲氧基甲基糖醛、甾体皂苷、多种氨基酸、糖类等成分。

3. 药理作用　本品所含天冬酰胺有平喘镇咳祛痰作用；本品能升高外周白细胞，增强网状内皮系统吞噬能力及体液免疫功能；对急性淋巴细胞型白血病、慢性粒细胞型白血病及急性单核细胞型白血病患者的脱氢酶有一定的作用，具有抗肿瘤活性；煎剂体外实验对多种细菌有不同程度的抑制作用。

4. 现代运用 现代临床用本品制成天冬素片或用天冬合剂治疗乳腺增生病；配伍他药治疗慢性乙型肝炎等。

石斛（《神农本草经》）

为兰科植物金钗石斛 *Dendrobium nobile* Lindl.、铁皮石斛 *Dendrobium candidum* Wall. ex Lindl. 或马鞭石斛 *Dendrobium fimbriatum* Hook. var. *oculatum* Hook. 及其近似种的新鲜或干燥茎。主产于四川、贵州、云南、广东等地。全年均可采收，鲜用者除去根及泥沙；干用者采收后，除去杂质，用开水略烫或烘软，再边搓边烘晒，至叶鞘搓净，干燥。切段，生用。

【性味归经】甘，微寒。归胃、肾经。

【功效】益胃生津，养阴清热。

【应用】

1. 用于胃阴虚证及热病伤津证 本品能养胃阴，生津液，善于益胃生津而清虚火，为治疗胃阴虚证的常用药物。用治：①胃阴不足之口渴咽干，单用即效，或与麦冬、竹茹等同用；②热病伤津之烦渴，常配地黄、麦冬等。

2. 用于肾阴虚证 本品甘而微寒，能滋肾阴，清虚热。用治：①肾阴亏虚之目暗不明、视物昏花，配枸杞子、熟地黄、菟丝子等，如石斛夜光丸（《原机启微》）；②肾阴亏虚之筋骨萎弱，常与熟地黄、山茱萸、杜仲等补肝肾，强筋骨之品同用；③阴虚火旺之骨蒸劳热，宜与地黄、黄柏、胡黄连等同用。

【用法用量】煎服，6～12g；鲜品15～30g。入复方宜先煎，单用可久煎。

【参考资料】

1. 古籍摘要

《神农本草经》："主伤中，除痹，下气，补五脏虚痨羸瘦。久服厚肠胃，轻身延年。"

《本草求真》："故能入脾而除虚热，入肾而涩元气，及能坚筋骨、强腰膝。"

《本草再新》："清胃火，除心中烦渴，疗肾经虚热。"

2. 化学成分 本品主要含生物碱，如石斛碱、石斛酮碱、石斛高碱、石斛胺、石斛次胺等，还含黏液质、豆甾醇、多糖等成分。

3. 药理作用 本品所含石斛碱有一定的止痛退热作用；煎剂内服，能促进胃液分泌，可助消化；还有增强代谢、抗衰老等作用；对晶状体中的异化变化有阻止及纠正作用；可提高小鼠巨噬细胞的吞噬功能，用氢化可的松抑制小鼠的免疫功能后，所含多糖能促使其恢复；本品还有降低心率、降血压、减慢呼吸等作用。

4. 现代运用　现代临床用石斛夜光丸治疗干眼症、青光眼等；配伍他药治疗音哑、口腔黏膜扁平苔藓、慢性萎缩性胃炎、糖尿病、小儿厌食症、胸壁挫伤后久痛不愈等疾病。

玉竹（《神农本草经》）

为百合科植物玉竹 *Polygonatum odoratum*（Mill.）Druce 的干燥根茎。主产于河北、江苏等地。秋季采挖，除去须根，洗净，晒至柔软后，反复揉搓、晾晒至无硬心，晒干；或蒸透后，揉至半透明，晒干，切厚片或切段。生用。

【性味归经】甘，微寒。归肺、胃经。

【功效】养阴润燥，生津止渴。

【应用】

1. 用于肺阴虚证　本品甘寒质润，能养阴润肺，生津润燥。用治阴虚肺燥之干咳少痰、咳血、音哑等，常配沙参、麦冬等，如沙参麦冬汤（《温病条辨》）。

2. 用于胃阴虚证　本品能养胃阴而生津止渴。用治：①热伤胃阴之口渴、消谷善饥，常配沙参、麦冬等，如益胃汤（《温病条辨》）；②胃热伤津之消渴，可与地黄、天花粉等同用。

此外，本品还可用于阴虚外感，使发汗而不伤阴，滋阴而不恋邪，故可用治阴虚外感之发热、咳嗽等，常配薄荷、白薇、葱白等，如加减葳蕤汤（《重订通俗伤寒论》）。

【用法用量】煎服，6～12g。

【参考资料】

1. 古籍摘要

《神农本草经》："主中风暴热，不能动摇，跌筋结肉，诸不足。"

《日华子本草》："除烦闷，止渴，润心肺，补五劳七伤虚损。"

2. 化学成分　本品含甾体皂苷、黄酮及其糖苷、微量元素、氨基酸及其他含氮化合物、维生素 A 样物质等成分。

3. 药理作用　本品有强心、降压、抗衰老、抗菌作用；并能降血糖、降血脂、缓解动脉粥样斑块形成；还有类似肾上腺皮质激素样作用。

4. 现代运用　现代临床以本品配伍他药治疗糖尿病、风湿性心脏病、冠心病、肺心病等疾病。

黄精（《名医别录》）

为百合科植物滇黄精 *Polygonatum Kingianum* Coll. et Hemsl.、黄精 *Polygonatum sibiricum* Red. 或多花黄精 *Polygonatum cyrtonema* Hua 的干燥根茎。滇黄精主

产于云南、贵州、广西等地；黄精主产于河北、内蒙古、陕西等地；多花黄精主产于贵州、湖南、云南等地。按其形状不同，习称“大黄精”、“鸡头黄精”、“姜形黄精”。春、秋二季采挖，除去须根，洗净，置沸水中略烫或蒸至透心，干燥，切厚片。生用或酒制用。

【处方用名】 黄精（生用味麻，刺激咽喉，多蒸用）；酒黄精（酒制，使之滋而不腻，增强补益作用）。

【性味归经】 甘，平。归脾、肺、肾经。

【功效】 益气养阴，健脾，润肺，益肾。

【应用】

1. 用于肺阴虚证 本品甘平，既能养肺阴，又能益肺气，又兼益肾之功。用治：①肺金气阴两伤之干咳少痰，可与沙参、川贝母等同用；②肺肾阴虚之痨嗽久咳，可单用熬膏久服，或与熟地黄、百部等同用。

2. 用于脾胃虚弱证 本品能补脾气，益脾阴，适宜于脾之气阴两虚证。用治：①脾胃气虚之倦怠乏力、食欲不振等，可与白术、人参等补脾益气药同用；②脾胃阴虚之口干食少、大便干燥等，常与白术、麦冬等补气养阴药同用。

3. 用于肾精亏虚，内热消渴 本品能补益肾精，强壮腰膝。用治：①肾虚精亏之腰膝酸软、须发早白，配伍枸杞子、何首乌等；②内热消渴，常与地黄、麦冬等同用。

【用法用量】 煎服，9～15g。

【参考资料】

1. 古籍摘要

《名医别录》：“主补中益气，除风湿，安五脏。”

《日华子本草》：“除烦闷，止渴，润心肺，补五劳七伤虚损。”

《本草从新》：“平补气血而润。”

2. 化学成分 本品主要含黄精多糖、低聚糖、黏液质、淀粉、多种氨基酸等成分。

3. 药理作用 本品能提高免疫功能和促进DNA、RNA及蛋白质的合成；具有显著的抗结核杆菌作用，对多种细菌及真菌均有一定的抑制作用；煎剂有降血糖、降血脂、增加冠脉血流量、强心、抗心肌缺血、抗疲劳、抗氧化、抗衰老等作用。

4. 现代运用 现代临床以本品配伍他药，可治疗慢性萎缩性胃炎、脑动脉硬化、糖尿病、不育症等多种疾病。

百合(《神农本草经》)

为百合科植物卷丹 *Lilium lancifolium* Thunb.、百合 *Lilium brownii* F. E. Brown var. *viridulum Baker* 或细叶百合 *Lilium pumilum* DC. 的干燥肉质鳞叶。全国各地均产，以湖南、浙江产者为多。秋季采挖，洗净，剥取鳞叶，置沸水中略烫，干燥。生用或蜜炙用。

【处方用名】百合（生用，长于清心安神）；蜜百合（蜜炙，长于润肺止咳）。

【性味归经】甘，寒。归肺、心经。

【功效】养阴润肺，清心安神。

1. 用于肺阴虚证 本品甘寒质润，能养肺阴，清肺热，润肺燥。用治：①肺热燥咳，痰中带血，配款冬花，名百花膏(《济生方》)；②肺肾阴虚，虚火上炎之久咳、劳嗽咳血，常配地黄、玄参、桔梗等，如百合固金汤(《慎斋遗书》)。

2. 用于热病后期余热未尽，神思恍惚，烦躁失眠 本品能养阴清心，宁心安神，作用平和。用治温热病后期，心肺阴虚，虚热内扰之神思恍惚、烦躁失眠等，常与地黄同用，即百合地黄汤(《金匮要略》)，与知母同用，即百合知母汤(《金匮要略》)。

【用法用量】煎服，6～12g。

【参考资料】

1. 古籍摘要

《神农本草经》："主邪气腹胀，心痛。利大小便，补中益气。"

《本草逢原》："能补土清金，止嗽，利小便。"

2. 化学成分 本品含生物碱、糖类、淀粉、蛋白质、脂肪、氨基酸、微量元素等成分。

3. 药理作用 本品所含秋水仙碱具有雌激素样作用，可抑制癌细胞有丝分裂，阻止癌细胞增殖；煎剂对稀氨溶液引起的小鼠咳嗽有镇咳作用，并能对抗组胺引起的蟾蜍哮喘；水提液尚有耐缺氧、镇静和抗过敏作用。

4. 现代运用 现代临床用本品配伍他药可治疗咳嗽、妇女更年期心烦失眠证、脑卒中后抑郁症、萎缩性胃炎、消化性溃疡等疾病。

枸杞子(《神农本草经》)

为茄科植物宁夏枸杞 *Lycium barbarum* L. 的干燥成熟果实。主产于宁夏、新疆、青海、甘肃等地，宁夏中宁县、银川市栽培者质量最佳，为道地药材。夏、秋二季果实呈红色时采收，热风烘干，除去果梗，或晾至皮皱后，晒干，除去果梗。生用。

【性味归经】 甘，平。归肝、肾经。

【功效】 滋补肝肾，益精明目。

【应用】

用于肝肾阴虚证 本品甘平质润，平补肝肾，有滋补强壮作用，凡肝肾阴虚诸证均可应用。用治：①肝肾不足，精血亏虚之头目眩晕、视力减退，常配菊花、熟地黄等，如杞菊地黄丸(《医级》)；②肝肾阴虚之腰膝酸软、遗精，常配地黄、沙参等，如一贯煎(《续名医类案》)；③阴虚消渴，常与地黄、麦冬等同用。

【用法用量】 煎服，6～12g。

【参考资料】

1. 古籍摘要

《本草经集注》："补益精气，强盛阴道。"

《本草纲目》："滋肾，润肺，明目。"

《本草崇原》："主五内邪气、热中、消渴、周痹风湿。久服坚筋骨，轻身不老，耐寒暑。"

2. 化学成分 本品含甜菜碱、多糖、核黄素、烟酸、胡萝卜素、抗坏血酸、尼克酸、亚油酸、β－谷甾醇等成分。

3. 药理作用 本品对免疫有促进作用，同时具有免疫调节作用；对造血功能有促进作用；能够升高外周白细胞；还能抗衰老、抗突变、抗肿瘤、抗辐射、降血脂、保肝及降血糖等。

4. 现代运用 现代临床以本品配伍女贞子等治疗高脂血症；配伍他药治疗夜间口干症、心力衰竭、小儿顽固性遗尿等。

墨旱莲(《新修本草》)

为菊科植物鳢肠 *Eclipta prostrata* L. 的干燥地上部分。主产于江苏、江西、浙江等地。花开时采割，晒干。切段，生用。

【性味归经】 甘、酸，寒。归肾、肝经。

【功效】 滋补肝肾，凉血止血。

【应用】

1. 用于肝肾阴虚证 本品甘酸而寒，能滋补肝肾之阴。用治肝肾阴虚或阴虚内热之须发早白、头晕目眩、失眠多梦、腰膝酸软、遗精耳鸣等，与女贞子同用，即二至丸(《医方集解》)。

2. 用于阴虚血热之出血证 本品入血分，可清热凉血而止血。用治阴虚血热之咯血、衄血、便血、尿血、崩漏等，可与地黄、阿胶等同用。

【用法用量】煎服，6~12g。

【参考资料】

1. 古籍摘要

《新修本草》："主血痢。……洪血不可止者，敷之立已。"

《本草纲目》："乌须发，益肾阴。"

《滇南本草》："固齿，乌须。"

2. 化学成分　本品含皂苷、黄酮、维生素A样物质、烟碱、鞣质、生物碱等成分。

3. 药理作用　本品对醋氨酚诱发的小鼠急性肝损伤有保护作用；醇提物的乙酸乙酯部分对CCl_4诱发的小鼠肝损伤有明显的肝保护作用；乙酸乙酯总提物具有调节小鼠免疫功能的作用；煎剂有较强的免疫调节作用；本品还有镇静、镇痛、止血、增加冠脉血流量、抗缺氧等作用。

4. 现代运用　现代临床用鲜墨旱莲外擦为主治疗扁平疣；以本品煎服治疗血小板减少症等。

女贞子(《神农本草经》)

为木樨科植物女贞 *Ligustrum lucidum* Ait. 的干燥成熟果实。主产于浙江、江苏、湖南等地。冬季果实成熟时采收，除去枝叶，稍蒸或置沸水中略烫后，干燥。生用或酒炙用。

【处方用名】女贞子（生用，长于清肝明目，滋阴润燥）；酒女贞子（酒炙，减少苦寒滑肠之弊，长于滋补肝肾）。

【性味归经】甘、苦，凉。归肝、肾经。

【功效】滋补肝肾，乌须明目。

【应用】

用于肝肾阴虚证　本品甘苦而凉，归肝肾经，能补肝肾之阴，药力平和，常用于肝肾阴虚所致的目暗不明、须发早白、眩晕耳鸣、腰膝酸软等。用治：①肝肾阴虚、目失所养之目暗不明，常与菟丝子、枸杞子等同用；②肝肾不足之须发早白，常与墨旱莲同用，即二至丸(《医方集解》)；③阴虚内热之潮热、心烦，常配地黄、地骨皮等；④肾虚消渴，可与地黄、山药、天冬等同用。

【用法用量】煎服，6~12g。

【参考资料】

1. 古籍摘要

《神农本草经》："主补中，安五脏，养精神，除百病。"

《本草经疏》："女贞子，气味俱阴，正入肾除热补精之药品。"

《本草备要》："益肝肾，安五脏，强腰膝，明耳目，乌须发。"

2. 化学成分 本品含齐墩果酸、乙酰齐墩果酸、熊果酸、甘露醇、葡萄糖、棕榈酸、硬脂酸、油酸、亚油酸等成分。

3. 药理作用 本品水提液、女贞子多糖及齐墩果酸有增强免疫作用；齐墩果酸还有保肝降酶、抗动脉粥样硬化、降血脂、降血糖作用；醇提物对放疗和化疗所致的白细胞减少有升高作用，并能明显降低高龄鼠脑干中丙二醛含量，提高超氧化物歧化酶的活性，有一定的抗衰老作用；还有止咳、缓泻、抗菌、抗肿瘤等作用。

4. 现代运用 临床报道可单用本品治疗复发性口疮；以本品配伍他药可治疗慢性萎缩性胃炎、高脂血症等。

桑椹(《新修本草》)

为桑科植物桑 *Morus alba* L. 的干燥聚花果。主产于江苏、浙江、湖南等地。4~6月果实变红时采收，晒干或略蒸后晒干。生用。

【性味归经】甘、酸，寒。归心、肝、肾经。

【功效】滋阴补血，生津润燥。

【应用】

1. 用于肝肾阴虚证 本品甘酸而寒，能滋补肝肾之阴，并能补血，适用于肝肾阴虚之头晕耳鸣、目暗昏花、心悸失眠、须发早白等。治疗上述诸症，宜熬膏常服，或配伍何首乌、女贞子等，如首乌延寿丹(《世补斋医书》)。

2. 用于津伤口渴，消渴，肠燥便秘等 本品味甘而酸，能生津止渴，润肠通便。用治：①津伤口渴或消渴，可与麦冬、天花粉等养阴生津之品同用；②肠燥便秘，宜配伍何首乌、黑芝麻等。

【用法用量】煎服，9~15g。

【使用注意】小儿多食，可引起出血性肠炎，用之宜慎。

【参考资料】

1. 古籍摘要

《新修本草》："主消渴。"

《本草衍义》："治热渴，生精神，及小肠热。"

《本草经疏》："甘寒益血而除热，为凉血补血益阴之药。"

2. 化学成分 本品含糖类、鞣酸、苹果酸、苯甲酸、水杨酸、琥珀酸、胡萝卜素、蛋白质、多种维生素等成分。

3. 药理作用 本品有增强免疫功能，促进淋巴细胞转化及T细胞成熟，从而使衰老的T细胞功能得到恢复；能增强造血机能，防止环磷酰胺所致的白细胞减少；其降低红细胞膜 $Na^+ - K^+$ - ATP 酶的活性，可能是其滋阴作用机理之一。

4. 现代运用　现代临床以本品配伍他药，可治疗糖尿病性便秘、咽炎、早期老年黄斑变性等疾病。

龟甲(《神农本草经》)

为龟科动物乌龟 *Chinemys reevesii*（Gray）的背甲及腹甲。主产于浙江、湖北、湖南、安徽等地。全年均可捕捉，以秋、冬二季为多，捕捉后杀死，或用沸水烫死，剥取背甲及腹甲，除去残肉，晒干。生用或砂炒后醋淬用。

【处方用名】龟甲（生用，长于滋阴潜阳）；醋龟甲（砂炒后醋淬，长于补肾健骨，滋阴止血）。

【性味归经】咸、甘，微寒。归肝、肾、心经。

【功效】滋阴潜阳，益肾健骨，养血补心。

【应用】

1. 用于阴虚内热，阴虚阳亢及阴虚风动等证　本品味咸而甘，微寒清热，既可滋补肝肾之阴而退内热，又能潜降肝阳而息内风。用治：①阴虚内热之骨蒸潮热、盗汗遗精，常配熟地黄、知母等，如大补阴丸(《丹溪心法》)；②阴虚阳亢之头目眩晕、目胀耳鸣，常配赭石、龙骨等，如镇肝息风汤(《医学衷中参西录》)；③阴虚风动之瘈疭、神倦，常配阿胶、白芍等，如大定风珠(《温病条辨》)。

2. 用于肾虚骨痿，小儿囟门不合等证　本品味咸而入血分，味甘能补，故能补血滋阴而益肾健骨。用治肝肾亏虚之腰膝痿弱、筋骨不健、小儿五迟等，常配熟地黄、锁阳等，如虎潜丸(《丹溪心法》)。

3. 用于心虚失养之惊悸、失眠、健忘　本品能养血补心，安神定志。用治阴血不足，心肾失养之惊悸、失眠、健忘等，常配伍龙骨、远志等，如孔圣枕中丹(《备急千金要方》)。

此外，本品尚有止血作用，用于阴虚血热之月经过多、崩漏，常配白芍、黄柏等，如固经丸(《丹溪心法》)。

【用法用量】煎服，9～24g，宜先煎。

【参考资料】

1. 古籍摘要

《神农本草经》："主漏下赤白，破癥瘕，痎疟，五痔，阴蚀，湿痹，四肢重弱，小儿囟门不合。"

《本草纲目》："补心、补肾、补血，皆以养阴也……观龟甲所主诸病，皆属阴虚血弱。"

《本草通玄》："大有补水制火之功，故能强筋骨，益心智，止咳嗽，截久疟，去瘀血，止新血。"

2. 化学成分 本品含动物胶、角蛋白、骨胶原、脂肪、氨基酸、微量元素等成分。

3. 药理作用 本品煎液能改善动物"阴虚"证的机能状态；有兴奋子宫、抗突变、抗凝血、增强巨噬细胞吞噬功能及增强免疫力的作用；有解热、镇静、补血作用；对离体和在体子宫均有兴奋作用；龟甲胶有一定提升白细胞数量的作用。

4. 现代运用 现代临床用本品配伍他药，可治疗精子减少症、不育症、高血压病、脑动脉硬化症、再生障碍性贫血、肾炎等疾病。

鳖甲(《神农本草经》)

为鳖科动物鳖 *Trionyx sinensis* Wiegmann 的背甲。主产于河北、湖南、安徽、浙江等地。全年均可捕捉，以秋、冬二季为多，捕捉后杀死，置沸水中烫至背甲上的硬皮能剥落时，剥取背甲，除去残肉，晒干。生用，或砂炒后醋淬用。

【处方用名】 鳖甲（生用，长于养阴清热，潜阳息风）；醋鳖甲（砂炒后醋淬，增强入肝消积，软坚散结作用）。

【性味归经】 咸，微寒。归肝、肾经。

【功效】 滋阴潜阳，软坚散结。

【应用】

1. 用于阴虚发热，阴虚阳亢及阴虚风动等证 本品咸而微寒，归肝肾经，能滋阴清热，潜阳息风，清退虚热之力优于龟甲。用治：①阴虚发热、骨蒸盗汗，常配知母、地骨皮等，如清骨散(《证治准绳》)；②阴虚阳亢之头晕目眩，常配地黄、菊花等；③热病伤阴，虚风内动之手足瘈疭，常配龟甲、牡蛎等，如大定风珠(《温病条辨》)。

2. 用于癥瘕积聚，疟母等 本品味咸，能软坚散结。用治癥瘕痞块、久疟、疟母所致胁肋疼痛，常配柴胡、土鳖虫等，如鳖甲煎丸(《金匮要略》)。

【用法用量】 煎服，9～24g，宜先煎。

【参考资料】

1. 古籍摘要

《神农本草经》："主心腹癥瘕坚积、寒热，去痞、息肉，阴蚀、痔（核）、恶肉。"

《本草汇言》："鳖甲，除阴虚热疟，解劳热骨蒸之药也。"

《本经逢原》："鳖甲，凡骨蒸劳热自汗皆用之，为其能滋肝经之火也。"

2. 化学成分　本品含动物胶、骨胶原、角蛋白、多种氨基酸、多种微量元素等成分。

3. 药理作用　本品能降低实验性甲亢动物血浆环磷酸腺苷的含量；有增强免疫、抗应激作用；能抑制结缔组织增生，可消散肿块；能促进造血功能，提高血红蛋白含量；其鳖血清有抗肿瘤作用。

4. 现代运用　现代临床用本品配伍他药治疗肝硬化、肝纤维化、心绞痛、乳腺增生病、更年期综合征等疾病。

小　结

补虚药具有补虚作用，可以治疗多种虚弱证候。根据其功效及主治证的不同，可分为补气药、补阳药、补血药、补阴药四类。

一、补气药

本类药物能补益脏腑之气，长于治疗脾肺气虚证。其中：

1. 人参、黄芪、党参、西洋参、太子参　均能益气生津，用于气津两伤证。人参、黄芪、党参尚能益气生血，用于气血两虚证；人参、黄芪且能补气摄血，治疗气虚不摄之出血证。然人参补气力最强，能够大补元气，治疗气脱证，又兼安神益智之功，治疗心悸、失眠、健忘等症。黄芪补气之力虽不及人参，然升补之力较强，既能补气，又能升阳，为治中气下陷之主药；又兼固表止汗、利水消肿、托毒生肌等作用，用治表虚自汗、气虚水肿、气血不足之疮疡脓成不溃、溃久不敛等。党参善补中气，益肺气，性质平和，不燥不腻，为治脾肺气虚最常用之品。西洋参、太子参性质寒凉，最宜于虚而有热之证，为清补佳品。但补气养阴，清火生津之力，太子参远不及西洋参，故气阴不足而火不盛者可用太子参，气阴不足而火盛者当用西洋参。

2. 黄芪、白术　均能补气、利水、止汗，均可用于气虚证、气虚湿停、表虚自汗等，可相须为用。但黄芪甘温，既能补脾气，又能补肺气，还能升阳举陷，治疗气虚下陷证；而白术苦温而燥，主要补脾胃之气，为治疗脾胃气虚证的要药。此外，黄芪还能托毒生肌，白术尚能安胎。

3. 白术、苍术　均能燥湿健脾，用治脾虚湿盛证，常相伍为用。但白术苦甘性缓，以健脾益气为主，兼有固表止汗、安胎之功，可治疗脾虚便溏、气虚自汗及脾虚胎动等；而苍术辛苦性烈，以燥湿运脾为主，兼有祛风除湿发汗之功，可治湿困脾胃及风湿痹痛等。

4. 甘草、大枣、蜂蜜 均能补中益气，又能缓和药性，为调和药性常用之品。然甘草又能祛痰止咳、缓急止痛、清热解毒，用治痰多咳嗽、脘腹及四肢挛急疼痛、热毒疮疡、药物及食物中毒等；大枣长于养血安神，常用于血虚萎黄及妇女脏躁、心神不安等；蜂蜜又具有润肺止咳、润肠通便之功，用于肺虚燥咳、肠燥便秘，且为食疗佳品。

5. 山药 能够补脾养胃，生津益肺，补肾涩精。既补气又养阴，补而不滞，滋而不腻，常用于脾胃虚弱、肺虚喘咳、肾虚不固证。因其营养成分含量较多，又易消化，可作为食疗佳品长期服用。

6. 白扁豆 补气力较弱，但长于健脾化湿，用于脾虚湿盛之食少便溏、白带过多等；又兼解暑之功，可用于夏月外寒内湿之吐泻。

二、补阳药

本类药物性味甘温，功能补肾助阳，主治肾阳虚证。其中：

1. 鹿茸、紫河车、冬虫夏草、蛤蚧、肉苁蓉 均能补肾助阳，益精养血，凡肾阳不足、精血亏虚证均可应用。然鹿茸补力最强，为补肾壮阳、益精养血之要药；又能强筋健骨，治疗筋骨痿软证；还能温阳托毒消肿，用治阴疽疮疡、溃久难敛。紫河车、冬虫夏草、蛤蚧又能补益肺气、纳气平喘，用于肺肾虚喘。紫河车为平补气血阴阳之品，性质平和，凡气血阴阳亏虚者均可应用。冬虫夏草兼能益阴，对肺虚久咳、干咳痰血者尤宜。肉苁蓉助阳力弱，又善润肠通便，为治肾阳不足，肠燥便秘之良药。

2. 鹿茸、附子、肉桂 均能补肾助阳，用治肾阳虚诸证。然鹿茸味甘咸温，既能补肾助阳，又能益精养血，为血肉有情之品，多用于肾阳不足、精血亏虚证而阴寒不重者；附子、肉桂能补火助阳，并长于散寒止痛，多用于肾阳不足、阴寒内盛证而精血不亏者。

3. 杜仲、续断 均能补肝肾，强筋骨，安胎，主治肝肾不足及冲任不固诸证。然杜仲助阳力强，为治肾虚腰痛之要药。续断辛散苦泄，补中有消，又能活血疗伤、止血，用治跌打损伤、崩漏等。

4. 菟丝子、沙苑子 均能补益肝肾，固精明目，为平补肝肾之品，用治肝肾不足之腰膝酸软、目昏眼花、阳痿滑精等证。然菟丝子偏于固精，尤宜于滑精早泄、带下量多者；又能安胎、止泻，治疗肝肾虚损之胎动不安、脾肾阳虚之泄泻。沙苑子偏于明目，尤宜于肝肾不足之目昏眼花。

5. 淫羊藿、巴戟天、仙茅 均能补肾阳、强筋骨、祛风湿，用治肾阳虚之阳痿滑精、宫寒不孕、腰膝冷痛、风湿久痹等证。然淫羊藿补阳力强，善壮阳起痿，对肾虚阳痿尤宜；又能纳气平喘，治疗肺肾虚喘。巴戟天质柔，助阳力弱，并能益精血，肾阳不足、精血亏虚者尤宜。仙茅性热大补，辛散力强，肾阳不足、外寒内侵者尤宜；另可温脾止泻，治疗脾肾阳虚之泄泻。

6. 补骨脂、益智　均能补肾助阳、固精缩尿、温脾止泻，用治脾肾阳虚之尿频遗尿、阳痿滑精、带下量多、五更泄泻。然补骨脂偏于补肾壮阳，可治肾阳不足之腰膝冷痛；还能纳气平喘，治疗肾不纳气之虚喘。益智偏于温补脾阳，用治脾胃虚寒之脘腹冷痛，并长于摄涎止唾，治疗多涎多唾。

三、补血药

本类药物均能补血，治疗血虚诸证。其中：

1. 当归、熟地黄　均为补血要药，均可用于血虚诸证。但当归尚能活血、止痛、润肠，可用于多种血瘀证、各种疼痛、肠燥便秘等；而熟地黄滋阴力强，又兼益精填髓之功，为滋阴补肾之要药，常用于肾阴不足诸证。

2. 地黄、熟地黄　均能滋阴生津，用治阴虚津亏诸证。然地黄性寒质润，偏于清热凉血，养阴生津，善治热病血分证、杂病血热证、骨蒸劳热及消渴等证；熟地黄性微温而滋腻，偏于补血滋阴，益精填髓，能大补五脏真阴，善治血虚津亏及肝肾阴虚证等。

3. 白芍、赤芍　同为肝经血分药，但白芍酸敛，主补血敛阴，能平肝阳、养肝血、敛肝阴、柔肝止痛，善治肝阳眩晕，血虚萎黄，月经不调，脘腹挛急疼痛等证；赤芍善泄，主凉血、活血、散瘀、清肝，善治热入营血斑疹，瘀血经闭痛经，及跌打损伤等证。故有"白补赤泻，白敛赤散"之说。

4. 熟地黄、阿胶　既善补血，又善滋阴，治疗血虚、阴虚证，均为常用之品。然熟地黄主入肾经，滋阴之力较强，为滋肾阴之主药；并能益精填髓，常用于肝肾精血亏虚之腰膝酸软、须发早白等。而阿胶入肺而滋肺润燥，用于阴虚燥咳、阴虚心烦失眠、阴虚风动等；且善止血，用治多种出血证。

5. 何首乌　功用因生熟而别。制首乌长于补益精血，性质温和，滋而不腻，温而不燥，且善固肾，乌须发，强筋骨，为治精血亏虚之须发早白、腰膝酸软、眩晕耳鸣之佳品；而生首乌功偏截疟，解毒，润肠，可用治体虚久疟、瘰疬、疮痈、肠燥便秘等。

6. 龙眼肉　甘温质润，性质平和，为滋补良药，能够补益心脾，养血安神，主要用于心脾两虚，气血不足之心悸、失眠、健忘等。

四、补阴药

本类药物能补阴、生津、润燥，治疗阴虚津伤液亏等证。其中：

1. 北沙参、南沙参、玉竹、麦冬、天冬、百合、石斛 均以养肺阴或益胃阴为主，主治肺阴虚证或胃阴不足证。

（1）北沙参、南沙参、玉竹：均有养阴清肺、益胃生津之功，用于肺阴虚证及胃阴虚证。然北沙参养阴、清热之力较强，多用于肺胃阴虚有热之证；而南沙参又能祛痰益气，较宜于气阴两伤及燥痰咳嗽；玉竹养阴而不恋邪，为治阴虚外感之常用品。

（2）麦冬、天冬：均甘寒而质润，能润肺养阴，用治阴虚肺燥证，常相须为用。但麦冬滋阴清热力弱，兼能益胃生津，清心除烦，适用于热伤胃阴，咽干口渴及温热病热入心营等；天冬滋肾阴降火力强，多用于阴虚火旺证。

（3）百合：功能养阴润肺，治疗肺阴虚证或肺肾阴虚，虚火上炎证；又兼清心安神之功，用治热病后期余热未尽，神思恍惚，烦躁失眠等。

（4）石斛：能够益胃生津，养阴清热，为治疗胃阴虚证的常用药物；又兼滋肾养肝明目之功，可用于肾阴亏虚之目暗不明、视物昏花、筋骨痿弱等。

2. 黄精、枸杞子、女贞子、墨旱莲、龟甲、鳖甲 均以滋养肝肾之阴为主，主治肝肾阴虚证。

（1）黄精：甘平质润，归脾、肺、肾经，能够益气养阴，健脾，润肺，益肾，既可用于阴虚证，如肺阴虚、肾阴虚、脾胃阴虚等；又可用于脾气虚证。

（2）枸杞子：功专滋补肝肾，益精明目，主要用于肝肾阴虚之头目眩晕、目生翳障、腰膝酸软、遗精等。

（3）女贞子、墨旱莲：均具滋补肝肾之功，治疗肝肾阴虚证。其中女贞子又能清热明目，用治视力减退、目暗不明等；墨旱莲又能凉血止血，治疗阴虚血热之出血证。

（4）龟甲、鳖甲：均性味咸寒归肝肾经，能滋阴潜阳，为治阴虚发热、阴虚阳亢及阴虚风动的常用药。但龟甲滋阴之力较强，又能益肾健骨，养血补心，可用治骨痿、囟门不合、崩漏等；而鳖甲清虚热之力较强，又能软坚散结，可用治癥瘕痞块，久患疟母等。

复习思考题

1. 简述补虚药的含义、作用、适应证、分类及使用注意。
2. 分别比较下列各组药物功用的异同点：人参与党参、白术与苍术、杜仲与续断、赤芍与白芍、熟地黄与地黄、南沙参与北沙参、麦冬与天冬、龟甲与鳖甲。

3. 分别论述下列药物的功效及主要应用：人参、黄芪、鹿茸、杜仲、当归、白芍、北沙参、鳖甲。

4. 简述人参、鹿茸、甘草、阿胶、龟甲的用法用量及使用注意。

5. 杜仲、黄芩、砂仁、白术均能安胎，临床如何区别应用？

6. 人参、远志、酸枣仁、朱砂四药均能安神，其机理有何不同？

第十八章 收涩药

凡以收敛固涩为主要作用，用以治疗各种滑脱病证的药物，称为收涩药，又称固涩药。

本类药物味多酸涩，性温或平，主入肺、脾、肾、大肠经，有收敛耗散，固涩滑脱之功，分别具有固表止汗、敛肺止咳、涩肠止泻、固精缩尿、收敛止血、收湿止带等作用。主要用于久病体虚、正气不固所致的自汗、盗汗、久咳虚喘、久泻、久痢、滑精、遗尿、尿频、崩漏、带下等滑脱不禁的病证。

滑脱病证的根本原因是正气虚弱，故应用收涩药治疗乃属治病之标，因此应用本类药物时，须与相关的扶正固本的补益药配伍，以求标本兼顾。如治气虚自汗、阴虚盗汗者，则分别配伍补气药、补阴药；脾肾阳虚之久泻、久痢，应配伍温补脾肾药；肾虚不固之遗精、滑精、遗尿、尿频者，当配伍补益肝肾药；冲任不固，崩漏不止者，当配伍补肝肾，固冲任药；肺肾虚损，久咳虚喘者，宜配伍补肺益肾纳气之品。

本类药性涩敛邪，故凡外感六淫、湿热、热毒、瘀血等实邪所致的汗出、咳喘、泻痢、遗精、遗尿、崩漏、带下者，均不宜用，否则有“闭门留寇”之弊。

根据其药性及临床应用的不同，收涩药可分为固表止汗药、敛肺涩肠药、固精缩尿止带药三类。

第一节 固表止汗药

本类药物性味多为甘平，性收敛，多入肺、心二经。功可调节营卫，顾护腠理而有固表止汗之功。临床常用于气虚肌表不固，腠理疏松，津液外泄之自汗；阴虚不能制阳，阳热迫津外泄之盗汗。用治自汗，当配伍补气固表药；用治盗汗，宜配伍滋阴除蒸药，以标本兼顾。

麻黄根(《名医别录》)

为麻黄科植物草麻黄 *Ephedra sinica Stapf* 或中麻黄 *Ephedra intermedia* Schrenk et C. A. Mey. 的干燥根及根茎。主产于河北、山西、内蒙古、甘肃等地。秋末采挖，除去残茎、须根及泥沙，干燥。切片，生用。

【性味归经】甘，平。归心、肺经。

【功效】止汗。

【应用】

用于自汗，盗汗　本品味甘略涩性平，入肺经，能行肌表而实卫气，固腠理而闭毛窍，为敛肺固表止汗之专药。用治：①气虚自汗，常与黄芪、牡蛎同用，如牡蛎散(《和剂局方》)；②产后虚汗不止，常与当归、黄芪等配伍，如麻黄根散(《太平圣惠方》)。

此外，本品配伍牡蛎共研细末，扑于身上，可治各种虚汗证。

【用法用量】煎服，3～9g；外用适量研粉撒扑。

【参考资料】

1. 古籍摘要

《名医别录》："止汗，夏月杂粉扑之。"

《本草正义》："其根则深入土中，……则轻扬走表之性犹存，所以能从表分而收其散越，敛其轻浮，以还归于里。是故根荄收束之本性，则不特不能发汗，而并能使外发之汗敛而不出，此则麻黄根所以有止汗之功力，投之辄效者也。"

2. 化学成分　本品含麻黄根素、麻黄根碱 A、B、C、D、阿魏酰组胺、麻黄宁 A、B、C、D、麻黄酚等成分。

3. 药理作用　本品甲醇提取物能降低血压，但麻黄根素有升压作用；所含生物碱能抑制低热和烟碱所致的发汗。

4. 现代运用　现代临床以本品配伍桃仁、杏仁、白果、郁李仁等，可治疗发作期哮喘汗多症。

浮小麦(《本草蒙筌》)

为禾本科植物小麦 *Triticum aestivum* L. 的干燥未成熟的颖果。各地均产。收获时，扬起其轻浮干瘪者，或以水淘之，浮起者为佳，晒干。生用。

【性味归经】甘，凉。归心经。

【功效】固表止汗，益气，除热。

【应用】

1. 用于自汗，盗汗　本品甘凉入心，能益心气、敛心液；轻浮走表，能实腠理、固皮毛，为养心敛液、固表止汗之佳品，凡自汗、盗汗者，均可应用。用治：①气虚自汗，可与黄芪、煅牡蛎、麻黄根等同用，即牡蛎散(《和剂局方》)；②阴虚盗汗，可与五味子、麦冬、地骨皮等同用。

2. 用于骨蒸劳热 本品甘凉，能益气阴，除虚热。用治阴虚发热，骨蒸劳热等，常与玄参、麦冬、地骨皮等同用。

【用法用量】 煎服，15～30g。

【参考资料】

1. 古籍摘要

《本草蒙筌》："敛虚汗。"

《本草纲目》："益气除热，止自汗盗汗，骨蒸劳热，妇人劳热。"

2. 化学成分 本品含淀粉、酶类、蛋白质、脂肪、钙、磷、铁、维生素等成分。

附：小麦

为小麦的干燥成熟颖果。味甘性微寒，归心经。功能养心除烦，主治心神不安，烦躁失眠及妇人脏躁等证。煎服，30～60g。

糯稻根须(《本草再新》)

为禾本科植物糯稻 *Oryza sativa* L. var. *glutinosa* Matsum. 的干燥根茎及根。全国各地均有栽培。10月间糯稻收割后采收，晒干。生用。

【性味归经】 甘，平。归心、胃、肝经。

【功效】 固表止汗，益胃生津，退虚热。

【应用】

1. 用于自汗，盗汗 本品甘平质轻，能固表止汗，且有益胃生津之功。用于各种虚汗兼有口渴者尤宜。用治：①气虚自汗，可与黄芪、人参、浮小麦等同用；②阴虚盗汗，可与地黄、地骨皮、麻黄根等同用。

2. 用于虚热不退，骨蒸潮热 本品能退虚热，益胃津。用治病后阴虚口渴，虚热不退及骨蒸潮热，可与沙参、麦冬、地骨皮等同用。

【用法用量】 煎服，15～30g。

【参考资料】

1. 古籍摘要 《本草再新》："补气化痰，滋阴壮胃，除风湿。"

2. 现代运用 现代临床用本品煎剂沐浴，可治疗小儿虚汗。

第二节 敛肺涩肠药

本类药物酸涩收敛，主入肺、大肠经。主要具有敛肺止咳、涩肠止泻等作用，用于肺虚喘咳或肺肾两虚之虚喘证以及脾肾虚寒，不能固摄之久泻、久痢。用治久咳虚喘者，如为肺虚，则配伍补肺益气药，如属肾虚，则配伍补肾纳气药；用治久泻、久痢兼脾肾阳虚者，则配温补脾肾药；若兼气虚下陷者，则宜配补气升提药；若兼脾胃气虚者，可配补益脾胃药。

本类药酸涩收敛，故凡属痰涎、湿热等实邪所致病证均不宜用。

五味子(《神农本草经》)

为木兰科植物五味子 *Schisandra chinesis* (Turcz.) Baill. 的干燥成熟果实。习称“北五味子”，主产于东北。秋季果实成熟时采摘，晒干或蒸后晒干，除去果梗及杂质。生用或醋蒸用。

【处方用名】 五味子（生用，以敛肺止咳、止汗为主）；醋五味子（醋制，酸涩收敛之性增强）。

【性味归经】 酸、甘，温。归肺、心、肾经。

【功效】 收敛固涩，益气生津，补肾宁心。

【应用】

1. 用于久咳虚喘 本品味酸收敛，能上敛肺气，下滋肾阴，为治疗久咳虚喘所常用。用治：①肺虚久咳，可与罂粟壳、乌梅、人参等同用，如九仙散(《卫生宝鉴》)；②肺肾两虚之喘咳，常与山茱萸、熟地黄、山药等同用，如都气丸(《医宗已任编》)；③寒饮咳喘证，须配伍麻黄、细辛、干姜等温肺化痰之品，如小青龙汤(《伤寒论》)。

2. 用于自汗，盗汗 本品味酸能敛，能够敛阴止汗。用治自汗、盗汗，可与麻黄根、牡蛎等同用。

3. 用于遗精，滑精 本品甘温而涩，能补肾涩精止遗，为治心肾两虚，精关不固之遗精、滑精常用之品。用治：①梦遗滑精，可与桑螵蛸、龙骨等同用，如桑螵蛸丸(《世医得效方》)；②肾虚精亏证，可与覆盆子、菟丝子、枸杞子、车前子同用，即五子衍宗丸(《证治准绳》)。

4. 用于久泻不止 本品味酸收敛，能够涩肠止泻。用治：①脾肾虚寒之久泻，可与吴茱萸同炒香研末，米汤送服；②脾肾阳虚之五更泄泻，可与补骨脂、肉豆蔻、吴茱萸同用，即四神丸(《内科摘要》)。

5. 用于津伤口渴，消渴 本品甘以益气，酸能生津，具有益气生津止渴之功。用治：①热伤气阴之汗多口渴，常与人参、麦冬同用，即生脉散(《内外伤辨惑论》)；②消渴，多与山药、知母、天花粉等同用，如玉液汤(《医学衷中参西录》)。

6. 用于心神不安诸证 本品既能补益心肾，又能宁心安神。用治阴血亏损或心肾不交之虚烦心悸、失眠多梦等，常与麦冬、丹参、酸枣仁等同用，如天王补心丹(《摄生秘剖》)。

【用法用量】 煎服，1.5～6g。

【使用注意】 凡表邪未解或内有实邪者，均不宜用。

【参考资料】

1. 古籍摘要

《神农本草经》："主益气，咳逆上气，劳伤羸瘦，补不足，强阴，益男子精。"

《本草备要》："性温，五味俱全，酸咸为多，故专收敛肺气而滋肾水，益气生津，补虚明目，强阴涩精，退热敛汗，止呕住泻，宁嗽定喘，除烦渴。"

2. 化学成分 本品含五味子醇甲、五味子素、去氧五味子素、新五味子素、五味子酯甲等木脂素成分，还含挥发油、有机酸及脂肪油等成分。

3. 药理作用 本品对神经系统各级中枢均有兴奋作用；有镇咳和祛痰作用；能降低血压；能利胆，降低血清转氨酶，对肝细胞有保护作用；有与人参相似的适应原样作用，并能增强机体对非特异性刺激的防御能力；能提高免疫，抗氧化、抗衰老；对金黄色葡萄球菌、肺炎杆菌、肠道沙门氏菌、绿脓杆菌等均有抑制作用。

4. 现代运用 现代临床以本品为主组方，可治疗重度哮喘、急慢性肝炎、病毒性心肌炎、冠心病、神经官能症、克山病、失眠、男性不育症等。

附：南五味子

为木兰科植物华中五味子 *Schisandra sphenanthera* Rehd. et Wils 的干燥成熟果实。性味、功效、主治、用法用量、使用注意均同五味子。

乌梅(《神农本草经》)

为蔷薇科植物梅 *Prunus mume* （Sieb.） Sieb. et Zucc. 的干燥近成熟果实。主产于浙江、福建、云南等地。夏季果实近成熟时采收，低温烘干后闷至色变黑，除去杂质，干燥。生用、去核生用或炒炭用。

【处方用名】 乌梅（生用，长于生津止渴，敛肺止咳）；乌梅肉（去核生用，功效、适应证同乌梅，而作用更强）；乌梅炭（炒炭用，长于涩肠止泻，止血）。

【**性味归经**】酸、涩，平。归肝、脾、肺、大肠经。

【**功效**】敛肺，涩肠，生津，安蛔。

【**应用**】

1. 用于肺虚久咳　本品味酸而涩，其性收敛，能够敛肺止咳。用治肺虚久咳少痰或干咳无痰，可与罂粟壳、五味子等同用，如九仙散(《卫生宝鉴》)。

2. 用于久泻，久痢　本品酸涩入大肠经，能够涩肠止泻，为治疗久泻、久痢之常用药。用治久泻、久痢，可与罂粟壳、诃子等同用，如固肠丸(《证治准绳》)。

3. 用于虚热消渴　本品味酸，能生津液，止烦渴。用治虚热消渴，可与天花粉、麦冬、人参等同用，如玉泉散(《沈氏尊生书》)。

4. 用于蛔厥腹痛　本品极酸，“蛔得酸则伏”，具有安蛔止痛之功，为安蛔之良药。用治蛔厥证之腹痛、呕吐、四肢厥冷等，常配伍细辛、川椒、黄连、附子等，如乌梅丸(《伤寒论》)。

此外，本品炒炭后，能固冲止漏，可用于崩漏不止、便血等出血证；外敷能消疮毒，可治胬肉外突、头疮等。

【**用法用量**】煎服，6～12g。

【**使用注意**】凡表邪未解或内有实邪者，均不宜用。

【**参考资料**】

1. 古籍摘要

《神农本草经》：“下气，除热烦满，安心，止肢体痛，偏枯不仁，死肌，去青黑痔，蚀恶肉。”

《本草纲目》：“敛肺涩肠，止久嗽泻痢，反胃噎膈，蛔厥吐利。”

《本草求真》：“乌梅酸涩而温，……入肺则收，入肠则涩，入筋与骨则软，入虫则伏，入于死肌、恶肉、恶痣则除，刺入肉中则拔……痈毒可敷，中风牙关紧闭可开，蛔虫上攻眩仆可治，口渴可止。宁不为酸涩收敛止一验乎。”

2. 化学成分　本品含柠檬酸、苹果酸、琥珀酸、酒石酸、糖类、谷甾醇、蜡样物质、齐墩果酸样物质等成分。

3. 药理作用　本品煎剂在体外对多种致病性细菌及皮肤真菌有抑制作用；有轻度收缩胆囊作用，能促进胆汁分泌；能增强机体免疫功能。

4. 现代运用　现代临床以本品为主组方或制成注射液，可治疗内痔和混合痔、急慢性肝炎、慢性结肠炎、细菌性痢疾、婴幼儿腹泻、胆道蛔虫症、胆囊炎、胆石症等。

肉豆蔻(《药性论》)

为肉豆蔻科植物肉豆蔻 *Myristica fragrans* Houtt. 的干燥种仁。主产于马来西亚、印度尼西亚；我国广东、广西、云南亦有栽培。冬、春两季果实成熟时采收，除去皮壳，干燥。生用或煨制去油用。

【处方用名】 肉豆蔻（生用，长于暖胃消食，下气止呕，但有滑肠及刺激性，一般多制用）；煨肉豆蔻（煨用，免于滑肠，减少刺激性，增强固肠止泻之功）。

【性味归经】 辛，温。归脾、胃、大肠经。

【功效】 涩肠止泻，温中行气。

【应用】

1. 用于虚泻，冷痢 本品辛温而涩，入脾、胃经，能温暖脾胃，固涩大肠，止泻止痢，为治疗虚寒性泻痢之常用药。用治：①脾胃虚寒之久泻、久痢，常与肉桂、干姜、白术等同用；②脾肾阳虚之五更泄泻，可配伍补骨脂、五味子、吴茱萸，即四神丸(《内科摘要》)。

2. 用于胃寒胀痛，食少呕吐 本品辛香温燥，能温中理脾，行气止痛。用治胃寒气滞之脘腹胀痛、食少呕吐，常与木香、干姜等同用。

【用法用量】 煎服，3～9g。

【参考资料】

1. 古籍摘要

《药性论》："主小儿吐逆不下乳，腹痛；治宿食不消，痰饮。"

《开宝本草》："主温中消食，止泄，治积冷心腹胀痛，霍乱中恶。"

《本草经疏》："肉豆蔻辛味能散能消，温气能和中通畅，其气芬芳，香气先入脾，脾主消化，温和而辛香，故开胃，胃喜暖故也。"

2. 化学成分 本品含挥发油、肉豆蔻醚、丁香酚、异丁香酚、萜烯类化合物等成分。

3. 药理作用 本品所含挥发油，少量能促进胃液的分泌及胃肠蠕动，而有开胃和促进食欲，消胀止痛的作用，但大量服用则有抑制作用，且有较显著的麻醉作用；挥发油中的萜类成分对细菌和霉菌均有抑制作用；肉豆蔻醚对正常人有致幻、抗炎作用。

4. 现代运用 现代临床以本品配伍他药，可治疗腹泻、小儿单纯性消化不良等疾病。

诃子(《药性论》)

为使君子科植物诃子 *Terminalia chebula* Retz. 或绒毛诃子 *Terminalia chebula* Retz. var. *tomentella Kurt.* 的干燥成熟果实。主产于云南、广东、广西等地。秋冬二季果实成熟时采收，除去杂质，晒干。生用或去核用。

【性味归经】苦、酸、涩，平。归肺、大肠经。

【功效】敛肺涩肠，降火利咽。

【应用】

1. 用于久泻，久痢　本品酸涩收敛，入大肠经，能够涩肠止泻。用治：①久泻、久痢，可单用，即诃黎勒散(《金匮要略》)；②久泻、久痢属虚寒者，常与干姜、罂粟壳、陈皮等配伍，如诃子皮饮(《兰室秘藏》)。

2. 用于久咳，失音　本品酸涩而苦，既收又降，既能敛肺下气止咳，又能清肺利咽开音，为治失音之要药。用治：①肺虚久咳、失音，可与人参、五味子等同用；②久咳失音，咽喉肿痛者，常与青黛、冰片等蜜丸噙化，如清音丸(《医学统旨》)。

【用法用量】煎服，3~9g。

【使用注意】凡外有表邪、内有湿热积滞者忌用。

【参考资料】

1. 古籍摘要

《药性论》："通利津液，主胸膈结气，止水道，黑须发。"

《本草逢原》："生用清金止嗽，煨熟固脾止泻。"

《本草经疏》："诃黎勒其味苦涩，其气温而无毒。苦所以泄，涩所以收，温所以通，性敛故能主冷气，心腹胀满；惟温故下食。甄权用以止水道，萧炳用以止肠澼久泄，苏颂用以疗肠风泻血、带下，朱震亨用以实大肠，无非苦涩收敛，治标之功也。"

2. 化学成分　本品含大量鞣质，如诃子酸、原诃子酸等，还含诃子素、鞣酸酶、番泻苷A等成分。

3. 药理作用　本品所含鞣质有收敛、止泻作用，除鞣质外，还含有致泻成分，故与大黄相似，先致泻而后收敛；煎剂对痢疾杆菌、绿脓杆菌、白喉杆菌、金黄色葡萄球菌、大肠杆菌、溶血性链球菌等多种细菌均有不同程度的抑制作用。

4. 现代运用　现代临床以本品配伍他药，可治疗慢性咽炎、小儿腹泻、慢性泄泻、溃疡性结肠炎、慢性甲沟炎、烧烫伤、急慢性湿疹等。

五倍子(《本草拾遗》)

为漆树科植物盐肤木 *Rhus chinensis* Mill.、青麸杨 *Rhus potaninii* Maxim. 或红麸杨 *Rhus punjabensis* Stew. var. *sinica*（Diels）Rehd. et Wils. 叶上的虫瘿，主要由五倍子蚜 *Melaphis chinensis*（Bell）Baker 寄生而形成。主产于贵州、四川等地，以产于贵州者为道地药材。秋季采摘，置沸水中略煮或蒸至表面呈灰色，杀死蚜虫，取出，干燥。生用。

【性味归经】 酸、涩，寒。归肺、大肠、肾经。

【功效】 敛肺降火，涩肠止泻，敛汗止血，收湿敛疮，固精止遗。

【应用】

1. 用于咳嗽，咯血 本品酸涩性寒，能够收敛清降，入肺经，既能敛肺止咳，又能清肺降火，适用于久咳及肺热咳嗽。用治：①肺虚久咳，常与五味子、罂粟壳等同用；②肺热痰嗽，可与瓜蒌、黄芩、贝母等同用。

2. 用于久泻，久痢 本品酸涩，入大肠经，有涩肠止泻之功。用治久泻久痢，可与诃子、五味子等同用，以增强涩肠之功。

3. 用于自汗，盗汗 本品味酸收敛，能够敛肺止汗。用治自汗、盗汗，可与五味子、酸枣仁等同用。

4. 用于崩漏，便血，痔血 本品有收敛止血作用。用治：①崩漏，可与棕榈、血余炭等同用；②便血、痔血，可与槐花、地榆等同用。

5. 用于湿疮，溃疡不敛等 本品外用能收湿敛疮，且有解毒消肿之功。用治湿疮流水、溃疡不敛、肛脱不收、子宫下垂等，可单用或配伍枯矾研末外敷或煎汤熏洗。

6. 用于遗精，滑精 本品入肾经，能够涩精止遗。用治肾虚精关不固之遗精、滑精，常与龙骨、茯苓等同用，如玉锁丹(《和剂局方》)。

【用法用量】 煎服，3～6g；外用适量。

【使用注意】 内有实邪者慎用。

【参考资料】

1. 古籍摘要

《本草拾遗》："肠虚泻痢，为末，热汤服之。"

《本草纲目》："敛肺降火，化痰饮，止咳嗽、消渴、盗汗、呕吐、失血、久痢……治眼赤湿烂，消肿毒、喉痹，敛溃疮金疮，收脱肛子肠坠下。""其味酸咸，能敛肺止血，化痰止渴收汗；其气寒，能散热毒疮肿；其性收，能除泻痢湿烂。"

2. 化学成分 本品含没食子鞣质、没食子酸、树脂、脂肪、蜡质、淀粉等成分。

3. 药理作用　本品所含没食子酸与皮肤、黏膜的溃疡面接触后，其组织蛋白质即被凝固，形成一层被膜而呈收敛作用；对小肠有收敛作用，可减轻肠道炎症，制止腹泻；本品对金黄色葡萄球菌、链球菌、肺炎球菌、伤寒杆菌、副伤寒杆菌、痢疾杆菌、炭疽杆菌、白喉杆菌、绿脓杆菌等均有抑制作用。

4. 现代运用　现代临床以本品进行组方，可治疗上消化道出血、糖尿病、溃疡性结肠炎、秋季肠炎、小儿腹泻、细菌性痢疾等。

罂粟壳(《本草发挥》)

为罂粟科植物罂粟 *Papaver somniferum* L. 的干燥成熟果壳。原产于外国，我国部分地区的药物种植场有少量栽培。秋季将已割取浆汁后的成熟果实摘下，破开，除去种子及枝梗，干燥。生用、醋炙或蜜炙用。

【处方用名】罂粟壳（生用，能够涩肠止泻，敛肺止咳，止痛）；醋罂粟壳（醋炙，增强止泻、止痛作用）；蜜罂粟壳（蜜炙，增强润肺止咳作用）。

【性味归经】酸、涩，平；有毒。归肺、大肠、肾经。

【功效】涩肠止泻，敛肺止咳，止痛。

【应用】

1. 用于久泻，久痢　本品酸涩性平，能够固肠道，涩滑脱。用治：①脾虚久泻不止，常与诃子、陈皮、砂仁等同用，如罂粟散(《普济方》)；②脾虚中寒之久痢，常与肉豆蔻、肉桂等同用，如真人养脏汤(《和剂局方》)。

2. 用于肺虚久咳　本品酸收，入肺经，能够敛肺止咳平喘。用治肺虚久咳，可单用蜜炙研末冲服，或配伍乌梅、五味子等。

3. 用于多种疼痛　本品有良好的麻醉止痛作用。用治胃痛、腹痛、筋骨疼痛等各种疼痛，单用即效或配入复方中使用。

【用法用量】煎服，3～6g。

【使用注意】本品易成瘾，不宜常服；儿童禁用。

【参考资料】

1. 古籍摘要

《本草纲目》："罂子粟壳，酸主收涩，故初病不可用之。泄泻下痢既久，则气败不固而肠滑肛脱，咳嗽诸病既久，则气散不收而肺胀痛剧，故俱宜此涩之、固之、收之、敛之。"

《本草求真》："功专敛肺涩肠固肾，凡久泻、久痢脱肛、久嗽气乏，并心腹筋骨诸痛者最宜。"

2. 化学成分　本品含吗啡、可待因、那可汀、罂粟碱、罂粟壳碱等多种生物碱，还含多糖、内消旋肌醇、赤癣醇等成分。

3. 药理作用 本品所含吗啡、可待因等均有显著的镇痛、镇咳作用；能使胃肠道及其括约肌的张力提高，消化液分泌减少，便意迟钝而起止泻作用。

4. 现代运用 现代以本品为主配伍他药或制成制剂，可治疗慢性胃肠炎、结肠炎、消化不良、特异性胃肠炎、慢性腹泻、突发性耳聋、阳痿、烧烫伤、脑血栓、肺栓塞、肢端动脉痉挛、动脉栓塞性疼痛等。

石榴皮(《名医别录》)

为石榴科植物石榴 *Punica granatum* L. 的干燥果皮。我国大部分地区均有栽培。秋季果实成熟后收集果皮，晒干。生用或炒炭用。

【处方用名】 石榴皮（生用，长于驱虫）；石榴皮炭（炒炭，醋煅用增强收敛作用）。

【性味归经】 酸、涩，温。归大肠经。

【功效】 涩肠止泻，杀虫，止血。

【应用】

1. 用于久泻，久痢 本品酸涩收敛，入大肠经，能涩肠止泻。用治久泻久痢，可单用煎服或研末冲服，亦可与肉豆蔻、诃子等同用。

2. 用于虫积腹痛 本品有杀虫作用。用治蛔虫、蛲虫、绦虫等虫积腹痛，常与槟榔、使君子等同用，如石榴皮散(《太平圣惠方》)。

3. 用于崩漏，便血 本品能够收敛止血。用治：①崩漏及妊娠下血，常与当归、阿胶、艾叶等同用；②便血，可配伍地榆、槐花等。

此外，本品尚有涩精、止带作用，可用于遗精、带下等。

【用法用量】 煎服，3～9g。

【参考资料】

1. 古籍摘要

《名医别录》："疗下痢，止漏精。"

《本草拾遗》："主蛔虫，煎服。"

2. 化学成分 本品含鞣质、石榴皮碱、伪石榴皮碱、异石榴皮碱、没食子酸、苹果酸、熊果酸、异槲皮苷、树脂等成分。

3. 药理作用 本品所含鞣质具有收敛作用；煎剂对金黄色葡萄球菌、痢疾杆菌、白喉杆菌均有杀灭作用，对霍乱弧菌、伤寒杆菌、绿脓杆菌、结核杆菌等有明显的抑制作用，对堇色毛癣菌、红色表皮癣菌、奥杜盎氏小孢子菌等有抑制作用。

4. 现代运用 现代临床用石榴皮制剂内服，可治疗胆道感染、急慢性气管炎、肺部感染、淋巴结炎、多发性疖肿、外伤感染、慢性阑尾炎、肠炎、急性细菌性痢疾、阿米巴痢疾、溃疡性结肠炎等。

赤石脂(《神农本草经》)

为硅酸盐类矿物多水高岭石族多水高岭石，主含四水硅酸铝［$Al_4(Si_4O_{10})(OH)_8 . 4H_2O$］。主产于福建、山东、河南等地。采挖后，除去杂质。研细用或煅用。

【处方用名】 赤石脂（生用，能够收涩）；煅赤石脂（煅用，可增强收涩作用）。

【性味归经】 甘、酸、涩，温。归胃、大肠经。

【功效】 涩肠止泻，收敛止血，敛疮生肌。

【应用】

1. 用于久泻，久痢　本品味涩质重，入胃肠经，长于涩肠止泻。用治：①泻痢日久、滑脱不禁、脱肛等，常与禹余粮相须为用，如赤石脂禹余粮汤(《伤寒论》)；②虚寒下痢、便脓血，常与干姜、粳米等同用，如桃花汤(《伤寒论》)。

2. 用于崩漏，便血　本品味涩，能收敛止血。用治：①崩漏，常与海螵蛸、侧柏叶等同用，如滋血汤(《和剂局方》)；②便血、痔疮出血，常与禹余粮、龙骨、地榆等同用。

3. 用于疮疡久溃不敛　本品外用有收湿敛疮生肌之功。用治疮疡久溃不敛，可与煅龙骨、乳香、没药等同用。

【用法用量】 煎服，9~12g；外用适量，研末敷患处。

【使用注意】 湿热泻痢者忌服；不宜与肉桂同用。

【参考资料】

1. 古籍摘要

《神农本草经》：“主泻痢，肠澼脓血，下血赤白。”

《本草逢原》：“赤石脂功专止血固下。仲景桃花汤下痢便脓血者，取石脂之重涩，入下焦血分固脱，……火热暴注，初痢有积滞者勿用。”

2. 化学成分　本品主要含四水硅酸铝，尚含氧化铁等成分。

3. 药理作用　本品能吸附消化道内的有毒物质、细菌毒素及代谢产物，减少对肠道黏膜的刺激，而呈止泻作用；对胃肠黏膜有保护作用。

4. 现代运用　现代临床以本品配伍他药或制成制剂，可治疗上消化道出血、慢性腹泻等。

禹余粮(《神农本草经》)

为氢氧化物类矿物褐铁矿，主含碱式氧化铁［FeO（OH）］。主产于浙江、广东等地。采挖后，除去杂石，干燥。生用或醋煅用。

【处方用名】 禹余粮（生用，能够收涩）；煅禹余粮（醋煅用，增强收敛作用）。

【性味归经】 甘、涩，微寒。归胃、大肠经。

【功效】 涩肠止泻，收敛止血，止带。

【应用】

1. 用于久泻，久痢　本品味涩能收，能够涩肠止泻。用治久泻、久痢，常与赤石脂相须为用，如赤石脂禹余粮汤(《伤寒论》)。

2. 用于崩漏，便血　本品质重味涩，能收敛止血。用治：①崩漏，常与海螵蛸、赤石脂、龙骨等同用；②气虚失摄之便血，可配伍人参、白术、炮姜等。

3. 用于带下　本品入下焦，能固涩止带。用治肾虚不固之带下清稀，常与海螵蛸、煅牡蛎、炒山药等同用。

【用法用量】 煎服，9～15g。

【使用注意】 孕妇慎用。

【参考资料】

1. 古籍摘要

《神农本草经》："主下赤白。""主漏下。"

《本草纲目》："催生，固大肠。""禹余粮，手足阳明血分重剂也。其性涩，故主下焦先后诸病。"

2. 化学成分　本品含氧化铁、磷酸盐、铝、钙、镁、钾等成分。

3. 药理作用　本品煎液能抑制小鼠肠蠕动；生品能明显缩短凝血时间和出血时间，而煅品则出现延长作用。

4. 现代运用　现代临床以本品配伍他药，可治疗久泻、溃疡性结肠炎、子宫脱垂等。

第三节　固精缩尿止带药

本类药物酸涩收敛，主入肾、膀胱经，具有固精、缩尿、止带等作用，某些药物还兼有补益肝肾之功。适用于正虚不固所致的遗精、滑精、遗尿、尿频、带下等证。

山茱萸（《神农本草经》）

为山茱萸科植物山茱萸 *Cornus officinalis* Sieb. et Zucc. 的干燥成熟果肉。主产于河南、浙江、安徽、陕西等地。秋末冬初果皮变红时采收果实，用文火烘或置沸水中略烫后，及时除去果核，干燥。生用或酒蒸用。

【处方用名】山茱萸、山萸肉（生用，敛阴止汗力强）；酒萸肉（酒蒸用，增强温补肝肾作用，并减弱酸味）。

【性味归经】酸、涩，微温。归肝、肾经。

【功效】补益肝肾，收敛固涩。

【应用】

1. 用于肝肾不足诸证　本品味酸而涩，其性温而不燥，补而不峻，补益肝肾，既能益精，又可助阳，为平补肝肾之要药。用治：①肝肾阴虚之头晕目眩、腰酸耳鸣，常与熟地黄、山药等同用，如六味地黄丸(《小儿药证直诀》)；②命门火衰之腰膝冷痛、小便不利等，常与肉桂、附子等同用，如肾气丸(《金匮要略》)。

2. 用于崩漏，月经过多　本品入下焦，能补肝肾、固冲任以止血。用治：①妇女肝肾亏损，冲任不固之崩漏、月经过多，常与熟地黄、白芍、当归等同用，如加味四物汤(《傅青主女科》)；②脾气虚弱，冲任不固之漏下，常与煅龙骨、煅牡蛎、白术等同用，如固冲汤(《医学衷中参西录》)。

3. 用于大汗不止，体虚欲脱　本品酸涩性温，能收敛止汗，固涩滑脱。用治大汗欲脱或久病虚脱者，常与人参、附子等同用，如来复汤(《医学衷中参西录》)。

【用法用量】煎服，6～12g。

【参考资料】

1. 古籍摘要

《神农本草经》："主心下邪气，寒热，温中，逐寒湿痹，去三虫。"

《药性论》："止月水不定，补肾气，兴阳道，添精髓，疗耳鸣，……止老人尿不节。"

2. 化学成分　本品含山茱萸苷、乌索酸、莫罗忍冬苷、7－O－甲基莫罗忍冬苷、獐牙菜苷、番木鳖苷、没食子酸、苹果酸、酒石酸、皂苷、鞣质等成分。

3. 药理作用　本品对非特异性免疫功能有增强作用，体外试验能抑制腹水癌细胞；有抗实验性肝损害作用；对于因化学疗法及放射疗法引起的白细胞下降，有使其升高作用，且有抗氧化作用；所含鞣质有收敛作用；注射液能强心、升压，并能抑制血小板聚集，抗血栓形成。

4. 现代运用 现代临床以本品配伍他药，可治疗骨质疏松症、糖尿病、冠心病、乳糜尿、失眠、颈椎病、复发性口疮等。

桑螵蛸(《神农本草经》)

为螳螂科昆虫大刀螂 *Tenodera sinensis* Saussure、小刀螂 *Statilia maculata* (Thunberg) 或巨斧螳螂 *Hierodula patellifera* (Serville) 的干燥卵鞘。以上三种分别习称"团螵蛸"、"长螵蛸"及"黑螵蛸"。全国大部分地区均产。深秋至次春采收，除去杂质，蒸至虫卵死后，干燥。生用。

【性味归经】甘、咸，平。归肝、肾经。

【功效】补肾固精，缩尿，止浊。

【应用】

1. 用于遗精、滑精，遗尿、尿频，白浊 本品甘能补益，咸以入肾，能补肾气，固精关，缩小便。用治：①肾虚遗精、滑精，常与龙骨、五味子等同用，如桑螵蛸丸(《世医得效方》)；②小儿遗尿，可单用为末，米汤送服；③小便频数、遗尿、白浊，可与远志、龙骨、石菖蒲等配伍，如桑螵蛸散(《本草衍义》)。

2. 用于阳痿 本品有补肾助阳功效。用治肾虚阳痿，常与鹿茸、肉苁蓉、菟丝子、枸杞子等同用。

【用法用量】煎服，5～9g。

【参考资料】

1. 古籍摘要

《神农本草经》："主伤中、疝瘕、阴痿，益精生子，女子血闭腰痛，通五淋，利小便水道。"

《名医别录》："疗男子虚损，五脏气微，梦寐失精，遗溺。"

《本经逢原》："肝肾命门药也，功专收涩，故男子虚损、肾衰阳痿、梦中失精、遗溺白浊方多用之。"

2. 化学成分 本品含蛋白质、脂肪、粗纤维、氨基酸、铁、钙、胡萝卜素样色素等成分。

3. 药理作用 本品具有轻微抗利尿及敛汗作用；还有促进消化液分泌作用；能降低血糖、血脂等。

4. 现代运用 现代临床以本品配伍他药，可治疗急性尿道综合征、小儿遗尿症、前列腺术后尿失禁、带状疱疹等。

莲子(《神农本草经》)

为睡莲科植物莲 *Nelumbo nucifera* Gaertn. 的干燥成熟种子。主产于湖南、福建、江苏、浙江等南方各地池沼湖溏中。秋季果实成熟时采割莲房，取出果实，除去果皮，干燥。生用。

【性味归经】甘、涩，平。归脾、肾、心经。

【功效】补脾止泻，益肾固精，养心安神。

【应用】

1. 用于脾虚泄泻　本品甘可补脾，涩能止泻，既可补益脾气，又能涩肠止泻。用治脾虚失运之久泻、食欲不振等，常与人参、茯苓、白术等同用，如参苓白术散(《和剂局方》)。

2. 用于带下　本品既能补脾益肾，又能固涩止带。用治脾虚带下，常与茯苓、白术等同用。

3. 用于遗精、滑精　本品味甘而涩，入肾经而能益肾固精。用治肾虚精关不固之遗精、滑精，常与芡实、龙骨等同用，如金锁固精丸(《医方集解》)。

4. 用于心悸，失眠　本品甘平，入心、肾经，能养心血，益肾气，交通心肾而有安神之功。用治心肾不交之虚烦、失眠，常与酸枣仁、茯神、远志等同用。

【用法用量】煎服，6~15g。

【参考资料】

1. 古籍摘要

《神农本草经》：“主补中，养神，益气力。”

《本草纲目》：“交心肾，厚肠胃，固精气，强筋骨，补虚损，……止脾泻泄久痢，赤白浊，女人带下崩中诸血病。”

2. 化学成分　本品含淀粉、蛋白质、脂肪、糖类、棉子糖、钙、磷、铁等成分。

3. 药理作用　本品有收敛、镇静、营养等作用。

4. 现代运用　现代临床以本品配伍他药，可治疗肾小球肾炎、儿童隐匿性肾炎血尿、慢性肾盂肾炎、乳糜尿、慢性非细菌性前列腺炎、小儿腹泻、顽固性尿道综合征、难治性声带结节等。

附：莲子心、莲须、莲房、荷叶、荷梗

1. 莲子心　莲的成熟种子中的干燥幼叶及胚根。味苦，性寒。归心、肾经。功能清心安神，交通心肾，涩精止血。主治热入心包，神昏谵语；心肾不交，失眠遗精；血热吐血。煎服，2~5g。

2. 莲须　为莲的干燥雄蕊。味甘、涩，性平。归心、肾经。功能固肾涩精。主治遗精、滑精、带下、尿频。煎服，3~5g。

3. 莲房　为莲的干燥花托。味苦、涩，性温。归肝经。功能化瘀止血。主治崩漏，尿血，痔疮出血。煎服，4.5～9g。多炒炭用。

4. 荷叶　为莲的干燥叶。味苦，性平。归肝、脾、肾经。功能清热解暑，升发清阳，凉血止血。主治暑热烦渴，暑湿泄泻，脾虚泄泻，血热吐衄，便血崩漏。煎服，3～9g；鲜品15～30g。

5. 荷梗　为莲的干燥叶柄及花柄。味苦，性平。归肝、脾、胃经。功能降气宽胸，和胃安胎。主治外感暑湿，胸闷不畅，妊娠呕吐，胎动不安。煎服，10～15g。

芡实（《神农本草经》）

为睡莲科植物芡 *Euryale ferox* Salisb. 的干燥成熟种仁。主产于湖南、江西、安徽、山东等地。秋末冬初采收成熟果实，除去果皮，取出种子，再除去硬壳，晒干。生用或麸炒用。

【处方用名】 芡实（生用，性平，涩而不滞，补脾益肾兼祛湿）；炒芡实（麸炒，性偏温，补脾固涩作用增强）。

【性味归经】 甘、涩，平。归脾、肾经。

【功效】 益肾固精，补脾止泻，除湿止带。

【应用】

1. 用于遗精、滑精　本品甘涩收敛，能够益肾固精。用治肾虚不固之遗精、滑精，常与金樱子相须为用，即水陆二仙丹（《仁存堂经验方》），亦可与莲子、莲须、牡蛎等配伍，如金锁固精丸（《医方集解》）。

2. 用于脾虚久泻　本品既能健脾除湿，又能收敛止泻。用治脾虚湿盛之久泻，常与白术、茯苓、薏苡仁等同用。

3. 用于带下　本品能益肾健脾，收敛固涩，除湿止带，为治疗带下证之佳品。用治：①脾肾两虚之带下清稀，常与苍术、白术、山药等同用；②湿热黄带，宜与清热利湿之黄柏、车前子等同用，如易黄汤（《傅青主女科》）。

【用法用量】 煎服，9～15g。

【参考资料】

1. 古籍摘要

《神农本草经》："主治湿痹腰脊膝痛，补中，除暴疾，益精气，强志，令耳目聪明。"

《本草纲目》："止渴益肾，治小便不禁，遗精，白浊，带下。"

2. 化学成分　本品含淀粉、蛋白质、脂肪、糖类、钙、磷、铁、硫胺素、核黄素、尼古酸、抗坏血酸等成分。

3. 药理作用　本品具有收敛、滋养作用。

4. 现代运用 现代临床以本品配伍他药，可治疗糖尿病、慢性肠炎、难治性慢性肾炎蛋白尿等。

海螵蛸(《神农本草经》)

为乌鲗科动物无针乌贼 *Sepiella maindroni de* Rochebrune 或金乌贼 *Sepia esculenta* Hoyle 的干燥内壳。主产于辽宁、江苏、浙江沿海等省区。收集乌贼鱼的骨状内壳，洗净，干燥。生用。

【性味归经】 咸、涩，温。归脾、肾经。

【功效】 固精止带，收敛止血，制酸，敛疮。

【应用】

1. 用于滑精，带下 本品味涩收敛，有固精止带之功。用治：①肾虚不固之滑精，常与山茱萸、菟丝子、沙苑子等同用；②肾虚带脉不固之带下清稀，常与山药、芡实等同用。

2. 用于崩漏，吐血，便血及外伤出血 本品能收敛止血，可用治多种出血证。用治：①崩漏，常与茜草、棕榈、五倍子等同用，如固冲汤(《医学衷中参西录》)；②吐血、便血，常与白及等份为末服；③外伤出血，可研末撒敷患处。

3. 用于胃痛吐酸 本品味咸而涩，能制酸止痛。用治胃痛胃酸过多，常与龙骨、牡蛎、瓦楞子等同用。

4. 用于湿疮，湿疹，疮疡溃久不敛等 本品外用能收湿敛疮。用治：①湿疮、湿疹，配伍黄柏、煅石膏等研末外敷；②疮疡溃久不敛，可单用研末外敷，或配煅石膏、枯矾等共研细末，撒敷患处。

【用法用量】 煎服，5～9g；外用适量。

【参考资料】

1. 古籍摘要

《神农本草经》：“主女子赤白漏下经汁，经闭，阴蚀肿痛，寒热癥瘕，无子。”

《本草品汇精要》：“止精滑，去目翳。”

2. 化学成分 本品含碳酸钙、壳角质、黏液质、多种微量元素等成分。

3. 药理作用 本品具有抗消化性溃疡、抗肿瘤作用；所含的碳酸钙能中和胃酸，改变胃内 pH 值，降低胃蛋白酶活性，促进溃疡面愈合；所含壳角质与胃中有机质和胃液作用后，可在溃疡面上形成保护膜，使出血趋于凝固。

4. 现代运用 现代临床以本品配伍他药，可治疗反流性食道炎、消化性溃疡出血、新生儿尿布皮炎、宫颈糜烂等。

金樱子(《雷公炮炙论》)

为蔷薇科植物金樱子 *Rosa laevigata* Michx. 的干燥成熟果实。主产广东、四川、云南、湖北等地。10～11 月果实成熟变红时采收，干燥，除去毛刺。生用。

【性味归经】 酸、甘、涩，平。归肾、膀胱、大肠经。

【功效】 固精缩尿，涩肠止泻。

【应用】

1. 用于遗精滑精，遗尿尿频，带下 本品味酸而涩，功专固敛，具有固精缩尿止带之功。用治肾虚不固所致上述诸症，常与芡实相须为用，即水陆二仙丹(《仁存堂经验方》)。

2. 用于久泻，久痢 本品入大肠经，能涩肠止泻。用治脾虚久泻、久痢，可配伍人参、芡实、五味子等，如秘元煎(《景岳全书》)。

【用法用量】 煎服，6～12g。

【参考资料】

1. 古籍摘要

《本草备要》:“固精秘气，治梦泄遗精，泄痢便数。”

《本草求真》:“生者酸涩，熟者甘涩，当用其将熟之际，得微酸甘涩之妙，取其涩可止脱，甘可补中，酸可收阴，故能善理梦遗崩带遗尿。”

2. 化学成分 本品含苹果酸、枸橼酸、鞣酸、树脂、皂苷、维生素 C、糖类、淀粉等成分。

3. 药理作用 本品所含鞣质具有收敛、止泻作用；煎液对金黄色葡萄球菌、大肠杆菌、绿脓杆菌、破伤风杆菌、钩端螺旋体及流感病毒均有抑制作用；还有抗动脉粥样硬化作用。

4. 现代运用 现代临床以本品配伍他药，可治疗盗汗、子宫脱垂、老年尿失禁、早泄、婴幼儿腹泻等。

覆盆子(《名医别录》)

为蔷薇科植物华东覆盆子 *Rubus chingii* Hu 的干燥果实。主产于浙江、福建等地。夏初果实由绿变绿黄时采收，除去梗、叶，置沸水中略烫或略蒸，取出，干燥。生用。

【性味归经】 甘、酸，温。入肾、膀胱经。

【功效】 益肾，固精，缩尿，明目。

【应用】

1. 用于遗精滑精，遗尿尿频 本品甘酸微温，入肾经，既能涩精缩尿，又能补益肝肾。用治：①肾虚遗精、滑精、阳痿等，常与枸杞子、五味子、车前子、菟丝子同用，即五子衍宗丸(《丹溪心法》)；②肾虚遗尿、尿频，常与桑螵蛸、益智等同用。

2. 用于肝肾不足之目暗不明　本品能益肝肾明目。用治肝肾不足之目暗不明者，可与枸杞子、沙苑子、菟丝子等同用。

【用法用量】煎服，6～12g。

【参考资料】

1. 古籍摘要

《名医别录》："益气轻身，令发不白。"

《本草备要》："益肾脏而固精，补肝虚而明目，起阳痿，缩小便。"

《本草正义》："覆盆，为滋养真阴之药，味带微酸，能收摄耗散之阴气而生津液，故寇宗奭谓益肾缩小便，服之当覆其溺器，语虽附会，尚为有理。"

2. 化学成分　本品含有机酸、糖类、维生素C、三萜成分、覆盆子酸、鞣花酸、β－谷甾醇等成分。

3. 药理作用　本品对葡萄球菌、霍乱弧菌有抑制作用；还有雌激素样作用；具有较明显的免疫增强作用。

小　结

本类药物多为酸或涩味，能够收敛固涩，主要用于正虚滑脱证。根据其作用不同，可分为固表止汗药、敛肺涩肠药、固精缩尿止带药三类。

一、固表止汗药

本类药物能够止汗，可用于自汗、盗汗。其中，麻黄根为敛肺固表止汗之专药，浮小麦既能固表止汗，又能益气除热。

二、敛肺涩肠药

本类药物既能敛肺止咳，又能涩肠止泻，主要用于肺虚久咳或虚喘及肠失固脱之久泻、久痢。其中：

1. 五味子、乌梅　均以酸味为主，有敛肺止咳，涩肠止泻，生津止渴之功，用于肺虚久咳虚喘、久泻久痢、津伤口渴等。然五味子又能补肾固精，养心安神，可用于肾虚不固之遗精、滑精及心神不安等；而乌梅收敛固涩力强，又能安蛔，可用于蛔厥腹痛。

2. 肉豆蔻 辛温而涩，入脾、胃经，能温暖脾胃，固涩大肠，止泻止痢，为治疗虚寒性泻痢之常用药。

3. 诃子 酸涩收敛，能够涩肠止泻，常用治久泻、久痢；又能降火利咽，可用于久咳，失音。

4. 五倍子 味酸而性寒，长于清敛肺肾大肠，而有止咳、敛汗、止泻、固精等诸多功效，从而能够治疗多种滑脱证。

5. 赤石脂、禹余粮 均具有涩肠止泻，收敛止血之功。然赤石脂甘温而味涩，收敛性强；禹余粮质重而味涩，收敛之中又有降逆之功。

三、固精缩尿止带药

本类药物酸涩收敛，具有固精、缩尿、止带等作用，用于正虚不固所致的遗精、滑精、遗尿、尿频、带下等证。其中：

1. 山茱萸 味酸而涩，能收能补，其性温而不燥，补而不峻，为平补肝肾之要药，故可用于肾虚诸证及滑脱诸证。

2. 桑螵蛸、海螵蛸 均有固精缩尿之功，用治遗精、滑精、遗尿等证。但桑螵蛸兼能补肾阳，可治肾虚阳痿；而海螵蛸固涩力强，又能收敛止血、止带、收湿敛疮、制酸，可用于出血证、带下、湿疮湿疹、胃痛泛酸等。

3. 莲子、芡实 性味均为甘涩平，主归脾、肾经。均能益肾固精、补脾止泻、止带。其不同之处在于莲子补多于涩，主治肾虚遗精、遗尿，脾虚食少、泄泻，或脾肾两虚之带下等；而芡实涩重于补，益脾肾固涩之中，又能除湿止带，故为虚、实带下证之常用药物。

复习思考题

1. 简述五味子和乌梅的功效异同。
2. 论述山茱萸的功效及主要适应证。
3. 桑螵蛸与海螵蛸在来源及功效方面有何区别?
4. 莲子与芡实均属水生植物，功效、应用有何异同?

第十九章 涌吐药

凡以促使呕吐为主要作用，治疗毒物、宿食、痰涎停于胃脘、胸膈以上所致病证的药物，称为涌吐药，又称催吐药。

本类药物以酸苦为主，有上行涌吐，吐出胃内、胸膈、咽喉的毒物、宿食、痰涎的作用。主要适用于误食毒物，尚停胃中；或宿食停滞，胃脘胀痛；或痰涎壅于胸膈、咽喉致呼吸喘促，甚或上犯于脑致癫痫发狂等证。涌吐药的应用，使病位在上的实邪得以祛除，即《内经》所言"其高者，因而越之"、"在上者涌之"之意。

本类药物多数有毒，且刺激性强，药力峻猛，作用迅速，易伤正气。为保证用药安全，宜从小剂量开始；若确实临床需要，可以逐渐增加用量，不可骤用大量。服药后可多饮温开水以助药力，或辅以探吐方法促使呕吐。若服药后呕吐不止，应立即停药，并采取措施及时解救。

使用涌吐药只可暂投，不可连服、久服，应中病即止，防止因过量使用导致中毒或涌吐太过而损伤正气。因剧烈的呕吐极易导致损津耗气伤胃，故涌吐药只适用于气壮邪实之证，对于体质虚弱，或老人、小儿、妇女胎前产后，以及素患失血、头晕、心悸、劳嗽喘咳者应禁用。呕吐之后不宜很快进食，应有一定时间使胃肠功能恢复，方可进食。开始宜进食少量流质或半流质等容易消化的食物，以养胃气，忌食油腻辛辣和不易消化的食物。

常山(《神农本草经》)

为虎耳草科植物常山 *Dichroa febrifuga* Lour. 的干燥根。主产于四川、贵州、湖南、湖北等地。秋季采挖，除去须根，洗净，晒干。生用或炒用。

【处方用名】 常山（生用，长于涌吐）；炒常山（炒用，减轻呕吐、恶心副作用及毒性，以截疟为主）。

【性味归经】 苦、辛，寒；有毒。归肺、肝、心经。

【功效】 截疟，涌吐痰涎。

【应用】

1. 用于疟疾 本品有截疟之功，适用于各种疟疾，古代单用本品浸酒或煎服均有良效。用治：①疟疾寒热，可配厚朴、草豆蔻、槟榔等，如常山饮(《圣济总录》)；②虚人久疟不止，可配黄芪、人参、乌梅等，如截疟饮(《医宗必读》)；③久疟而成疟母者，可与鳖甲、三棱等同用，如截疟常山饮(《丹溪心法》)。

2. 用于胸中痰饮 本品辛开苦泄，善上行涌吐以祛胸中痰饮。用治胸中痰饮、或痰邪上犯之头痛，常配甘草，水煎后和蜜温服。

【**用法用量**】煎服，5～9g。

【**使用注意**】有催吐副作用，用量不宜过大；孕妇慎用。

【**参考资料**】

1. 古籍摘要

《神农本草经》："味苦寒，主伤寒寒热，温疟，鬼毒，胸中痰结，吐逆。"

《本草纲目》："常山、蜀漆，有劫痰截疟之功，须在发散表邪乃提出阳分之后，用之得宜，神效立见；用失其法，真气必伤。"

2. 化学成分 本品含总生物碱，包括黄常山碱甲、乙、丙、黄常山定碱、4－喹唑酮；还含伞形花内酯、常山素B、香草酸、八仙花酚、7－羟基－8－甲氧基香豆精、4－羟基－八仙花酚、草酸钙晶体等成分。

3. 药理作用 本品煎剂、醇提液对疟疾有显著疗效，以黄常山碱丙抗疟作用最强；盐酸黄常山碱乙无论体外或体内试验均有很强的抗阿米巴原虫作用；煎剂有解热作用；黄常山碱甲、乙、丙均有降压作用，并对子宫平滑肌有兴奋作用；静注黄常山碱甲、乙、丙，能引起大部分鸽子呕吐；本品还有抗流感病毒、抗癌等作用。

4. 现代运用 现代常以本品为主，随证配伍，治疗各型疟疾、心律失常、上呼吸道感染和蓝氏贾第鞭毛虫病等。

瓜蒂(《神农本草经》)

为葫芦科植物甜瓜 *Cucumis melo* L. 的干燥果蒂。全国各地均产。夏季采摘，阴干。生用。

【**性味归经**】苦，寒；有毒。归胃经。

【**功效**】涌吐痰食，除湿退黄。

【**应用**】

1. 用于痰热郁于胸中，宿食停滞于胃 本品苦寒有毒，主入胃经，能涌吐热痰、宿食。用治：①痰热郁于胸中，上犯清窍所致癫痫、发狂，单用本品炒黄研末吞服；②痰涎涌喉所致喉痹喘息，单用或配伍郁金等份为末服；③宿食停滞胃中，症见胃脘胀痛、烦闷不食、嗳腐等，配伍赤小豆、淡豆豉煎汤送服，如瓜蒂散(《伤寒论》)。

2. 用于湿热黄疸　本品苦寒，有祛湿退黄之功。用治湿热黄疸，可单用研末吹鼻，使黄水出鼻，或研末煎汤去渣顿服。

【用法用量】煎服，3～6g；入丸散，每次0.3～1.5g；外用适量，研末吹鼻。

【使用注意】孕妇、吐血、咯血及上焦无实邪者禁服。

【参考资料】

1. 古籍摘要

《神农本草经》："味苦寒，主大水，身面四肢浮肿，下水，杀蛊毒，咳逆上气及食诸果，病在胸腹中，皆吐下之。"

《本草纲目》："吐风热痰涎，治风眩头痛，癫痫喉痹，头目有湿气。"

2. 化学成分　本品含葫芦苦素B、D、E、异葫芦苦素B、葫芦苦素B－2－O－β－D－吡喃葡萄糖苷、α－菠菜甾醇、甾醇、皂苷、氨基酸等成分。

3. 药理作用　本品所含葫芦素类成分都有细胞毒作用，并有抗肿瘤活性；甜瓜素有强烈的催吐作用；葫芦素对四氯化碳引起的大鼠中毒性肝炎有保护作用，使谷丙转氨酶明显降低；葫芦素B能有效地控制肝细胞变性、坏死，加速组织的修复及抑制胶原纤维的增生；本品还有提高细胞免疫功能的作用。

4. 现代运用　现代临床以本品单用或配伍他药，可治疗急性黄疸型传染性肝炎、慢性肝炎、原发性肝癌、食物中毒、慢性鼻炎等疾病。

胆矾(《神农本草经》)

为硫酸盐类胆矾族矿物胆矾 *Chalcanthite* 的晶体，或为硫酸作用于铜而制成的含水硫酸铜结晶。主产于云南、山西、江西、广东等地。四季可采。研末用或煅后研末用。

【性味归经】酸、辛，寒；有毒。归肝、胆经。

【功效】涌吐痰涎，解毒，祛腐。

【应用】

1. 用于癫痫惊狂，喉痹，误食毒物　本品酸涩辛散，性寒清热，内服善于涌吐风痰、毒物。用治：①风痰所致的癫痫惊狂，单用本品为末，温醋汤调下，取吐；②风热痰涎上壅之喉痹，与僵蚕同用，研末少许吹喉，如二圣散(《济生方》)；③误食毒物，可单用温水化服。

2. 用于风眼赤烂，口疮，牙疳　本品酸味收敛，小量外用能解毒收湿。用治：①风眼赤烂，以之煅研，水溶洗目；②口舌生疮，可单独研末，局部外用，或与蛇胆、冰片等同用；③牙疳，可单用或配麝香少许，和匀外敷。

3. 用于痔漏，疔疮 本品外用，能祛腐蚀疮。用治：①痔漏，配龙骨、铅丹等研末外敷，如胆矾散(《杨氏家藏方》)；②疔疮肿毒，配血竭、蟾酥、麝香等外敷，如离宫锭子(《外科大成》)。

【用法用量】 入丸散，每次0.3～0.6g；外用适量，研末局部外撒或水溶化后外洗患处。

【使用注意】 不宜大量、久服；体虚者忌服。

【参考资料】

1. 古籍摘要

《神农本草经》：“主明目，目痛，金疮，诸痫痉，女子阴蚀痛，石淋，寒热，崩中下血，诸邪毒气。”

《名医别录》：“散癥积，咳逆上气及鼠瘘恶疮。”

2. 化学成分 本品主要成分为硫酸铜（$CuSO_4 \cdot 5H_2O$）。

3. 药理作用 本品具有促进胆汁分泌的作用；内服刺激胃有催吐作用；浓缩液外用对局部黏膜有腐蚀作用；对常见化脓性球菌和肠道致病菌均有较强的抑制作用。

4. 现代运用 现代以本品为主随证配伍，可治疗白喉、水肿、软组织化脓性感染、急性喉炎、痔疮、口腔病及皮肤肿瘤等。

小　结

本类药物能涌吐胃内、胸膈、咽喉的毒物、宿食、痰涎，主要适用于误食毒物、宿食停滞、痰涎壅于胸膈、咽喉等证。其中：常山、瓜蒂、胆矾均性寒有毒，善涌吐，治疗痰涎、宿食、毒物等壅滞于胸膈、咽喉、胃脘等证。此外，常山有截疟之功，常用于疟疾，又能涌吐痰涎，可用于胸中痰饮；瓜蒂能除湿退黄，可用于湿热黄疸；胆矾能解毒祛腐，可用于风眼赤烂、口疮、痔漏疔疮等证。

复习思考题

1. 何谓涌吐药？试述其功效、主治证及使用注意。
2. 简述常山、瓜蒂、胆矾的功效及适应证。
3. 简述瓜蒂的使用注意。

第二十章　杀虫止痒药

凡以杀虫止痒为主要作用的药物，称为杀虫止痒药。

本类药物以外用为主，兼可内服。主要适用于外科、皮肤及五官科某些病证，如疔毒、疥癣、湿疹、聤耳、梅毒、虫蛇咬伤、癌肿等。其外用方法因病因药而异，或研末外搽，或煎汤熏洗及热敷，或含漱，或用油脂及水调敷，或制成软膏涂抹，或做成药捻、栓剂等方便腔道给药。

本类药物内服时，宜作丸散剂应用，使其缓慢溶解吸收，且便于掌握剂量。由于本类药物多具有不同程度的毒性，有“以毒攻毒”之意，因此，无论外用或内服，均应严格控制剂量及用法，不可过量或持续使用，以防发生中毒反应。制剂时应严格遵守炮制和制剂流程，以降低毒性。

雄黄(《神农本草经》)

为硫化物类矿物雄黄族雄黄，主含二硫化二砷（As_2S_2）。主产于广东、湖南、湖北、贵州等地。采挖后，除去杂质。水飞用。

【性味归经】辛，温；有毒。归肝、大肠经。

【功效】解毒杀虫，截疟。

【应用】

1. 用于痈肿疔疮，湿疹疥癣，蛇虫咬伤　本品温燥有毒，外用或内服均能解毒杀虫。用治：①痈肿疔毒，可单味外用，或配伍乳香、没药、麝香为丸内服，即醒消丸(《外科全生集》)；②蛇虫咬伤，轻者单用本品香油调涂患处，重者内外兼施，与五灵脂共为细末，酒调灌服，并外敷；③虫积腹痛，可与槟榔、牵牛子等同用。

2. 用于疟疾　本品内服能祛痰截疟，但其毒性较强，今已少用。

【用法用量】入丸散剂，0.05～0.1g；外用适量，熏涂患处。

【使用注意】内服宜慎；不可久服；孕妇禁用；切忌火煅，因煅烧后易生成毒性更大的三氧化二砷（As_2O_3）。

【参考资料】

1. 古籍摘要

《神农本草经》："主寒热，鼠瘘，恶疮，疽痔，死肌，杀百虫毒。"

《本草纲目》："雄黄，乃治疮杀毒要药也。"

2. 化学成分 本品主要含 As_2S_2，并含少量硅、铅、铁、钙、镁等成分。

3. 药理作用 本品体外对金黄色葡萄球菌有杀灭作用，提高浓度也能杀灭大肠杆菌，抑制结核杆菌与绿脓杆菌；可通过诱导肿瘤细胞凋亡，抑制细胞DNA 合成，增强机体的细胞免疫功能等多种因素发挥其抗肿瘤作用。

4. 现代运用 现代临床用本品或经适当配伍，可治疗疮疡、银屑病、神经性皮炎、带状疱疹、慢性湿疹、股癣、蛔虫腹痛、蛲虫病、毒蛇咬伤、慢性支气管炎、支气管哮喘、流行性腮腺炎、慢性粒细胞性白血病、肝癌疼痛等疾病。

硫黄(《神农本草经》)

为自然元素类矿物硫族自然硫。主产于山西、山东、陕西、河南等地。采挖后，加热熔化，除去杂质；或用含硫矿物经加工制得。生用或制用。

【处方用名】生硫黄（生用，有毒，仅供外用，能解毒杀虫，燥湿止痒）；硫黄、制硫黄（制用，毒性减弱，可供内服，能温肾补火助阳）。

【性味归经】酸，温；有毒。归肾、大肠经。

【功效】外用解毒杀虫疗疮；内服补火助阳通便。

【应用】

1. 外用用于疥癣，湿疹，阴疽疮疡 本品性温而燥，有解毒杀虫，燥湿止痒之功，为治疗疥疮之要药。用治：①疥癣，可单用为末，麻油调涂用；②湿疹瘙痒，可与轻粉、斑蝥、冰片为末，同香油、面粉为膏，涂敷患处；③阴疽，可与荞麦面、白面为末贴敷患处。

2. 内服用于肾阳虚诸证 本品乃纯阳之品，能大补命门之火而壮元阳，可用于肾阳衰微、下元虚冷所致阳痿、虚喘、冷哮、虚寒便秘等证。用治：①阳痿，常与鹿茸、补骨脂、蛇床子等同用；②肾不纳气之虚喘，可配伍附子、肉桂、沉香等，如黑锡丹(《和剂局方》)；③虚冷便秘，以硫黄配半夏，即半硫丸(《和剂局方》)。

【用法用量】外用适量，研末加油调敷患处；炮制后入丸散服，1.5 ~3g。

【使用注意】孕妇慎服。

【参考资料】

1. 古籍摘要

《神农本草经》："主妇人阴蚀，疽痔，恶血，坚筋骨，除头疮。"

《本草纲目》："主虚寒久痢，滑泄，霍乱，补命门不足，阳气暴绝，阴毒伤寒，小儿慢惊。"

2. 化学成分　本品主要含硫元素，另含砷、硒、铁等成分。

3. 药理作用　硫与皮肤接触，产生硫化氢及五硫磺酸，从而有溶解角质、杀疥虫、细菌、真菌等作用；对动物实验性炎症有治疗作用，能使支气管慢性炎症细胞浸润减轻，并可促进支气管分泌增加而祛痰；一部分硫黄在肠内形成硫化氢，刺激肠壁增加蠕动，而起缓泻作用。

4. 现代运用　现代临床用本品配伍他药，可治疗疥疮、湿疹、酒皶鼻、脓疱疮、花斑癣、脱发、白癜风、慢性阻塞性肺气肿、肺心病、慢性气管炎、坐骨神经痛、阳痿、遗尿、蛲虫病、便血、便秘等。

白矾(《神农本草经》)

为硫酸盐类矿物明矾石经加工提炼制成，主含含水硫酸铝钾［$KAl(SO_4)_2 \cdot 12H_2O$］。主产于安徽、浙江、山西、湖北等地。将采得的明矾石用水溶解，滤过，滤液加热浓缩，放冷后所得结晶即为白矾。生用或煅用。

【处方用名】白矾、明矾（生用，能够解毒化痰）；枯矾（煅用，能够收湿敛疮，止血，止泻）。

【性味归经】酸、涩，寒。归肺、脾、肝、大肠经。

【功效】外用解毒杀虫，燥湿止痒；内服化痰，止血，止泻。

【应用】

1. 外用用于湿疹，疮疡疥癣　本品味酸而涩，能够燥湿止痒，善治疮面湿烂或瘙痒。用治：①湿疹，常配朴硝研末外用；②口疮、聤耳、鼻息肉、酒渣鼻等，可单用白矾或配伍硫黄、乳香等。

2. 内服用于痰阻上焦诸证　本品有化痰之功，且酸苦涌泄，而善祛除风痰。用治痰阻上焦之痰厥、癫狂、痫证等，常配伍皂荚为末，温水调服涌吐痰涎，而达豁痰开窍醒神之效，即稀涎散(《传家秘宝》)。

3. 用于各种出血证　本品性涩，有收敛止血作用，可用治多种出血证。用治：①衄血，以枯矾研末吹鼻；②崩漏，与五倍子、地榆同用；③外伤出血，用生明矾或枯矾配松香研末，外敷伤处。

4. 用于久泻、久痢　本品能够涩肠止泻。用治久泻、久痢，可配煨诃子肉为散，粥饮调下。

此外，取其收敛之功，还可用于治疗痔疮、子宫脱垂、脱肛等证。

【用法用量】外用适量，研末敷或化水洗患处；入丸散服，0.6～1.5g。

【使用注意】体虚胃弱及无湿热痰火者忌服。

【参考资料】

1. 古籍摘要

《神农本草经》："主寒热泄痢，白沃，阴蚀，目痛，坚骨齿。"

《本草纲目》："矾石之用有四：吐利风热之痰涎，取其酸苦涌泄也；治诸血痛、脱肛、阴挺、疮疡，取其酸涩而收也；治痰饮、泄痢、崩带、风眼，取其收而燥湿也；治喉痹、痈疽、中蛊、蛇虫伤螫，取其解毒也。"

2. 化学成分 本品含含水硫酸铝钾［$KAl(SO_4)_2 \cdot 12H_2O$］，枯矾为脱水白矾。

3. 药理作用 本品能强力凝固蛋白质，临床用之可以消炎、止血、止汗、止泻，能促进溃疡愈合；抗菌谱广，对多种革兰氏阳性球菌和阴性杆菌、某些厌氧菌、皮肤癣菌、白色念珠菌等均有不同程度的抑制作用；在体外有明显抗阴道滴虫作用。

4. 现代运用 现代临床以本品配伍他药，可治疗脓疱疮、湿疹、手足癣、褥疮、烧烫伤、脚汗症、顽固性口腔溃疡、消化道出血、肠炎、痢疾、癫痫、中耳炎、子宫脱垂、直肠脱垂、肾结石、高脂血症、病毒性肝炎等。

蛇床子（《神农本草经》）

为伞形科植物蛇床 *Cnidium monnieri*（L.）Cuss. 的干燥成熟果实。全国各地均产，以河北、山东、浙江、江苏等地产量较大。夏、秋二季果实成熟时采收，除去杂质，晒干。生用。

【性味归经】辛、苦，温；有小毒。归肾经。

【功效】燥湿杀虫止痒，温肾壮阳。

【应用】

1. 用于阴部湿痒、湿疹、疥癣 本品辛苦温燥，有杀虫燥湿止痒作用，为皮肤及妇科常用药。用治：①阴部瘙痒，与白矾煎汤频洗；②疥癣瘙痒，可配伍地肤子、白鲜皮等煎汤外洗。

2. 用于肾阳虚证 本品能够温肾壮阳。用治：①肾阳虚之阳痿不育，常配伍当归、淫羊藿、肉苁蓉等，如赞育丹(《景岳全书》)；②肾阳虚所致寒湿带下、湿痹腰痛，常与山药、杜仲、牛膝等同用。

【用法用量】煎服，3～9g；外用适量，多煎汤熏洗或研末调敷。

【使用注意】阴虚火旺或下焦有湿热者不宜内服。

【参考资料】

1. 古籍摘要

《神农本草经》："主男子阴痿湿痒，妇人阴中肿痛，除痹气，利关节，癫痫，恶疮。"

《药性论》："治男子、女人虚，湿痹，毒风，顽痛，去男子腰疼。浴男子阴，去风冷，大益阳事。主大风身痒，煎汤浴之瘥。疗齿痛及小儿惊痫。"

2. 化学成分　本品主要含挥发油，还含蛇床明素、花椒毒素等香豆精类成分等。

3. 药理作用　本品对耐药性金黄色葡萄球菌、绿脓杆菌及皮肤癣菌有抑制作用；可杀灭阴道滴虫；所含的花椒毒酚有较强的抗炎和镇痛作用；本品还有抗心律失常、降低血压、祛痰平喘、延缓衰老、抗诱变、抗骨质疏松、杀精子等作用。

4. 现代运用　现代临床以本品配伍他药，可治疗疥疮、湿疹、脚癣、宫颈糜烂、阴道炎、女阴白色病变、慢性盆腔炎、不孕症、周围神经炎、支气管哮喘和喘息型支气管炎发作等。

蜂房(《神农本草经》)

为胡蜂科昆虫果马蜂 *Polistes olivaceous*（DeGeer）、日本长脚胡蜂 *Polistes japonicus* Saussure 或异腹胡蜂 *Parapolybia varia* Fabricius 的干燥巢。全国均有，南方较多，均为野生。秋、冬二季采收，晒干或略蒸，除去死蜂死蛹，再晒干。剪块，生用。

【性味归经】甘，平。归胃经。

【功效】攻毒杀虫，祛风止痛。

【应用】

1. 用于疮疡肿毒，乳痈，瘰疬，顽癣瘙痒　本品能攻毒杀虫，攻坚破积，为外科常用之品。用治：①疮疡肿毒，常与生天南星、草乌、白矾等配伍，淡醋调涂患处；②瘰疬，可与蛇蜕、黄芪、玄参等为膏外用，如蜂房膏(《太平圣惠方》)；③瘙痒，可与地肤子、白鲜皮、蝉蜕等同用。

2. 用于风湿痹痛，牙痛　本品质轻，且性善走窜，能祛风止痛。用治：①风湿痹痛，可与川乌、草乌等同用，酒精浸泡外涂患处；②牙痛，可配细辛水煎漱口。

【用法用量】煎服，3～5g；外用适量，研末用油调敷或煎洗患处。

【参考资料】

1. 古籍摘要

《神农本草经》："主惊痫瘈疭，寒热邪气，癫疾，肠痔。"

《日华子本草》："治牙齿疼，痢疾，乳痈，蜂叮，恶疮。"

2. 化学成分　本品含挥发油（露蜂房油）、蜂蜡、树脂、蛋白质、铁、钙等成分。

3. 药理作用　本品的丙醇和醇、醚提取物均有显著促凝血作用；水提物能明显促进大鼠体外血栓形成，并能增加血小板的粘附率；蜂房油可驱蛔虫、绦虫；提取物有降压、扩张血管及强心作用，并可抗癌、抗菌和降温。

4. 现代运用 现代临床以本品配伍他药，可治疗化脓性感染、急性乳腺炎、神经性皮炎、牙痛、慢性鼻炎、急慢性肝炎、遗尿、早泄、甲状腺囊肿、百日咳、慢性气管炎等。

土荆皮（《本草纲目拾遗》）

为松科植物金钱松 *Pseudolarix kaempferi* Gord. 的干燥根皮或近根树皮。又名土槿皮。主产于江苏、浙江、安徽、江西等地。夏季剥取，晒干。切丝，生用。

【性味归经】辛，温；有毒。归肺、脾经。

【功效】杀虫疗癣。

【应用】

1. 用于体癣、手足癣、头癣等多种癣病 本品能够杀虫疗癣，祛湿止痒。用治各种癣病，可单用浸酒涂擦或研末加醋调敷。

2. 用于湿疹、皮炎等多种瘙痒症 本品能够止痒。用治瘙痒，可单用浸酒外擦，或配伍大黄、苦参、黄柏等煎洗患处。

【用法用量】外用适量，酒或醋浸涂擦，或研末调涂患处。

【使用注意】只供外用，不可内服。

【参考资料】

1. 古籍摘要 《本草纲目拾遗》："其皮治一切血，杀虫瘴癣，合芦荟香油调搽。"

2. 化学成分 本品含土荆皮酸、β－谷甾醇、鞣质、挥发油、多糖等成分。

3. 药理作用 本品乙醇浸膏及苯浸膏，对多种致病性皮肤真菌和白色念珠菌均有一定的抑制作用；提取物和制成的止血粉，实验显示均有止血作用。

大蒜（《名医别录》）

为百合科植物大蒜 *Allium sativum* L. 的新鲜鳞茎。全国各地均有栽培。5月叶枯时采挖，晾干。生用。

【性味归经】辛，温。归脾、胃、肺经。

【功效】解毒杀虫，消肿，止痢。

【应用】

1. 用于痈肿疔毒，疥癣 本品外用或内服，均有良好的解毒，杀虫，消肿作用。用治疮疖初发，可用独头蒜切片贴肿处，也可用于发泡灸。

2. 用于蛲虫病 本品能够驱虫。用治蛲虫病，可将大蒜捣烂，加茶油少许，睡前涂于肛门周围。

3. 用于痢疾，泄泻　本品能够止痢。用治泻痢，可单用或以10%大蒜浸液保留灌肠。

此外，本品还可防治流感、流脑、乙脑等流行性传染病；还能健脾温胃消食而用治脘腹冷痛、食欲减退、饮食不消等。

【用法用量】煎服，5～10g；外用适量，捣敷或切片外搽。

【使用注意】外敷可引起皮肤发红、灼热甚至起泡，故不可敷之过久。

【参考资料】

1. 古籍摘要

《名医别录》："散痈肿䘌疮，除风邪，杀毒气。"

《本草纲目》："其气熏烈，能通五脏，达诸窍，去寒湿，辟邪恶，消痈肿，化癥积肉食，此其功也。"

2. 化学成分　本品含大蒜油（挥发油）、大蒜素、苷类、多糖、脂类等成分。

3. 药理作用　本品有较强的广谱抗菌作用，如对金黄色葡萄球菌、痢疾杆菌、幽门螺旋杆菌、多种致病性浅部真菌、白色念珠菌等均有不同程度的抑杀作用；可降低胆固醇和甘油三酯，防治动脉粥样硬化；大蒜油能抑制血小板聚集，增加纤维蛋白的溶解活性；还有抗肿瘤、抗突变、抗氧化、延缓衰老、降压、护肝、降糖等作用。

4. 现代运用　现代临床以本品配伍他药，可治疗百日咳、结核病、流行性脑脊髓膜炎、小儿真菌性肺炎、痢疾、小儿霉菌性肠炎、急性阑尾炎、急性乳腺炎、急性脑梗死、高脂血症、前列腺炎、斑秃、扁平疣、急性肾炎、晚期癌肿、铅中毒等。

樟脑（《本草品汇精要》）

为樟科植物樟 *Cinnamomum camphora*（L.）Presl 的枝、干、叶及根部，经提炼制成的颗粒状结晶。主产于台湾及长江以南地区，以台湾产量最大，质量最佳。每年多在9～12月砍伐老树，劈成碎片，置蒸馏器中进行蒸馏，冷却后即得粗制樟脑，再经升华精制而得精制樟脑。因易挥发，应密封保存。

【性味归经】辛，热；有毒。归心、脾经。

【功效】除湿杀虫，散寒止痛，开窍辟秽。

【应用】

1. 用于疥癣，瘰疬　本品辛热燥烈，外用能够除湿杀虫，消肿止痒。用治：①疥癣，可与土荆皮、花椒、白矾等配伍；②瘰疬溃烂，可与雄黄等份为末，麻油调涂。

2. 用于跌打伤痛，牙痛 本品能够止痛。用治：①跌打伤痛，皮肤完好者，可泡酒外搽；②牙痛，可配朱砂研末外涂。

3. 用于痧胀腹痛、吐泻 本品辛香走窜，有开窍醒神，辟秽化浊，散寒止痛之功。用治感受秽浊之气而致腹痛闷乱、吐泻昏厥等，可与没药、乳香等共为细末，茶水调服。

【用法用量】 入散剂，0.1～0.2g；外用适量，研末撒布或调敷。

【使用注意】 孕妇忌服。

【参考资料】

1. 古籍摘要

《本草品汇精要》："主杀虫，除疥癣，疗汤火疮，敌秽气。"

《本草纲目》："通关窍，利滞气，治中恶邪气、霍乱、心腹痛、寒湿脚气、疥癣、风瘙、龋齿，杀虫，着鞋中去脚气。"

2. 化学成分 本品为一种双环萜酮（$C_{10}H_{16}O$）物质。

3. 药理作用 本品涂擦皮肤有温和的刺激和防腐作用，并有局部麻醉作用，能够止痒、镇痛；对高级中枢神经兴奋作用明显，大剂量可引起癫痫样惊厥；在体内水溶性代谢产物为氧化樟脑，有明显的强心、升压和兴奋呼吸作用。

4. 现代运用 现代临床用本品或经适当配伍，可治疗各种皮肤病、足癣感染、麦粒肿、中耳脓疖、褥疮、肛门湿疹、牙痛、淋巴结炎等疾病。

木鳖子（《开宝本草》）

为葫芦科植物木鳖 *Momordica cochinchinensis*（Lour.）Spreng. 的干燥成熟种子。主产于湖北、广西、四川等地。冬季采收成熟果实，剖开，晒至半干，取出种子，干燥。去壳取仁，捣碎生用或制霜用。

【处方用名】 木鳖子（生用，药性峻猛，有毒）；木鳖子霜（制霜用，毒性减弱，多用于体虚者）。

【性味归经】 苦、微甘，凉；有毒。归肝、脾、胃经。

【功效】 攻毒疗疮，消肿散结。

【应用】

1. 用于疮疡肿毒，瘰疬，跌打损伤 本品能散结消肿，攻毒疗疮，并有止痛作用。用治：①痈肿诸毒，可与草乌、半夏等炒焦研细，水调外敷；②瘰疬痰核，以本品研碎入鸡蛋内蒸熟食之；③跌打损伤之瘀血肿痛，可配伍肉桂、丁香等研末外用。

2. 用于风湿顽痹、筋脉拘挛、半身不遂 本品能疏通经络而止痛。用治上述诸证，可与蜈蚣、全蝎、地龙等同用。

【用法用量】入丸散，0.9～1.2g；外用适量，研末，用油或醋调涂患处。

【使用注意】孕妇慎用。

【参考资料】

1. 古籍摘要

《开宝本草》："主折伤，消结肿，恶疮，生肌，止腰痛，除粉刺皯䵟，妇人乳痈，肛门肿痛。"

《本草纲目》："治疳积痞块，利大肠泻痢，痔瘤瘰疬。"

2. 化学成分　本品含木鳖子皂苷、木鳖子酸、木鳖子素、齐墩果酸、甾醇、氨基酸、海藻糖等成分。

3. 药理作用　本品所含皂苷有抗炎及降血压作用，并能抑制离体蛙心和离体兔十二指肠。

4. 现代运用　现代临床用本品或经适当配伍，可治疗银屑病、神经性皮炎、三叉神经痛、中耳炎、乳腺增生等。

小　结

本类药物能够杀虫止痒，主要适用于外科、皮肤及五官科某些病证，以外用为主，兼可内服。其中：

1. 雄黄　性温有毒，善以毒攻毒，治疗痈疽肿毒、虫蛇咬伤等属阴毒证者最宜。多外用，切忌火煅。

2. 硫黄、蛇床子　均可外用解毒杀虫止痒，内服温肾助阳。然硫黄外用善治疥疮；蛇床子则多用于阴部湿疹、湿疮瘙痒等。

3. 白矾　味酸而涩，外用能解毒杀虫，燥湿止痒；内服能化痰，止血，止泻。可用于湿疹、痰阻上焦诸证、出血证、久泻久痢等。

4. 蜂房　能够攻毒杀虫，祛风止痛，多用于疮疡肿毒、瘰疬、顽癣瘙痒、风湿痹痛、牙痛等。

复习思考题

1. 杀虫止痒药的外用方法有哪些？
2. 简述硫黄与蛇床子功效之异同。
3. 简述雄黄的用法用量及使用注意。

第二十一章 拔毒生肌药

凡以拔毒化腐排脓，生肌敛疮为主要功效的药物，称为拔毒生肌药。

本类药物以矿石、金属类为主，辛味居多，大多有毒。以拔毒化腐排脓，生肌敛疮为主要作用。主要用于痈疽疮疡溃后脓出不畅，或腐肉不去、新肉难生所致伤口不愈，还用于治疗癌肿、梅毒、疔毒、疥癣及口疮、喉证、目翳等。

本类药物的使用以外用为主，部分可内服。外用方法历来很多，主要依据病情、病变部位、药物剂型不同和用药途径而定。如研末外撒；或用香油及茶水调敷；或制成软膏涂抹；或作药捻、栓剂栓塞；或煎汤熏洗、浸泡，或热敷；或点眼、吹喉、滴耳等。内服一般多作丸、散使用，以利药物缓慢溶解吸收。

本类药物由于具有不同程度的毒性，故无论外用或内服，均应严格控制剂量和用法，且不宜过量或持续使用；重金属类矿物药如升药、轻粉、砒石等，禁用于头面部及黏膜，以防局部吸收而发生毒性反应；制剂时，应严格遵守炮制和制剂规范，以减轻药物毒性，确保用药安全。

硼砂(《日华子本草》)

为天然硼酸盐类硼砂族矿石，经精制而成的结晶体。主产于青海、西藏、陕西、甘肃等地。8～11 月采挖，去杂质，捣碎，置于密闭容器中防止风化。生用或煅用。

【处方用名】 硼砂（生用，能够清热解毒，化痰）；煅硼砂（煅用，可增强收敛防腐作用）。

【性味归经】 甘、咸，凉。归肺、胃经。

【功效】 解毒防腐，清热化痰。

【应用】

1. 用于咽喉肿痛，口舌生疮，目赤翳障 本品外用能清热解毒，消肿防腐，为喉科、眼科所常用。用治：①咽喉肿痛、口疮，配冰片、朱砂等共研为末，局部涂敷，如冰硼散(《外科正宗》)；②风痰上壅所致的缠喉风，配白矾、牛黄等为丸，噙化；③口疮糜烂，可配冰片、黄柏、薄荷为丸，噙化；④目赤肿痛、目生翳障，可配炉甘石、冰片、玄明粉、珍珠等制成八宝眼药(《全国中药成药处方集》)外用滴眼。

2. 用于痰热咳嗽 本品内服能清肺热而化痰。用治肺热咳嗽，可单用含化，或与瓜蒌、贝母、蛤粉等同用。

【用法用量】 外用适量，研末干撒或调敷患处；或沸水溶化冲洗；或制成药液滴眼；内服多入丸、散，每次1.5～3g。

【参考资料】

1. 古籍摘要

《日华子本草》：“消痰止嗽，破癥结喉痹。”

《本草汇言》：“硼砂化痰结，通喉痹，去目中翳障之药也。”

2. 化学成分 本品主要含四硼酸钠（$Na_2B_4O_7 \cdot 10H_2O$），还含少量铅、铜、钙、铝、铁、镁等无机元素。

3. 药理作用 本品有较弱的防腐作用，对大肠杆菌、绿脓杆菌、炭疽杆菌、痢疾杆菌、伤寒杆菌、副伤寒杆菌、变形杆菌、葡萄球菌及白色念珠菌等均有抑制作用；外用对皮肤黏膜有收敛和保护作用；内服有解毒、抗惊厥等作用。

4. 现代运用 现代以本品为主随证配伍，外用治疗口疮以及复发性口疮、中耳炎、真菌性阴道炎、腰部扭伤、脂溢性皮炎等；内服可治疗慢性气管炎、氟骨症、癫痫等。

炉甘石(《本草品汇精要》)

为碳酸盐类矿物方解石族菱锌矿，主含碳酸锌（$ZnCO_3$）。主产于广西、湖南、四川、云南等地。采挖后，洗净，晒干，除去杂石。生用或煅后水飞用。

【处方用名】 炉甘石（一般不生用，也不作内服，多作外敷剂使用）；煅炉甘石（水飞用，质地纯洁细腻，适宜于眼科及外敷用）。

【性味归经】 甘，平。归肝、胃经。

【功效】 解毒明目退翳，收湿止痒敛疮。

【应用】

1. 用于目赤肿痛，目生翳膜 本品甘平无毒，能解毒明目退翳，为眼科常用。用治：①风热上犯之目赤、肿痛、流泪，配伍黄连、朴硝等点眼；②眼缘赤烂、或翳膜胬肉遮睛，常配硼砂、玄明粉、冰片研细末点眼。

2. 用于溃疡不敛，湿疹湿疮 本品外用，能解毒收敛生肌，收湿止痒。用治：①溃疡不敛、脓水淋漓，或湿疹、湿疮瘙痒，配黄柏、滑石、煅石膏等，同研细末外用；②诸疮久不收口，配煅龙骨为细末干撒患处；③阴汗湿痒，可配蛤粉、五倍子等研末外撒。

【用法用量】 外用适量。

【参考资料】

1. 古籍摘要

《本草品汇精要》：“主风热赤眼，或痒或痛，渐生翳膜，及治下部湿疹调敷。”

《本草纲目》：“止血，消肿毒，生肌，明目，去翳退赤，收湿除烂。”

2. 化学成分 本品主要成分为碳酸锌（$ZnCO_3$），尚含少量氧化钙、氧化镁、氧化铁、氧化锰等成分。

3. 药理作用 本品能部分吸收创面分泌液，有防腐、收敛、保护等作用；能抑制局部葡萄球菌的生长；其油剂、洗剂有止痒作用。

4. 现代运用 现代临床以本品配伍他药，外用可治疗湿疹、药物过敏性皮炎、皮肤溃疡、泪囊炎、睑缘炎、慢性中耳炎、子宫颈糜烂、肛门湿疹瘙痒等。

轻粉（《本草拾遗》）

为水银、白矾、食盐等经升华法炼制而成的氯化亚汞（Hg_2Cl_2）结晶。又名水银粉、汞粉。主产于湖北、湖南、山西、陕西等地。避光保存，研细末用。

【性味归经】 辛，寒；有毒。归小肠、大肠经。

【功效】 外用攻毒杀虫敛疮，内服利水通便。

【应用】

1. 用于痈疽疮疡，疥癣，湿疹 本品辛寒燥烈，外用有攻毒祛腐敛疮，杀虫止痒之功。用治：①热毒痈疽发背，配伍当归、血竭、紫草等制膏外敷，如生肌玉红膏(《外科正宗》)；②疮疡溃烂、胬肉，配伍乌梅、冰片等，以祛腐生肌；③臁疮溃烂不愈，与黄连研末，用猪胆汁调涂，以解毒祛腐，生肌敛疮；④疥疮瘙痒流水，可配大风子、硫黄等研末外撒；⑤干湿癣疮，配伍硫黄、铅丹等研末，生油调涂。

2. 用于水肿胀满、二便不利之实证 本品能利水兼通大便。用治水肿实证，配伍大戟、芫花、大黄、槟榔等，如舟车丸(《丹溪心法》)。

【用法用量】 外用适量，研末调敷；内服入丸散，每次0.1～0.2g。

【使用注意】 本品有毒，不可过量；内服宜慎，服后应及时漱口，以免口腔糜烂或损伤牙齿；孕妇禁服。本品服后经肾脏排泄，刺激肾脏而促进排尿，过量能引起急性肾炎、肾衰竭。

【参考资料】

1. 古籍摘要

《本草拾遗》："通大肠，转小儿疳并瘰疬，杀疮疥癣虫及鼻上酒齇、风疮瘙痒。"

《本草纲目》："治痰涎积滞，水肿臌胀，毒疮。"

《本草正》："尤治瘰疬诸毒疮，去腐肉，生新肉。"

2. 化学成分　本品主要含氯化亚汞（Hg_2Cl_2或 HgCl）。

3. 药理作用　本品外用有杀菌作用，对大肠杆菌、变形杆菌、乙型溶血性链球菌、金黄色葡萄球菌均有明显抑制作用；口服后在肠中遇碱及胆汁，部分变成易溶的二价汞离子，抑制肠壁细胞的代谢与功能活动，阻碍肠中电解质与水分的吸收而引起泻下；还有利尿作用。

4. 现代运用　现代临床以本品配伍他药，可治疗顽固性湿疹、酒齇鼻、痤疮、疥疮、神经性皮炎、慢性泪囊炎、瘘管和化脓性疮疖等。

蟾酥（《药性论》）

为蟾蜍科动物中华大蟾蜍 *Bufo bufo gargarizans* Cantor 或黑眶蟾蜍 *Bufo melanostictus* Schneider 的干燥分泌物。全国各地均有，主产于河北、山东、江苏、浙江等地。多于夏、秋二季捕捉蟾蜍，洗净，挤取耳后腺及皮肤腺的白色浆液，加工，干燥。捣碎，加白酒浸渍，时常搅动至呈稠膏状，干燥，粉碎用。

【性味归经】辛，温；有毒。归心经。

【功效】解毒，止痛，开窍醒神。

【应用】

1. 用于痈疽疔疮、瘰疬结核及恶疮　本品有毒，能解毒消肿，并有止痛作用，内服、外用均可。用治：①恶疮肿毒、痈疽等，配伍轻粉、穿山甲等；②疮痈溃后，腐肉未脱或溃久不敛致成瘘孔，可配伍升药、雄黄、乳香等研末掺涂；③咽喉肿痛、牙痛等，配伍牛黄、珍珠、麝香等为丸服，如六神丸（《喉科新法》）。

2. 用于中暑神昏、腹痛吐泻　本品辛散祛邪，有开窍醒神之功。用治夏季感受暑湿秽浊邪气，或饮食不洁所致腹痛吐泻、肢冷昏厥等，常配伍丁香、苍术、麝香等。

【用法用量】多入丸、散，每次 0.015～0.03g；外用适量。

【使用注意】孕妇忌用。

【参考资料】

1. 古籍摘要

《药性论》："治脑疳，以奶汁调，滴鼻中。"

《宝庆本草折衷》："治小儿急慢惊风，天吊撮口，搐搦奶癣诸疾。"

2. 化学成分 本品主要含蟾蜍甾二烯类、强心甾烯蟾毒类、蟾毒配基类、吲哚碱类、甾醇类等，还含多糖、有机酸、氨基酸、肽类、肾上腺素等成分。

3. 药理作用 本品所含蟾毒配基类和蟾毒素类化合物均有强心作用，前者可以直接作用于心肌细胞；本品能使纤维蛋白原的凝固时间延长，并使纤维蛋白溶解后溶酶活性化，而增加冠状动脉灌流量；醇提物对内毒素血症所致休克有较好的疗效；蟾酥总苷注射液对绿脓杆菌、卡他球菌、变形杆菌和葡萄球菌有抑制作用；本品还有抗肿瘤、抗炎、平喘、镇咳、升高白细胞、镇痛和麻醉等作用。

4. 现代运用 现代以本品为主随证配伍，或用其现代制剂，可治疗白血病、淋巴结核、骨结核、肺结核、牙髓炎、神经性牙痛、心力衰竭、期前收缩、化脓性感染、恶性肿瘤、休克等。

附：蟾皮

为蟾蜍科动物中华大蟾蜍或黑眶蟾蜍等除去内脏的干燥皮。性味辛，凉；有小毒。功效清热解毒，利水消胀。适用于痈疽疮毒、疳积腹胀、瘰疬肿瘤等。煎服，3～6g；入丸、散，每次0.3～0.9g；外用适量，研末调敷；或以新鲜蟾皮贴患处。

升药(《外科大成》)

为水银、火硝、白矾各等份混合升华制成。红色升华物称红升，黄色升华物称黄升。主产于河北、天津、湖北、湖南等地。研细末入药。

【性味归经】辛，热；有大毒。归肺、脾经。

【功效】拔毒去腐。

【应用】

用于痈疽溃后，脓水不净，或脓出不尽，或腐肉不去，甚至形成窦道、瘘管。本品有大毒，以毒攻毒，拔毒化腐排脓效佳，为外科良药，常配煅石膏研末外用。用治：①痈疽初溃，脓毒盛，腐肉不去，1份石膏配9份升药，即九转丹(《医宗金鉴》)，拔毒化腐力最强；②溃疡中期，脓毒较盛，煅石膏与升药各等份，即验方五五丹(《外伤科学》)，拔毒力较强；③溃疡后期，脓毒较轻，疮口不敛，9份煅石膏配1份升药，称九一丹(《医宗金鉴》)，能够拔毒兼能生肌。

【用法用量】外用适量，研极细末与石膏配成散剂或制成药捻使用。

【使用注意】本品有毒，不可内服；外用不宜大量持久使用；孕妇、体虚患者忌用。

【参考资料】

1. 古籍摘要

《外科大成》:"治一切顽疮及杨梅粉毒、喉疳、下疳、痘子。"

《疡医大全》:"提脓长肉,治疮口坚硬,肉暗紫黑,或有脓不尽者。"

2. 化学成分 本品主含氧化汞(HgO),另含少量硫酸汞等。

3. 药理作用 本品在体外试管内对常见化脓性细菌,如金黄色葡萄球菌、大肠杆菌、绿脓杆菌等有很强的杀菌作用;并能促进创口愈合。

4. 现代运用 现代临床以本品配伍石膏等外用,可治疗疥癣、湿疹、带状疱疹、乳腺炎、蜂窝织炎、化脓性骨髓炎、骨结核瘘管、白癜风、下肢溃疡等。

铅丹(《神农本草经》)

为纯铅加工制成的四氧化三铅(Pb_3O_4)。主产于河南、福建、广东、云南等地。生用。

【**性味归经**】辛,微寒;有毒。归心、肝经。

【**功效**】外用拔毒生肌,杀虫止痒;内服截疟。

【**应用**】

1. 用于疮疡溃烂,湿疹瘙痒,疥癣 本品辛寒,有拔毒化腐生肌,收湿杀虫止痒之效,为外科所常用。用治:①疮疡、顽癣、湿疹等,配伍黄明胶,研末外用;②痈疽恶疮、溃后不敛,配伍煅石膏、冰片等研末外撒;③烫火伤,红肿烧灼疼痛或有溃烂,与冰片共研为末,蜜调涂患处。

2. 用于疟疾 本品有劫痰截疟之功。用治疟疾,可单用,或与青蒿同用。因有毒,现很少使用。

本品还作为制备外用膏药的原料,配植物油及解毒、活血、生肌等药物,共同熬制成外贴硬膏使用。

【**用法用量**】外用适量,研末撒、调敷或熬膏;内服入丸、散剂,每次0.3~0.6g。

【**使用注意**】本品有毒,使用不当可引起铅中毒;不可持续使用,以防蓄积中毒。

【参考资料】

1. 古籍摘要

《神农本草经》:"主吐逆胃反,惊痫癫疾,除热下气。"

《药性论》:"煎膏药用,止痛生肌。"

《本草纲目》:"能解热拔毒,长肉去瘀,故治恶疮肿毒,及入膏药,为外科必用之物也。”

2. 化学成分 本品主要含四氧化三铅（Pb_3O_4）。

3. 药理作用 本品能直接杀灭细菌、寄生虫；有抑制黏膜分泌的作用。

4. 现代运用 现代以本品配伍他药外用，可治疗湿疹、皮肤皲裂、褥疮、化脓性骨髓炎、骨结核、臁疮等疾病。

砒石（《日华子本草》）

为天然产砷华的矿石，或由毒砂（硫砷铁矿，FeAsS）和雄黄等含砷矿石的加工制品，即砒霜。主产于江西、湖南、广东、贵州等地。分红信石及白信石两种。研细水飞用或绿豆水煮后用。

【性味归经】 辛，大热；有大毒。归肺、肝经。

【功效】 蚀疮祛腐，劫痰平喘，截疟。

【应用】

1. 用于癣疮，瘰疬，牙疳，痔疮，溃疡腐肉不尽 本品外用有攻毒杀虫，蚀疮去腐之功。用治：①疥癣、恶疮，单用本品少许，研细末，米汤调涂患处；②瘰疬，将本品研细，合浓墨汁制丸，以针刺破患处贴之，至蚀尽为度；③走马牙疳，用红枣去核，将本品包裹于内，煅炭研末，加适量冰片共研外敷患处；④痔疮，配白矾外用，如枯痔散(《外科方外奇方》)。

2. 用于寒痰哮喘 本品辛而大热，内服能祛寒劫痰而平喘。用治寒痰哮喘，久治不愈，宜配淡豆豉制成丸剂服用，如紫金丹(《普济本事方》)。

3. 用于疟疾 本品有截疟功效。用治疟疾，内服、外用均效。因其大毒之性，现在少用。

【用法用量】 外用适量，研末撒敷或入膏药中贴敷；内服入丸散，每次0.002～0.004g。

【使用注意】 本品剧毒，内服宜慎，不可持续服用；体虚及孕妇禁服；外用不宜过量，以防局部吸收中毒；畏水银。

【参考资料】

1. 古籍摘要

《日华子本草》：“治疟疾、肾气。带辟蚤虱。”

《开宝本草》：“疗诸疟、风痰在胸膈，可作吐药；不可久服，能伤人。”

《本草纲目》：“除齁喘积痢，蚀瘀腐瘰疬。”“蚀痈疽败肉，枯痔杀虫。”

2. 化学成分 本品主要含三氧化二砷（As_2O_3），红砒还含有硫化砷(As_2S)，砒石升华制成的砒霜为纯三氧化二砷。

3. 药理作用 本品可使同化作用加强，促进蛋白质合成，脂肪组织增厚，皮肤营养改善，加速骨骼生长，使骨髓机能活跃，促使红细胞和血红蛋白增生；有杀灭活体细胞的作用，对人体肝、胃毛细血管的损害尤为显著；对皮肤黏膜有强烈的腐蚀作用；对疟原虫、阿米巴原虫、细菌、真菌及螺旋体等均有杀灭作用。

4. 现代运用　现代用本品或其制剂，可治疗淋巴结结核、骨结核、肺结核、急性粒细胞性白血病、皮肤癌、神经性皮炎、肛瘘、湿疹、酒齄鼻等。

猫爪草(《中药材手册》)

为毛茛科植物小毛茛 *Ranunculus ternatus* Thunb. 的干燥块根。主产于河南、江苏、安徽、浙江等地。春、秋二季采挖，除去须根及泥沙，晒干。生用。

【性味归经】辛、甘，平。归肝、肺经。

【功效】散结，消肿。

【应用】

用于瘰疬未溃，疔疮，蛇虫咬伤　本品味辛而散，能散结消肿。用治：①瘰疬未溃，配夏枯草适量，水煎熬膏，局部外贴；②毒蛇咬伤、疔疮，用本品鲜品适量，捣敷患处。

【用法用量】煎服，15～30g，单味药量可至120g；外用适量。

【使用注意】本品外用对皮肤有刺激性。

【参考资料】

1. 化学成分　本品含肉豆蔻酸十八醇酯、二十烷酸、豆甾醇、β－谷甾醇、葡萄糖、阿拉伯糖、半乳糖等成分。

2. 药理作用　本品体外实验对肉瘤 S_{180} 和艾氏腹水癌有抑制作用；动物实验大剂量长期给药，可使睾丸形态损伤、精子细胞甚至精母细胞消失而有抗生育作用；煎剂灌胃，对浓稀氨溶液致咳的小鼠有止咳作用，还能祛痰。

3. 现代运用　现代以本品为主，可治疗肺癌、慢性粒细胞性白血病、甲状腺瘤、恶性淋巴瘤、乳腺肿瘤、淋巴结核等。

小　结

本章药物以拔毒化腐、生肌敛疮为主要功效，主要用于痈疽疮疡溃后脓出不畅，或溃后腐肉不去，伤口难愈之证。其中：

硼砂、炉甘石　均有解毒、明目之功，为眼科常用，主治目赤翳障。硼砂解毒力强，亦可治疗咽喉肿痛、口舌生疮等；内服有清肺化痰作用，用治肺热痰多咳嗽。炉甘石性平，解毒力逊，能收湿敛疮生肌，用于溃疡不敛、湿疹湿疮等。

复习思考题

1. 简述拔毒生肌药的含义、性能特点、作用及适应证。
2. 使用本类药物的常用外治方法有哪些？使用时应注意哪些问题？
3. 炉甘石和硼砂治疗目疾、目赤肿痛时，其功效和应用有何不同？

附录一　中药名称笔画索引

二画

三画

四画

五画

六画

七画

八画

九画

十画

十一画

十二画

十三画

十四画

十五画

十六画

十七画

十八画

十九画

二十画

二十一画

附录二　主要参考文献

1. 国家药典委员会编. 中华人民共和国药典（2005年版一部）. 北京：化学工业出版社，2005

2. 高学敏. 中药学（普通高等教育“十五”国家级规划教材）. 北京：中国中医药出版社，2003

3. 黄兆胜. 中药学（21世纪课程教材）. 北京：人民卫生出版社，2003

4. 陶忠增. 中药方剂学（全国中医药高职高专卫生部规划教材）. 北京：人民卫生出版社，2005

5. 邓中甲. 方剂学（普通高等教育“十五”国家级规划教材）. 北京：中国中医药出版社，2003

6. 中国中医研究院、广州中医药大学主编. 中医大辞典. 北京：人民卫生出版社，2005

7. 张钦德. 中药鉴定学（全国中医药高职高专卫生部规划教材）. 北京：人民卫生出版社，2005

8. 彭怀仁. 中医方剂大辞典. 北京：人民卫生出版社，2002

9. 国家中医药管理局中华本草编委会. 中华本草. 上海：上海科学技术出版社，1998